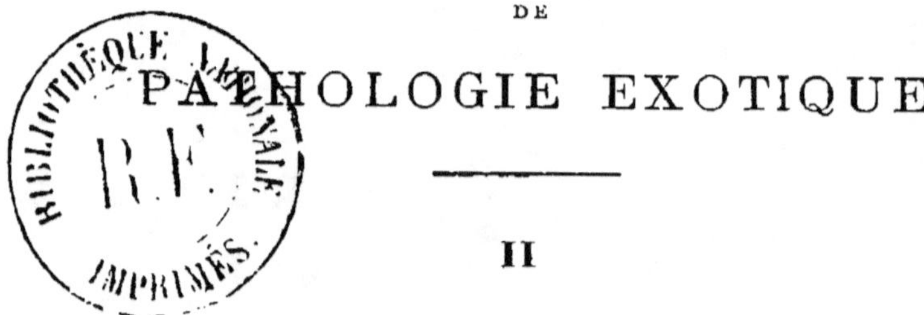

TRAITÉ

DE

PATHOLOGIE EXOTIQUE

II

PARAPALUDISME

ET

FIÈVRES DES PAYS CHAUDS

LISTE DES COLLABORATEURS

ANGIER .... Médecin-major des troupes coloniales.
AUBERT .... Médecin-major des troupes coloniales, professeur adjoint à l'École d'Application du service de santé des troupes coloniales.
BOUET .... Médecin-major des troupes coloniales.
BOYÉ .... Médecin-major des troupes coloniales.
CAMAIL .... Médecin principal des troupes coloniales.
CLARAC .... Médecin principal des troupes coloniales, directeur de l'École d'Application du service de santé des troupes coloniales.
DUVIGNEAU ..... Médecin principal des troupes coloniales.
GAIDE .... Médecin-major des troupes coloniales.
GOUZIEN .... Médecin principal des troupes coloniales.
GRALL .... M'decin inspecteur général des troupes coloniales.
HEBRARD .... Médecin-major des troupes coloniales.
LASNET .... Médecin-major des troupes coloniales.
LEBŒUF .... Médecin-major des troupes coloniales.
LECOMTE .... Médecin major des troupes coloniales.
LÉGER .... Médecin-major des troupes coloniales, directeur du laboratoire vaccinogène de Hanoï.
MARCHOUX ...... Médecin principal des troupes coloniales, chef de laboratoire à l'Institut Pasteur.
MATHIS .... Médecin-major des troupes coloniales, directeur du laboratoire de bactériologie de Hanoï.
MÉTIN .... Médecin principal des troupes coloniales, professeur à l'École d'Application du service de santé des troupes coloniales.
REBOUL .... Médecin-major des troupes coloniales, professeur à l'École d'Application du service de santé des troupes coloniales.
RIGOLLET .... Médecin-major des troupes coloniales, professeur à l'École d'Application du service de santé des troupes coloniales.
SEGUIN .... Médecin-major, directeur du Laboratoire de Bactériologie d'Hanoï.
SIMOND .... Médecin principal des troupes coloniales, professeur à l'École d'Application du service de santé des troupes coloniales.
THIBAULT .... Médecin-major des troupes coloniales, professeur adjoint à l'École d'Application du service de santé des troupes coloniales.
THIROUX .... Médecin-major des troupes coloniales, directeur du Laboratoire de Bactériologie de Saint-Louis (Sénégal).

DIVISION EN FASCICULES

Fasc. I. — **Paludisme** .... **12 fr.**

Fasc. II. — **Parapaludisme et fièvres des pays chauds** ..... **10 fr.**

Fasc. III. — **Fièvre jaune, Peste, Choléra.**

Fasc. IV. — **Maladies exotiques de l'Appareil digestif.**

Fasc. V. — **Maladies parasitaires exotiques.**

Fasc. VI. — **Maladies de la peau exotiques.**

Fasc. VII. — **Intoxications et Maladies générales aux colonies.**

Fasc. VIII. — **Maladies générales et maladies chirurgicales aux colonies.**

L'ouvrage complet coûtera environ 5o fr. — Chaque fascicule se vend séparément. — Chaque fascicule se vend également *cartonné*, avec un supplément de *1 fr. 50* par fascicule.

TRAITÉ DE PATHOLOGIE EXOTIQUE

CLINIQUE ET THÉRAPEUTIQUE

Publié en fascicules sous la direction de MM.

CH. GRALL
Médecin Inspecteur général
du Service de santé des Troupes coloniales

A. CLARAC
Directeur de l'École d'application
du Service de santé des Troupes coloniales

II

PARAPALUDISME

et

Fièvres des Pays chauds

PAR

Paul GOUZIEN   HÉBRARD   Ch. GRALL   CAMAIL

THIROUX   MATHIS   LÉGER

GAIDE   LEBŒUF   THIBAULT

Avec 30 Figures dans le texte

PARIS

LIBRAIRIE J.-B. BAILLIÈRE ET FILS

19, RUE HAUTEFEUILLE, 19

1911

TRAITÉ

DE

PATHOLOGIE EXOTIQUE

CLINIQUE ET THÉRAPEUTIQUE

Publié sous la direction de MM.

LE **Dr GRALL**　　ET　　LE **Dr CLARAC**

FIÈVRE BILIEUSE HÉMOGLOBINURIQUE

PAR LE

Dr PAUL GOUZIEN
Médecin principal des troupes coloniales.

SYNONYMIE. — Fièvre méthémoglobinurique, fièvre hémosphé-rinurique, accès jaune (Antilles); blackwater fever (Angleterre), Schwarzwasserfieber (Allemagne). — Anciennement : fièvre bilieuse hématurique ou ictéro-hématurique, fièvre mélanurique, etc...

DÉFINITION. — La fièvre bilieuse hémoglobinurique est une pyrexie endémique des régions tropicales et sub-tropicales, non contagieuse, pouvant revêtir l'allure pseudo-épidémique, récidivant facilement et frappant exclusivement les sujets impaludés. Elle est caractérisée par l'émission d'urines d'une coloration rougeâtre ou noirâtre, due à la présence de l'hémoglobine, par de l'ictère et des vomissements bilieux.

HISTORIQUE. — Les premières descriptions de la maladie datent d'une soixantaine d'années et sont dues à des médecins de la marine française. Lebeau et Daullé à Mayotte et à Nossi-Bé, Le Roy de Méricourt à Madagascar, de 1850-1853, eurent le mérite de dégager la fièvre bilieuse hémoglobinurique du groupe des manifestations paludéennes aiguës, surtout de la fièvre rémittente bilieuse, et de faire ressortir nettement la triade symptomatique qui la caractérise : fièvre, biliosité, urines d'aspect sanglant. L'affection, ainsi identifiée, fut étudiée aux Antilles par Dutroulau,

Lherminier et, plus tard, par Pellarin. Au Sénégal, elle fut l'objet de travaux particulièrement importants de Barthélémy-Benoit (1) et de Bérenger-Féraud (2). Mais des divergences d'opinions ne tardèrent pas à s'établir au sujet de l'interprétation à donner à la couleur des urines. Tandis que, pour les uns (Barthélémy-Benoit, Pellarin), il s'agissait simplement d'une hématurie, pour d'autres, parmi lesquels Bérenger-Féraud, qui dénomma l'affection *fièvre bilieuse mélanurique*, la teinte noirâtre était due aux pigments biliaires; enfin, et c'est actuellement la seule opinion admise, la coloration spéciale des urines fut attribuée uniquement à la présence de l'hémoglobine, la bile et le sang en nature étant relégués au rang d'éléments accessoires et occasionnels. Corre fut un des protagonistes de la nouvelle doctrine.

Entre temps, et parallèlement aux travaux des observateurs précités, naissait et se développait une autre thèse, tendant à rejeter sur la quinine la responsabilité de l'accident hémoglobinurique. L'école hellène fut la première à signaler cette nouvelle possibilité étiologique. C'est Verettas, en effet, qui, dès 1858, publia les premiers faits de ce genre, puis vinrent les travaux de Konsolas (1859), de Papavassiliou (1861), de Rizopoulos (1872), de Karamitsas (1874)... Les médecins italiens se rallièrent nombreux à cette opinion et Tomaselli, de Catane, plus que tout autre, contribua, dès 1876, à vulgariser la doctrine dans une série de mémoires fort remarquables.

Les médecins français se montrèrent eux-mêmes d'autant mieux accessibles à ce nouveau courant d'idées que plusieurs d'entre eux avaient été frappés, depuis longtemps, du mauvais renom dont jouissait la quinine dans quelques-unes de nos vieilles colonies : aux Antilles et à la Guyane notamment, les créoles attribuaient au médicament la plupart de leurs « accès jaunes » et en redoutaient l'usage. Il en était de même à Nossi-bé, à Mayotte, aux Comores. L'alarme une fois donnée, les faits se multiplièrent à l'envi.

L'idée, finalement, fit un tel chemin qu'à l'heure actuelle certains auteurs n'hésitent pas à proclamer l'origine exclusivement quinique du syndrome hémoglobinurique, sans nier toutefois la nécessité d'une impaludation antérieure chez le sujet qui en est atteint.

Les défenseurs eux-mêmes de l'étiologie malarienne, tout en demeurant fidèles à leur doctrine, furent amenés à reconnaître que la fièvre bilieuse hémoglobinurique, bien que marquée de l'estampille palustre, différait, par certains caractères, des accès

---

(1) Barthélémy-Benoit, la Fièvre bilieuse hématurique au Sénégal (*Archives de médecine navale*, 1865).

(2) Bérenger-Féraud, De la fièvre bilieuse mélanurique des pays chauds, 1874.

paludéens francs et apparaissait plutôt comme une forme latérale de la diathèse, d'où l'appellation d'accident *parapaludéen*, que lui donna Firket, de Liège, et qui eut l'agrément de la plupart des adeptes de la théorie malarienne.

Il était naturel de prévoir que, dans ce concours d'opinions concernant l'origine de l'affection, une place serait réservée à la conception d'un agent spécifique, parasitaire ou microbien, capable, sinon de provoquer à lui seul la maladie, du moins d'agir à titre de facteur efficient sur un terrain apprêté par l'hématozoaire du paludisme. Cette hypothèse a, en effet, pris rang à la suite des autres : mais aucun fait probant ne l'a jusqu'à présent confirmée. Nous reviendrons, d'ailleurs, avec plus de détails sur cette question d'origine, au chapitre de l'étiologie.

DISTRIBUTION GÉOGRAPHIQUE. — La fièvre bilieuse hémoglobinurique est répandue d'une façon fort irrégulière dans les diverses parties du monde, mais elle sévit surtout dans la zone intertropicale africaine, là où le paludisme lui-même se montre le plus virulent...

Elle est *très fréquente* à la Côte occidentale d'Afrique : Sénégal, Guinée, Côte-d'Ivoire, Côte-d'Or, Togoland, Dahomey, Nigeria, Cameroun, Gabon et Congo français, Angola (Benguela), et, plus avant dans les terres, Haut-Sénégal et Niger, Congo belge. Elle atteint même dans le sud la Rhodésia. — A l'est, elle règne surtout à Madagascar et dans les îles voisines : Maurice, Sainte-Marie, Nossi-bé, Mayotte, les Comores; sur les rives du Zambèze et du lac Nyassa, dans l'Afrique orientale allemande et anglaise, dans l'Ouganda et une partie de la vallée du Nil.

Elle est *fréquente* dans quelques contrées de l'Europe méridionale : Grèce, Sicile, Sardaigne, dans certaines localités de la Palestine, dans la péninsule malaise, dans le Haut-Tonkin (Rivière Noire et Rivière Claire); en Nouvelle-Guinée, aux Etats-Unis (Caroline du Nord et Virginie), dans l'Amérique centrale (Vénézuéla), aux Antilles, dans l'Amérique du Sud (Brésil, Guyane).

Elle est *rare* en Corse, en Italie centrale [*exceptionnelle* dans la campagne romaine, la terre classique du paludisme — P. Manson (1)], dans certaines régions de la Grèce, notoirement malariennes, au Maroc, en Algérie, en Tunisie, en Egypte, en Asie Mineure (environs du Caucase), dans l'Inde (quelques districts), en Assam, en Annam, dans le Delta du Tonkin, aux Nouvelles-Hébrides (archipel infesté de paludisme).

Elle est *absente* en France, dans le centre et le nord de l'Europe, dans l'extrême-sud africain (Rhodésia exceptée), dans la plus grande partie de la zone intertropicale de l'Amérique du

____

(1) PATRICK MANSON, Tropical diseases, 1908.

Nord, dans certaines régions de la Basse-Egypte, en Cochinchine, au Cambodge...

Il convient d'ajouter que nombre d'accès hémoglobinuriques se manifestent à des distances plus ou moins éloignées de la zone endémique. C'est ainsi que les hôpitaux de certains ports (Alger, Oran, Marseille, Bordeaux...) traitent couramment des cas de fièvre bilieuse hémoglobinurique survenant chez des malades rapatriés du Tonkin, de Madagascar et de la Côte occidentale d'Afrique. La plupart des cas observés dans le Delta du Tonkin tirent leur origine de la haute région. Il en est de même en Italie, où bon nombre d'accès éclatent en dehors du foyer originel.

ÉTUDE CLINIQUE

Description générale. — L'affection débute, soit au cours d'une période de paludisme aigu, soit à l'occasion d'un malaise insolite, avec état fébrile peu marqué, dont le malade n'a pas toujours conscience, soit, plus rarement, en pleine apyrexie, au milieu des apparences de la santé.

Subitement, d'ordinaire à la suite d'un coup de froid ou de l'absorption d'une dose inopportune de quinine, parfois sans cause appréciable, éclate un frisson intense, bientôt suivi d'un pressant besoin d'uriner et de l'émission d'un liquide de couleur rouge sang, dont la vue impressionne habituellement le malade. La température s'élève vers 39°5 à 40°. Puis surviennent, à peu près simultanément, vomissements bilieux et ictère. Le SYNDROME HÉMOGLOBINURIQUE (*fièvre, état bilieux, hémoglobinurie*) est dès lors constitué. Le malade, fort abattu, énervé, se plaint de localisations douloureuses d'intensité variable, qui témoignent de l'état d'hyperémie de la plupart des organes : céphalalgie, épigastralgie, hépatalgie, splénalgie, lumbalgie. La douleur à l'épigastre est la plus pénible, d'autant qu'elle est entretenue et exaltée par la répétition des vomissements. La constipation est de règle au début ; mais, sous l'effet des purgatifs, les selles ne tardent pas à réapparaître, toujours fortement bilieuses.

Marche. — Dans les cas de moyenne intensité, après deux ou trois jours d'hémoglobinurie, au cours de laquelle l'urine passe par une série de tons commençant par le rouge vif et le noir brunâtre, pour s'éclaircir ensuite par degrés, la fièvre tombe, les vomissements s'apaisent, l'ictère pâlit, et le malade s'achemine lentement vers la guérison.

Le fait suivant, observé au Soudan par Cardeillac, donne la physionomie des cas légers chez les malades dont l'état général n'est pas gravement atteint et chez qui l'hémoglobinurie coïncide avec une rechute de paludisme.

Le malade n'accuse, à l'entrée, qu'un peu de fatigue, avec embarras gastrique. Le soir, la température s'élève à 39°,4. Apyrexie les quatre premiers jours du traitement. Le cinquième dans l'après-midi, accès fébrile (38°,5) suivi de l'émission d'urines, d'abord rouge groseille, puis d'une teinte plus foncée, finalement bitter; forte proportion d'albumine. Urines des 24 heures : 1 litre 1/2. Le moral du malade est très affecté. Les vomissements sont espacés, verdâtres. Rien d'anormal au foie, à la rate, aux reins.

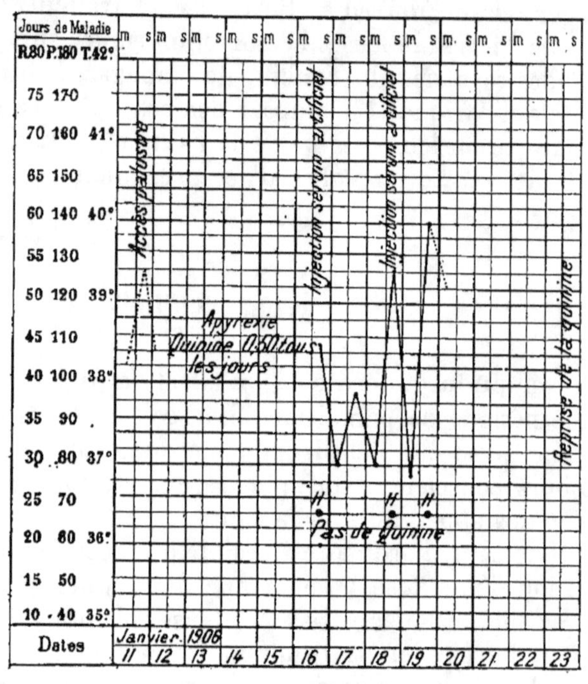

Fig. 1. — Fièvre bilieuse hémoglobinurique légère à type intermittent (Dr Cardeillac).

H
.— hémoglobinurie (le trait indique sa durée).

On pratique une injection hypodermique de 300 gr. de *sérum artificiel*, à 15 p. 1.000.

6e jour. Les urines, encore rosées le matin, sont de teinte normale dans l'après-midi, légèrement albumineuses. Température matin 37°, soir, 37°9.

7e jour. L'hémoglobinurie reparaît : mictions rouge-brun sombre, légèrement translucides. — 2e injection de sérum de 300 gr. Lavement purgatif. — Urines des 24 heures : 2 litres 75. Température matin 37°, soir 39°,4. A noter qu'ici la coloration anormale des urines a précédé l'élévation thermique.

8e jour. Les urines, sensiblement éclaircies le matin, rosissent dans la soirée au cours d'un nouvel accès de fièvre. Urines des 24 heures : 2 l. 50. Température matin 36°,9, soir 40°. On administre plusieurs lavements salés.

9e jour. Apyrexie. Les urines sont de couleur normale, non albumineuses, contenant du mucus en suspension.

On reprend, trois jours plus tard, l'administration de la qui
nine préventive : l'hémoglobinurie ne reparaît plus.

La *convalescence* est parfois précédée d'une période critique,
habituellement courte et peu marquée, avec sueurs, azoturie ou
phosphaturie, état de mieux-être notable. Mais, pour peu que
l'atteinte ait été sévère, la convalescence débute rarement dès la
cessation du paroxysme hémoglobinurique; le plus souvent, elle
est d'abord hésitante et se délimite mal d'avec la période aiguë.
Etant donné qu'un ictère, même léger et fugace, retentit plus ou
moins sur l'état des forces du malade (Chauffard), il est aisé de
concevoir l'effet dépressif d'un ictère intense succédant à une
fonte globulaire abondante. Mais ce qui imprime surtout à la con
valescence sa marche indécise et traînante, c'est l'état précaire
des voies digestives qui se révèle, soit par une diarrhée rebelle
et fétide, avec flatulences et météorisme, soit, plus rarement, par
de véritables crises de gastro-entéralgie, avec constipation opiniâtre et défense douloureuse de la paroi.

La fièvre bilieuse hémoglobinurique tire sa gravité de la nature
des *complications* qui surgissent soit au début, soit surtout au
décours de la crise hémoglobinurique, et que nous décrirons au
chapitre suivant. La plus fréquente, celle qui doit être toujours
présente à l'esprit, est l'*anurie*, avec *urémie* consécutive, car, dans
la fièvre bilieuse hémoglobinurique, le danger est surtout au
rein. Il est aussi, mais secondairement, au cœur, et c'est de la
résistance de cet organe que dépend souvent le dénouement en
cas de complications *typhoïdes* ou *septicémiques*. Enfin, l'anémie
grave, résultant d'une déglobulisation abondante et rapide, peut
provoquer des phénomènes de *collapsus* et créer un état demi-syn-
copal en quelque sorte subintrant, cause de continuelles alertes.

Terminaisons. — D'ordinaire, l'affection ne laisse d'autre vestige, chez les sujets exempts de tare antérieure, qu'une anémie
plus ou moins profonde. Toutefois, une atteinte grave peut donner lieu, ultérieurement, à des lésions de *néphrite chronique*,
comme dans la fièvre jaune. De toute manière, l'épithélium tubulaire, effleuré à tout le moins par la masse d'hémoglobine en mouvement, peut conserver de ce contact irritant une certaine susceptibilité qui l'expose, en cas de récidive, à des altérations plus
prononcées.

Quand la mort est l'aboutissant de l'accès hémoglobinurique,
elle peut survenir de diverses manières : 1º par *asphyxie*, dans
les accès hyperthermiques (très rare) et dans les formes dyspnéique et comateuse de l'urémie ; — 2º par *syncope*, dans la plupart
des cas d'urémie, dans les formes hémorragique, typhoïde et
septicémique (myocardite), parfois même au cours de la conva-

lescence; — 3º par *collapsus*, dans les cas d'anémie pernicieuse succédant à des déperditions sanguines ou aqueuses spéciale-ment abondantes; cette cause de décès tend, d'ailleurs, à dispa-raître à mesure que se généralise la pratique des injections de sérum artificiel.

Durée. — Elle est très variable, et ses limites oscillent entre quelques heures, dans les cas frustes, qui se portent pour ainsi dire sur pied, et trois semaines ou davantage, en cas de compli-cations graves. On peut estimer à 12 ou 15 jours, dans les cas d'intensité moyenne, l'intervalle compris entre le moment d'ap-parition de l'hémoglobinurie et la date du premier lever; mais la convalescence est parfois fort longue.

Trois faits dominent la symptomatologie de la fièvre bilieuse hémoglobinurique : l'*hémoglobinurie*, les *vomissements bilieux* et la *fièvre*. D'ordinaire, ils se succèdent dans l'ordre suivant : frisson et fièvre, hémoglobinurie, vomissements bilieux et ictère. Nous les décrirons tout d'abord, pour passer ensuite à l'étude des autres symptômes qui se groupent autour de cette triade principale.

HÉMOGLOBINURIE

L'*hémoglobinurie* éclate le plus souvent au cours d'un accès de fièvre d'apparence ordinaire, ou d'un simple malaise fébrile; parfois, elle se manifeste en pleine apyrexie, le frisson ne se pro-duisant qu'après coup. Du reste, alors même que le frisson a précédé l'émission des urines sanglantes, il se peut que ces der-nières aient séjourné quelque temps dans la vessie avant d'être expulsées au dehors, l'hémoglobinurie existant ainsi à l'état latent avant l'apparition du frisson.

La *durée* de l'hémoglobinurie est variable : 5 à 6 heures dans les cas très légers, parfois même l'espace d'une miction dans cer-taines hémoglobinuries post-quiniques; dans les cas graves, elle peut se prolonger 3 à 4 jours et au delà. En moyenne, elle est de 36 à 48 heures.

Tantôt ce symptôme affecte une marche intermittente, l'urine s'éclaircissant dans l'intervalle des paroxysmes, tantôt une marche continue ou rémittente, la coloration anormale couvrant l'ensem-ble de la période fébrile, mais augmentant quelquefois d'inten-sité avec les recrudescences thermiques. Enfin, les oscillations de teintes peuvent présenter un caractère atypique, sans connexion avec l'état de la température, et l'hémoglobinurie réapparaître accidentellement, en cours d'accès, à la suite d'un refroidisse-ment ou de l'ingestion d'une dose de quinine.

On a coutume d'exprimer les différents termes de la gamme chromatique des urines par des dénominations rappelant certaines boissons usuelles : à l'érythrurie initiale correspond la teinte rouge groseille ; à l'acmé, ce sont les couleurs malaga, bitter, infusion de café ; à la phase de décroissance, l'urine prend les teintes porto, madère, bière forte, cidre doux, pour revenir finalement à sa coloration jaune ambré normale, en passant quelquefois par le jaune d'or, ou un jaune verdâtre très pâle, rappelant le sérum.

Les mictions rouges du début sont translucides et déposent peu ; celles, brun-noirâtre, de la période d'état sont plus ou moins opaques et fortement sédimenteuses, le dépôt étant gris cendré ou gris sale ; à la phase critique, elles peuvent être opalescentes ou jumenteuses (phosphaturie, uraturie). D'ordinaire, elles moussent vivement par l'agitation, et la couche spumeuse, rougeâtre, qui surnage est persistante. Leur surface se couvre parfois d'une *pellicule* moirée, irisée, attribuée à la présence de la *kyestéine* (Corre). Au sein du liquide flotte souvent un *nuage muqueux*, indice d'irritation vésicale ou urétrale. Dans un cas observé par Cardeillac, toute la matière colorante hématique, emprisonnée à l'intérieur de ce nuage lui communiquait une teinte rosée, alors que le liquide ambiant restait jaune.

L'*hémoglobine* existe à l'état, non de suspension, comme on l'a cru pendant longtemps, mais de dissolution dans l'urine. Sa présence y est décelée par l'examen spectroscopique, qui montre, en D et E, les deux bandes de l'*oxyhémoglobine*, lesquelles se transforment en une bande unique (bande de Stokes), sous l'action du sulfure d'ammonium : c'est celle de l'*hémoglobine réduite*. Des travaux récents ont démontré que l'oxyhémoglobine pouvait subir des modifications dans l'organisme et être éliminée par l'urine à l'état de *méthémoglobine*. La présence de cette substance dans les mictions avait fait supposer à Carreau qu'elle préexistait dans le sang, c'est-à-dire qu'il y avait méthémoglobinémie préalable. Mais rien n'est venu confirmer cette hypothèse et, comme le fait remarquer Dumas (1), la simple exposition à l'air de l'hémoglobine, ou son mélange à des matières organiques, telles que les urines ou les fèces, suffit à la transformer assez rapidement en méthémoglobine. Cette dernière se caractérise, au spectroscope, par trois bandes d'absorption, dont deux, comprises entre les raies D et E (jaune et jaune vert) du spectre de Frauenhofer, correspondent à celles de l'oxyhémoglobine, avec une teinte moins foncée, la troisième étant située entre les raies C et D (rouge orangé) du spectre.

(1) DUMAS, Note sur une observation d'urines noires déterminées par la quinine (*Arch. de méd. navale et coloniale*, 1897).

Corre (1) a indiqué un procédé simple et suffisant pour révéler, au lit du malade, la présence de l'hémoglobine, et surtout pour différencier une urine hématique d'une urine bilieuse. Une bande de papier-buvard blanc, trempée dans l'urine à examiner, prend une teinte rose ou rougeâtre si le liquide contient de l'hémoglobine, et à la limite de la portion imbibée il se forme une ligne festonnée de coloration plus foncée que le reste; tandis que si l'urine contient des pigments biliaires, la bande prend une teinte jaunâtre ou jaune verdâtre, la zone limitante étant à peine ondulée et de nuance peu différente du reste de la portion mouillée.

Albuminurie. — L'albumine existe toujours en plus ou moins grande quantité dans l'urine, puisque l'hémoglobine elle-même est un composé d'une substance albuminoïde, entrant pour 94 o/o dans sa constitution, et d'une substance cristallisable, contenant du fer, l'hématine. Son taux varie, en moyenne, d'après Corre, de 0,30 à 1,60 o/oo. Nous l'avons souvent vu dépasser ce dernier chiffre et atteindre 4 gr., voire 8 gr. par litre. Encore cette albuminurie n'équivaut-elle pas à la totalité de l'hémoglobine mise en liberté, une grande partie de cette dernière étant transformée par le foie en pigments biliaires.

Habituellement, l'albuminurie naît et meurt avec l'hémoglobinurie; mais parfois elle la précède et la suit, comme Grall (2) l'a observé fréquemment au Tonkin. Le même fait a, du reste, été noté dans l'hémoglobinurie paroxystique, qui a tant de points communs avec la fièvre bilieuse hémoglobinurique. Il peut s'interpréter de deux manières, en l'espèce qui nous occupe : ou bien l'hémoglobine, dans les urines d'avant et d'après le paroxysme, n'existe qu'à l'état de traces, incapables de colorer le liquide et non décelables au spectroscope, alors que l'acide azotique les met en évidence ; ou le rein, hypothèse plus vraisemblable, est déjà le siège d'un processus irritatif relevant d'accès paludéens antérieurs, cet émonctoire pouvant avoir été appelé à suppléer, à diverses reprises, le foie incapable de transformer complètement l'hémoglobine et les déchets globulaires résultant de l'action parasitaire : d'où fluxion rénale, qui, par sa répétition, peut déterminer à la longue l'issue d'un léger exsudat albumineux à travers les capillaires glomérulaires. Solon estime à 1/6e le nombre des accès paludéens qui s'accompagnent d'albuminurie. Aussi convient-il de se tenir sur la réserve en présence des albuminuries qui prolongent la crise hémoglobinurique elle-même : elles peuvent être l'indice de lésions latentes, réveillées et susceptibles de s'aggraver par le passage à travers le filtre rénal des éléments anormaux de l'urine.

(1) CORRE, Traité des fièvres bilieuses et typhiques des pays chauds, 1883.
(2) GRALL, Etudes statistiques et cliniques. Indo-Chine, 1900.

Hématurie. — Si le coagulum de l'urine traitée par l'acide azotique provient presque uniquement de l'hémoglobine dissoute et de l'albumine transsudée à travers le glomérule ou l'épithélium des tubuli, le sang en nature peut également y entrer occasionnellement, comme dans toute néphrite aiguë, mais toujours, sauf dans la forme hémorragique, pour une très faible part. Dans un certain nombre d'observations, en effet, on signale l'existence de corpuscules sanguins plus ou moins déformés. Parfois même le sang est éliminé en caillots très ténus, ou forme, au fond du vase, des magmas plus volumineux; mais le fait est exceptionnel (1).

En général, c'est à peine si, après centrifugation, on rencontre dans le champ du microscope quelques érythrocytes décolorés, les uns crénelés, les autres globuleux. Les leucocytes paraissent exister en plus grand nombre, même en l'absence de suppuration rénale.

VOMISSEMENTS

Les vomissements suivent de près l'apparition de l'hémoglobinurie. Alimentaires d'abord, puis glaireux, ils prennent rapidement l'aspect bilieux et s'accompagnent d'une douleur fort pénible, souvent angoissante, à l'épigastre. Les matières rejetées sont parfois limpides, de couleur vert-pré ou rappelant une solution cuivreuse ammoniacale, avec magma mousseux à la surface; le plus ordinairement, elles sont franchement *porracées*, d'un vert sombre, et contiennent des particules solides, pouvant s'amasser en grumeaux ressemblant à des *herbes hachées* menu et cuites (vomissements épinards). Cet aspect est en quelque sorte pathognomonique.

Exceptionnellement, les vomissements renferment des matières noirâtres, d'aspect charbonneux : dans un cas de ce genre, que nous avons observé au Dahomey, le magma solide se composait surtout de mucus, de cellules épithéliales et d'hématies altérées. Nous avons même, dans deux autres circonstances, constaté un piqueté noir, hémorragique, analogue à celui que l'on rencontre dans la fièvre jaune. Ce phénomène, s'il survient dans les premiers jours de la maladie, n'a d'ailleurs rien d'inquiétant et est vraisemblablement dû à la rupture d'un vaisseau de la muqueuse stomacale par suite des efforts répétés de vomissements.

Les matières vomies peuvent prendre une teinte jaune sale, jaune brunâtre, marron : ce signe, indice d'altération biliaire, est habituellement d'un fâcheux augure.

---

(1) Peut-être l'observe-t-on plus fréquemment dans la fièvre bilieuse hémoglobinurique post-quinique. On sait, d'ailleurs, que la quinine, en outre de son pouvoir hémolysant, peut provoquer des hémorragies (métrorragies, hématuries...) chez des sujets prédisposés, en dehors de toute infection palustre.

Tantôt les vomissements, peu copieux, s'accompagnent de violents et bruyants efforts, tantôt ils consistent en une sorte de régurgitation des liquides contenus dans l'estomac et se produisent *en fusée*, les boissons étant rejetées au fur et mesure de leur ingestion.

Si l'éréthisme gastrique se prolonge outre mesure, et si les vomituritions se succèdent sans répit, au point de devenir incoercibles, toute médication et toute alimentation par la voie buccale deviennent impossibles ; le malade, en état de perpétuelle angoisse, tombe dans un complet épuisement.

Dans la forme urémique, il est fréquent de voir, après une période d'accalmie relative, les vomissements reparaître, séreux, bilieux, mais non porracés, comme au début. Cet effort compensateur de l'organisme peut être considéré comme salutaire quand il est de courte durée ; il advient malheureusement que l'estomac, en révolte permanente, se contracte presque à vide ; alors apparaît le *hoquet*. Réduit parfois à de simples éructations plus ou moins espacées, il se manifeste dans d'autres cas avec une fréquence et une violence telles que le malade, exténué, n'a plus aucun repos. Dans un cas observé par Patrick Manson, le hoquet fut la cause directe de la mort.

FIÈVRE

La fièvre affecte tous les types observés dans le paludisme, tantôt le type intermittent, tantôt le type rémittent ou subcontinu.

Le type *intermittent* paraît correspondre à des rechutes de paludisme et s'observe plus communément pendant la saison sèche.

La forme dominante est la quotidienne (double-tierce de Billet) (1), laquelle se transforme parfois en tierce simple au décours de l'accès, comme dans l'observation suivante :

Le malade, profondément impaludé, entre à l'hôpital de Kati (Soudan) avec de l'hémoglobinurie et de l'ictère. L'état général est satisfaisant. Température 38°, 4. Pouls ferme. La rate est volumineuse. — On injecte, dès l'entrée, 400 gr. de *sérum artificiel*, à 10 p. 1.000.

Le lendemain au matin, les urines sont claires, encore légèrement albumineuses. Température 38°, 9. — A midi, les urines redeviennent noires et donnent un flot d'albumine. Après absorption de plusieurs verres d'*Ahouandémé*, les mictions sont très abondantes. — Le soir, elles s'éclaircissent progressivement et la température s'abaisse à 38°, 3.

(1) A. BILLET, Preuves en faveur de la distinction spécifique des hématozoaires de la fièvre tierce et de la fièvre quarte (Congrès de Reims, 1907).

Le *3e jour*, la température matinale est de 38°, 1. Le malade a une nouvelle miction hémoglobinurique, suivie d'abattement, de vomissements bilieux répétés et de dyspnée légère. Le pouls est rapide et faible. — On pratique une deuxième injection de 400 gr. de sérum : l'état général se relève promptement, les urines deviennent plus abondantes et plus claires.— Température soir 38°.

4e jour. Apyrexie. Les urines sont claires, ne contiennent plus d'albumine, mais présentent un dépôt considérable de *phosphates.* La quantité des urines émises en 24 heures est de 1 l. 80.

L'apyrexie se maintient le *5e jour.*

Le *6e*, vers 11 h. du matin, nouvel accès (38°), 9 avec hémoglobinurie : les urines sont noires, fortement albumineuses, les vomissements bilieux reparaissent. — On fait une 3e injection de 400 gr. de sérum. — L'accès prend fin dans la soirée.

Le *7e jour*, l'apyrexie est complète, les urines sont claires, abondantes, dépourvues d'albumine.

Le *8e jour*, la fièvre reparaît à 11 h. du matin, accompagnée d'hémoglobinurie. — On pratique une 4e injection de sérum. — L'accès se termine dans la soirée.

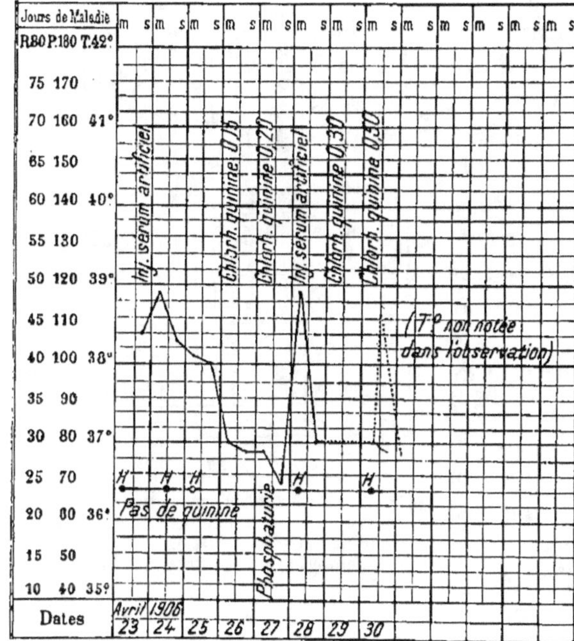

Fig. 2. — Fièvre bilieuse hémoglobinurique, à type quotidien, puis tierce, guérison (Dr Cardeillac).
H hémoglobinurie (le trait indique sa durée)

La convalescence est lente et le malade sort de cette crise profondément anémié.

Le type *rémittent* ou *subcontinu* est plus grave ; il correspond à des successions rapides de générations parasitaires et s'observe plutôt à la période des réinfections palustres, c'est-à-dire en hivernage. Tantôt les oscillations de la courbe thermique sont peu prononcées, tantôt elles sont larges, ce qui est d'un bon pronostic; il en est de même quand l'accès passe à la forme intermittente. La terminaison en lysis est assez fréquente.

La relation suivante permettra au lecteur de se rendre compte de l'évolution de la crise hémoglobinurique et de ses conditions pathogéniques.

Divers facteurs peuvent être invoqués comme causes immédiates du présent accès : 1° le malade, qui prend la quinine préventive à doses irrégulières et insuffisantes, en a absorbé 0,50 centigr. le matin même de l'accès; 2° bien que souffrant de malaises depuis quelques jours, il a copieusement déjeuné peu avant la crise, et même achevé le reste d'une conserve alimentaire couverte de moisissures; pris de fortes coliques, il pensa les faire disparaître en absorbant plusieurs verrées de bière et d'eau de Vichy; 3° enfin, dans la matinée du même jour, le malade eut la nuque assez longtemps exposée au soleil.

En somme, dose inopportune de quinine, chez un sujet en puissance fébrile et pratiquant mal la quinoprophylaxie, indigestion, intoxication alimentaire, insolation — telle est l'étiologie complexe de ce cas.

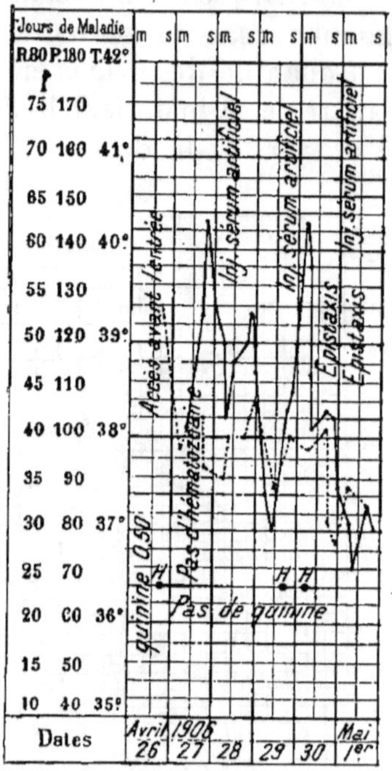

Le malade, originaire d'Algérie, où il a eu de forts accès de fièvre,

Fig. 3. — Fièvre bilieuse hémoglobinurique, à type rémittent, chez un urinaire (Dr P. Gouzien).
H hémoglobinurie (le trait indique sa durée).

mais sans hémoglobinurie, n'a été que légèrement éprouvé par le paludisme pendant ses 31 mois de séjour actuel au Soudan.

A la suite des imprudences relatées ci-dessus, il est pris, dans l'après-midi du 26 avril, de céphalalgie assez violente avec frissons, et, en allant à la garde-robe, il s'aperçoit qu'il urine noir. Presque au même moment, surviennent des vomissements, d'abord alimentaires, puis bilieux. La fièvre s'allume dans la soirée et la nuit est fort agitée.

Le 27 avril, le malade entre à l'hôpital de Kayes avec les symptômes suivants : subictère, vomissements bilieux, sensibilité à la pression au niveau de la vésicule biliaire, douleur périombilicale, lumbalgie légère, langue fortement saburrale. Les mictions sont fréquentes, couleur malaga, fortement albumineuses, et présentent un dépôt grisâtre abondant. Elles s'accompagnent de cuisson assez vive et d'efforts pénibles, le malade étant atteint de cystite chronique, de blennorréc et de rétrécissement. Cette circonstance nécessite la réduction du taux des boissons.

A l'examen du sang, on ne trouve *pas d'hématozoaire*.

On administre au malade, toutes les 4 heures, des lavements de 250 gr. de sérum artificiel, à 7 gr. 50 p. 1.000, le premier précédé d'un lavement glycériné. Potion à l'eau chloroformée, ventouses sur le foie.

Dans l'après-midi, les vomissements ont l'aspect *herbes cuites*. Dans la soirée, les urines s'éclaircissent et prennent la teinte rouge groseille foncé.

A 5 h. 1/2 du soir, le thermomètre marquant 40°, 3, on donne un bain à 35°, qui amène un grand soulagement. La température descend à 39°, 6, pour remonter à 40° à 11 h. 1/2 du soir : un 2e bain la fait tomber à 39°, 3. Le malade semble vouloir reposer, mais la violence de la céphalalgie le tient en éveil ; il est pris de vertiges chaque fois qu'il essaie de s'asseoir.

28 avril. Énervement et agitation à la fin de la nuit. Les mictions sont très fréquentes, d'une teinte bière forte ou rougeâtre, avec dépôt gris sale ; deux d'entre elles ont des reflets verdâtres. Les vomissements sont glaireux et légèrement bilieux ; la langue, moins saburrale, est très humide. La peau, moite, est le siège d'un ictère généralisé, très prononcé. La céphalalgie, toujours intense, s'accentue par la toux.

On pratique dans la matinée une injection de 320 gr. de *sérum*, à 10 p. 1.000. — Les urines s'éclaircissent peu après. On continue les lavements de sérum.

Dans l'après-midi, le malade a une selle bilieuse et vomit un liquide vert clair rappelant *l'eau cuivreuse ammoniacale* et contenant quelques particules solides d'aspect « herbes hachées ».

La température étant remontée vers le soir, on donne un bain à 35°, qui produit un effet rapidement sédatif. — Les urines prennent un aspect cidreux.

29 avril. Les vomissements bilieux continuent la nuit. Les urines, copieuses, sont de coloration normale, mais rendues troubles par l'écoulement urétral. La teinte ictérique a beaucoup diminué et fait place à une pâleur à peine jaunâtre des téguments. Le malade, quoique fort las, éprouve un mieux réel.

Soudain, dans l'après-midi, à la suite d'un refroidissement, les urines redeviennent malaga : le malade en est fort impressionné et se décourage. La céphalalgie s'accentue, les vaisseaux occipitaux battent visiblement.

Les vomissements, *porracés*, reprennent plus fréquents, presque continuels, plongeant le malade dans un grand abattement.

Analyse des urines

(M. Jard, pharmacien)

DATES	QUANTITÉ	COULEUR	RÉACTION	URÉE	ALBUMINE	chlorures	DÉPOT	OBSERVATIONS
17 avril, 10 h. m. à 6 h. s..	480 cc. (6 mictions)	Malaga à brun rougeâtre	Acide	3,50	2,50	NaCl 1,53	Faible, rougeâtre. Cristaux d'acide hippurique. Cylindres granulo-graisseux et hyalins.	Présence de la quinine
17 avril 6 h. s. à 28 avril 6 h. matin.	1.280 cc. (8 mictions)	Urines mal recueillies, souillées de matières fécales.						
18 avril 6 h. m. à 6 h. s...	395 cc.	Brun rougeâtre	Fortement acide	»	0,75	1,65 (3 h. après injection sérum)	Faible. Cylindres granulo-graisseux. Calcul biliaire.	Absence de la quinine
18 avril 6 h. s. à 29 avril 6 h. m.	560 cc. (5 mictions)	De moins en moins foncée, normale à la dernière émission.	Fortement acide	,	0,50	2,30	Dépôt plus abondant, blanchâtre (pus)	
29 avril 6 h. m. à 6 h. s...	375 cc.	Normale vers 6 heures matin, se fonce à nouveau pour redevenir normale, vers 6 h. soir.	»	»	»	»	Mucus en suspension, quelques cristaux d'acide urique.	
29 avril 6 h. s. à 30 avril 6 matin.	530 cc. (8 mictions)	Normale.	Très fortement acide	17,93	Traces	1,45	Mucus et cristaux d'acide urique.	
30 avril 6 h. m. à 6 h. s...	190 cc. (manque une bonne partie).	Redevient brunâtre, puis normale.	Acide	»	0,20	»	Mucus, pus en abondance (dépôt se prend en gelée par l'ammoniaque).	
30 avril 6 h. s. à 1er mai 6 h. matin.	450 cc. (manquent 2-3 mictions).	N.	Fortement acide	»	Faibles traces	2,16	»	
1er mai 6 h. m. au 2 mai 6 h. matin.	840 cc. (manquent q.q. mictions).	N.	Fortement acide	20,54	Faibles traces	2,26	»	

On pratique une injection de caféine et une injection de 3oo gr. de sérum.

Les mictions sont fréquentes, mais peu copieuses ; elles reprennent leur coloration normale dans la soirée. La dysurie persiste.

3o avril. La température, fort élevée la nuit, a cédé aux bains tièdes, et le malade présente maintenant une physionomie plus reposée. Les vomissements ont cessé. Cependant les urines, qui s'étaient complètement éclaircies, se foncent à nouveau dans la matinée : mais cette troisième poussée hémoglobinurique est de courte durée.

Le mieux s'accentue dans l'après-midi : seule la céphalalgie persistait quand, dans la soirée, le malade fut pris d'une *épistaxis* assez abondante, qui supprima instantanément la douleur occipitale et fit tomber la température qui tendait à remonter.

1er mai. Le malade étant encore passablement déprimé, on pratique dès le matin une injection de caféine, suivie d'une 3e injection de 3oo gr. de sérum.

L'apyrexie est complète ; les vertiges ont disparu ; une nouvelle épistaxis se produit, légère d'ailleurs.

Le reste de l'observation n'offre aucun fait saillant, à part une certaine *bouffissure de la face* qui apparaît, au cours de la convalescence et nécessite la suppression des lavements salés.

A chaque type fébrile correspond une forme différente d'hémoglobinurie : quand le type fébrile est intermittent, elle naît avec les accès et disparaît plus ou moins complètement dans leur intervalle ; si le type est rémittent, l'hémoglobinurie est habituellement continue, mais s'accentue parfois au moment des exacerbations thermiques, comme chez le malade dont l'observation suit :

Entré, peu auparavant, à l'hôpital de Kayes, pour anémie palustre, le malade absorbe, le *24 juillet*, se sentant fatigué, une assez forte dose de quinine : le lendemain matin, il a de la fièvre, accompagnée d'urines rouges, qui s'éclaircissent le soir.

La fièvre ayant reparu le matin du *26*, avec émission d'urines noires, le malade rentre à l'hôpital. Il ne se plaint d'aucune douleur localisée, ne vomit pas, mais les téguments présentent la teinte ictérique, la langue est sale, le sujet offre tous les signes d'une anémie profonde.

On pratique, dès l'entrée, une injection de 3oo gr. de *sérum artificiel*, à 10 p. 1000, et l'on administre les lavements salés, à 7 p. 1000.

Dans la soirée, les urines, fréquentes, copieuses, tendent à s'éclaircir : elles sont de couleur rouge-brun, franchement *acides*, contiennent 2 gr. 75 d'albumine et 6 gr. 60 d'urée par litre, pas de sucre.

Le *27 juillet*, la température matinale est de 40°, le pouls est à 120, un peu dépressible ; la peau est moite, la langue humide. Il n'y a ni oppression, ni délire, mais le faciès est un peu grippé, et l'ictère s'est fortement accentué. Le malade a eu 2 selles bilieuses la nuit, 2 vomissements verts le matin. Les urines, d'abord de teinte rouge groseille, passent graduellement à la teinte rosée ; elles donnent une réaction alcaline et contiennent o gr. 75 d'albumine et 7 gr. 44 d'urée par litre ; on y constate la *présence de la quinine*, bien que le malade n'en ait pas repris depuis le 24. Une goutte de sang, prélevée à l'extrémité d'un doigt, *s'étale très mal;* on n'y distingue *pas d'hématozoaire.*

Un bain tiède, à 35°, abaisse la température à 37°,7.

On pratique dans la matinée une deuxième injection de sérum, de 150 gr., et les lavements salés sont continués.

A 11 h. du matin, les urines redeviennent brun foncé ; elles commencent à s'éclaircir vers 6 heures du soir; la quantité totale des 24 heures est de 1 l. 80.

Une nouvelle prise de sang permet de constater sur la lame de verre une hémolyse intense et très nette.

La température étant remontée dans la soirée, on donne un nouveau bain tiède, qui amène une grande sédation.

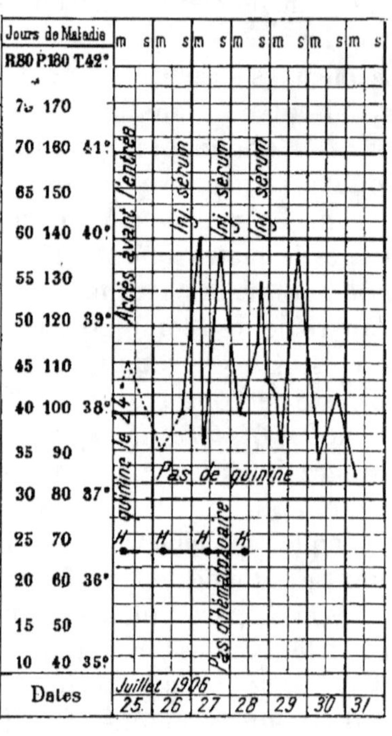

Fig. 4. — Fièvre bilieuse hémoglobinurique. Type rémittent à grandes oscillations. (Dr Bouffard).
H. hémoglobinurie (le trait indique sa durée).

Le *28 juillet*, les urines de la première heure sont d'aspect simplement fébrile : elles s'obscurcissent à nouveau vers 9 heures, mais reviennent bientôt après et définitivement à la coloration normale ; à ce moment elles contiennent encore des traces de quinine. La quantité émise en 24 heures est de 2 litres.

Quelques vomissements verts se sont encore produits pendant la nuit; la peau se couvre d'une transpiration légère. Quoique très énergique, le malade accuse une extrême faiblesse : on pratique une troisième injection de sérum.

Le *29 juillet*, les urines sont extrêmement claires et copieuses; du reste, le malade absorbe la tisane d'Ahouandémé en abondance et la supporte bien. L'ictère pâlit. On continue les lavements de sérum.

Le 1er *août*, la température redevient normale et le malade entre en convalescence.

La température initiale dans les formes intermittente et rémittente de la fièvre bilieuse hémoglobinurique est habituellement élevée et oscille dans les parages de 40°. Par exception, elle monte à 41°; dans un cas cité par Corre, elle atteignit même 42°8. Mais l'hyperthermie est, sauf complications, de courte durée et dépasse rarement le deuxième jour. La crise terminée, la température s'abaisse plus ou moins profondément au-dessous de la normale.

Il n'est pas rare, si la quinine n'a pas été administrée dès la cessation des accidents, de voir l'accès se reproduire à une date assez rapprochée : accès septane, de quinzaine, s'accompagnant ou non d'urines rouges.

La forme de l'accès paraît différer selon les climats et l'intensité du paludisme; c'est ainsi qu'à la Côte d'Ivoire, à Mayotte, on observe surtout l'intermittente quotidienne; au Tonkin, au Soudan, à Maurice, c'est la forme rémittente qui prédomine. Enfin, cette dernière est l'apanage à peu près exclusif du Sénégal, du Dahomey et du Congo.

Dans les formes compliquées, la fièvre est *irrégulièrement* continue, atypique : il s'agit alors d'infections surajoutées, donnant lieu à des manifestations d'ordre typhique ou septicémique.

Enfin, la bilieuse hémoglobinurique peut évoluer en *apyrexie* : cette forme est extrêmement bénigne; Van Campenhout et Dryepondt (1) l'ont assez fréquemment observée au Congo. Dans ces conditions, il s'agit plutôt d'une hémoglobinurie quinique ou toxémique que d'une réelle fièvre hémoglobinurique.

EXAMEN DU SANG

A. Éléments normaux. — La fièvre bilieuse hémoglobinurique est toujours accompagnée d'une déglobulisation rapide, parfois extrêmement accusée, et qui peut atteindre le taux observé dans les accès pernicieux. On a vu le chiffre des globules par millimètre cube s'abaisser à 1 million et même à 600.000 en l'espace de quelques jours; Carducci l'a vu tomber à 440.000. Mais habituellement il se relève vers le 5e ou le 6e jour, pour se rapprocher graduellement de la normale, sans l'atteindre, la fièvre bilieuse hémoglobinurique ne se déclarant que chez des sujets déjà plus ou moins impaludés, donc hypoglobuliques.

(1) VAN CAMPENHOUT et DRYEPONDT. Rapport sur les travaux du Laboratoire médical de Léopoldville, en 1899-1900.

Pour importante que soit la déperdition sanguine mise en évidence par la numération globulaire, elle ne représente point encore le déchet *total* en hémoglobine, subi par l'organisme, car non seulement la matière colorante appartenant aux hématies détruites a été mise en liberté, mais une partie de l'hémoglobine inhérente aux globules épargnés (hématies altérées ou fraîchement organisées, et dont la tension en hémoglobine est très abaissée) a transsudé pour se dissoudre dans le plasma sanguin (1). Le taux normal de l'hémoglobine étant, en moyenne, de 13 p. 100 de la masse globulaire, on le voit s'abaisser à 10, 8, 5 p. 100 et au-dessous (2).

Pourtant la *résistance* même du globule ne paraît point amoindrie, si l'on procède à l'examen du sang à une époque assez distante du début : cela tient sans doute à ce que la plupart des globules faibles ont été détruits d'emblée ; peut-être aussi l'irruption d'une certaine quantité de bile dans le torrent circulatoire a-t-elle pour effet d'augmenter la stabilité globulaire, loin de la diminuer, comme on le croyait autrefois.

La diminution de la *richesse* et de la *valeur globulaires*, révélée par l'hématoscopie et l'hématimétrie, est confirmée par l'aspect même des globules, lesquels sont décolorés, parfois déformés.

On a enfin noté, dans certains cas, le peu de tendance des hématies à s'empiler.

D'ailleurs, une fois passé l'orage destructeur, la reconstitution globulaire s'effectue assez rapidement, comme l'attestent la présence en grand nombre, dans le sang circulant, d'hématoblastes et de globules nains et le prompt relèvement du taux globulaire.

Le nombre des *leucocytes* est plutôt diminué au début de l'accès, tandis que, vers le quatrième jour, d'après Le Moal, on constaterait une leucocytose polynucléaire très prononcée, comme à la suite d'une saignée. Pour la plupart des auteurs (Ziemann, Le Moal, Hallam Hardy...), la *formule leucocytaire* se rapproche de celle du paludisme.

Mais il faut reconnaître que, malgré les importantes recherches dont elle a déjà été l'objet, l'hématologie de la fièvre bilieuse hémoglobinurique est restée assez obscure, bien qu'elle contienne, selon toute apparence, la clef du problème étiologique et pathogénique de cette affection.

---

(1) Ziemann prétend cependant que si l'on examine le sang très près du début, sa teneur *totale* en hémoglobine, de même que sa densité sont relativement élevées, malgré l'abaissement du chiffre des hématies, car, à ce moment, il circule encore dans le courant sanguin une bonne partie des hématies détruites et une certaine quantité d'hémoglobine.

(2) D'après l'échelle d'Hénocque, le taux de 6, 5 à 4, 5 p. 100 correspond à une anémie grave.

Les opinions sont fort partagées, notamment en ce qui concerne la précession de l'*hémoglobinémie* sur l'hémoglobinurie. Il semblerait, de prime abord, que la destruction globulaire, complétée par l'extravasation de l'hémoglobine hors des corpuscules sanguins restants, dût avoir pour conséquence la présence d'une quantité considérable de pigment hématique dans le sérum et, par suite, la coloration rouge-cerise de ce dernier, telle qu'elle se produit dans l'hémoglobinurie provoquée expérimentalement. En réalité, le fait n'est que rarement constaté. Mais si les observations ne concordent pas sur ce point, cela tient peut-être à ce que l'examen du sang a été pratiqué à des périodes différentes de la maladie ; plus, en effet, on se rapproche du début, et plus il semble qu'on ait de chances de surprendre, pour ainsi dire à l'état naissant, la crise hémolytique. En d'autres termes, on est porté à admettre que le séjour de l'hémoglobine dans le plasma n'est que temporaire, et probablement de très courte durée, eu égard à la grande diffusibilité de cette substance, et que le pigment qui n'a pu être transformé par le foie vient rapidement se fixer sur le parenchyme rénal, d'où il s'éliminera peu à peu, grâce au lessivage continuel de l'émonctoire par les liquides introduits sous diverses formes dans l'économie.

Au demeurant, nombre d'observateurs (Corre, Vincent, Métin, Guillon, Le Moal, etc...) ont trouvé l'hémoglobine dans le sérum de leurs malades. Pailloz a constaté l'hémoglobinémie non seulement dans la fièvre bilieuse hémoglobinurique, mais même à la fin d'accès palustres ordinaires : il peut se faire, d'ailleurs, selon la remarque de l'auteur, que certaines hémoglobinuries légères passent inaperçues. Ziemann (1) a également rencontré de l'hémoglobine libre dans les formes sévères de la fièvre bilieuse hémoglobinurique chez les noirs du Togo.

Quant à l'état *laqué* du sang, il en est rarement fait mention : Bouffard, cependant, nota cette particularité dans cinq cas observés au Soudan; Guillon, en Guinée, dit avoir constaté chez tous ses malades l'aspect laqué et huileux du sang, lequel est difficile à étendre et à fixer (2).

En somme, dans la fièvre bilieuse hémoglobinurique, le sérum ne donne aucune des réactions nettes que l'on obtient dans l'hémoglobinurie par intoxication expérimentale.

En ce qui concerne les *pigments biliaires*, leur présence dans le sang (*cholémie*) est fréquemment signalée, mais elle ne paraît se manifester qu'après la disparition de l'hémoglobine. Pourtant Le Moal a pu obtenir, chez un même malade, les raies de l'oxyhémoglobine et la réaction de Gmelin. Dans un cas observé par

(1) Hans Ziemann, Das Schwarzwasserfieber (*Handbuch der Tropenkrankheiten*, 1906).
(2) A. Guillon, Etiologie et pathogénie de la fièvre bilieuse hémoglobinurique (*la Clinique*, 2 avril 1909).

Hymans van der Bergh (1), le sérum, légèrement vert, contenait un peu d'hémoglobine. Dumas sépara un sérum jaune foncé chez un hémoglobinurique postquinique et y décela, par l'analyse spectrale et chimique, l'existence des pigments biliaires. — Quant à l'*urobiline*, on l'a également rencontrée dans le sang de quelques malades (*urobilinémie*).

B. Parasites. — Nous étudierons plus complètement, aux chapitres de l'étiologie et de la pathogénie, la question relative à la présence de l'hématozoaire dans le sang des bilieux hémoglobinuriques. Nous n'en dirons ici que quelques mots.

La forme d'hémamibe la plus communément observée est la variété dite tropicale, ou estivo-automnale (*Plasmodium præcox*). On a même pu croire pendant longtemps que cette forme, dont le rôle paraît capital dans la préparation du terrain sur lequel éclora l'accès hémoglobinurique, était seule présente dans cette affection. Depuis lors, nombre d'observations sont venues prouver que les grandes formes, *Pl. vivax* (tierce simple) et *Pl. malariæ* (quarte), pouvaient également s'y rencontrer, et même coexister avec les petites formes de l'hématozoaire : Carducci (2) a relevé 12 cas de ce genre, dont 1 personnel.

Pour certains auteurs, la forme dite tropicale créant la *prédisposition* de l'organisme à l'hémolyse, le *prétexte* de cet accident pourrait être fourni, soit par une réinoculation de cette même variété parasitaire, soit par l'entrée en scène de la variété tierce ou, plus rarement, de la quarte. Autrement dit, dans le premier cas, l'accident éclaterait à l'occasion d'une réinfection, d'une récidive palustre (paludisme exogène) et se déclarerait presque exclusivement pendant l'hivernage, ou période endémo-épidémique (prédominance du type fébrile rémittent); dans le second cas, l'accès hémoglobinurique relèverait d'un paludisme endogène (rechute) et se manifesterait surtout en saison sèche, sous le type intermittent. Mais, bien que cette conception se vérifie dans la majorité des cas, les exceptions ne font point défaut. Toutefois, on ne saurait nier que les éclosions endogènes ou rechutes, habituellement d'origine *a frigore*, soient surtout l'apanage de la saison sèche et fraîche.

En ce qui concerne la morphologie des parasites, ce sont les formes en *chaton* ou en *croissant* que l'on observe ici le plus communément.

EXAMEN DE L'URINE

Caractères généraux. — 1° *Volume.* — L'urine est habituelle-

<hr>

(1) Van der Bergh, Bijdrage tot de Kennis der Zwart-water-Koorts, 1904.
(2) Carducci, le Emoglobinurie da chinina in individui affetti da terzana primaverila e da quartana (*Atti della Società per gli Studi della Malaria*, 1907).

ment augmentée de volume au début, et les mictions sont plus fréquentes. Pourtant, certains auteurs, Corre en particulier, estiment que le taux des urines est inférieur à la normale. Ce désaccord peut tenir, dans une certaine mesure, à la différence du traitement employé : pour nous, grâce à l'usage du sérum et des boissons abondantes, nous avons presque toujours noté une certaine *polyurie*, en moyenne 1.300-1.500 c. cubes d'urines en 24 heures; mais le chiffre de 2 litres 1/2 à 3 litres n'est pas rare, surtout à la phase critique; certaines observations donnent même 3 litres 1/2 et 4 litres.

Par contre, dans les cas graves, *l'oligurie* est de règle. D'ordinaire progressive, elle peut survenir d'emblée : dans ce cas, il y a lieu de se demander s'il ne s'agit pas d'un phénomène d'ordre plutôt réflexe que mécanique, d'autant que les autres organes d'élimination peuvent être frappés au même moment d'incapacité fonctionnelle.

L'*anurie* primitive est rare, et l'absence complète de sécrétion est un phénomène exceptionnel, les cellules rénales épargnées continuant à fonctionner tant bien que mal. Alors même que les mictions sont abolies, le cathétérisme arrive presque toujours à ramener quelques grammes de liquide. Pourtant l'anurie peut être totale et de longue durée : Escande de Messières la vit se prolonger pendant 8 jours, dans un cas à issue fatale. Le chiffre de 10 jours a même été dépassé.

2° *Couleur et aspect*. — (V. Hémoglobinurie).

3° *Odeur*. — L'urine fraîche ne présente aucune odeur spéciale (Firket, Antony).

4° *Conservation*. — Un fait depuis longtemps constaté (Bonnafin) (1) et sur lequel plus récemment a insisté Firket (2), c'est la longue durée de conservation des urines, malgré la chaleur ambiante : ce caractère, joint à leur grande acidité, a fait supposer au professeur de Liège que la modification des humeurs organiques, sous l'influence de l'agent pathogène, amenait la formation de composés chimiques spéciaux, tels que des phénols, qui, éliminés par les reins, retardaient la décomposition des urines.

5° *Réaction*. — Ordinairement acide, souvent même hyperacide, l'urine est parfois neutre ou alcaline, mais surtout au déclin de la crise : certains auteurs ont même cru voir, dans ce passage à l'alcalinité, un indice favorable.

6° *Densité*. — Elle est habituellement un peu accrue pendant la phase hémoglobinurique et oscille entre 1.020 et 1.040 (D. normale = 1.018-1.020); elle s'abaisse, au contraire, pendant la

---

(1) Bonnafin, De la fièvre ictéro-hémorragique (type paludéen) observée à Maurice de 1867 à 1874.

(2) Firket, Congrès international de médecine et de chirurgie, Paris, 1900.

convalescence, et Béranger-Féraud la fait varier, à cette période, de 1.010 à 1.006.

7° *Toxicité*. — L'urine hémoglobinique est *hypotoxique* (Vincent) (1), ce qui permet de supposer que, s'il existe un principe infectieux, toxique ou toxigène, il est retenu par le rein ou dans les tissus. Etant donné que la toxicité urinaire augmente à la suite des accès paludéens (Laveran) (2), que, d'autre part, un des caractères de l'insuffisance hépatique, toujours plus ou moins prononcée dans l'hémoglobinurie, est aussi l'hypertoxicité urinaire, si l'on est amené à constater le phénomène inverse, c'est qu'à l'altération fonctionnelle du foie s'ajoute l'insuffisance rénale, d'où menace d'intoxication graduelle de l'organisme par les matières excrémentitielles non éliminées (*toxémie hépato-rénale*).

Éléments normaux. — *Urée et acide urique, phosphates, sulfates, chlorures.* — Tous ces éléments de l'urine normale sont sensiblement diminués dans la fièvre bilieuse hémoglobinurique, dès le début de l'accès. Une fois la crise terminée, ils augmentent progressivement au cours de la convalescence, sans rattraper toutefois le taux normal. Nous avons vu l'*urée* descendre à 2 gr. p. 1.000, dans un cas d'oligurie à terminaison favorable. A la période critique, il se produit parfois une véritable décharge d'urée, mais plus fréquemment d'*urates* ou de *phosphates*. Ces derniers sont souvent éliminés en abondance vers le 3e ou le 4e jour, et cette phosphaturie donne à l'urine un aspect opalescent. Nous avons observé également, au moment de la crise, des amas de cristaux d'*acide urique*.

Les *sulfates* s'abaissent peu au-dessous de la normale.

Quant au *chlorure de sodium*, sa diminution est très accusée. Louvet, cité par Corre, l'évalue à 1/6e de son poids normal, lequel est de 6 à 8 gr. o/oo, soit 10 à 12 gr. en 24 heures. Van Campenhout l'a vu tomber à 1 gr. o/oo, nous-même, dans deux cas, à o gr. 50 o/oo. Ordinairement cette chute est brusque et se manifeste dès la première analyse, mais elle n'atteint son maximum que vers le 3e ou le 4e jour. Péniblement ensuite la courbe remonte, ne rattrapant que rarement son niveau normal, même si le malade est soumis au traitement par le sérum artificiel, car, en ce cas, la majeure partie du sérum employé est retenue dans l'économie, pour aider à la reminéralisation du plasma sanguin.

Eléments anormaux. — 1° *Hémoglobine et Albumine* (V. plus haut).

2° *Glucose*. — Exceptionnelle dans la fièvre bilieuse hémo-

---

(1) Vincent, Contribution à l'étiologie de la fièvre bilieuse hémoglobinurique (*Archives de médecine et de pharmacie militaires*, 1900).
(2) Laveran, Traité du Paludisme, 2e édition, 1907.

globinurique, nous l'avons personnellement rencontrée dans deux cas très graves, dont l'un concernait un sujet alcoolique, atteint de cirrhose du foie.

3º *Pigments biliaires*. — On a souvent nié leur présence dans les urines hémoglobiniques : ils existent pourtant d'ordinaire, mais en petite quantité, et leur passage est éphémère. D'ailleurs, la réaction de Gmelin peut être simplement *voilée* et, comme l'a démontré P. Tissier, pour certaines urines dites *hémaphéiques*, on peut la faire reparaître, soit en diluant l'urine, soit par certains artifices [de technique, que nous n'avons pas à décrire ici. Dans ces cas, les pigments biliaires normaux existent, mais à la réaction colorée de ceux-ci se superposent les réactions d'autres pigments modifiés, l'urobiline et son chromogène, le pigment rouge brun, etc...

Du reste, les observations se multiplient, dans lesquelles est signalée la présence de la bilirubine. Kanellis (1) l'a trouvée en grande quantité; d'autres auteurs, le Dantec, Kelsch, Quennec, Le Moal...., à des taux variables et qui semblent dépendre en partie de l'époque de l'examen. Dumas, dans un cas d'hémoglobinurie quinique cité plus haut, constata à l'origine l'existence de pigments biliaires, sans trace d'hémoglobine, tandis que cette dernière apparut les jours suivants, en même temps que la réaction biliaire allait en s'effaçant. On sait, d'ailleurs, que la cholurie est très précoce et peut devancer l'ictère de quelques heures.

4º *Sels biliaires*. — Absents de l'urine, Pailloz les a rencontrés en abondance dans les matières fécales de deux de ses malades.

5º *Urobiline*. — Elle existe le plus souvent, au moins à l'état de traces. Longtemps considérée comme un des signes les plus importants de l'insuffisance hépatique, dénommée par Hayem le « pigment du foie malade », l'urobiline, d'après les travaux récents de Gilbert et Herscher, ne serait que le produit de la réduction et de l'hydratation des pigments biliaires, et cette transformation aurait lieu dans le parenchyme même du rein *normal*, qui possède cette double propriété réductrice et hydratante vis-à-vis de la bilirubine. Mais cette opération ne s'effectuerait que dans les cas de cholurie légère, ou bien soit au début, soit à la fin des ictères intenses : on a remarqué, en effet, que lorsque l'élimination des pigments biliaires était très abondante, l'urobilinurie cessait, comme si un surcroît d'activité de la glande entravait sa fonction urobiligénique.

Ainsi, dans l'urobilinurie de la fièvre bilieuse hémoglobinurique, il n'y aurait pas lieu de voir seulement un indice de l'altération de la cellule hépatique, la rendant incapable de transformer

---

(1) KANELLIS, Contribution à l'étiologie de la fièvre bilieuse hémoglobinurique des pays chauds (*Revue de médecine*, 1906).

l'hémoglobine en excès, en pigments biliaires normaux, ou d'arrêter l'urobiline normalement formée dans l'intestin et conduite au foie par la veine porte, mais surtout un des moyens de défense de l'organisme contre l'excès d'hémoglobine dissoute, celle-ci se trouvant, en dernière analyse, transformée en urobiline, substance extrêmement diffusible et peu toxique.

Toutefois, une telle hypothèse demande confirmation, d'autant que l'*urobilinémie* elle-même a été plus d'une fois constatée (Ziemann...), ce qui exclurait tout au moins l'hypothèse de l'origine uniquement rénale de cette substance.

Au demeurant, il n'existe aucune incompatibilité entre la théorie hépatique et la théorie rénale de l'urobilinurie. Mais une condition indispensable pour que l'urobiline apparaisse dans les urines, c'est que la perméabilité rénale soit suffisante. On est ainsi amené à conclure, en adoptant la thèse éclectique, « qu'une urobilinémie non accompagnée d'urobilinurie devient l'indice de lésions rénales avancées et qu'inversement, s'il y a urobilinurie sans urobilinémie, c'est que le sang est riche en pigments biliaires, il y a cholémie, et la transformation urobilinique est purement rénale » (Carles) (1). Ce dernier signe serait ainsi un indice favorable au sujet de l'intégrité du rein, dont les cellules auraient conservé leurs fonctions réductrices, en même temps que le filtre rénal sa perméabilité.

La présence de l'urobiline dans l'urine, fraîchement émise et légèrement acidifiée, est révélée au spectroscope par une bande d'absorption très nette à l'union du bleu et du vert, entre les raies b et F de Frauenhofer. — D'autre part, en additionnant l'urine de chlorure de zinc ammoniacal, on obtient une fluorescence vert rose.

6° *Quinine.* — Pour Tomaselli (2), l'hémoglobinurie est fonction de la quantité de quinine éliminée par les urines, et la coloration hématique s'efface quand cesse la quinurie. Pourtant la plupart des auteurs (Marchoux, Roques, Le Moal...) déclarent qu'en pleine hémoglobinurie la quinine est éliminée en très faible quantité, tandis que le taux s'élève dès que l'urine s'éclaircit. Roques (3), tout en étayant ce fait par plusieurs observations, fait en même temps ressortir que cette rétention partielle ne concerne pas seulement la quinine, mais pareillement tous les éléments normaux de l'urine : urée, chlorures, phosphates... Le rein étant congestionné, sa filtration est diminuée *en bloc*.

Enfin, l'accès pouvant se manifester chez des malades n'ayant

(1) J. Carles, Maladies des reins, 1907.
(2) Tomaselli, Sulla intossicazione chinica. Febbre ittero-ematurica da chinina (*Rivista clinica*, 1888, 3ᵉ édition, 1897).
(3) Roques, note manuscrite.

pris aucune dose de quinine, il n'est guère possible de rapporter à l'alcaloïde seul les variations du taux hémoglobinurique.

Pour déceler la présence de la quinine dans l'urine, on peut, soit la traiter par l'eau chlorée, le ferrocyanure de potassium et l'ammoniaque, qui donnent une coloration rouge, soit employer le procédé suivant : on ajoute à quelques centimètres cubes des urines à examiner 1 centimètre cube d'ammoniaque et 20 centimètres cubes d'éther, ce qui permet d'obtenir une belle fluorescence, en additionnant le résidu éthéré de 1 centimètre cube d'eau et d'une goutte d'acide sulfurique.

Examen du dépôt. — Les urines hémoglobiniques sont très sédimenteuses, surtout à la période correspondant à la teinte malaga : il se forme alors par le repos, au fond du vase, une couche gris cendré, tandis que la partie supérieure du liquide est limpide et plus ou moins translucide. Le dépôt peut occuper jusqu'à la moitié de la hauteur du verre à expérience. Il est constitué par des éléments de divers ordres :

1º *Eléments hématiques.* — Rares globules rouges plus ou moins déformés, crénelés, débris organiques amorphes, provenant de la destruction des hématies, leucocytes en nombre un peu plus grand que les érythrocytes, et pouvant atteindre un chiffre considérable dans le cas, fort rare, de suppuration rénale.

2º *Eléments épithéliaux et divers.* — Cellules épithéliales de Heidenhain, provenant des canalicules urinifères, cellules urétérales et vésicales ; cylindres épithéliaux et cylindres fibrineux plus ou moins infiltrés de granulations, cylindres hyalins ou muqueux, cylindres granulo-graisseux (indice de néphrite), cylindres hémoglobiniques, de couleur brunâtre.

3º *Eléments minéraux.* — Cristaux de phosphate et d'oxalate de chaux et surtout, à la période critique, granulations d'urate de soude, formant des nuages ou tapissant les parois du verre d'une couche gris rosé ou rouge brique ; granulations de phosphate de chaux, rendant les urines alcalines et d'aspect opalescent.

SYMPTOMES ASSOCIÉS

Ayant décrit les trois termes du syndrome hémoglobinurique, nous allons passer en revue les autres symptômes de l'affection, appareil par appareil.

APPAREIL DIGESTIF ET ANNEXES. — La fièvre bilieuse hémoglobinurique s'accompagne presque toujours d'un embarras gastrique intense. Le malade souffre d'une soif très vive, en relation avec l'élévation de la température et l'importance des déperditions. L'anorexie est complète. La langue, généralement humide, est étalée, recouverte d'un enduit saburral, limoneux, parfois coloré en jaune ou en vert par les vomissements. Rarement elle est rosée sur les bords et à la pointe. Certains malades éprouvent une sensation de constriction à la gorge, accompagnée de dysphagie. L'épigastre est fort douloureux, et un simple attouchement peut suffire à provoquer des gémissements, ou même à arracher des cris. L'estomac est souvent ballonné, et le malade accuse à son niveau une sensation de plénitude et de gêne. Le météorisme peut s'étendre à l'intestin et s'accompagner de pesanteur douloureuse, voire de coliques violentes, spécialement dans la zone périombilicale. Ces phénomènes revêtent même parfois l'allure de véritables crises gastro-entéralgiques, avec pseudo-obstruction intestinale et défense énergique de la paroi. C'est surtout au cours de la convalescence qu'éclatent ces accidents : nous en avons relevé quelques cas au Dahomey. Bérenger-Féraud en avait également constaté au Sénégal. Grall, se basant sur l'efficacité de la quinine dans les manifestations de ce genre, les met au compte du paludisme.

La constipation est de règle au début; puis les garde-robes deviennent plus ou moins abondantes, grâce à l'administration hâtive des purgatifs.

Les selles sont ordinairement d'un vert très foncé. Elles peuvent même présenter une teinte noirâtre rappelant le goudron. C'est du pseudo-melœna, car la bile seule est ici en cause; elle existe d'ailleurs en quantité considérable, et non seulement à l'état de pigments, mais aussi de sels biliaires, comme Pailloz (1) l'a constaté. Dans certains cas, les garde-robes sont d'une coloration brun-rougeâtre, marron, ou même plus franchement sanguinolentes, à faire croire que le malade a uriné dans son vase. Cependant, ici encore, c'est à la bile et non au sang que l'on a affaire. Du reste, comme le fait observer Barthélémy-Benoit, « il n'y a pas de melœna vrai ni d'hémorragie passive de l'intestin sans complication intercurrente d'une affection aiguë, étrangère à la symptomatologie ordinaire de la fièvre bilieuse hématurique ». Et c'est dans ce cas seulement qu'il convient de s'inquiéter de cet aspect spécial des fèces, dont l'analyse révèle alors la nature hématique. — Ce n'est qu'exceptionnellement que les selles sont grisâtres, d'aspect argileux.

Un caractère à peu près constant, dans les cas graves, c'est la *fétidité* extrême des matières, attestant les fermentations anormales, putrides, dont l'intestin est le siège. Les selles sont en même temps liquides, fréquentes et peuvent devenir involontai-

---

(1) PAILLOZ, Considérations sur la fièvre paludéenne à forme bilieuse hémoglobinurique (*Archives de médecine et de pharmacie militaires*, 1901).

res. Si la guérison a lieu, cette diarrhée infecte et profuse, difficile à réprimer, contribue à accentuer l'état de dénutrition du sujet.

Quant aux selles simplement liquides qui se produisent en cas de complications urémiques, elles constituent un symptôme favorable, quand elles ne revêtent pas le caractère profus, en assurant, de concert avec les vomissements, l'exode spontané des produits excrémentitiels retenus dans l'organisme.

Foie. — Ictère, selles et vomissements bilieux, tout indique un surcroît d'activité de cet émonctoire. La bile est partout, et ce surfonctionnement de l'organe se traduit par une congestion d'intensité variable.

Le foie déborde le plus souvent l'arcade costale, et la pression détermine au niveau de son bord tranchant, spécialement au point où saille le fond de la vésicule biliaire, une douleur plus ou moins vive.

L'*ictère* est toujours précoce et suit de très près l'hémoglobinurie et les vomissements. Il est rare qu'il ne se déclare pas dans les 24 heures après le frisson. D'ordinaire progressif, il peut — signe d'un fâcheux présage, — se manifester énergiquement d'emblée, ou s'accentuer brusquement en cours d'accès. La teinte ictérique augmente parfois d'intensité après la mort, ou réapparaît à ce moment, après s'être effacée vers les derniers jours de la maladie.

Fugace dans les cas très bénins, l'ictère dure de 3 à 5 jours dans les cas ordinaires, mais il peut persister, dans les formes graves, jusqu'au delà de la convalescence, en passant successivement de la teinte jaune pâle aux tons les plus foncés, ocre, safran, citron. Dans des cas d'allure pernicieuse, surtout chez les sujets épuisés par des déperditions copieuses, on peut observer le passage rapide de la pigmentation forte à une teinte plus claire, d'un blanc sale, ou légèrement terreuse, rappelant celle du cachectique palustre.

L'ictère de la fièvre bilieuse hémoglobinurique ne s'accompagne pas de démangeaisons; l'apparition de ce symptôme doit toujours faire penser à un début d'urémie. De même, la bradycardie n'est que très rarement observée, car il n'y a pas ici obstruction complète du cholédoque, comme dans l'ictère ordinaire, par rétention.

La coloration ictérique débute habituellement par la face : les conjonctives jaunissent, puis le frein de la langue, le voile du palais, les pommettes... Ce n'est qu'ultérieurement que la poitrine et les membres trahissent l'imprégnation pigmentaire.

APPAREIL CIRCULATOIRE.—Les troubles cardiaques sont surtout fonctionnels et d'un caractère passager. Mais, chez les sujets antérieurement atteints de lésions organiques, celles-ci s'aggravent rapidement. Les altérations du myocarde chez les alcooliques sont la cause fréquente des décès qui surviennent par arrêt du cœur.

En général, le pouls au début est vigoureux, bien frappé, à 112-120. Mais à la phase congestive succède rapidement un état d'hypotension vasculaire, caractérisé par la ténuité, la rapidité et la dépressibilité du pouls. Dans les cas graves, on compte jusqu'à 152-160 battements à la minute, les bruits du cœur prennent un caractère lointain et voilé, un souffle doux, extra-cardiaque, se révèle au premier temps et à la pointe ; en même temps, la respiration devient suspirieuse, la peau se couvre de sueur, le malade, en proie à une agitation continuelle, est pris de lipothymies pouvant aller jusqu'à la syncope. Parfois, les symptômes rappellent ceux d'une hémorragie profuse : pâleur extrême des téguments, décoloration des muqueuses, émaciation rapide, aphonie, lividité de la face, refroidissement des extrémités, pouls à peine perceptible, prostration profonde avec perte de connaissance.

Dans certaines circonstances, le cœur, affolé, bat tumultueusement, sans rythme, soulevant avec force la paroi thoracique.

Ce n'est que très rarement qu'on observe de la discordance entre le pouls et la température, celle-ci s'abaissant brusquement, alors que le pouls conserve une grande fréquence et une extrême faiblesse.

L'*épistaxis* est un symptôme très commun dans la fièvre bilieuse hémoglobinurique. Bérenger-Féraud estime qu'elle se produit dans 1/5e ou 1/6e des cas. Elle apparaît rarement avant le 5e ou le 6e jour et peut être considérée comme un incident plutôt favorable : nous l'avons vue mettre fin à une céphalalgie pénible et tenace, consécutive à une insolation, cause occasionnelle probable de l'accès hémoglobinurique en question (page 16).

Rate. — C'est à titre d'organe hématopoiétique que nous en faisons mention à cette place. La rate participe naturellement à la congestion en bloc des viscères provoquée par l'hyperthermie initiale ; mais elle est, en outre, le siège d'un travail spécial, insolite, ayant à pourvoir à la fois à la transformation d'une masse considérable de déchets hématiques, conséquence de l'hécatombe globulaire, et à la régénération des hématies. Aussi l'organe, hyperémié, est-il toujours plus ou moins sensible à la pression ou même spontanément. Tantôt simplement percutable, il peut être directement accessible à la palpation, en cas d'impaludation ancienne et profonde. Pourtant il est rare d'observer une splénomégalie notable, sauf chez les créoles et les gens de couleur, attendu que l'affection ne s'attaque qu'exceptionnellement aux sujets fortement cachectisés.

APPAREIL PULMONAIRE. — Les troubles respiratoires n'interviennent que secondairement dans la fièvre bilieuse hémoglobinurique. Si, dans les premiers jours, la température s'étant abaissée, la respiration s'accélère et devient suspirieuse, le pouls étant vite et faible et le sujet présentant tous les signes d'une hypoglobulie très prononcée, c'est que le collapsus est imminent. A une période plus avancée de la maladie, l'apparition de la dyspnée, surtout si elle affecte le type de Cheyne-Stokes, fera craindre des complications urémiques.

Enfin des phénomènes de congestion hypostatique peuvent s'observer dans les infections secondaires qui prolongent la maladie.

APPAREIL URINAIRE.— Troubles fonctionnels.—L'éréthisme vésical est très prononcé au début de la maladie. La première miction hémoglobinique est précédée d'un besoin impérieux d'uriner, qui se renouvelle ensuite à des intervalles plus ou moins rapprochés, jusqu'à 10 et 12 fois dans les 24 heures. L'urine hématique est, en effet, fort irritante pour l'épithélium des voies urinaires. Si l'hémoglobine, dans sa traversée rénale, est susceptible de déterminer des lésions inflammatoires, tout au moins temporaires, son passage à travers l'uretère et la vessie peut également provoquer l'exfoliation épithéliale de leurs parois, comme l'attestent la présence dans l'urine de cellules provenant de ces organes et le ténesme vésical qu'accusent certains malades. Souvent aussi les mictions s'accompagnent d'une sensation de cuisson fort pénible le long de l'urètre. Du reste, pollakiurie et dysurie ne sont ici que l'exagération de phénomènes analogues observés chez certains fébricitants, surtout en terrain arthritique.

SYSTEME NERVEUX. — Le système nerveux est, à un haut degré, intéressé dans la fièvre bilieuse hémoglobinurique. Déjà impressionné par le contact répété des toxines parasitaires, il est frappé comme par surprise (Corre) au moment de l'hécatombe globulaire qui ouvre la scène morbide.

Tantôt le malade est déprimé, prostré, tantôt anxieux, énervé, ne tenant pas en place. Souvent, la crise aiguë passée, il souffre d'une céphalée en quelque sorte *a vacuo*, conséquence d'une anémie cérébrale passagère, distincte en cela de la céphalalgie de la phase aiguë, laquelle est de nature congestive ou toxinémique.

L'hépatalgie, la lumbalgie, la sphénalgie sont de même origine et paraissent dues à la suractivité déployée par les organes correspondants pour transformer et éliminer les produits de désagrégation des globules, ou pourvoir au remplacement de ces derniers.

On peut considérer comme des troubles d'ordre réflexe l'intolérance stomacale, compliquée d'épigastralgie, et l'éréthisme vésical, accompagné parfois de cystalgie, qui résultent de la présence d'éléments anormaux (urée et autres matières excrémentitielles, ou produits hématiques...) à la surface de l'estomac et de la vessie.

Certains malades éprouvent des fourmillements par tout le corps, d'autres de l'engourdissement des extrémités pouvant s'accompagner de cryesthésie. La plupart souffrent, surtout au début, d'insomnies cruelles et tenaces.

Les *troubles de la motilité* ne se manifestent que dans les cas de haute gravité ; ils consistent en soubresauts musculaires simples, ou revêtant l'allure ataxo-adynamique, en contractures fibrillaires, en trémulation des lèvres, de la langue, des mains. Dans un cas d'urémie commençante, avec signes d'obnubilation cérébrale, chez un malade n'ayant pris que de faibles doses de quinine, nous avons vu, en même temps que de la bouffissure de la face, apparaître du ptosis de l'œil gauche, avec abaissement de la commissure labiale correspondante, et bientôt après de l'amblyopie — tous accidents qui s'effacèrent pendant la convalescence. L'amblyopie de la fièvre bilieuse hémoglobinurique a aussi été attribuée, par certains auteurs (Corre, Yofé), qui en ont relevé plusieurs cas, à l'emploi de la quinine à haute dose.

Les *troubles intellectuels* se traduisent parfois par des phénomènes de dépression : hébétude, stupeur, embarras de la parole ou mutisme obstiné, coma, parfois par des phénomènes d'excitation : hallucinations, délire, verbosité, irritabilité extrême, tendance au suicide.

Mais le plus ordinairement l'intelligence, même dans les cas mortels, persiste jusqu'au bout, et nombre de malades s'éteignent en pleine lucidité d'esprit, formulant nettement leurs dernières volontés.

Dans certains cas, au milieu d'un cortège de symptômes des plus alarmants, le patient accuse un mieux-être sensible et parle de guérison : c'est *le mieux de la mort*. Les vomissements, il est vrai, se sont calmés, et avec eux l'épigastralgie ; les douleurs lombaires et hypocondrales ont cessé ; mais cet apaisement des phénomènes sensitifs et réflexes n'est qu'un voile trompeur, sous lequel couve une intoxication profonde, irrémédiable, des centres nerveux.

APPAREIL CUTANÉ. — Au début de la maladie, la peau est habituellement sèche, âpre au toucher ; plus tard, elle se couvre d'une légère moiteur ou, sous l'effet du traitement sérothérapique, d'une transpiration plus abondante. Il n'est pas rare d'observer des poussées sudorales répétées au commencement de la convalescence ; elles peuvent même, par leur caractère profus, affaiblir considérablement le malade.

De la coloration ictérique, la peau peut passer brusquement à une extrême pâleur ou prendre la teinte sidérosique de certains cachectiques palustres.

Des éruptions diverses, vésiculeuses, bulleuses, pétéchiales ont été observées dans les formes graves.

Enfin, les téguments présentent parfois des éraillements linéaires ou des érosions plus ou moins étendues, lésions de grattage dues aux démangeaisons très vives qui se produisent dans certains cas compliqués d'urémie, car l'ictère de la fièvre bilieuse hémoglobinurique ne s'accompagne lui-même d'aucun prurit.

FORMES COMPLIQUÉES ET ANORMALES

Nous avons exposé, au chapitre précédent, les caractères différentiels des deux formes cliniques les plus habituelles de la maladie : forme intermittente et forme rémittente ou continue. Il nous reste à envisager les formes compliquées et anormales.

Gardant l'empreinte générique commune à tous les cas — le syndrome hémoglobinurique — elles se personnalisent par quelques traits spéciaux qui permettent d'en faire une étude séparée. Telles sont les formes sidérante ou foudroyante, urémique, hémorragique, typhique et septicémique (fonte purulente du rein).

FORME SIDÉRANTE OU FOUDROYANTE

1º En deux ou trois jours, voire en quelques heures, le malade, sujet parfois robuste, est emporté, sans avoir subi de perte sanguine particulièrement abondante. Il semble, en pareille occurrence, que le shock initial, provocateur de l'accès, ait, en quelque sorte, « bloqué » subitement tous les émonctoires, en annihilant leur pouvoir transformateur et dépurateur, ou tout au moins *inhibé* la fonction rénale, laquelle se borne à l'élimination de quelques gouttes d'une urine rosée ou sanglante, le cathétérisme attestant, d'ailleurs, la complète vacuité de la vessie.

Il n'est pas douteux que, dans ces circonstances, les lésions de néphrite n'ont pas eu le temps de se constituer, ce que l'autopsie, du reste, démontre presque invariablement ; par contre, elle révèle un état de congestion intense, ecchymotique même, du parenchyme rénal, et le plus souvent une obturation totale des tubes urinifères par des cylindres constitués, en grande partie, par de l'hémoglobine, libérée en masse et non éliminée. Mais en admettant même que l'obstruction rénale soit complète, il paraît impossible de rapporter à l'urémie seule, dont les signes propres ont à peine eu le temps de se manifester, la marche foudroyante de la maladie.

Comme signes cliniques, on observe de l'hyperthermie ou, plus rarement, de l'hypothermie (forme *apyrétique grave* de certains auteurs), des vomissements continuels, porracés, le hoquet, un ictère très prononcé, une diarrhée fétide, souvent couleur marron ou caramel, ou d'aspect franchement hématique, comme les urines (Bérenger-Féraud), une prostration profonde ou, au contraire, une agitation extrême du malade que la soudaineté et l'acuité de l'attaque jettent dans une vive terreur.

La relation suivante, empruntée aux docteurs Piron et Bartet, permettra de saisir sur le vif les traits essentiels de cette modalité clinique.

Le malade dont il s'agit est d'apparence robuste, bien qu'ayant 4 années de séjour à la côte occidentale d'Afrique, avec *2 accès hémoglobinuriques antérieurs.*

Le *18 août*, se sentant las, il prend 1 gr. de quinine ; le *19*, il n'absorbe aucun médicament et se couche dans de bonnes dispositions. Soudain, dans la nuit, il est pris de *frisson violent* et de vomissements bilieux très abondants.

A son entrée à l'hôpital de Porto-Novo, le *20 août*, il présente un *ictère généralisé* et *très marqué.* La température marque 40°,5, le pouls est plein, à 120, la respiration précipitée, à 52 ; les pupilles sont dilatées, l'intelligence un peu obnubilée.

Lumbalgie et hépatalgie légères : le foie déborde de 2 travers de doigt l'arcade costale. La rate, très douloureuse, dépasse d'un travers de main les fausses côtes. Pas de selle.

Le soir, la température se maintient à 40°,3 et le malade est très agité.

Les urines, qui, avant l'entrée, étaient abondantes et très noires, se raréfient rapidement : en 15 heures et en 7 mictions, le malade n'émet que 180 gr. d'un liquide de teinte rouge brunâtre, de réaction encore *acide* au bout de 15 heures, à la température de 23°, présentant un dépôt grisâtre, avec petits magmas disséminés. L'analyse donne 5 gr. 53 d'urée par litre, 1 gr. 50 de chlorure de sodium et 0 gr. 19 d'acide phosphorique. Les pigments biliaires existent en faible quantité ; il n'y a pas d'urobiline ; l'observation ne relate pas le taux de l'albumine. Le dépôt renferme quelques hématies et leucocytes.

Le *21 août*, la température matinale est de 38°,2, le pouls est plein, régulier, à 120, la respiration à 32. Le malade a eu 3 selles copieuses et a rempli dans la nuit 2 cuvettes de vomissements verts, *porracés.*

C'est à peine si l'on recueille 25 c. cubes d'urines dans toute la journée, en 4 mictions. Elles sont de couleur bitter, donnent la réaction acide 18 heures après l'émission, accusent 4 gr. 22 d'urée par litre et contiennent des hématies en assez grand nombre.

Dans l'après-midi, le pouls monte à 128; le malade **est agité**
et se plaint constamment. Les vomissements continuent, **prenant**
une teinte vert clair; ils alternent avec des *éructations* profondes.
Légère perspiration vespérale.

Le *22 août* au matin, la température est à 37°,6. Les vomissements sont moins fréquents, mais de couleur *jaunâtre ;* il s'est
produit plusieurs selles fortement bilieuses dans la nuit. Le malade
n'émet, dans les 24 heures, que 2 c. cubes d'urine rouge foncé,
de réaction acide, présentant un léger dépôt brunâtre, dans lequel
on trouve des leucocytes, des cellules et un cylindre épithéliaux.

La respiration est précipitée, les poumons présentent des signes
de congestion hypostatique. Le malade, profondément affaissé,
est subdélirant.

Dans l'après-midi, la température est à 37°,8, le pouls à 120,
toujours plein. Un *piqueté hémorragique* apparaît sur le front,
les paupières, au voisinage des aisselles.

L'état s'aggrave dans la soirée. L'anurie devient totale.

Le *23 août*, la dyspnée va croissant (56 respirations) et, à
10 h. 1/2 du matin, le malade meurt en asphyxie, n'ayant pas
émis une seule goutte d'urine depuis la veille.

Le traitement, qui a consisté en purgatifs, diurétiques, potion
chloroformée, ventouses aux lombes, injections d'éther, de caféine
et, *in extremis*, de sérum artificiel, a été de nul effet dans ce cas,
sidérant d'emblée. A noter que deux injections de *pilocarpine*
n'ont amené aucune sudation.

L'autopsie de ce cas a présenté certaines particularités intéressantes. Les faits dominants sont l'état de congestion et d'hypertrophie de la plupart des viscères et la suffusion biliaire généralisée. Le foie pèse 2 kg. 400, la rate 1 kg. 240, les 2 reins ensemble
410 gr., le cœur 410 gr.

Le foie est de teinte jaune acajou à la surface (la face inférieure
est partiellement congestionnée) et à la coupe, qui paraît exsangue. La vésicule est remplie d'une bile poisseuse et contient
17 *calculs* de teinte jaunâtre, irréguliers, à plusieurs facettes,
pesant ensemble 5 gr.; par calcination, ils donnent une fumée
épaisse, un charbon ardent, un résidu peu appréciable ; ils
contiennent des traces de magnésie, de chaux et de phosphates,
de la cholestérine et de la thyrosine, ni urobiline, ni acides biliaires ; par l'acide nitrique nitreux, on obtient des anneaux très
fortement colorés.

Les reins, légèrement congestionnés et de consistance molle,
ne présentent aucune trace d'hémorragie.

Le cœur est recouvert d'une mince couche de graisse ; le myocarde est d'une teinte pâle, sauf au niveau des piliers et d'une

partie de la paroi du ventricule gauche, dont la coloration est *verdâtre*.

2° Dans d'autres cas à évolution aussi rapide, le rein est manifestement hors de cause, car les mictions, vite éclaircies, conservent leur volume normal et sont peu modifiées qualitativement: il s'agit alors d'altérations du myocarde chez des sujets surmenés, physiquement ou *moralement*, parfois intempérants, ou porteurs d'une tare palustre profonde, conséquence d'accès négligés ou insuffisamment traités. L'atteinte se révèle grave d'emblée, et à spécialisation cardiaque : le malade est pris de dyspnée, avec anxiété du visage, coloration cyanotique des lèvres, refroidissement des extrémités, état syncopal presque subintrant, souffle d'intensité variable au 1er temps et à la pointe, petitesse, irrégularité, parfois affolement du pouls. La mort survient par arrêt du cœur. Ici, on peut dire que la crise hémoglobinique donne en quelque sorte le coup de grâce à un organisme prêt à fléchir au premier choc.

FORME URÉMIQUE

L'urémie est la complication la plus fréquente de la fièvre bilieuse hémoglobinurique, celle qui imprime à la maladie son caractère particulièrement redoutable. Ici l'anurie ne se produit pas d'emblée comme dans la forme sidérante, où le malade peut succomber avant l'apparition de tout phénomène urémique, mais elle s'établit progressivement, par oblitération successive des diverses portions du parenchyme rénal, sous l'apport combiné des éléments provenant de la destruction globulaire et des produits de desquamation épithéliale. Ce n'est, en général, qu'une fois la phase fébrile et hémoglobinurique passée, que les troubles urémiques commencent à se manifester. La persistance de l'albuminurie, après disparition de la coloration rougeâtre des urines, est, avec l'oligurie et la cylindrurie, le premier signe d'inflammation et d'insuffisance rénales. Bientôt apparaît la bouffissure de la face, surtout l'œdème palpébral ou jugal, rarement malléolaire. On n'observe presque jamais d'anasarque, avec épanchements dans les cavités séreuses, comme dans le mal de Bright, et, sauf le cas de lésions rénales préexistantes, la néphrite de la fièvre bilieuse hémoglobinurique plutôt traumatique (action irritante de l'hémoglobine filtrante) qu'infectieuse, peut s'arrêter au premier stade de son évolution et guérir sans laisser d'altérations appréciables.

Mais dans la forme urémique lente, lésions et symptômes vont en s'aggravant. Si l'un des deux reins reste en partie perméable, l'urination, même dans les cas fatals, peut persister jusqu'à la fin, quoique notablement diminuée (300 à 100 gr. dans les 24 heures), et ne s'interrompre que par suite d'une parésie vésicale ultime, auquel cas le cathétérisme peut ramener une assez copieuse quantité d'urine. Toutefois il est plus fréquent d'observer l'acheminement graduel vers l'anurie, ou bien, après quelques jours d'oligurie, subitement les mictions se trouvent réduites à quelques gouttes de liquide sanguinolent, avec cathétérisme négatif.

Dès lors, les vomissements, qui s'étaient momentanément apaisés ou arrêtés, reprennent plus violents, parfois incoercibles, non plus porracés, comme au début, mais muqueux, séreux ou légèrement bilieux, prolongés par des éructations et des hoquets qui plongent le malade dans un marasme profond. En même temps se manifestent, par intervalles, des contractions fibrillaires ou des secousses musculaires, surtout à la face et aux membres supérieurs. A une période plus tardive peuvent apparaître des convulsions, du délire, mais le fait est exceptionnel, et c'est plutôt à des phénomènes de dépression cérébrale, avec céphalée gravative, que l'on assiste en pareil cas : hébétude, sopor, coma final.

L'état punctiforme des pupilles, indice d'une intoxication profonde, joint à la fixité des globes oculaires, imprime quelquefois au regard un caractère étrange. Le malade conserve le vague sentiment de ce qui se passe autour de lui; souvent même il a l'intelligence très nette de son état.

Des démangeaisons, parfois intolérables, peuvent se faire sentir en diverses parties du corps, provoquant par le grattage des érosions ou même de véritables écorchures (Van Campenhout et Dryepondt). Ce phénomène nous paraît se produire surtout chez les alcooliques.

A la constipation du début succède une diarrhée d'ordinaire profuse, fétide et qui, à raison de la rapidité avec laquelle évoluent les accidents, n'a guère d'effet salutaire et contribue plutôt à hâter la fin.

La température est habituellement hyponormale.

Le pouls peut être plein, régulier au début, mais il ne tarde pas à s'affaiblir et à perdre son rythme normal. La respiration est souvent irrégulière, suspirieuse; elle affecte rarement, et seulement quand l'urémie est relativement lente, le type de Cheyne-Stokes, et l'asphyxie s'établit alors graduellement, par paralysie des muscles respirateurs. Plus souvent le malade meurt en syncope, par altération du myocarde, laquelle peut résulter non seulement de l'action des produits de désassimilation accumulés dans le sang, mais encore de celle des toxines parasitaires et de la bile elle-même, poison du cœur.

La mort survient, en moyenne, du 6ᵉ au 12ᵉ jour de la maladie (1); rarement elle dépasse la quinzaine. Quant à la durée de l'anurie elle-même, Werner, qui a réuni 19 observations du genre, lui assigne une moyenne de 6 jours; dans cinq cas, elle dépassa 10 jours; la durée maxima fut de 13 jours.

FORME HÉMORRAGIQUE

Extrêmement rare, surtout de nos jours, grâce aux progrès de l'hygiène, cette forme ne paraît s'être rencontrée que chez les sujets profondément débilités et en état de dyscrasie sanguine. Laure (2) l'a observée dans les pénitenciers de la Guyane : peut-être le scorbut n'était-il pas étranger à ces manifestions hémorragiques, car il y avait parfois coïncidence entre les deux affections. Il importe de ne pas confondre, en zone endémo-amarile, ces accidents avec les phénomènes analogues qui se produisent souvent à la phase ultime de la fièvre jaune. Cette forme clinique est caractérisée par des hémorragies capillaires qui se présentent, soit sous l'aspect de purpura ou de suffusions sanguines sous-cutanées, soit sous la forme d'épistaxis, d'hématémèse ou de melœna. Les cas de ce genre sont fatalement mortels.

FORME TYPHIQUE

Il arrive que, le processus hémoglobinurique proprement dit étant terminé, la température, au lieu de revenir à la normale, demeure assez élevée ou remonte même dans les parages de 40°, pour dessiner ensuite une courbe irrégulière, atypique, pendant que l'état général s'aggrave, revêtant le masque typhoïde. Il s'agit alors d'une infection surajoutée, vraisemblablement d'origine intestinale (colibacillose) et dont l'entrée en scène va imprimer à l'accès un caractère éminemment pernicieux, d'autant que cette complication est l'apanage habituel des sujets en état de déchéance organique avancée (faméliques, alcooliques, dyspeptiques.....), incapables de faire les frais de cette auto-intoxication. De tels malades n'ont pour ainsi dire point la force de doubler le cap de la convalescence; la prostration s'accuse, la langue devient sèche, parcheminée, fuligineuse, la soif ardente; des gargouillements se perçoivent dans la fosse iliaque droite; il se produit du météorisme, des selles liquides, fétides, souvent involontaires. Le

---

(1) Sur 26 observations, provenant de diverses sources, nous avons relevé les chiffres suivants :

<pre>
        Décès avant le   5ᵉ jour...... 9
          —   du 5ᵉ au 10ᵉ   — 8
          —   du 10ᵉ au 15ᵉ   — 4
          —   du 15ᵉ au 20ᵉ   — 1
          —   du 20ᵉ au 25ᵉ   — 4
</pre>

(2) Laure, Considérations pratiques sur les maladies de la Guyane, 1859.

faciès devient terreux, le nez se pince, le visage exprime l'hébétude ; le malade est pris d'un délire doux, avec carphologie,
soubresauts des tendons et frémissements musculaires dans les
membres, ou bien il est en proie à des hallucinations, accompagnées de phénomènes d'ataxo-adynamie. Une odeur fade, comme
de paille mouillée, s'exhale parfois du corps du patient, dont les
forces déclinent rapidement. L'auscultation révèle quelques râles
sonores d'hypostase, une toux sèche éclate par intervalles. Le
pouls est dicrote, intermittent, ou tout à fait irrégulier, incomp-
table. Le cœur fléchit, par affaiblissement du myocarde ; un souffle
doux s'entend à la pointe et au 1er temps ; parfois les battements
sont tumultueux, arythmiques ; on a également noté l'embryo-
cardie. La mort survient presque toujours par syncope.

L'observation suivante montre les phénomènes de typhisme
apparaissant hâtivement chez un sujet de constitution peu
robuste et d'un moral très affaibli.

Il s'agit d'un agent de factorerie anglaise, comptant 5 mois et

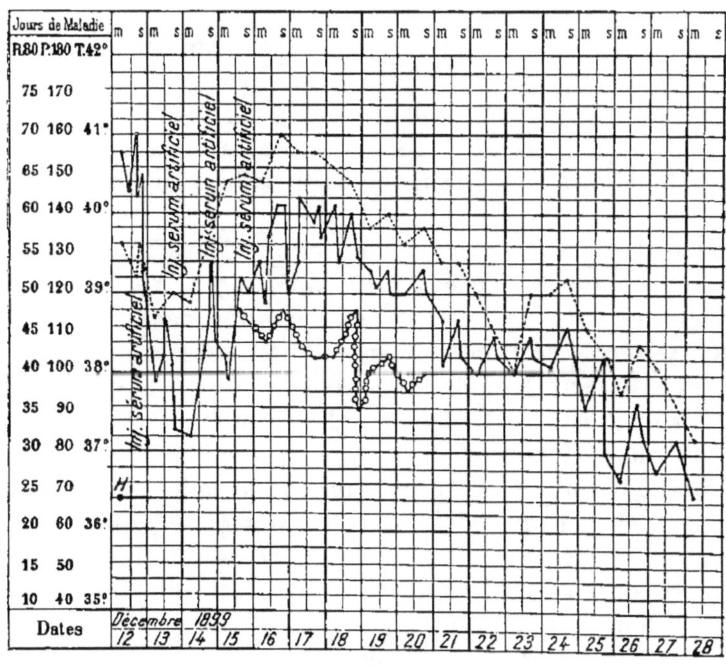

Fig. 5.— Fièvre bilieuse hémoglobinurique grave, à type continu, tendance au collapsus. Complications typhiques. Guérison (Dr P. Gouzien).
H. Durée de l'hémoglobinurie.

demi de Dahomey, mais ayant séjourné antérieurement à la
Nouvelle-Zélande. Il a eu une *insolation* 4 mois auparavant et,
depuis lors, de forts accès de fièvre, le dernier datant d'une
semaine.

A la suite de graves imprudences de régime, le malade était en proie à une lassitude profonde quand soudain, sans avoir pris de quinine, il s'aperçut qu'il urinait noir et se fit conduire, en plein frisson, à l'hôpital de Porto-Novo (*12 décembre*).

Le malade, très frappé, est d'une faiblesse extrême ; il est légèrement oppressé, souffre de céphalalgie occipitale et de lumbalgie. La peau offre une teinte subictérique ; le foie déborde d'un travers de doigt l'arcade costale. Une selle moulée, très bilieuse, abondante, est émise après lavement.

Les urines du matin sont très fréquentes et copieuses, opaques, de couleur rouge noirâtre ; elles tendent à s'éclaircir vers le soir.

La température s'élève à 40°, 8 le matin, à 41° dans l'après-midi.

On prescrit : Ahouandémé, lavements frais et lavements de sérum alternants, ventouses sèches aux lombes, pulvérisations d'éther à l'épigastre ; une injection de o gr. 5o de bromhydrate de quinine ; une dose de o gr. 5o d'antipyrine, qui amène une transpiration profuse et un mieux-être immédiat, mais sans abaissement de la température (1).

Le *13 décembre*, apparaissent des vomissements *porracés* fréquents, avec selles bilieuses ; l'ictère s'est fortement accentué ; Les urines sont abondantes, d'un rouge brunâtre. Le malade, déprimé et très affecté, gémit sans cesse. La face est amaigrie, les lèvres sont fuligineuses, le pouls dépressible, la respiration accélérée.

On pratique dans la matinée une injection de caféine, suivie d'une injection de 200 gr. de *sérum artificiel* à 7 p. 1.000.

Le malade, très énervé au début de l'opération, accuse ensuite un réel mieux-être, il se produit une sudation assez abondante, les urines s'éclaircissent bientôt, le pouls se raffermit et se ralentit, le faciès s'améliore. — Cependant, les vomissements bilieux réapparaissent dans la soirée.

Le *14 décembre*, malgré une nuit calme, le malade est profondément affaissé et respire péniblement. On injecte à nouveau caféine et sérum, mais la pusillanimité du sujet ne permet pas de pousser l'opération au degré voulu. Les urines, néanmoins, continuent à s'éclaircir, elles ne contiennent plus d'albumine, mais on y trouve quelques cylindres granulo-graisseux.

La température remonte le soir, mais redescend, après une injection de quinine. Il y a de l'agitation et du subdélire.

Le *15 décembre*, les mictions sont normales, mais les forces du malade déclinent visiblement ; il tombe dans un état demi-comateux, avec perte de connaissance ; les lèvres sont fuligineuses, la

(1) Nous avons renoncé depuis cette époque (1899) à l'emploi de la quinine et de l'antipyrine pendant la crise hémoglobinurique.

langue sèche, le nez pincé, les globes oculaires révulsés, la bouche largement ouverte, la respiration irrégulière, très superficielle, le pouls filiforme, la pâleur extrême. Trois injections d'éther, pratiquées coup sur coup, n'amènent aucune réaction. Profitant de l'inconscience du sujet, nous lui injectons 250 gr. de sérum : l'effet est remarquable et presque aussi rapide que dans le cas d'injection intra-veineuse de sérum chez un cholérique ; au fur et à mesure que le liquide pénètre, on assiste au réveil graduel de l'organisme et, l'opération terminée, le malade, ayant repris connaissance, accuse un grand mieux, puis s'endort d'un sommeil calme. Les mictions se succèdent abondantes et très claires.

Cependant l'agitation reparaît dans la soirée ; les battements cardiaques sont tumultueux, le pouls à peine perceptible, la respiration à 48.

Le *16 décembre*, la température est élevée dès le matin, la langue sèche, les téguments d'une pâleur exsangue, le pouls misérable, à 160, la respiration à 48 ; le cœur, affolé, transmet ses battements au lit.

On pratique une injection d'éther ; alors, dans une demi-torpeur, n'ayant pas la force de parler, mais sans doute conscient de son état, le malade découvre son flanc, comme pour solliciter une nouvelle injection de sérum : on la lui fait sur-le-champ, et, immédiatement raffermi, le malade prononce quelques paroles, puis s'endort.

Dans l'après-midi, la température remonte à 40°,1 et se maintient élevée, malgré quinine et antipyrine. On pratique deux injections d'éther. Les mictions restent claires et abondantes. — L'état typhique s'accentue vers le soir.

Le *17 décembre*, la situation est très grave ; l'hyperthermie persiste. Le malade divague continuellement et a une *syncope* en allant à la garde-robe ; on note de la carphologie, de la trémulation musculaire.

Le *18*, le malade n'ayant pas eu de selle depuis 2 jours, malgré l'administration de l'huile de ricin, on lui donne un lavement glycériné froid, qui provoque une *débâcle* énorme de matières moulées, d'un gris jaunâtre : le faciès s'améliore, la respiration se calme et se régularise.

Le *19*, la température commence à décroître, le pouls à diminuer de fréquence ; les urines sont extrêmement claires et abondantes (lavements frais). La faiblesse est moindre, un délire doux fait place à l'agitation des jours précédents.

Le *20*, la langue, restée sèche jusqu'alors, commence à s'humecter. La constipation tendant à se reproduire, on donne une nouvelle dose d'huile de ricin, qui amène une selle abondante, crémeuse, jaune d'or.

Analyse des urines.

M. Ducoux, pharmacien.

ANALYSE	12 décembre avant l'entrée	12 décembre 11 h. soir	13 décembre minuit à 4 h. soir	13 décembre de 5 heures à 10 h. soir	13 décembre 11 h. soir à 14 décembre à 2 h. 1/2 matin	14 décembre 7 heures du matin	14 décembre midi	14 décembre 5 heures soir	14 décembre 7 heures soir	15 décembre Urine des 24 h.	16 décembre	17 décembre	18 décembre	19 décembre
Quantité	»	250 gr.	1.400	300 gr.	200 gr.	650 gr.	100 gr.	150 gr.	80 gr.	1.750	1.500	1.800	2.100	1.800
Couleur	Brun noir	noir rougeâtre	id.	Rouge brun	id.	Rouge orange	Brun madère	Jaune orange	Plus pâle	norm.	N.	N.	N.	Ext. pâle (lave. fr.)
Intensité	Perméable	Plus foncée	id.	Un peu perméable en rouge pur	Légèrement éclaircie	Plus claire	Faible	»	»	norm.	N.	N.	N.	N.
Réaction	Alcaline	id.	id.	Peu acide	»	»	Acide	id.	id.	»	»	»	»	»
Urée	22	24	»	19	»	»	»	17	26	24	21	»	»	»
Albumine	2	3	3,50	3	2	1	»	0,30 - 0,20	Fortes tra.	Traces	id.	id.	id.	Faibl. tr.
Sucre	Néant													
Pigments biliaires	0	0	»	0	0	Faible quant.	id.	quant. moy.	Faible quantité	0	0	•	»	»
Chlorures	5	5	»	1,2	»	0,75	id.	0,55	»	0 50	0,55	0,50	»	»
Dépôt { quantité	0	0	»	Faible	1/10	id.	id.	1/20	id.	F. n. muq.	Nuage muq.	id.	id.	Voile léger
Dépôt { aspect	»	»	»	grisâtre	id.	id.	id.	id.	Gris jaun.	»	»	»	»	»
Examen microscopique.				Quelques cellules épithéliales, débris granuleux, pas d'hématies.	Rares cellules, cylindres granulo-graisseux, pas d'hématies	»	Cellules rares, cylindres déformés.	»	»	Pl. de cyl. granulo-grais.	»	»	»	»

Les jours suivants. l'état général continue à s'améliorer. Il se produit, le *23 décembre*, une décharge abondante d'*urates*, qui paraît marquer le début de la convalescence. L'intelligence, longtemps obnubilée, ne redevient normale qu'à la fin du mois et, peu après, le malade quitte l'hôpital et la colonie.

FORME SEPTICÉMIQUE

Ici également il s'agit de sujets particulièrement affaiblis, souvent alcooliques. Une fièvre d'allure très irrégulière, et accompagnée de la plupart des symptômes graves appartenant à la forme précédente, prolonge la période hémoglobinurique, et bien qu'il soit assez difficile, du vivant du malade, de diagnostiquer cette modalité clinique, du reste fort rare, on peut cependant être mis sur la voie par l'acuité spécialement vive de la douleur à la pression au niveau du carré des lombes (douleur uni ou bi-latérale) et par un examen minutieux des urines, qui peut déceler la présence d'un grand nombre de globules de pus, résultant de l'ouverture dans le bassinet d'abcès miliaires ou de foyers purulents plus volumineux. Mais d'habitude ce symptôme n'apparaît que tardivement et précède de fort peu la mort, qui est la conséquence d'une véritable infection généralisée.

Dans un cas observé par Péthellaz [thèse de Thomas (1)], et où l'autopsie montra des abcès multiples du rein, le malade, convalescent de fièvre bilieuse hémoglobinurique, fut pris brusquement d'anurie, avec température de 40°; puis les urines reparurent, mais purulentes, en même temps que la fièvre persistait, intense : la mort eut lieu le 9e jour à partir de l'explosion de ces accidents.

PSEUDO-ÉPIDÉMIES

L'histoire clinique de la maladie serait incomplète si nous ne mentionnions ici les *pseudo-épidémies* de fièvre bilieuse hémoglobinurique, autant que cette dénomination est applicable à ces localisations en foyer qui affectent certains groupements limités d'individus exposés aux mêmes influences morbides. C'est ainsi que l'on a observé des poussées de ce genre à la suite de travaux de canalisation, de terrassement en grand et surtout de défoncement de terrains voisins des marais (P. Manson, H. Yofé) (2). Ici le caractère collectif de l'atteinte peut s'expliquer par des réinfections spécialement virulentes chez des

(1) P. Thomas, Contribution à l'étude de la fièvre bilieuse hématurique et de son traitement (Thèse Bordeaux, 1896).
(2) Hillel Yofé, Sur la fièvre bilieuse hémoglobinurique en Palestine (*Congrès international de méd. et de chir.* Paris, 1900).

sujets déjà impaludés et soumis aux mêmes conditions d'hygiène défectueuse, le personnel employé à ces travaux étant surtout recruté parmi les prisonniers.

Des faits analogues ont été relevés au cours d'hivernages particulièrement rigoureux, et Corre a depuis longtemps signalé ces pseudo-épidémies « saisonnières » que Bonnafin, dès 1874, disait avoir observées à l'île Maurice. Les causes qui les déterminent semblent parfois exercer leur action dans un rayon fort restreint : au Congo, certains « postes d'altitude » sont très éprouvés en saison sèche. On cite même des faits d'épidémies « maisonnières », qui se bornent à frapper les habitants d'une seule maison, mal abritée du soleil, de la pluie ou du vent. Carmouze (1) vit l'affection se déclarer au même moment chez deux officiers et un sous-officier qui occupaient, à Kayes, le même logement.

Enfin, dans un ordre d'idées un peu différent, car ici aux influences locales s'ajoute un facteur ethnique, peut-être héréditaire, mentionnons les épidémies « familiales », signalées aux Antilles par Lherminier et Carreau (2), en Syrie par H. Yofé, au Cameroun par H. Ziemann. Les survivants de certaines familles créoles, décimées par la maladie, affirmaient à Carreau que c'était la « fièvre à urines noires » qui avait ainsi fait le vide autour d'eux. Ziemann, de son côté, déclare avoir connu plusieurs familles dont tous les membres, en Afrique, avaient eu à souffrir d'atteintes sévères et répétées de fièvre bilieuse hémoglobinurique.

RECHUTES ET RÉCIDIVES

Rapportées au facteur palustre seul qui, comme nous le verrons plus loin, joue un rôle prépondérant dans la genèse de l'accès hémoglobinurique, les *rechutes* sont les reprises de la maladie qui surviennent en dehors d'une réinfection nouvelle. C'est le cas de tous les accès qui éclosent loin de la zone d'endémicité et du plus grand nombre de ceux qui, dans cette zone même, se produisent en dehors de la période endémo-épidémique.

Les *récidives* sont, au contraire, consécutives à des réinoculations parasitaires et coïncident presque uniquement avec les poussées saisonnières d'endémo-épidémicité palustre.

Rechutes et récidives sont fréquentes dans la fièvre bilieuse hémoglobinurique et impliquent toujours un pronostic plus grave que celui de la première atteinte.

(1) Carmouze, La Fièvre bilieuse hématurique au Soudan (*Archives de méd. navale et coloniale*, 1897).

(2) Carreau, De la méthémoglobinurie quinique, Pointe-à-Pitre, 1891.

ÉTIOLOGIE

Malgré l'obscurité qui enveloppe encore certains points de l'étiologie de la fièvre bilieuse hémoglobinurique, il est un premier fait incontestable, sur lequel tous les auteurs sont d'accord, c'est que cette affection se manifeste exclusivement chez des sujets plus ou moins anciennement impaludés.

En outre, il est, selon nous, nécessaire que l'infestation originelle ait été contractée en zone spéciale, *endémo-hémoglobinurique*.

En d'autres termes, à l'idée de *terrain*, ou milieu intérieur, chroniquement travaillé par l'infection paludéenne, doit se joindre celle de *terroir*, ou milieu extérieur, constitué, en dehors de l'élément palustre, par un ensemble de circonstances climatiques dont le concours paraît indispensable pour achever la préparation du terrain lui-même et le rendre sensible à l'action des causes occasionnelles, celles-ci pouvant d'ailleurs s'exercer à distance du foyer d'origine.

Cette notion de « terroir » permet, sans préjuger la nature des facteurs qui interviennent pour le déterminer, d'expliquer l'absence ou l'extrême rareté de cette affection dans certaines contrées notoirement infestées de paludisme. Nous avons traité au Soudan, pour fièvre bilieuse hémoglobinurique contractée après 3o mois de séjour dans la colonie, un fonctionnaire originaire d'Algérie, où il avait eu de fréquents accès de paludisme aigu, sans avoir jamais présenté d'hémoglobinurie. Nombreux sont les légionnaires qui paient leur tribut à l'affection peu de temps après leur arrivée dans les postes du Haut-Tonkin, alors que, en dépit d'accès paludéens violents et répétés, ils avaient échappé à l'hémolyse pendant un long séjour en Algérie. Cette dernière contrée, quoique éminemment malarienne, ne fait donc point partie du terroir hémoglobinurique.

Le principal champ d'action de la fièvre bilieuse hémoglobinurique est la zone intertropicale africaine. Rarement observée dans les pays bordant au Sud la Méditerranée, elle constitue, de l'autre côté de cette mer, en Italie et en Grèce, quelques foyers épars, pour ne plus se manifester que par de rares cas sporadiques, tous d'importation, dès qu'on aborde l'Europe centrale.

La prédominance de la fièvre bilieuse hémoglobinurique sous les tropiques semble spécialement due, en dehors de l'action sur l'organisme d'un paludisme particulièrement virulent, à l'influence, variable suivant les régions, des milieux cosmiques, lesquels modifient profondément le jeu des organes hématopoïétiques et, au premier chef, la fonction du foie, déterminant une suractivité de cette glande qui se traduit par un ensemble de phénomènes connus sous le nom d'*état bilieux*. Cette « biliosité » éclate partout dans la zone circa-équatoriale, résumant en quelque sorte objectivement la série des perturbations intimes subies par l'organisme. Si diverses circonstances individuelles viennent encore accentuer la gêne fonctionnelle du foie, il suffira d'une cause accidentelle mettant trop brusquement en jeu son activité chancelante, pour dénoncer la faillite de l'organe : celle-ci, capable d'entraîner, par contre-coup, l'insuffisance rénale, joue, en effet, un rôle des plus importants dans la genèse de l'accès bilieux hémoglobinurique.

Nous allons passer successivement en revue les divers facteurs qui interviennent, soit dans la préparation du terrain, soit dans l'apparition de la crise elle-même.

I. — CAUSES PRÉPARANTES ET PRÉDISPOSANTES

Impaludisme. — Le paludisme est, comme nous l'avons vu, la condition *sine qua non* de la fièvre bilieuse hémoglobinurique. Son empreinte doit être profonde : aussi est-ce presque exclusivement pendant l'hivernage que se produit, par inoculation du *Plasmodium præcox*, cette infection primaire, point de départ de la transformation biologique du milieu sanguin, première étape vers l'hémolyse. Quand, plus tard, éclatera l'accès hémoglobinurique lui-même, c'est encore aux parasites à petite forme que l'on aura ordinairement affaire, dans leurs variétés en chaton ou en croissant, cette dernière attestant une infection maligne et ancienne. Pourtant, il n'est pas rare de rencontrer, isolément ou associé à la forme précédente, le *Plasmodium vivax* (Koch, Ziemann...) et même, bien qu'exceptionnellement, le *Plasmodium malariæ* (Otto). Il est vrai que l'absence, parfois constatée, du *Plasmodium præcox*, ou sa coexistence avec l'une des formes tierce ou quarte, pourrait s'expliquer en admettant, avec Billet, que ces deux dernières formes ne sont que le résultat de la transformation de la forme *præcox* ou *primaire*, qui passerait assez rapidement aux formes *secondaires, terzana* ou *quartana*.

Nous savons que la fièvre bilieuse hémoglobinurique sévit presque uniquement sur les anciens résidents de la zone tropicale, et Ziemann estime que les 98 centièmes des cas se produisent pendant la 2ᵉ ou la 3ᵉ année de séjour. Mais l'affection peut se déclarer plus tôt chez les personnes ayant séjourné antérieurement en pays palustre, même dans des contrées telles que l'Algérie, où la fièvre bilieuse hémoglobinurique s'observe très rarement. On a également vu l'accident se déclarer hâtivement chez des sujets ayant contracté l'infection primaire au cours d'un hivernage particulièrement rigoureux et ayant été exposés à des inoculations nombreuses et répétées, en sorte que l'étape préparatoire aux phénomènes d'hémolyse a été en quelque sorte doublée. Un paludisme antérieur, même s'il reste latent, peut donc, par la sommation qu'il apporte, exercer une influence prépondérante sur la date d'apparition du premier accès hémoglobinurique.

Bérenger-Féraud (1) écrivait, dès 1875, à propos de ces cas à éclosion précoce : « La condition d'atteinte de la maladie est en rapport avec le degré d'intoxication de l'individu plutôt qu'avec le temps matériel de son séjour dans la colonie. » Nous avons noté, dans six observations, dont une personnelle, une période d'acclimatement inférieure à six mois : mais deux des malades avaient séjourné antérieurement dans d'autres pays à endémicité hémoglobinurique. On a aussi remarqué que les légionnaires qui servaient dans le Haut-Tonkin, ayant rapporté de l'Algérie un paludisme plus ou moins invétéré, contractaient plus tôt la maladie que les militaires venant de France.

Mais du fait que l'hémoglobinurie est toujours révélatrice d'une infection malarienne, profonde et, le plus souvent, de date ancienne, il ne faudrait pas conclure que la maladie frappe de préférence les sujets fortement anémiés. Bien souvent, au contraire, il s'agit d'individus d'apparence relativement robuste et ne présentant pas à un degré avancé les stigmates de la diathèse palustre. C'est qu'en réalité on a affaire ici à un accident *secondaire* du paludisme, qui même, dans les cas bénins, pourrait être taxé d'avertissement salutaire, indiquant l'atteinte profonde de l'économie et la nécessité d'y remédier au plus tôt, pour esquiver le stade *tertiaire*, ou de cachexie. Rarement l'affection est précédée d'accès violents, d'allure pernicieuse ; couramment, elle frappe des personnes n'ayant eu que des accès de médiocre importance, voire de simples malaises fébriles n'ayant pas nécessité l'alitement.

C'est donc sous le masque d'un paludisme subaigu, sans éclat, que se déroule habituellement la phase prémonitoire de l'accès hémoglobinurique, et l'on pourrait comparer ce dernier, accident palustre de seconde ligne et ne relevant pas de manifestations aiguës, aux complications de gravité diverse (abcès du foie, arthropathies, troubles parétiques des membres), qui surviennent parfois comme séquelles de dysenteries, légères en elles-mêmes.

Saisons. — D'une manière générale, que l'affection sévisse sous les tropiques ou dans l'Europe méridionale, c'est à la saison froide ou fraîche qu'elle est le plus fréquente ; en revanche, la mortalité est plus forte pendant la période endémo-épidémique, été d'Europe, hivernage des tropiques.

(1) Bérenger-Féraud, Traité clinique des maladies des Européens au Sénégal. 1875.

En Grèce, c'est surtout pendant la saison humide et froide, d'octobre à avril, que se manifeste la maladie (Kanellis), le maximum des cas ayant lieu en novembre et en décembre (Cardamatis, (1)).

Au Sénégal, sur le littoral de la Côte-d'Ivoire, du Togoland, du Dahomey, de la colonie de Lagos, sur la côte gabonaise et congolaise, c'est en saison sèche et fraîche que l'affection prédomine. Il en est de même en Guyane, aux Antilles, à Mayotte.

D'autres fois, la fièvre bilieuse hémoglobinurique sévit surtout pendant l'hivernage, ou plutôt à l'*arrière-saison*, période de transition entre les dernières tornades et les premières fraîcheurs. C'est le cas du Soudan, de la Guinée, de Madagascar, du Haut-Tonkin. Dans l'Amérique du Nord, elle se montre de préférence à la fin de l'été ou en automne.

Enfin, l'affection peut exister pendant toute l'année, sans paraître subir l'influence des saisons (île Maurice).

Quand l'accès hémoglobinurique survient en cours d'hivernage, il s'agit, en général, soit d'une réinfection, soit, moins fréquemment, d'une rechute palustre, cette dernière pouvant être occasionnée par un refroidissement (tornade humide).

Si l'accès se produit en saison sèche, il est la conséquence ordinaire d'une rechute de paludisme causée par un refroidissement subit (brises d'Harmattan, tornades sèches de la période prépluvieuse). Au Sénégal, en janvier-mars, les écarts nycthéméraux peuvent atteindre alors jusqu'à 15° (Corre).

Zones. — En terroir endémique, certaines zones sont spécialement éprouvées. Ce sont celles, d'abord, où le paludisme sévit avec le plus d'intensité. Au Tonkin, par exemple, épargnant le Delta, l'affection se cantonne presque exclusivement dans le haut pays, région couverte de forêts et à peu près inculte, où règne la « fièvre des bois », si redoutée des indigènes.

La prédilection très marquée de la fièvre bilieuse hémoglobinurique pour les contrées du *littoral* tient, d'une part, à l'élévation de l'état hygrométrique (au Dahomey, nous avons souvent noté la saturation absolue de l'atmosphère; à Cotonou, les moustiquaires ruisselaient parfois d'humidité); d'autre part, à la fréquence et à la force des brises locales, propices aux refroidissements nocturnes. Les voyages en boutre, le long des côtes, à Madagascar et aux Comores, sont souvent l'occasion d'accès hémoglobinuriques (2). Les personnes qui prennent passage sur ces bâtiments sont, en effet, exposées pendant le jour à une chaleur accablante, décuplée par la reverbération et, pendant la nuit,

---

(1) Cardamatis, La Fièvre bilieuse hémoglobinurique observée en Grèce, 1902.

(2) Kermorgant, Maladies endémiques, épidémiques et contagieuses qui ont régné dans les colonies françaises en 1903 (*Annales d'hyg. et de méd. coloniales*, 1905).

aux fraîcheurs humides (Kermorgant). Enfin, il n'est pas douteux que, dans les ports, l'alcool joue, comme cause efficiente, un rôle des plus nets : pouvant s'en procurer à meilleur compte, on en consomme davantage, d'autant que tout est prétexte, dans les factoreries de la Côte, à l'abus des spiritueux.

Les postes d'*altitude* sont également très favorables à l'éclosion de l'hémoglobinurie. Les points culminants sont, en effet, des condensateurs d'humidité. Brouillards et nuages s'accumulent autour des sommets, les mouvements de l'air y sont plus intenses, les variations thermiques plus marquées, la pression barométrique moindre, toutes circonstances capables de favoriser le refroidissement rapide (Van Campenhout et Dryepondt). Certains postes du Congo belge, situés à 5 ou 700 mètres d'altitude, ont dû être abandonnés par suite du chiffre élevé de la morbidité par hémoglobinurie. A Vityni (Arcadie), ville bâtie à 1.000 mètres, et qui passe pour offrir le climat le plus insalubre de la Grèce, la fièvre bilieuse hémoglobinurique est commune, alors que les fièvres paludéennes y sont rares. Il est vrai que l'infection originelle a pu être contractée en plaine, dans des contrées basses et marécageuses, le climat d'altitude n'intervenant qu'à titre de facteur occasionnel.

Le danger des altitudes moyennes, en zone endémique, devrait faire renoncer à y construire sanatoria ou hôpitaux, tout au moins à diriger sur ces établissements les convalescents de paludisme, que guette constamment l'accès hémoglobinurique.

Age. — Aucun âge n'est à l'abri de la fièvre bilieuse hémoglobinurique. Toutefois, l'affection est rare chez les nourrissons (Bonnafin en a observé un cas chez un enfant de 11 mois), rare aussi, mais très grave, chez les vieillards (Yofé, sur 2 cas, eut 2 décès). Son maximum de fréquence se manifeste de 20 à 30 ans.

Sexe. — Le sexe n'a guère d'influence sur l'apparition de la maladie. La menstruation ne modifie en rien la marche de l'affection, mais celle-ci peut interrompre la grossesse. Bonnafin (de Maurice) cite le cas de deux sœurs, qui furent atteintes, à un an d'intervalle et dans la même chambre, de fièvre bilieuse hémoglobinurique et accouchèrent l'une et l'autre à six mois, d'un fœtus mort : les deux malades guérirent. Nous avons relevé un cas du même genre, à issue également favorable, dans la statistique de 1907 pour l'hôpital indigène de Tananarive : l'avortement eut lieu au cinquième mois, après 5 jours d'hémoglobinurie.

Race. — Aucune race n'est réellement indemne. La race noire a longtemps paru faire exception à la règle, mais il est démontré aujourd'hui qu'elle est parfaitement apte à contracter l'affection. Cependant, il faut reconnaître qu'en zone endémique la fièvre bilieuse hémoglobinurique est extrêmement rare et fort bénigne chez les indigènes *autochtones* sans doute en vertu d'une adaptation lente de l'organisme aux conditions du milieu ambiant et d'une immunisation relative contre les conséquences d'un paludisme contracté dès les premières années de la vie. Par contre, tous les indigènes *transplantés*, à quelque race qu'ils appartiennent, sont susceptibles, à l'égal des Européens, de prendre la maladie. En voici quelques exemples.

Les Abyssins et les Chinois, employés à la construction du chemin de fer du Congo, les Cochinchinois et les Tonkinois du Delta, relégués au pénitencier de Libreville, ont fourni, de même que les Indiens transportés en Afrique tropicale, un important appoint à la fièvre bilieuse hémoglobinurique.

Fait plus remarquable encore, et qui montre bien la localisation des sources de l'affection à des espaces déterminés, les indigènes d'un même pays peuvent être atteints d'hémoglobinurie en passant d'une région dans une autre. C'est ce que l'on observe chez les noirs du Cameroun qui se transportent de l'intérieur à la côte (Plehn, Ziemann). Au Tonkin, la maladie est inconnue chez les tirailleurs et les miliciens qui ne quittent pas les postes du Delta : se déplacent-ils vers les hauts plateaux, région éminemment palustre, et y tiennent-ils garnison pendant un temps *suffisamment prolongé*, ils y contractent la fièvre bilieuse hémoglobinurique ou tout au moins les prémices du mal qui les frappera à leur retour dans le bas pays. De même à Madagascar, avant l'épidémie si meurtrière de 1906, qui fit 13.756 victimes, alors que, jusque-là, le paludisme était relativement rare sur le plateau de l'Emyrne, tout en affectant une courbe ascensionnelle, parallèle au développement des grands travaux, on n'observait la fièvre bilieuse hémoglobinurique que chez les aborigènes ayant séjourné plus ou moins longtemps dans les régions insalubres du littoral. Navarre (1) qui, en 1903-1904, traita environ 25 cas de ce genre chez les Malgaches, déclare que les seuls indigènes atteints furent les natifs des hauts plateaux (Hovas, Betsiléos), ayant séjourné *occasionnellement* à la côte : les habitants du littoral même paraissaient à l'abri de cette affection. Mais depuis que le haut pays est devenu lui-même la proie d'un paludisme intensif, point n'est besoin de descendre à la côte pour prendre l'accès jaune, il sévit sur place : passé les délais nécessaires à la préparation du terrain chez ces néo-impaludés, les premiers cas autochtones sont apparus, et leur nombre est allé croissant d'année en année (V. page 59).

Ainsi donc, les indigènes, soustraits à leur milieu ordinaire et soumis aux mêmes influences que les Européens, sont au moins aussi sujets que ces derniers à contracter la fièvre bilieuse hémo-

---

(1) L. Navarre, Note manuscrite.

globinurique. L'insuffisance du vêtement, les défectuosités de
l'habitation, la tendance naturelle des noirs à transpirer abondamment les exposent même davantage aux effets du refroidissement, et le retard qu'ils mettent à réclamer nos soins aggrave
encore chez eux le pronostic de l'affection.

Parmi les peuples migrateurs qu'attire le continent noir, les
Syriens nous ont paru spécialement enclins à l'hémoglobinurie;
de plus, leurs accès sont presque toujours graves, souvent mortels.
Ces mercantis nomades, d'aspect famélique, réfractaires à toute
précaution d'hygiène, et dont la présence constitue une perpétuelle menace en période amarile, sont les victimes désignées de
la fièvre bilieuse hémoglobinurique, comme ils le sont de la
tuberculose et de la dysenterie.

Mais il est une catégorie ethnique qui affecte une prédisposition
naturelle remarquable à l'hémolyse : ce sont les *créoles* blancs
et les *métis*. Dans toutes nos vieilles colonies de l'Afrique tropicale, aux Antilles, à la Réunion, à Nossi-bé, à Mayotte, aux
Comores...,cette tendance est manifeste et unanimement reconnue.
Ce qui la caractérise surtout, c'est une sensibilité extrême à l'action des sels quiniques, et cette intolérance est à ce point précoce
et accusée dans certaines familles qu'on a pu, non sans raison,
y voir le fait de l'*hérédité* (1). Rien n'empêche, en effet, d'admettre que l'action débilitante du climat, l'influence de la consan-
guinité, l'usage trop répandu des boissons fermentées créent, à
cet égard, une prédisposition de terrain, prête à se manifester dès
que le paludisme y aura mis son sceau. Ce ne serait, d'ailleurs,
qu'une hérédité *indirecte*, puisque l'agent essentiel, en l'espèce
l'hématozoaire, n'intervient que postérieurement à la naissance.

Profession.—En dehors des explorateurs, des militaires en campagne, ou en garnison dans les postes insalubres, et qui sont spécialement exposés à ses atteintes, la fièvre bilieuse hémoglobinurique frappe assez communément certaines catégories professionnelles, telles que les douaniers en service dans les contrées basses
et marécageuses (lagunes du Dahomey et de la Côte d'Ivoire). Elle
est une cause fréquente de mortalité chez les agents de factoreries du littoral ouest-africain : harassés par un labeur de jour,
parfois des plus pénibles, sous un soleil accablant, ils s'exposent
souvent, sans protection suffisante, à la fraîcheur du soir et com-
mettent de graves imprudences de régime. Il n'est pas rare de
voir la morbidité par fièvre bilieuse hémoglobinurique s'accroître
aux abords de la Christmas.

Constitution. Affections diathésiques. — Si la fièvre à urines
noires atteint fréquemment des sujets assez robustes, il est certain

---

(1) Tomaselli, d'après ses observations faites en Italie, croit aussi à la possibilité
d'une prédisposition héréditaire.

qu'elle a plus de prise sur les individus de constitution faible ou en état de dyscrasie sanguine. L'arthritisme et l'artério-sclérose ont été invoqués comme facteurs prédisposant à l'hémolyse, mais ces états diathésiques sont plutôt susceptibles de créer des complications en cours d'accès, que de provoquer la maladie elle-même. Peut-être convient-il de faire une part plus large à la syphilis, dont l'influence est si manifeste dans l'hémoglobinurie paroxystique. Quant à l'hémophilie, sa participation au processus morbide pouvait être admise au temps où l'on croyait avoir affaire à une hémorragie rénale ; aujourd'hui, cette opinion n'est plus guère défendue.

II. — CAUSES OCCASIONNELLES

Ce sont les causes immédiates de l'accès hémoglobinurique. En première ligne figurent le paludisme aigu (rechute ou réinfection), l'intoxication quinique et le refroidissement subit.

Nous examinerons au chapitre suivant les rôles respectifs du paludisme et de la quinine dans la production de la fièvre bilieuse hémoglobinurique.

En ce qui concerne le *refroidissement*, bien que son action ait été niée par certains médecins, nous pensons, avec la plupart des observateurs (Corre, Grall, Firket, Van Campenhout, Dryepondt...) qu'il est, au contraire, un facteur très commun d'hémoglobinurie. Pour Dryepondt, les deux tiers des cas relèvent de cette cause. Ne voit-on pas, d'ailleurs, l'affection se manifester, en France même, chez d'anciens paludéens qui, à la suite d'un coup de froid, sans fièvre prémonitoire, sans prise de quinine, font un accès hémoglobinurique des plus nets?

Les circonstances donnant lieu au refroidissement sont de divers ordres. Voici quelques faits notés au hasard des observations : exposition prolongée à une pluie torrentielle (militaires en faction), immersion brusque dans l'eau très froide, le corps étant baigné de sueur, passage à gué d'un torrent aux eaux glacées (Haut-Tonkin), nuit passée sous la vérandah en période d'harmattan (Dahomey), refroidissement nocturne pendant une tornade (Soudan) ou consécutif à une partie de chasse, à une chevauchée rapide, « tub » froid pris en plein malaise fébrile, ou même en apyrexie chez les impaludés chroniques...

Comment le froid provoque-t-il l'hémoglobinurie? Diverses opinions sont en présence. On sait qu'il existe une impressionnabilité spéciale aux variations thermiques créée par l'acclimatement. Pour certains auteurs, le refroidissement périphérique (« chill » des Anglais) ayant pour effet d'amener un reflux subit du sang vers les organes centraux, notamment les organes héma-topoïétiques, c'est à cet ébranlement brusque du **système vascu-laire** que seraient dues la destruction des globules malades et l'hémoglobinurie consécutive (Van Campenhout et Dryepondt). Ces observateurs vont même jusqu'à admettre que le frisson de l'accès paludéen est capable de produire l'hémolyse, par un processus analogue.

Murri pense également qu'il s'agit, à l'origine, d'un trouble réflexe : l'impression du froid, provoquant la vaso-constriction des vaisseaux superficiels, a pour corollaire une dilatation des vaisseaux profonds, d'où ralentissement de la circulation et surproduction d'acide carbonique, agent destructeur des hématies. Il est certain que l'action du froid diminue la résistance globulaire, du moins chez les prédisposés, comme le démontre l'expérience connue d'Erhlich, qui réalise un « accès local », chez un malade en puissance d'hémoglobinurie paroxystique, en plongeant dans l'eau froide un doigt ligaturé à sa racine : à l'aide d'une lancette, il donne issue à quelques gouttes de sang, lequel, recueilli dans un godet, montre, au bout de quelques instants, un sérum de teinte rouge-cerise et laqué. C'est l'image expérimentale de ce qui se passe dans l'hémoglobinurie paroxystique elle-même, qu'on voit se produire spontanément par le refroidissement d'une partie, même limitée, des téguments. Ajoutons qu'ici le terrain est préparé par la syphilis, tandis que, dans l'hémoglobinurie tropicale, il l'est par le paludisme.

On peut aussi concevoir que, dans l'accès jaune *a frigore*, l'hémoglobinurie ne soit pas toujours d'origine globulaire, mais qu'elle puisse résulter de la mise en liberté de l'hémoglobine propre des muscles, comme le fait paraît admis, par certains auteurs, pour l'hémoglobinurie paroxystique. Dans cette dernière, c'est, dit J. Camus(1), plutôt la *sensation* de refroidissement que l'action directe du froid qui provoque l'accès. A l'impression frigorifique (point initial d'un réflexe) correspondent le frisson, le tremblement (point terminal), qui sont un moyen de défense de l'organisme contre le froid, grâce à la chaleur produite par le muscle en travail. Si le frisson est prolongé, il y a travail musculaire exagéré, ce qui est un des facteurs déterminants de l'hémoglobinurie paroxystique. Pourquoi n'en serait-il pas ainsi dans certains cas d'hémoglobinurie tropicale, soit que le frisson se produise comme conséquence directe d'un refroidissement, soit qu'il survienne comme premier symptôme d'un accès paludéen aigu ? Cette conception permettrait d'expliquer les cas où le sérum sanguin ne contient pas trace d'hémoglobine, car on sait que l'hémoglobine musculaire est encore plus diffusible que l'hé-

(1) J. Camus, Les Hémoglobinuries (Étude pathogénique), Thèse Paris, 1903.

moglobine globulaire, ce qui rend sa traversée du rein plus facile et plus rapide.

L'insolation joue parfois un rôle déterminant des plus manifestes. Elle agit, soit en entravant, par une congestion intense et subite, le jeu des organes hématopoiétiques, du foie en particulier, soit en produisant sur le système nerveux central une impression de shock, avec répercussion réflexe sur le système circulatoire, soit en réveillant un paludisme latent.

Un *écart brusque de régime*, alimentaire ou alcoolique, peut aussi donner naissance à la fièvre bilieuse hémoglobinurique. Sur 8 cas observés par Gros (1), les excès de boisson pouvaient être incriminés avec certitude chez 3 malades, dont l'un eut une récidive imputable à la même cause. A l'action toxique de l'alcool sur les globules s'ajoute, chez le buveur, une autre cause de danger, car, sous l'empire de la boisson, il perd toute notion de prudence et ne songe guère à se prémunir contre le refroidissement. Quant aux excès de nourriture, ils ont pour effet, non seulement d'accroître le taux des toxines digestives, mais encore de congestionner le foie et d'affaiblir son pouvoir défensif, au moment même où lui échoit une tâche insolite.

Certains *accidents*, par le shock traumatique qu'ils déterminent et le réveil palustre qui en est parfois la conséquence (2), certaines *affections aiguës* ayant un retentisssement violent sur l'organisme, telles que les coliques sèches, ou gastro-entéralgie des pays chauds, une forte indigestion... peuvent être la cause immédiate de l'hémocytolyse.

Enfin, nombre d'observateurs (Vaysse, Cardamatis, Yofé, Roques, Piron...) ont relevé des faits qui ne laissent aucun doute sur l'action déterminante des *émotions morales* vives et soudaines. Sous les tropiques, où la résistance du système nerveux est notablement affaiblie, il n'est pas rare d'observer des troubles sympathiques analogues, d'origine psychique.

Les mêmes causes qui, en agissant brusquement, peuvent provoquer l'accès hémoglobinurique, sont aussi susceptibles d'en amener l'éclosion, par une action lente et prolongée.

C'est ainsi que l'action continué du froid, comme celle qui résulte d'un séjour à la côte après un temps plus ou moins long de résidence dans l'intérieur, ou de l'embarquement, en hiver, à bord d'un navire faisant route pour l'Europe, peut favoriser le

____

(1) Gros. L'Enquête du Dr Mense sur la fièvre bilieuse hémoglobinurique (*Arch. de méd. navale.* 1900).

(2) Augier a observé, à Tien-Tsin, un cas très net et foudroyant de fièvre bilieuse hémoglobinurique consécutif à une hémarthrose traumatique, chez un sujet alcoolique et athéromateux (note manuscrite).

processus hémolytique. Il en est de même de l'exposition répétée ou de la marche prolongée au soleil.

Les habitudes d'intempérance, l'alimentation vicieuse ou insuffisante, la misère physiologique, outre qu'elles diminuent la résistance au froid, entraînent l'empoisonnement lent du milieu sanguin par les produits toxiques qu'elles introduisent ou font naître dans l'organisme (alcool, toxines alimentaires ou intestinales).

La dénutrition exagérée, conséquence du surmenage physique ou intellectuel (voyage long et pénible en hivernage, vie trop active, veilles prolongées, privations, excès vénériens) peut aboutir à des résultats semblables.

Dans le même sens agissent toutes les affections cachectisantes, telles que la dysenterie(1), la distomatose hépatique et toute maladie du foie ou des reins capable de mettre obstacle à la neutralisation et à l'élimination des poisons contenus dans l'économie.

Enfin, toute dépression morale prolongée pourra, par l'atteinte portée au système nerveux, déjà minorisé par l'action du climat, troubler profondément la nutrition et compromettre l'équilibre globulaire.

En résumé, les causes occasionnelles de l'accès bilieux hémoglobinurique peuvent se ramener à deux ordres de phénomènes, les uns de nature toxique (poisons chimiques ou organiques, toxines microbiennes ou parasitaires), les autres de nature réflexe ou sympathique.

De tout ce qui précède, on peut dégager une définition étiologique de la maladie, en disant que la fièvre bilieuse hémoglobinurique est un *accident* susceptible de se produire sous l'*influence* ou par le *choc* de causes multiples, isolées ou combinées, s'exerçant sur un *terrain* lentement préparé par l'*infection paludéenne*, celle-ci étant contractée en *terroir endémo-hémoglobinurique*.

PATHOGÉNIE

La pathogénie de la fièvre bilieuse hémoglobinurique a donné lieu aux hypothèses les plus variées. Nous ne retiendrons ici que les trois principales : théorie d'un agent pathogène spécial, théorie paludéenne, théorie quinique.

---

(1) Dans un cas de fièvre bilieuse hémoglobinurique, observé par Creighton Wellmann, au Benguéla, la dysenterie paraît avoir éveillé un paludisme *jusque-là latent :* les parasites à petites formes existaient au début de l'accès hémoglobinurique et disparurent ensuite. L'*amœba coli* fut trouvée dans le sang et dans les selles du malade, qui succomba le 12° jour.

THÉORIE SPÉCIFIQUE

Pour certains auteurs, il existe un micro-organisme spécifique, bien que cet agent ait, jusqu'à présent, échappé à nos investigations : les uns en font le facteur unique de la maladie, les autres, plus nombreux, admettent son association avec le paludisme agissant à titre prédisposant.

Billet (1) pense que ce micro-organisme trouve un terrain favorable dans toutes les anémies tropicales dues, soit au paludisme, soit à la dysenterie.

Vincent plaide l'hypothèse d'un processus autonome. Pour lui, il s'agirait d'un principe toxique ou toxigène, qui serait arrêté par les reins, puisque les urines sont hypotoxiques, non pathogènes, dépourvues de bactéries bien déterminées, et que leur injection massive aux animaux ne produit pas de dissolution globulaire. Cet auteur conclut à une maladie de nature infectieuse et parasitaire.

Il est certain que, si l'on admet la spécificité de la fièvre bilieuse hémoglobinurique, l'allure même de l'affection implique l'idée d'un élément parasitaire : fréquence des récidives, latence parfois fort longue de la maladie, apparition loin du foyer endémique...

C'est dans cette voie également que Sambon s'est engagé, en émettant l'avis qu'on pouvait avoir affaire à une forme de *babésiase*, à raison de son analogie évolutive et symptomatique avec la fièvre hémoglobinurique provoquée par le *piroplasma bigeminum* sur les troupeaux du Texas.

Yersin isola dans les urines un bacille pathogène pour les animaux de laboratoire, mais avec lequel il ne put reproduire l'hémoglobinurie.

Bréaudat, au Tonkin, trouva dans le sang de ses malades un cocco-bacille, qu'il put identifier avec le *bacterium coli commune*.

Plehn, au Cameroun, crut distinguer un parasite spécial, sous la forme d'une amibe non pigmentée : mais lui-même l'identifia plus tard avec les hématozoaires des formes pernicieuses (Ziemann).

En somme, la théorie spécifique reste confinée dans le domaine de l'hypothèse. Les examens du sang et de l'urine, pratiqués à ce point de vue par nombre d'observateurs (Antony, Vincent, Billet, Berthier) ont toujours été négatifs, et la supposition banale de l'extrême ténuité de l'agent pathogène ou de son absence du sang périphérique n'apporte aucune lumière au débat.

Il n'est pas douteux, néanmoins, que la limitation de l'affection à certaines zones déterminées fournit un sérieux appui à la conception d'un agent spécifique local.

(1) Billet, Fièvre bilieuse hémoglobinurique (discussion) (*Congrès intern. de méd. et de chir.*, Paris, 1900).

THÉORIE PALUSTRE ET THÉORIE QUINIQUE

Nous étudierons solidairement ces deux hypothèses, car si on les a trop souvent opposées l'une à l'autre, en réalité elles ne s'excluent pas mutuellement; et si un certain nombre d'auteurs voient dans la quinine seule la cause déterminante de l'accès hémoglobinurique, tous, ou à peu près, admettent comme *primum movens* le paludisme.

Examinons d'abord les arguments que l'on a opposés à l'étiologie palustre de la fièvre bilieuse hémoglobinurique et voyons quelles réfutations ils comportent.

1. *La fièvre bilieuse hémoglobinurique n'existe pas dans toutes les contrées palustres.* — Le fait est certain, mais nous avons déjà fait ressortir que le paludisme n'était pas tout dans la préparation de la fièvre à urines noires, et qu'il s'y joignait un autre élément indispensable, le terroir, l'aire endémique de la fièvre bilieuse hémoglobinurique étant constituée par la coexistence de ces deux facteurs. En outre, si le paludisme et la fièvre bilieuse hémoglobinurique n'ont pas toujours la même répartition topographique, si même, en zone endémique, leurs maxima de *morbidité* correspondent parfois à des saisons différentes, il n'en reste pas moins acquis que c'est à peu près exclusivement dans les pays à malaria intense, où prédomine la forme *prœcox* ou tropicale, que s'observe la fièvre bilieuse hémoglobinurique (1); quant aux maxima de *mortalité*, ils se produisent, pour cette dernière comme pour la malaria, en hivernage. D'autre part, il y a lieu de considérer que les modalités cliniques du paludisme peuvent différer selon les contrées, que, par exemple, les accès pernicieux à forme algide ou comateuse, si fréquents en Indo-Chine, sont fort rares à la Côte occidentale d'Afrique, où domine la fièvre bilieuse hémoglobinurique.

2. *Les lésions anatomiques sont moins accusées que dans le paludisme, et l'affection épargne souvent des sujets ayant eu des atteintes graves de malaria.* — Mais il ne s'agit point ici d'un accès pernicieux, dans l'acception propre du mot, c'est-à-dire résultant de l'infestation grave et rapide de l'organisme par l'hématozoaire : nous savons, au contraire, qu'en tant que paludisme, on a plutôt affaire à une manifestation *subaiguë*, et si l'accès tourne à la perniciosité, ce n'est que la conséquence de complica-

(1) Creighton-Wellmann a montré que, dans l'Angola méridional, la distribution géographique de *Myzomyia funesta* (Giles), — considéré comme le principal agent vecteur du *Plasmodium prœcox* dans l'Ouest africain, — la malaria grave et la fièvre bilieuse hémoglobinurique coïncidaient étroitement.

tions rénales ou d'infections secondaires, accidents évoluant en dehors de la malaria elle-même. Il n'est donc pas surprenant que les lésions nécropsiques soient, spécifiquement, peu accentuées. Du reste, comme le fait observer Laveran, l'examen macroscopique des viscères est insuffisant à cet égard, car la coloration pigmentée du foie et de la rate n'est nettement appréciable à l'œil nu que quand les parasites sont en grand nombre dans les organes.

3. *La fièvre bilieuse hémoglobinurique n'est pas toujours précédée d'accès paludéens.* — Sans doute, mais, outre que le fait est fort rare, il rentre dans la catégorie des cas de paludisme *latent* et, toujours, en interrogeant le malade, on apprendra qu'il a fréquenté une zone d'endémicité, s'il n'y réside actuellement.

4. *On ne rencontre pas toujours l'hématozoaire dans le sang.* — Quand l'absence des parasites est réelle, elle s'explique, soit par le fait que le malade a pris de la quinine pendant la période prémonitoire, soit surtout par la raison que l'hémolyse a eu pour conséquence la destruction d'un très grand nombre de ces parasites : la désagrégation globulaire met, en effet, l'hématozoaire en liberté ; mais celui-ci, privé de son hôte naturel, meurt rapidement dans le plasma sanguin, lequel est impropre à sa subsistance, et si l'on ne retrouve pas les cadavres amibiens, c'est qu'il n'est guère facile de les distinguer du pigment mélanique (Laveran).

En fait, l'hématozoaire existe presque toujours au début de l'accès, et le résultat de l'examen du sang dépend surtout du moment où il a été effectué. Laveran (1) ayant pratiqué cet examen pendant un accès franc, précédant l'hémoglobinurie, puis pendant l'accès hémoglobinurique lui-même, constata de nombreux hématozoaires dans les premiers échantillons, tandis qu'ils étaient rares ou absents dans les seconds. F. Plehn, Daniels, Van Campenhout, Dryepondt, Hallam Hardy, Da Costa... ont fait des constatations analogues. Stephens (cité par Ziemann), s'appuyant sur les observations de nombreux auteurs, estime que les parasites sont présents, dans 95,6 o/o des cas, la veille de l'accès, dans 61,9 o/o le jour même, dans 17,1 o/o le lendemain de l'accès. Da Costa (2) pose les conclusions suivantes : 1° peu avant l'accès, les parasites sont en grand nombre ; 2° peu après le début, ils sont en nombre modéré ; 3° au bout d'un ou deux jours, ils sont rares ou absents.

---

(1) LAVERAN, Sur un ouvrage de M. le Dʳ Cardamatis, intitulé *Traité de la fièvre bilieuse hémoglobinurique* observée en Grèce (Académie de médecine, séance du 4 octobre 1900).

(2) DA COSTA, Estudos sobre a etiologia da Febre biliosa hemoglobinurica (*Archivos de hygiene e pathologia exoticas,* déc. 1906).

Cependant, des analyses plus tardives peuvent encore être positives, surtout si une partie des parasites échappés à la débâcle sont déversés à leur tour dans la circulation périphérique (accès septane, accès de quinzaine). Ces éclosions nouvelles semblent d'ailleurs être l'indice d'une infestation profonde et tenace, et les sources latentes de ces générations successives résider dans les organes hématopoiétiques (rate, moelle rouge), où les parasites en croissant, forme de résistance si fréquemment notée dans la fièvre bilieuse hémoglobinurique, comme chez tous les sujets chroniquement impaludés, doivent exister en grand nombre, si l'on se reporte aux autopsies, qui montrent ces organes gorgés de petites formes parasitaires.

Enfin, il convient de remarquer que si l'examen du sang a lieu à distance du début, la recherche des parasites restants n'est pas toujours facile, surtout pour un praticien peu exercé, et plusieurs préparations sont souvent nécessaires pour en décéler la présence (Laveran). On sait, d'ailleurs, que, même dans les cas d'accès palustres graves, on a parfois grand'peine à trouver l'hématozoaire (Golgi). Notons aussi que les parasites s'observent en moins grand nombre chez les sujets anciennement impaludés.

Au demeurant, les adversaires eux-mêmes de la doctrine paludéenne ne nient point la présence de l'hémamibe dans la fièvre bilieuse hémoglobinurique; ils lui refusent seulement toute participation directe à l'hémolyse.

5. *La fièvre bilieuse hémoglobinurique est une affection de date récente.* — Pour les partisans de la théorie quinique, l'apparition de la maladie serait postérieure à la découverte de la quinine. Pourtant, sans remonter à Hippocrate, qui fait mention d'une maladie à urines noires, d'origine *a frigore*, indication assez vague et qui pourrait aussi bien se rapporter à l'hémoglobinurie paroxystique qu'à la fièvre bilieuse hémoglobinurique, on peut formuler les objections suivantes : 1° si la quinine est d'un emploi relativement récent, il n'en est pas de même du quinquina, qui est depuis longtemps en usage en Amérique ; or, quelques auteurs (Tomaselli, Mouillac) ont vu l'hémoglobinurie suivre l'administration de la poudre de quinquina en nature ; il est probable que des faits de ce genre n'eussent point échappé, par leur répétition, aux anciens observateurs du Nouveau Continent ; — 2° avant que l'affection fût nettement isolée, elle était confondue avec les « fièvres bilieuses », et il y a trente ans à peine, Bérenger-Féraud attribuait encore au pigment biliaire la coloration noirâtre des urines ; — 3° si les cas de fièvre bilieuse hémoglobinurique se sont multipliés vers la fin du siècle dernier, c'est à raison de la conquête, celle-ci de date réellement récente, du conti-

nent noir : le mal, alimenté par l'immigration des Européens et la transplantation des indigènes, s'est étendu avec les progrès de la civilisation.

Jadis inconnue dans certaines contrées indemnes de paludisme, la fièvre bilieuse hémoglobinurique y est entrée avec ce dernier. C'est ainsi qu'à la Réunion elle n'est apparue que postérieurement à la pénétration du paludisme dans l'île (1865). — Plus récemment, à Maurice, le quartier du Phœnix, jusque-là peu éprouvé par la malaria, subit une épidémie palustre en 1906; les premiers cas de fièvre bilieuse hémoglobinurique observés dans ce quartier se manifestèrent un an plus tard, en septembre 1907, chez les habitants ayant eu plusieurs accès paludéens francs [de Chazal] (1). — Jusqu'en ces dernières années, le paludisme était peu intense sur les plateaux de l'Emyrne, et la fièvre bilieuse hémoglobinurique n'atteignait guère que les Européens. Depuis notre occupation, par suite du va-et-vient continuel des régions insalubres de la côte au plateau central, où l'anophèle est fort répandu, l'infection malarienne s'est rapidement diffusée à travers la population indigène de la haute région ; à sa suite, la fièvre à urines noires fit son apparition, et, en 1907, 41 décès relevaient de cette affection. En s'en tenant à la statistique de l'hôpital indigène de Tananarive, les chiffres de morbidité par fièvre bilieuse hémoglobinurique, pour les quatre dernières années, sont les suivants : 1904 : 1; 1905 : 3; 1906 : 19; 1907 : 26 [Fontoynont] (2). Ajoutons que le premier cas indigène de fièvre bilieuse hémoglobinurique n'est apparu que trois ans après l'époque où le paludisme s'est nettement implanté en Emyrne, et que le maximum des cas observés a été atteint en 1907, soit un an après une épidémie palustre des plus meurtrières, alors que le paludisme proprement dit commençait à diminuer de fréquence (1904 : 382 cas; 1905 : 739 ; 1906 : 823 ; 1907 : 437).

6. *La quinine est à peu près inefficace dans la fièvre bilieuse hémoglobinurique.* — Le fait est exact, mais l'on sait que la quinine agit peu sur les accidents dérivés du paludisme et qu'elle est plus impuissante encore contre les complications (urémie, typhisme) de l'accès hémoglobinurique lui-même.

Ayant répondu aux principales objections faites à la doctrine de l'étiologie palustre, nous ajouterons en sa faveur les arguments suivants :

(1) DE CHAZAL, Observations de fièvre bilieuse hémoglobinurique (pathogénie et traitement) (*Bull. de la Société médicale de l'île Maurice*, 1908).
(2) FONTOYNONT, La Fièvre bilieuse hémoglobinurique à Tananarive, son traitement par le Voa Fotsy (*Presse médicale*, septembre 1908).

L'hémoglobinurie éclate le plus souvent à l'occasion d'un accès de fièvre. Les types fébriles, intermittent et continu, le premier surtout, correspondent aux formes classiques du paludisme vrai, et l'affinité des deux affections apparaît encore davantage quand, dans la fièvre bilieuse hémoglobinurique, après une phase d'apyrexie, la série fébrile réapparaît, avec ou sans rappel d'hémoglobinurie, à un intervalle du premier accès répondant à une périodicité connue (accès septane, accès de quinzaine) (1).

On a tenté d'expliquer l'intermittence de l'hémoglobinurie, après l'absorption d'une dose unique de quinine, par l'intermittence d'action de la quinine elle-même, attestée (selon Tomaselli) par l'intermittence de son élimination, l'alcaloïde étant supposé rester en état de latence dans les tissus, en dehors des paroxysmes. Mais encore faudrait-il démontrer que la quinine est capable, à elle seule, d'imprimer à l'accès ce caractère de périodicité régulière qu'il revêt dans le paludisme. Il serait plus rationnel d'admettre qu'au moment des recrudescences fébriles une partie de la quinine, fixée aux globules dans les organes profonds, est rendue libre et éliminée, après éclatement du corps sporulé, en même temps que l'hémoglobine et les débris globulaires, le reste de la quinine n'apparaissant dans l'urine qu'au moment de la crise terminale, avec les autres produits de l'excrétion normale, provisoirement retenus dans les tissus. Au surplus, il paraît démontré aujourd'hui que la quinurie est à peu près nulle tant que dure l'hémoglobinurie (Marchoux, Le Moal...), ce qui enlèverait à l'hypothèse précédente toute sa valeur.

Mais l'un des plus fermes arguments en faveur de l'étiologie paludéenne, c'est l'explosion, fréquemment constatée, de l'accès bilieux hémoglobinurique à distance du terroir endémique, en France, par exemple, chez des personnes n'ayant pas pris de quinine depuis longtemps : ce réveil de l'infection, loin du pays d'origine, habituellement à la suite d'un refroidissement, n'est-il pas, en effet, une des caractéristiques de la diathèse palustre ?

Les considérations qui précèdent nous ont progressivement amené sur le terrain propre de la théorie quinique, et nous sommes déjà en mesure d'affirmer : 1° que si la quinine peut produire l'hémoglobinurie, c'est *toujours* chez des sujets impaludés ;

---

(1) Hallam Hardy ayant, dans 2 cas, examiné le sang à la période préhémoglobinurique, y trouva des parasites du type *tierce maligne :* la fièvre, dans l'un et l'autre cas, reparut moins d'une semaine après la cessation de l'hémoglobinurie, et les deux malades présentèrent alors des parasites de la *tierce bénigne.* Cette rechute céda, d'ailleurs, aux injections de bichlorhydrate de quinine, qui n'eurent point d'effet hémolysant (HALLAM HARDY : A note upon Blackwater fever, its treatment as seen in Nyasaland. *Journal of the Royal Army medical Corps*, August 1908).

2° que l'hémoglobinurie peut se produire chez des paludéens n'ayant *jamais* pris de quinine, ou n'en ayant point pris depuis longtemps. Cardamatis a relevé 32 cas de ce genre. Sur 168 cas rassemblés par A. Plehn, 24 ne pouvaient être légitimement imputés à la quinine. Ziemann a observé l'affection chez des noirs du Togo et du Cameroun, pour qui l'alcaloïde était complètement inconnu. Cardeillac (1), ayant eu à traiter 17 cas de fièvre bilieuse hémoglobinurique chez des militaires de Kati (Soudan), déclare n'avoir jamais formellement reconnu l'origine quinique d'un seul de ces accès ; et pourtant, ajoute-t-il, les troupiers sont plus enclins à affirmer qu'ils ont pris la dose journalière de quinine préventive, qui leur est réglementairement prescrite, qu'à déclarer le contraire.

Corre n'a observé aucun cas probant d'hémoglobinurie post-quinique. Antony et Billet, qui ont employé pendant longtemps la quinine *larga manu*, n'ont jamais constaté pareil accident : il est vrai que leur champ d'observation, l'Algérie, se trouve en dehors du terroir endémique. Néanmoins, il paraît évident que si la fièvre bilieuse hémoglobinurique était toujours occasionnée par la quinine, comme le soutiennent certains auteurs (Tomaselli, Koch, Marchoux, Kleine...), les cas en seraient beaucoup plus nombreux.

Mais, ces réserves faites, il n'en reste pas moins établi que la quinine est susceptible, comme l'euquinine et un certain nombre d'autres substances (2), de produire l'hémolyse chez des sujets prédisposés, surtout s'ils sont en imminence ou en cours de fièvre. On a même vu l'accident survenir en pleine apyrexie, chez des sujets à qui l'alcaloïde était administré pour une affection étrangère au paludisme lui-même. Ainsi, dans le cas de Vincenzi (1897), cité par Carducci, il s'agissait d'une fillette impaludée, mais n'ayant pas eu d'accès depuis longtemps, à qui l'on donna de la quinine à l'occasion d'une névralgie dentaire : une hémoglobinurie s'ensuivit. L'enfant, étant retournée en pays malarien, fut prise de fièvre quarte : nouvelle dose de quinine et nouvelle hémoglobinurie, cette fois mortelle.

Il ne faut point, en effet, se dissimuler que l'administration, chez un prédisposé, d'une dose même modérée de quinine, si elle est *intempestive*, peut causer l'hémoglobinurie et la mort. Bouffard a été témoin du fait suivant, à l'hôpital de Kayes : un malade recevait, depuis plusieurs jours, 0,50 centigr. de quinine, pour un

---

(1) Cardeillac, Rapport annuel de l'hôpital de Kati, 1905.
(2) *Agents hémolysants :* — a) *Substances chimiques :* antipyrine, phénacétine, acétanilide, salipyrine, hydrogène arsénié, sulfure de carbone, chlorate de potasse, digitaline, acides pyrogallique, phénique, sulfurique ; — b) *Substances végétales :* fèves fraiches (hémoglobinurie fabique), certains champignons ; — c) *Humeurs organiques:* bile, venin de serpent ; — d) *Toxines* microbiennes ou parasitaires: colibacille, hématozoaire du paludisme.

accès paludéen rebelle ; la dose, jugée insuffisante par un nouveau
médecin traitant, ayant été portée brusquement à 1 gr. 50, il se
déclara le soir même une hémoglobinurie et le malade succomba
quelques jours plus tard. Plusieurs auteurs ont relevé des faits
du même genre (Tomaselli, un certain nombre de médecins hel-
lènes, d'après Cardamatis, Loyseau, Le Moal, Lecomte, Vaysse,
Carreau...), et la sensibilité à l'alcaloïde est même à ce point
exquise chez certains sujets qu'on a pu voir une dose de 0 gr. 25
déterminer une hémoglobinurie mortelle. Ziemann provoqua l'hémolyse avec une dose de 0 gr. 01 seulement de quinine.

Ce n'est pas tant, en effet, ici une question de *quantité*, comme
l'a fait remarquer Marchoux, qu'une question de *moment* d'emploi
du médicament, et la période de nocivité de l'alcaloïde est même
parfois si fugace qu'elle semble se limiter à la durée des manifestations aiguës du paludisme, comme s'il y avait synchronisme
d'action des deux facteurs hémolysants, quinine et toxines malariennes. Car voici comment les choses se passent généralement :
une personne ayant déjà, en diverses circonstances, pris de la quinine sans inconvénient, en absorbe une dose, ordinairement plus
forte que de coutume, à l'occasion d'un malaise ou d'un accès
fébrile : une ou quelques heures après, elle urine rouge. Mais une
fois passée la crise hémoglobinurique, la quinine peut être reprise, sans donner lieu désormais à aucun accident. Donc l'alcaloïde, inoffensif avant l'accès, s'est subitement révélé nuisible en
période fébrile, pour redevenir inoffensif à quelques jours de là.
Cette versatilité apparente de la quinine peut être mise sur le
compte d'une modification passagère du milieu humoral, contem-
poraine de la prise du médicament, lequel n'agirait sur le globule
qu'à un moment déterminé, correspondant probablement à la
schizogonie (Plehn, Ziemann) ; et l'on peut admettre avec Koch
que si l'hémoglobinurie ne se reproduit pas à la suite de nouvelles doses de quinine, c'est que toutes les hématies malades ayant
été frappées, les autres résistent.

A considérer les doses minimes auxquelles peut se produire
l'hémolyse, il nous paraît excessif d'appliquer à cet accident le
terme d'*intoxication* quinique ; ce vocable répond, en effet, à un
cortège de symptômes tout différents, bien définis, ordinairement
motivés par l'absorption de hautes doses d'alcaloïde, et au nombre desquels, fait singulier, ne figure qu'exceptionnellement l'hémoglobinurie. Par contre, celle-ci peut éclater sous l'influence
d'une faible dose de quinine chez des malades qui, malgré l'ingestion de doses élevées, n'avaient jamais éprouvé les phénomènes d'intoxication vraie (gastralgie, nausées, pesanteur céphalique,
tremblements, vertiges, obnubilation de la vue, troubles cardiaques). Aussi sommes-nous d'avis qu'il s'agit plutôt ici d'un

phénomène d'*intolérance*, résultant de l'état passager du malade : le globule, en imminence de rupture, est à la merci du moindre heurt, et il se peut que la chiquenaude décisive soit simplement la conséquence d'une vaso-constriction brusque produite par l'action de la quinine, même à dose infime (1).

Cette intolérance est tellement marquée, chez certains sujets, qu'on peut presque à volonté — expérience téméraire du reste — provoquer chez eux l'hémoglobinurie. Nous avons déjà dit que les créoles blancs et les métis offraient, à cet égard, une idiosyncrasie remarquable : dans certains pays (Antilles, Nossi-Bé, Mayotte...), la quinine est l'objet d'une terreur qu'on ne saurait taxer de superstitieuse, car elle est malheureusement fondée sur des cas d'hémoglobinurie à terminaison fatale, certains même d'autant plus regrettables que la quinine fut administrée malgré les avertissements réitérés du malade ou de son entourage.

Ici le paludisme trouve un terrain dont la résistance est déjà amoindrie, tant par l'action continue et déprimante du milieu que par le fait d'une hygiène sociale et privée des plus défectueuses, circonstances qui semblent créer un état de prédisposition ethnique et même héréditaire à l'hémoglobinurie, car les jeunes enfants accusent la même susceptibilité que les adultes; et, transplantés hors de leur pays d'origine, créoles et métis continuent d'affecter la même tendance à la fonte globulaire. Ce sont, pourrait-on dire, des *hémolysophiles permanents*, par opposition aux *hémolysophiles temporaires*, chez qui la prédisposition, *acquise* par un séjour plus ou moins prolongé en zone endémique, peut disparaître assez rapidement et de façon complète par le retour en climat tempéré. Dans le premier cas, l'idiosyncrasie est le lot inhérent à toute une collectivité d'individus soumis, à travers une série de générations, aux mêmes influences d'ordres divers ; dans le second, elle ne se révèle que passagèrement chez des personnes exposées, pendant un laps de temps limité, aux causes productrices de l'hémolyse et cesse de se manifester dès que ces circonstances ont disparu et que le terrain individuel s'est raffermi. Les Européens rentrent pour la plupart dans cette dernière catégorie. Chez certains d'entre eux, la prédisposition, acquise par un premier séjour subtropical, réapparaît à chaque retour en contrée endémique. Aussi n'est-il pas rare d'entendre des malades affirmer qu'ils en sont à leur cinquième ou sixième « bilieuse ». En pareil cas, surtout si le sujet a les apparences d'une bonne santé, on peut être à peu près certain qu'il s'agit d'hémoglobinurie qui-

<hr>

(1) Nocht ne croit pas non plus à l'action directe de la quinine qui, pour lui, agirait par l'intermédiaire des humeurs du foie, de la rate, des reins : certains cas de paludisme, avec dissolution sanguine subaiguë, l'ont, en effet, mis en présence d'une augmentation telle du pouvoir hémocytolytique de ces organes, qu'une dose insignifiante de quinine paraît devoir suffire pour accentuer cet état et produire la globulolyse.

nique : du reste, le malade mettra lui-même le médecin sur la voie, en lui déclarant que ses crises précédentes se sont passées sans fièvre notable, sans vomissement, sans retentissement sur son état général, et qu'elles ont consisté simplement en une ou deux émissions d'urines d'un rouge sang, à la suite d'une prise de quinine. Ce sont là, en effet, les caractéristiques de la quino-hémoglobinurie *légère*, car l'accès grave, fût-il d'origine quinique, ne comporte jamais un pareil chiffre de récidives, le malade résistant rarement à une troisième atteinte.

Pour terminer ce qui a trait à l'hémoglobinurie quinique, il importe, une fois de plus, de faire ressortir que, si cet accident suppose une prédisposition naturelle ou acquise, il ne se manifeste que chez des sujets ayant subi l'imprégnation palustre : en Europe centrale, de hautes doses de quinine pourront déterminer des phénomènes toxiques, *jamais l'hémoglobinurie.*

De la discussion qui précède, on peut conclure que le paludisme, après avoir préparé le terrain dès la première heure, intervient encore, au moment même de l'accès, sinon toujours directement, par l'action sur le globule des toxines parasitaires, au moins en favorisant, grâce aux modifications du milieu humoral créées par son réveil à l'état aigu, l'action des causes secondes, parmi lesquelles la quinine tient une place prépondérante, mais point exclusive. Phénomène d'ordre plutôt réflexe que toxique, l'hémoglobinurie quinique est capable de revêtir toutes les formes de gravité, depuis l'accès apyrétique et de courte durée jusqu'à la fièvre bilieuse hémoglobinurique type, à terminaison parfois mortelle.

Le fait suivant, observé en Guinée, est manifestement un cas d'hémoglobinurie quinique, chez un prédisposé.

Le malade, qui aurait déjà eu deux atteintes de fièvre bilieuse hémoglobinurique, déclare que la quinine, même à doses minimes, lui donne des urines rouges.

Entré à l'hôpital de Conakry pour fièvre palustre, accompagnée de congestion hypertrophique du foie et de splénomégalie, il se refuse pendant deux jours à se laisser traiter par la quinine. On lui administre le bleu de méthylène, qui ne produit aucun effet, et un cachet de calomel-rhubarbe, qui provoque des selles bilieuses abondantes.

Le *3ᵉ jour*, sur l'insistance du médecin, la température ayant atteint la veille 40° 2, le malade accepte un cachet de 0 gr. 25 de quinine : 4 heures après environ, il émet une trentaine de grammes d'urine d'aspect franchement hématique. Ni frisson, ni vomissement, ni ictère ; un peu de lumbalgie. — Le soir même, les urines prennent l'aspect simplement fébrile et ne paraissent plus contenir d'hémoglobine.

Le *4ᵉ jour*, les urines sont très claires. La fièvre, modérée la veille, se rallume dans la soirée (39° 9).

Le *5ᵉ jour*, bleu de méthylène et antipyrine restant inefficaces, on administre o gr. 75 de quinine en lavement, à 8 heures du matin : vers 3 heures du soir, le malade urine rouge, mais d'une teinte moins foncée que la première fois. — Les mictions redeviennent claires dans la soirée.

Le *6ᵉ jour*, malgré l'hémoglobinurie de la veille, la quinine paraissant avoir produit un certain abaissement de température, on prescrit un nouveau lavement avec sulf. de quinine o gr. 25 et antipyrine 1 gr. : les urines restent claires, mais le malade n'en émet que 100 gr. en 12 heures : en même temps apparaissent des sueurs abondantes, sans doute attribuables, comme l'oligurie passagère, à l'absorption de l'antipyrine.

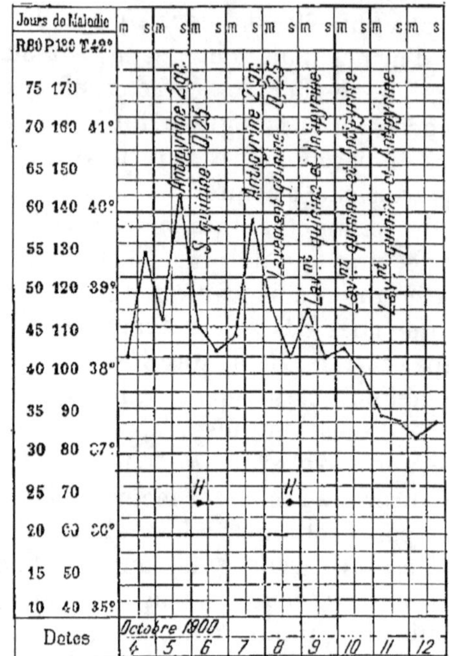

Fig. 6. — Fièvre bilieuse hémoglobinurique d'origine quinique.
H... (Durée de l'hémoglobinurie.)

Les lavements sont continués, sans accident, pendant une semaine, la dose de quinine étant portée successivement à o gr. 75, 1 gr. 5o et o gr. 5o. Le *9ᵉ jour*, la fièvre cesse et il ne persiste plus qu'une hypertrophie notable de la rate, le sujet étant profondément impaludé.

HÉMOLYSE. HÉMOGLOBINURIE. ANURIE. — GENÈSE ET RELATIONS CAUSALES

Avant de clore cette étude, il nous reste à décrire, dans leur ordre naturel de succession, les diverses phases du processus qui, de l'hémolyse, conduit à l'hémoglobinurie, et aux troubles morbides qui en sont la conséquence.

Nous avons vu comment le terrain individuel était préparé à long terme par le paludisme, secondé par l'ambiance climatique et par diverses circonstances inhérentes à l'hygiène et à la constitution du sujet.

Ainsi affaibli, l'organisme est constamment en butte à l'attaque directe des causes occasionnelles qui, par des mécanismes divers, provoquent la désagrégation globulaire.

C'est, en effet, à une vulnérabilité spéciale de la cellule hématique qu'aboutit surtout l'action lente, chronique, des causes préparantes. Les déversements successifs de toxines parasitaires dans la circulation ont, notamment, pour effet de diminuer la résistance des hématies, et l'instabilité globulaire s'accentue encore du fait de la *déminéralisation du plasma sanguin*, dont l'hypotonie favorise la transsudation extra-cellulaire de l'hémoglobine (Le Dantec). Il est même possible que cette modification humorale soit due à une *insuffisance du pouvoir colloïdogénique* des organes hématopoiétiques, surtout de la rate et des ganglions lymphatiques, occasionnée par le paludisme, comme cela se voit dans la tuberculose (1). S'il en était ainsi, en renforçant le pouvoir défensif de ces organes, par exemple en pratiquant l'opothérapie splénique, comme chez les tuberculeux, on pourrait espérer consolider le globule et diminuer le taux des combustions.

Nous admettrons, avec la plupart des auteurs, bien qu'aucune preuve formelle n'ait encore confirmé cette hypothèse, que l'hémoglobinurie est précédée d'hémoglobinémie, et nous décrirons au processus trois stades : sanguin, hépatique et rénal.

I. *Stade sanguin.* — Corre, dès 1883, a admis la précession de l'hémoglobinémie sur l'hémoglobinurie dans la fièvre bilieuse hémoglobinurique. Karamitsas partage cette manière de voir. L'expérience d'Ehrlich, à propos de l'hémoglobinurie paroxystique, encore que passible de certaines réserves, donne du poids à cette hypothèse. D'autres auteurs (Laveran, Berthier, Lépine), se basant sur ce que l'hémoglobinémie est rarement constatée et que le sérum est le plus souvent de coloration normale, sont d'avis que la dissolution globulaire s'effectue dans le rein et, à l'appui de leur opinion, ils citent ce fait que, quand la mort survient pendant la crise hémoglobinurique, les reins sont infiltrés de sang.

Cependant, à mesure que les examens hématologiques se multiplient, les cas d'observation de sérum rouge et laqué deviennent de plus en plus fréquents. Il se peut, du reste, comme nous l'avons fait remarquer au chapitre de l'étiologie, qu'un certain nombre de cas à sérum non coloré soient d'origine musculaire et non globulaire, l'extrême diffusibilité de l'hémoglobine propre du muscle rendant ainsi compte de la brièveté de son séjour dans le sang circulant.

Quant au siège de l'hémocytolyse, les uns le placent dans le

____

(1) BAYLE, La fonction colloïdogénique des organes dits hématopoiétiques. Son rôle dans le maintien de la minéralisation de l'organisme (*Revue internationale de Médecine et de Chirurgie,* 25 sept. 1908).

sang circulant, les autres plus spécialement dans les organes hématopoiétiques, rate, moelle des os, foie.

Mais pour que l'hémoglobinurie se produise, il ne suffit pas qu'il y ait hémoglobinémie. Quand celle-ci est légère, ce n'est que l'exagération d'un état physiologique, puisque, normalement, le sang renferme toujours de l'hémoglobine provenant de la destruction continue des vieilles hématies ; mais alors la matière colorante est transformée au fur et à mesure, tant par le foie, pour la fabrication de la bile, que par la rate et la moelle rouge qui l'utilisent, sous forme de pigment, pour la confection de nouveaux globules. Si donc l'hémolyse est faible, ou l'hémoglobine ne filtrera pas à travers le rein, ou elle ne donnera lieu, comme il arrive dans les accès avortés d'hémoglobinurie paroxystique, qu'à une albuminurie passagère, pouvant passer inaperçue.

Deux conditions sont, en effet, nécessaires pour que l'hémoglobinurie se manifeste : il faut une destruction globulaire à la fois *rapide* et *abondante*, qui détermine une sorte d'inondation du plasma sanguin par l'hémoglobine libre. Ponfick évalue à 1/60ᵉ de la masse totale des globules rouges, et Camus à 1/57ᵉ de cette masse le taux moyen de destruction globulaire nécessaire à la production de l'hémoglobinurie expérimentale. Il faut, ajoute J. Camus, que l'hémoglobine atteigne un certain degré de tension osmotique vis-à-vis de la cellule rénale, pour être éliminée par elle ; et tant qu'il n'existe pas en moyenne 0,23 o/o d'hémoglobine en liberté dans le plasma circulant, l'hémoglobinurie ne se produit pas.

Que devient, dès lors, cette masse de pigment hématique ainsi libérée ? Tout l'effort de l'organisme va naturellement être mis en jeu pour s'en débarrasser, car, en cet état, elle agit comme substance organique étrangère, et rien n'empêche même de supposer qu'elle puisse jouer un certain rôle dans l'éclosion ou l'exacerbation de la fièvre, tel le mouvement fébrile qui succède à la transfusion du sang ou aux épanchements sanguins dans les artilations et les grandes cavités séreuses (de Chazal).

II. *Stade hépatique.* — Une partie de l'hémoglobine et des débris globulaires se rendent dans la moelle osseuse et dans la rate (*cimetière des globules*) qui, forcée dans sa tâche transformatrice et régénératrice, se congestionne et parfois s'hypertrophie. Mais la majeure partie du pigment sanguin passe dans le foie. Cet organe, exalté dans son fonctionnement par l'excès de produits anormaux que lui cède le sang et qu'il doit convertir en pigments biliaires, s'hyperémie rapidement et augmente de volume. Tant que l'apport des matériaux n'est pas exagéré, le foie suffit à ce labeur inaccoutumé, et l'hypercholie pigmentaire, agissant comme soupape de sûreté, prévient l'hémoglobinurie. Cependant, si l'afflux hémoglobinique dépasse une certaine limite, il y a surproduction de bile, dont une partie stagne dans les canaux hépatiques et dans la vésicule, laquelle se distend. Rendue plus épaisse du fait de cette stase, la bile ne trouve qu'un écoulement insuffisant par le cholédoque ; toutefois, ce dernier reste partiellement perméable. Mais s'il n'y a point ici obstruction complète de ce conduit, par obstacle mécanique, comme dans l'ictère par rétention vrai, néanmoins, l'hypertension du tractus biliaire, surpris par cette accumulation insolite de matière pigmentaire, va bientôt aboutir à une résorption intra-hépatique de cette substance, et, dès lors, l'*ictère* sera constitué.

Cet ictère, proportionné au degré de destruction globulaire, est donc réellement *hépatogène*, bien que d'origine hématique. On sait, d'ailleurs, que l'ictère, dit *hémaphéique* de Gubler, n'est plus guère admis aujourd'hui, depuis qu'il a été prouvé que l'hémoglobine ne pouvait se transformer en pigment biliaire, ou bilirubine, dans le sang même, mais seulement au contact de la cellule hépatique. En somme, l'ictère de la fièvre bilieuse hémoglobinurique est un ictère par hypercholie pigmentaire (ictère *pléiochromique*, de Stadelmann), ainsi que l'indique, du reste, l'intensité de coloration des vomissements et des selles.

La *cholémie* peut rester isolée, mais, le plus souvent, elle est accompagnée de *cholurie*, bien que la réaction de Gmelin puisse être voilée. Nous avons aussi signalé la fréquence de l'*urobilinurie*, celle-ci précédée ou non, selon les auteurs, d'*urobilinémie*.

III. *Stade rénal.* — Cependant l'hémoglobine se présente en quantité encore trop abondante pour être totalement transformée par le foie, que celui-ci soit frappé d'insuffisance *relative*, c'est-à-dire consécutive à l'hypersécrétion biliaire, ou, ce qui est infiniment plus rare, d'insuffisance *absolue*, la cellule elle-même étant altérée (cirrhose) antérieurement à l'accès. Dès lors, le foie confie au rein sa suppléance : l'*hémoglobinurie* apparaît (1) — méthémoglobinurie d'abord, puis, au contact de l'air, oxyhémoglobinurie. Ainsi l'hémoglobinurie, expression d'une hémolyse brutale et massive, se révèle comme une étape du processus morbide plus complète et plus avancée que la bilirubinurie.

Dans la traversée du rein, l'hémoglobine, jouant le rôle de corps étranger, exerce une action irritante sur le parenchyme glandulaire, notamment sur l'épithélium sombre des tubuli et de l'anse ascendante de Henle. Il peut se produire, dans ces conditions, une *néphrite* (2) plus ou moins intense et persistante, selon la quantité

(1) L'hémoglobinurie précède presque toujours l'ictère, bien que ce dernier soit virtuellement constitué, d'après la succession des faits, avant l'émission des urines rouges : cela tient sans doute à la grande diffusibilité de l'hémoglobine et à la facilité avec laquelle elle dialyse à travers l'épithélium rénal.

(2) La gloméculo-néphrite post-hémoglobinurique, réalisée expérimentalement par

d'hémoglobine filtrante et l'état antérieur de l'organe. Certains auteurs supposent que l'hémoglobine, très diffusible, ne séjourne dans le sang qu'un laps de temps très court et vient se fixer presque d'emblée sur l'épithélium rénal, qui ne l'abandonnerait que graduellement : ainsi s'expliquerait l'absence, si souvent constatée, d'hémoglobinémie, ou sa disparition rapide, alors que l'hémoglobinurie persiste. Peut-être aussi convient-il d'attribuer à la même cause les changements successifs de coloration de l'urine qui, d'un rouge vif au début, alors que l'hémoglobine est éliminée directement au dehors, noircit peu après, grâce aux modifications que subit le pigment hématique retenu dans le parenchyme rénal.

Les lésions irritatives ou inflammatoires provoquées par le passage de l'hémoglobine se révèlent par la présence dans l'urine de cellules et cylindres épithéliaux et de cylindres granulo-graisseux. Dans les formes graves, ces produits de désintégration épithéliale, associés aux cylindres fibrineux, hyalins, hématiques, peuvent amener l'oblitération progressive, parfois même brutale des canalicules rénaux, aussi bien des tubes contournés que des tubes droits et des canaux collecteurs eux-mêmes, et entraver ainsi tant la sécrétion que l'excrétion de l'urine.

Dans une première phase, le rein se congestionne en faisant effort pour satisfaire à sa tâche anormale. Y parvient-il, tout rentre dans l'ordre et se borne à une néphrite légère et fugace, dont l'émonctoire perd vite le souvenir. Si, au contraire, les matériaux à éliminer sont trop abondants et que le travail phlegmasique s'accentue, le rein s'encombre et se bouche : il y a anurie plus ou moins complète, suivie d'*urémie*. C'est la faillite du rein après celle du foie, et la *toxémie hépato-rénale* sera ici d'autant plus marquée que le rôle vicariant de certains organes, desquels on pourrait attendre quelque secours, se trouve en même temps aboli, comme le démontre l'impuissance de la pilocarpine à mettre en action les glandes sudoripares et salivaires.

C'est à la forme *rapide*, quelquefois même *foudroyante*, que l'on a affaire dans l'urémie de la fièvre bilieuse hémoglobinurique, comme dans l'urémie par obstruction calculeuse. Et si la période dite de tolérance, ou préurémique, est particulièrement abrégée, c'est que non seulement l'oblitération tubulaire est hâtée par l'adjonction des produits hématiques aux débris épithéliaux des néphrites ordinaires, mais encore que les éléments qui prennent part à l'empoisonnement autochtone jouissent ici d'une toxicité spéciale. Car, l'urée étant mise à part, puisqu'aussi bien son inno-

---

plusieurs observateurs (Ponfick, da Mattei, Tomaselli), a été démontrée, chez l'homme même, par l'autopsie (Tomaselli, Kelsch et Kiener...). Cependant, l'élimination de l'hémoglobine s'effectuant par l'épithélium tubulaire et non par les glomérules de Malpighi, la glomérulite ne serait pas provoquée par le passage de la matière colorante du sang.

cuité paraît aujourd'hui établie, abstraction faite également de la présence dans le sang des poisons chimiques (sels de potasse surtout) ou organiques, que l'urine élimine normalement, il y a ici rétention absolue de pigments biliaires, produits d'ailleurs en plus grande quantité, de toxines parasitaires, microbiennes même, en cas d'infections secondaires, enfin d'innombrables déchets résultant de la fonte globulaire. Il n'est pas jusqu'à la quinine qui, si elle est administrée à hautes doses, après la fermeture du rein, ne puisse revendiquer sa part dans cet empoisonnement complexe.

Il est difficile d'appliquer à l'accès *sidérant* la formule pathogénique précédente, tant le dénouement en est rapide et les lésions nécropsiques en général peu accusées. Pour expliquer l'arrêt si brusque de la fonction sécrétoire du rein, il nous semble légitime d'admettre des phénomènes d'*inhibition*, car l'on sait que, dans les néphrites ordinaires, même lorsqu'elles sont accompagnées de légions graves, la fonction urinaire continue de s'accomplir tant bien que mal, et que l'intoxication urémique ne tue habituellement qu'au bout d'un temps variant de 9 à 12 jours. Peut-être l'acte inhibitoire est-il ici provoqué par le déversement dans l'organisme, en un temps très court, de toxines spécialement virulentes, lesquelles, tout en annihilant la fonction rénale, exerceraient en outre sur le cœur une action paralysante s'ajoutant à celle de la bile, qui imprègne parfois le tissu myocardique.

ANATOMIE PATHOLOGIQUE

Habitus extérieur. — Rigidité cadavérique. Le plan antérieur du corps est habituellement jaune, parfois d'une coloration plus foncée après la mort ; le plan postérieur présente des sugillations plus ou moins étendues. Des pétéchies peuvent s'observer à la surface des téguments.

A l'ouverture du cadavre, on constate souvent une suffusion biliaire généralisée : les tissus et les humeurs sont colorés en jaune et le pigment peut s'infiltrer dans les viscères eux-mêmes à des degrés divers.

Cavité abdominale. — L'*estomac* présente assez fréquemment des arborisations ou un piqueté hémorragique, surtout au voisinage du cardia. Il en est de même de la *muqueuse intestinale* : l'intestin grêle offre, chez certains sujets, l'aspect psorentérique. Parfois le duodénum et le coude droit du côlon sont fortement teintés en vert brunâtre par la bile transsudée à travers les parois de la vésicule.

Le *foie* est d'ordinaire hypertrophié. Son poids peut atteindre 2 à 3 kilos. Si le décès a été rapide, l'organe est hyperémié, d'une couleur bronzée ou ardoisée à la surface, rouge-brun à la coupe. Si l'issue a été tardive, il est souvent exsangue, d'une coloration jaune fauve ou chamois, tant à l'extérieur qu'à la coupe, laquelle est sèche et ferme. Pourtant, ces signes de dégénérescence graisseuse se rencontrent beaucoup moins fréquemment ici que dans la fièvre jaune, la cellule hépatique étant plus rarement altérée que dans cette dernière affection.

La *vésicule biliaire* est plus ou moins distendue et renferme, en moyenne, de 5o à 6o gr. de liquide. Nous l'avons vue atteindre le volume d'une aubergine : elle contenait environ 200 gr. de bile. Celle-ci est habituellement d'un vert noirâtre, épaisse, poisseuse, rappelant le goudron : ces caractères sont l'indice d'une stagnation de longue durée dans la vésicule, ainsi que du ralentissement de la sécrétion et de l'excrétion de l'humeur dans les derniers temps de la vie (Pellarin). La bile peut être grumeleuse et ressembler à du raisiné ou à de la purée d'épinards. Barthélémy-Benoit la trouva, dans un cas, de consistance cireuse. Il n'est pas rare de rencontrer, au milieu de ce magma, des calculs biliaires plus ou moins nombreux. Piron, dans une autopsie faite au Dahomey, en a trouvé dix-sept, d'une forme irrégulière, à plusieurs facettes, d'une teinte jaunâtre, pesant ensemble cinq grammes. L'analyse y révéla des traces de magnésie et de phosphates, la présence de la cholestérine et de la thyrosine, pas d'urobiline, mais les pigments biliaires en quantité notable.

La *rate* est souvent hypertrophiée. Son poids moyen est de 35o-4oo gr., mais on l'a vu dépasser 1 kilo. Elle est ferme, ou diffluente, s'effritant sous la pression des doigts, et constituée par une boue noirâtre ou brunâtre (pigment mélanique), selon le degré d'impaludation.

Les *reins* sont ordinairement hypertrophiés : d'après les observations réunies de Corre, Bérenger-Féraud et Barthélémy-Benoit, les deux organes peuvent peser ensemble 38o à 1.000 gr., alors que leur poids normal est de 34o gr. environ. Leur consistance est habituellement ferme, mais le ramollissement n'est pas rare et la substance rénale s'écrase alors sous le doigt, prenant l'aspect putrilagineux.

La capsule de Glisson se laisse facilement détacher.

Si la mort a lieu à un stade précoce, les reins sont congestionnés et gorgés de sang noir. Leur surface est couverte de taches bistrées ou de marbrures d'apparence ecchymotique, qui répondent, à la coupe, à des zones d'aspect analogue, s'enfonçant à des profondeurs variables dans les couches corticale et médullaire.

La tranche de l'organe montre aussi assez souvent un piqueté rouge, attestant des lésions de glomérulo-néphrite.

A l'examen microscopique, les tubes contournés sont, en général, obstrués par des amas d'hémoglobine ou même par des hématies complètes. Aux débris globulaires, sorte de poussière hématique, s'accolent des cellules épithéliales provenant de la paroi des tubes urinifères et le tout, congloméré et moulé en forme de cylindres, intercepte parfois complètement la lumière des tubuli.

L'épithélium *sombre* de ces derniers et de l'anse ascendante de Henle (portions sécrétantes, ou plutôt ségrégantes des canalicules urinifères) est plus ou moins gonflé (*tuméfaction trouble*) et chargé de grains de pigment jaune, ce qui donne parfois à la substance corticale la teinte jaune chamois. Ces granulations, produit de la transformation de l'hémoglobine, donnent la réaction du fer. Les capillaires rénaux eux-mêmes sont très souvent remplis de granulations de pigment malarique, ainsi que les canaux collecteurs ou tubes de Bellini, lesquels sont quelquefois obstrués par des bouchons hyalins ou, comme les tubuli, encombrés de cylindres hématiques enrobant des noyaux de cellules épithéliales.

Enfin, on observerait, d'après Werner (1), dans la plupart des cas, une augmentation du calibre intérieur des tubes contournés.

Les reins peuvent être le siège de petits kystes séreux, constitués par l'accumulation de débris d'hématies dans les glomérules : ce sont les *abcès phlycténoïdes* de Pellarin, qui n'ont, d'ailleurs, rien de pathognomonique, mais supposent habituellement un état avancé de cachexie palustre.

Des *lésions suppuratives* du rein ont été observées par divers auteurs (Dutroulau, Bérenger-Féraud, Pellarin, Péthellaz, Van Campenhout et Dryepondt). Tantôt elles se présentent sous la forme de petits abcès miliaires ou de cavités assez étendues (*infarctus rénaux*); tantôt, sous forme d'infiltration diffuse, elles atteignent l'organe dans sa totalité (*fonte purulente du rein*). Dans une observation de Péthellaz, à laquelle nous avons déjà fait allusion (p. 42), le rein gauche, triplé de volume, présentait de nombreuses cavités remplies de pus et variant de la dimension d'un grain de mil à celle d'une noisette : par leur contiguïté, elles rappelaient la disposition des alvéoles d'une éponge.

Enfin, la *sclérose* rénale a été notée, et cette lésion coïncide ordinairement avec la dégénérescence du cœur et du foie, chez des sujets alcooliques. Toutefois, l'atrophie du rein, conséquence

(1) WERNER, Ueber die Nieren beim Schwarzwasserfieber, mit besonderer Berücksichtigung der Therapie der Anurie (*Beiheft zum Archiv für Schiffs-und Tropenhygiene*, 1907).

habituelle des néphrites chroniques, est exceptionnelle dans la fièvre bilieuse hémoglobinurique, où l'autopsie montre, au contraire, en thèse générale, deux reins volumineux, présentant les lésions de la néphrite épithéliale aiguë.

Les *capsules surrénales* sont parfois hyperémiées (Barthélémy-Benoit).

La *vessie*, ordinairement vide, ou contenant quelques grammes d'urine limpide ou louche, décolorée ou sanguinolente, est rétractée derrière le pubis.

Cavité thoracique. — Les *poumons* n'offrent rien de particulier, en dehors des signes banaux de congestion hypostatique.

Le *cœur* est assez souvent atteint de dégénérescence graisseuse : il est flasque et présente la teinte feuille-morte. On a observé la coloration jaune-verdâtre, bilieuse, des piliers et de la tunique interne de l'aorte et de l'artère pulmonaire. La séreuse péricardique peut offrir la même teinte et contenir un liquide jaunâtre, donnant la réaction des pigments biliaires.

Cavité crânienne. — Les *méninges* et le *liquide céphalorachidien* sont parfois aussi colorés en jaune. Le cerveau montre, dans certains cas, un piqueté rouge à la coupe ; rarement il est le siège d'une pigmentation mélanique.

Moelle osseuse. — La *moelle osseuse* des tibias a été trouvée de consistance fluide : il conviendrait d'y rechercher, comme dans la rate, la présence des hématozoaires.

En somme, aucune lésion vraiment pathognomonique ne caractérise anatomiquement l'accès bilieux hémoglobinurique. Ce que l'on peut dire, c'est que l'examen histologique révèle le plus souvent les signes d'une néphrite aiguë avec obstruction rénale, conséquence du passage de l'hémoglobine et de ses dérivés à travers les canalicules urinifères.

Au point de vue palustre, les lésions sont moins avancées que dans les accès pernicieux.

DIAGNOSTIC

La fièvre bilieuse hémoglobinurique a un cachet si personnel que, dans la plupart des cas, le diagnostic s'impose de lui-même : l'*hémoglobinurie précoce* et les *vomissements porracés*, « herbes cuites », suffisent, en effet, à identifier la maladie.

Hémoglobinurie quinique. — On peut seulement se demander si l'accident doit être mis sur le compte de la quinine. Or, nous savons qu'aucune distinction n'est cliniquement possible dans les formes graves, et quand l'affection n'a pas éclaté sous les yeux mêmes du médecin, on ne peut guère compter que sur les commémoratifs pour élucider ce point. Si le malade déclare avoir déjà eu « plusieurs bilieuses », de courte durée, sans retentissement appréciable sur l'état général, si l'accès actuel a débuté brusquement, après l'ingestion d'une dose de quinine, par l'émission d'urines rouge vif, ayant l'aspect du sang pur, si, au surplus, le sujet est de race créole ou métisse, il y a de fortes présomptions en faveur de l'étiologie quinique. Parfois, du reste, le médecin est averti de cette idiosyncrasie (hémolysophilie permanente) par le malade lui-même ou par son entourage.

Deux affections doivent surtout être différenciées de la fièvre bilieuse hémoglobinurique : la fièvre rémittente bilieuse palustre et la fièvre jaune.

Rémittente bilieuse palustre. — Dans la *fièvre rémittente bilieuse*, les urines présentent parfois une coloration noirâtre (mélanurie) rappelant celle des urines hémoglobinuriques à la période d'état. Au simple examen visuel, la confusion est possible ; mais l'analyse chimique et spectrale de ces urines, aux reflets verdâtres, révèle l'existence, en quantité notable, des pigments biliaires, que l'expérience de la bande de papier-buvard aura déjà permis de soupçonner, et la coloration foncée de l'urine sera plus persistante que dans la fièvre bilieuse hémoglobinurique. D'autre part, dans cette forme aiguë du paludisme, l'hématozoaire est toujours présent jusqu'à l'administration de la quinine, la température se maintient plus longtemps élevée, les phénomènes gastriques et bilieux se montrent encore plus tenaces. Enfin, la fièvre rémittente bilieuse est rare en saison sèche.

Fièvre jaune. — La *fièvre jaune* n'a pas la même distribution géographique que la fièvre bilieuse hémoglobinurique : elle est inconnue dans diverses contrées où sévit cette dernière (Grèce, Tonkin, Madagascar...). Elle atteint surtout les nouveaux arrivants, tandis que la fièvre bilieuse hémoglobinurique frappe presque exclusivement les sujets acclimatés. Affection essentiellement transmissible, elle confère l'immunité par une première atteinte, et sa période d'incubation est rarement supérieure à sept jours, tandis que la fièvre bilieuse hémoglobinurique ne se communique point d'un sujet à un autre, mais récidive avec une grande facilité et peut éclater assez longtemps après qu'on a quitté le foyer d'origine.

Dans les pays où les deux affections existent à l'état endémique (nous avons relevé plusieurs cas de fièvre bilieuse hémoglobinurique au Soudan, pendant l'épidémie de fièvre jaune de 1906) — le diagnostic s'établira d'après les données suivantes : dans la fièvre bilieuse hémoglobinurique, le coup de barre est moins fréquent et moins violent, mais le frisson d'ordinaire plus intense ; on ne constate que rarement l'aspect vultueux du visage et l'injection des conjonctives ; l'ictère est très précoce, au lieu d'être tardif comme dans la fièvre jaune ; les hémorragies passives sont rares. Enfin et surtout, la coloration rouge initiale des urines suffira à lever tous les doutes, car si l'urine du jauneux est fortement albumineuse, elle conserve la teinte normale et ne contient pas d'hémoglobine ; si celle-ci vient à se montrer, ce n'est qu'à la phase ultime, jamais au début de la maladie. De même des vomissements noirâtres, hématiques, peuvent survenir à la période terminale de la bilieuse hémoglobinurique, plus tôt même dans la forme hémorragique ; mais les symptômes initiaux de l'affection auront permis d'en fixer la nature avant l'apparition de ce fait nouveau, et nous savons que les hématémèses qu'on pourrait appeler « conatives » (par effort) et non « dyscrasiques », qui se produisent quelquefois dans les premiers jours de la fièvre bilieuse hémoglobinurique, n'ont par elles-mêmes aucune importance diagnostique ni pronostique.

Ictère grave. — Ici la coloration rouge des urines est due à la présence d'hématies, en sorte que l'urine filtrée n'est pas albumineuse ; par contre, elle contient une notable quantité de pigments biliaires. Le foie, plus ou moins réduit de volume, présente habituellement des signes de dégénérescence graisseuse. Enfin, le malade n'a pas d'antécédents paludéens.

Hémoglobinurie paroxystique. — Accident parasyphilitique, se reproduisant parfois à volonté sous l'impression brusque du froid, cette affection a certaines analogies avec la fièvre bilieuse hémoglobinurique, accident parapaludéen, souvent aussi d'origine *a frigore*, et il est à peu près impossible de différencier sous les tropiques ces deux expressions morbides. En Europe, la distinction est plus aisée. L'hémoglobinurie paroxystique est, en effet, une affection chronique, sans antécédent paludéen, survenant à la suite d'une marche prolongée ou, plus ordinairement, de la simple immersion dans l'eau froide d'une partie du corps, — la main, voire même un seul doigt. L'hémoglobinurie, de courte durée, s'accompagne souvent d'une teinte cyanotique des lèvres, du nez, des oreilles, des mains, des pieds, avec pâleur de la face ou subictère. Les vomissements sont rares, la fièvre moins élevée que dans la fièvre bilieuse hémoglobinurique ; il n'y a pas de tendance à l'urémie et la réparation globulaire est rapide, si bien que le malade est vite rétabli, l'accès proprement dit durant à peine 6 à 8 heures.

Hématuries parasitaires. — La *bilharziose* et la *filariose* sont des affections apyrétiques ; l'urine est colorée en rouge peu foncé par les hématies elles-mêmes, et le sang se coagule rapidement en un caillot qui tombe au fond du vase. La constatation d'œufs de *bilharzia* ou de *microfilaires* dans l'urine est pathognomonique.

Distomatose hépatique.—L'hémoglobinurie a été assez souvent observée dans la *distomatose hépatique*, maladie fréquente chez les indigènes du Tonkin, ce qui a amené certains auteurs [Le Ray (1), Nogué (2)]. à admettre une relation de cause à effet entre ces deux affections. Mais il semble que cette coïncidence soit purement fortuite, car nombre de distomatosiques, reconnus tels à l'autopsie, succombent sans avoir présenté d'hémoglobinurie [Gaide (3)]. Il est probable, néanmoins, que l'atteinte grave portée au tissu hépatique par la présence des douves peut constituer une prédisposition à l'hémolyse, en affaiblissant le rôle protecteur et antitoxique du foie; elle contribue, en tous cas, à aggraver le pronostic de l'affection intercurrente.

PRONOSTIC

Divers éléments entrent en jeu dans l'appréciation du pronostic de la fièvre bilieuse hémoglobinurique.

Climat. — L'affection est particulièrement grave dans la zone intertropicale, notamment à la Côte occidentale d'Afrique et au Congo. Dans certaines contrées, elle revêt, suivant les années, une allure plus ou moins sévère ; ici, elle frappe par cas isolés, sans relation apparente, là elle prend un masque pseudo-épidémique. Considérée naguère au Tonkin comme une modalité palustre sans gravité, son pronostic s'est assombri, en même temps qu'augmentait sa fréquence, depuis l'occupation militaire des plateaux insalubres de la haute région, et les tirailleurs tonkinois lui paient annuellement un tribut assez important.

Plus fréquente en saison sèche, la fièvre bilieuse hémoglobinurique est plus grave pendant l'hivernage, et surtout dans l'arrière-saison : la chaleur humide prolongée diminue la résistance organique et gêne l'hématose; le foie se surmène, le rein accomplit mal sa fonction éliminatrice, par suite des conditions défectueuses de la circulation cardio-pulmonaire et de l'accroissement de l'excrétion sudorale. En outre, les cas qui éclatent en période endémo-épidémique sont le plus souvent la conséquence de réinfec-

(1) Le Ray, Observation d'un cas de bilieuse hématurique, avec angiocholite occasionnée par des distomes (*Arch. de méd. navale*, 1897).

(2) Nogué, Du Syndrome fièvre bilieuse hémoglobinurique déterminé par la présence des douves dans les canaux biliaires (*Congrès intern. de méd. et de chir.*, Paris. 1900).

(3) Gaide, De la Distomatose hépatique au Tonkin (*Annales d'hyg. et de méd. coloniales*, 1905).

tions, dont le type fébrile dominant est l'accès à forme continue.

L'affection est moins grave quand elle se manifeste en dehors de son foyer originel, surtout en climat tempéré.

Race. — Les créoles et les mulâtres accusent le maximum de mortalité. A la gravité relative de l'affection chez les indigènes du Tonkin et de Madagascar (1), on peut opposer sa bénignité habituelle chez les noirs du continent africain.

Age. — La fièvre bilieuse hémoglobinurique est presque toujours mortelle chez les vieillards.

Antécédents morbides du sujet. — Un malade déjà affaibli par une tare organique antérieure ou par quelque affection débilitante (diarrhée, dysenterie...) sera naturellement plus éprouvé qu'un individu robuste et exempt d'antécédents morbides. Cette remarque concerne surtout les alcooliques, la dégénérescence du myocarde, chez eux si fréquente, les exposant à la mort subite, les altérations hépato-rénales à la complication de toutes la plus redoutable : l'urémie. En dehors de la cirrhose alcoolique, le foie peut aussi être le siège de lésions susceptibles de favoriser la crise hémoglobinurique, soit qu'elles se rattachent au paludisme, soit qu'elles relèvent d'une *distomatose* plus ou moins ancienne, cette dernière capable d'aggraver singulièrement le pronostic de l'affection intercurrente, puisque, sur 8 cas de cette nature, compliqués d'hémoglobinurie, Gaide n'a enregistré qu'une seule guérison. Ce fait pourrait même expliquer la gravité spéciale que revêt la fièvre à urines noires chez les indigènes du Haut-Tonkin, si fréquemment atteints de distomatose.

L'insuffisance rénale n'est souvent que la conséquence occasionnelle de l'insuffisance hépatique; mais en cas de lésions préexistantes de la glande (sclérose rénale, néphrite paludéenne, reliquat d'un accès hémoglobinurique antérieur), on conçoit que l'affection offre d'emblée un caractère de haute gravité. Dans ces conditions, ou l'*urémie* éclate dès les premiers jours, ou elle guette le malade à sa sortie de la crise hémoglobinurique. Or, cette complication est la cause la plus habituelle des décès par fièvre bilieuse hémoglobinurique : sur 32 cas à issue fatale que nous avons réunis, 25, soit 78 o/o, se rapportaient à l'urémie, les autres décès se répartissant comme suit : hyperthermie 1, collapsus 1, myocardite 2, infection secondaire typhoïde 1, néphrite suppurée 2.

Cependant, si grave que soit la complication urémique, il n'y a pas lieu de désespérer du malade, tant que la sécrétion urinaire persiste, même à un très faible degré (40 à 50 gr. en 24 heures), tandis que l'anurie *totale* entraîne presque toujours la mort.

(1) Le chiffre élevé des décès dans la population hova de l'Emyrne semble principalement dû à l'entrée trop tardive des malades à l'hôpital (Rangé, Houillon).

Le pronostic s'aggrave avec le nombre des *récidives*, car, non seulement le malade s'affaiblit après chaque accès, mais leur répétition même peut occasionner des altérations permanentes du rein, de la *néphrite chronique*. Il est rare que la mort survienne dès la première atteinte, mais peu de malades résistent à un troisième et vigoureux accès.

Formes cliniques. — La forme continue est plus grave que la forme intermittente. Le passage de la première forme à la seconde est d'un pronostic favorable, ainsi que l'allongement des rémissions fébriles dans la forme continue. Par contre, l'apparition des signes d'une *infection secondaire*, à la suite du paroxysme hémoglobinurique, assombrit la situation, en l'orientant vers la perniciosité, et s'il y a lieu de suspecter des lésions suppuratives du rein, la terminaison peut être considérée comme fatale.

En revanche, on connaît quelques exemples d'accès comateux palustres ayant été rapidement amendés par une hémoglobinurie intermittente, grâce sans doute à la décongestion subite des centres nerveux provoquée par cette saignée accidentelle et à la destruction massive des parasites globulaires. On a également observé la guérison radicale de manifestations paludéennes chroniques à la suite d'un seul accès hémoglobinurique : cette solution heureuse suppose naturellement que le malade ne s'est point exposé à de nouvelles inoculations (1).

Symptômes. — Un *début à grand éclat*, avec frisson violent, algies intenses, *ictère très précoce*, *généralisé* et *fortement accusé*, est d'un pronostic grave. L'*oligurie* ou l'*anurie d'emblée* ne fait qu'accentuer la menace, tandis que, les mictions restant foncées, le malade a toutes chances de guérir s'il urine abondamment.

L'*hyperthermie* n'est guère à redouter dans la fièvre bilieuse hémoglobinurique ordinaire, sans infections secondaires. Elle est très rarement signalée comme cause immédiate de décès. De même une *hémoglobinurie abondante* ne peut inspirer d'inquiétude que par sa persistance chez des malades particulièrement anémiés : l'*état collapsif* qui en résulte est, d'ailleurs, efficacement combattu par l'injection de sérum. Toute *déperdition excessive* (vomissements continuels, mictions extrêmement co-

(1) Le Marc'hadour nous a raconté qu'à la suite d'un séjour de 14 mois au Dahomey, au cours duquel il avait eu de forts accès de fièvre (type de quinzaine), il fut pris d'un accès hémoglobinurique *a frigore*, étant tombé à la mer le jour de son embarquement pour la France : depuis lors, il ne souffrit jamais plus du paludisme. — Gaide signale l'absence presque absolue du paludisme chez les tirailleurs tonkinois évacués de la haute région, comme convalescents de fièvre bilieuse hémoglobinurique, tandis que les accès fébriles ne sont point rares chez ceux qui restent dans le haut pays après avoir contracté cette affection : les premiers, une fois leurs hémamibes détruites, n'ont pu se réinfecter dans le Delta, à peu près indemne de paludisme, tandis que les seconds se sont sans doute réinfectés en demeurant dans la zone endémique.

pieuses et rouges, diarrhée incoercible, transpirations profuses et répétées) est d'un fâcheux augure.

L'abaissement subit de la température, coïncidant avec la fréquence et la petitesse du pouls, de la dyspnée, de la prostration, dénote un état très grave.

Nous savons qu'il ne faut pas se méprendre sur le mieux-être qu'accusent certains malades, alors que les signes objectifs sont des plus alarmants : c'est souvent le *mieux de la mort*.

Les *vomissements*, considérés comme favorables tant qu'ils sont modérés, constituent un danger dès qu'ils revêtent le caractère incoercible. Leur réapparition, après une période d'accalmie, l'état général restant grave, indique presque toujours un début d'urémie. Leur arrêt subit, chez un malade urinant peu ou point, avec redoublement de la dyspnée et transformation d'un état soporeux en coma franc, est un signe fatal. Leur coloration *jaunâtre* semble l'indice d'un état plus sérieux que la teinte verdâtre ordinaire. « Les Blancs du Congo, dit Poskin, — et le fait s'est assez souvent justifié — estiment que le malade est en danger tant qu'il vomit de la bile jaune ; dès que cette dernière verdit et prend une teinte vert-cuivre, la guérison est probable .» Bérenger-Féraud avait déjà fait une constatation analogue.

Le *hoquet* exprime toujours une situation grave, mais non désespérée.

La *lumbalgie* violente et tenace constitue un symptôme inquiétant, surtout quand elle est bilatérale. Cassagnou croit avoir remarqué que si, de part et d'autre de la région lombaire, on déterminait de la douleur à la pression, la terminaison était fatale, tandis qu'elle était ordinairement favorable en cas de douleur unilatérale, le rein opposé continuant sans doute à fonctionner, au moins partiellement.

L'*albuminurie persistante*, après cessation de l'hémoglobinurie, impose les plus grandes réserves, surtout si l'urine diminue progressivement : la néphrite, dès lors, est certaine et la perméabilité rénale compromise.

Alors que l'*urobilinémie sans urobilinurie* est d'un pronostic grave, l'*urobilinurie sans urobilinémie* serait plutôt l'indice d'une terminaison favorable (V. page 25).

Hémoglobinurie quinique. — Quelle que soit la cause directe de l'hémolyse, la gravité de l'atteinte est surtout fonction de la résistance du terrain sur lequel elle évolue, et nous savons que l'*hémoglobinurie quinique*, que certains auteurs persistent à regarder comme fort bénigne, a souvent causé la mort.

Traitement. Statistiques de mortalité. — Tous les praticiens exerçant sous les tropiques ont pu constater à quel point le taux obituaire des postes sans médecins était supérieur à celui des hôpitaux.

C'est ainsi que, sur 19 cas de fièvre bilieuse hémoglobinurique observés dans les hôpitaux du Haut-Sénégal et Niger en 1906, il s'est produit 2 décès, soit 10,5 décès o/o, tandis que, dans les postes, sur 17 cas, il y a eu 8 décès, soit 47 o/o. Corre écrivait, en 1883, qu'à Nossi-bé près de la moitié des cas traités en dehors des hôpitaux étaient suivis de mort. L. Gouzien rapporte que, sur 28 cas traités à la Côte d'Ivoire en 1903, il y eut 4 décès, soit 3 décès sur 8 cas (37,5 o/o) soignés dans les postes sans médecins, et 1 décès seulement sur 20 cas (5 o/o) traités par le personnel médical de la colonie. D'où la nécessité de multiplier, à cet égard, les instructions aux Européens résidant loin des centres médicaux.

Sans vouloir anticiper sur le chapitre du traitement ni prendre, dès maintenant, position dans le débat relatif à l'emploi de la quinine dans la fièvre bilieuse hémoglobinurique, nous devons dire que le pronostic de cette affection a beaucoup perdu de sa gravité pour ceux qui, délaissant l'emploi de la quinine pendant l'accès, font un usage précoce et méthodique des injections de sérum artificiel. Pour notre part, nous n'avons observé aucun décès de cette nature, tant au Dahomey qu'au Sénégal et au Soudan, depuis que nous avons adopté ce procédé comme base de traitement, à l'exclusion, d'abord limitée, puis absolue, des sels quiniques. Nous avons dit ailleurs (1) que, sur 53 cas de fièvre bilieuse hémoglobinurique traités au Dahomey, en deux ans et demi, par nos collègues et par nous, il ne s'était point produit de décès, alors que la mortalité était antérieurement fort élevée dans la colonie. Depuis lors, les statistiques dahoméennes ont continué à se montrer, à ce point de vue, très favorables. Elles se sont également améliorées au Soudan, où la même pratique est de règle, ainsi que l'expriment les pourcentages suivants, empruntés aux dernières statistiques hospitalières : 1902 — 26,32 décès p. 100 cas; 1903 — 16,66 o/o; 1904 — 10 o/o; 1905 — 0; 1906 — 10,5 o/o. Or Carmouze constatait en 1895-96, dans cette même colonie, un pourcentage de léthalité de 33,3 o/o, ce qui, ajoutait-il, représentait, pour l'époque, la moyenne des décès de cette catégorie : il est vrai qu'à pareille date la période de conquête n'était pas encore close.

En rassemblant les statistiques actuelles de nos hôpitaux d'outre-mer, on peut estimer la mortalité moyenne des Européens, par fièvre bilieuse hémoglobinurique, à 15-20 o/o. Faible au Tonkin et au Dahomey, moyennement élevée au Soudan et à Ma-

____

(1) P. Gouzien, Note sur l'emploi de l'Ahouandémé et des injections de sérum artificiel dans le traitement de la fièvre bilieuse hémoglobinurique (*Annales d'hyg. et de méd. coloniales*, 1900).— Communication sur le même sujet au *Congrès international de médecine et de chirurgie*, Paris, 1900).

dagascar, elle est forte au Sénégal, en Guinée, à la Côte d'Ivoire, au Congo.

Voici, d'autre part, les chiffres moyens donnés par un certain nombre d'observateurs. Parmi les anciens, Barthélémy-Benoit (Sénégal) : 25 o/o; — Bérenger-Féraud (Sénégal) : 22 o/o; — Corre (Sénégal) : 27 o/o, (Nossi-bé) : 28 o/o ; — Grenet (Mayotte) : 11,76 o/o ; — Bonnafin (Maurice) : 33,33 o/o par le traitement quininé, 6,6 o/o sans quinine. Parmi les auteurs actuels, Patrick Manson : 25 o/o en moyenne; Kanellis : 20 o/o pour l'ensemble des cas relevés dans la littérature médicale, 18 o/o pour sa statistique personnelle (traitement quininé); Creighton Wellmann (Benguela) : 14,7 o/o; Van Campenhout et Dryepondt (Congo belge) : 15 o/o; Etienne (Congo belge) : 22,23 o/o. Au Nyasaland, la mortalité qui, d'après Hallam Hardy, s'élevait à une moyenne de 33 o/o environ, de 1897 à 1899, serait actuellement très réduite, grâce au traitement (sublimé et bicarbonate de soude) préconisé par le Dr H. Hearsey, qui a, personnellement, obtenu une série de 21 cas sans décès. Pinard et Boyé, à Conakry, ont, en moins de 2 ans, traité 73 cas de fièvre bilieuse hémoglobinurique, avec 7 décès, soit 10,4 o/o. Le Dantec (1) fait osciller la mortalité entre 11 et 28 o/o.

En somme, le pronostic de la fièvre bilieuse hémoglobinurique s'est notablement amélioré en ces dernières années, grâce au perfectionnement des méthodes de traitement. Mais on doit aussi légitimement rapporter une bonne part de ce résultat à l'amélioration des conditions d'hygiène sous les tropiques et à l'emploi, de plus en plus répandu, de la quinine préventive, deux facteurs qui, on le sait, exercent la plus heureuse influence sur les manifestations du paludisme, en modérant l'usure et le degré d'intoxication des malades (Grall).

Nous estimons, pour notre part, qu'à l'heure actuelle le taux obituaire hospitalier ne doit pas excéder en moyenne 10-12 o/o, même pour les contrées les plus éprouvées par l'endémie, la part inévitable faite à la mortalité ne devant plus comprendre, à de rares exceptions près, que les cas foudroyants d'emblée ou ceux dont le pronostic se trouve aggravé du fait de lésions cardiorénales préexistantes, d'un état cachectique très avancé ou de circonstances de terrain susceptibles d'amener des complications secondaires, d'ordre typhique ou septicémique.

(1) LE DANTEC, Précis de pathologie exotique, 2ᵉ édition, 1905.

PROPHYLAXIE

Le paludisme étant la condition *sine qua non* de l'accès bilieux hémoglobinurique, la première indication à remplir doit être de se préserver de l'infection malarienne par l'usage régulier de la *quinine préventive*.

La médication prophylactique devrait même être entreprise un peu avant d'aborder la contrée endémo-hémoglobinurique où l'on est appelé à résider, car de la première imprégnation toxi-parasitaire peut dépendre l'avenir du nouvel arrivant. Si l'infection palustre n'a pu être évitée, on traitera avec une attention toute particulière l'accès de première invasion, d'où dérive la série d'altérations globulaires qui mène à l'hémoglobinurie : tout en agissant spécifiquement sur l'hématozoaire, la quinine exercera en même temps, sur le globule lui-même, une action tonique capable de prévenir l'état dyscrasique du sang, propice à l'hémocytolyse.

Mais, pour être efficace, la quinine doit être prise régulièrement et, pour mieux dire, quotidiennement, à la dose de o gr. 20 o gr. 25 en hivernage, dose pouvant être réduite en saison sèche.

S'il est de règle à peu près générale, actuellement, de suspendre l'emploi de la quinine pendant toute la durée du paroxysme hémoglobinurique, on s'accorde unanimement à reprendre l'administration de l'alcaloïde, à titre préventif, aussitôt la crise terminée.

Les Européens ayant subi une impaludation profonde, surtout les convalescents d'accès hémoglobinuriques, même légers, devront continuer l'emploi de la quinine, non seulement au port d'embarquement de la colonie et pendant la traversée de retour, mais encore pendant quelques mois après leur débarquement en Europe. Les chances d'hémoglobinurie iront, d'ailleurs, en décroissant, grâce à l'action tonifiante du climat tempéré et surtout à la diminution progressive, loin du terroir endémique, du taux et de la virulence des toxines parasitaires.

Enfin, il importe de se mettre en garde contre les effets de *doses irrégulières* ou *intempestives* de quinine, auxquelles sont imputables nombre d'accès hémoglobinuriques. On redoublera de prudence à cet égard, à partir de la deuxième année de séjour colonial.

L'usage d'une bonne moustiquaire et, si possible, de châssis grillagés, sera le complément indispensable de la quinothérapie. Cette recommandation s'applique plus formellement aux convalescents de fièvre bilieuse hémoglobinurique, qui doivent s'efforcer de se soustraire à de nouvelles inoculations.

Sous les tropiques, plus que partout ailleurs, chacun est, dans une certaine mesure, maître de son terrain, et s'il importe au premier chef d'en détourner la semence palustre, il faut aussi le prémunir contre les autres causes évitables de dépréciation. Les excès de tout genre, qui préparent la déchéance économique, en entravant l'adaptation, déjà si complexe, de l'organisme à son nouveau milieu, sont les plus sûrs auxiliaires du paludisme.

Le refroidissement étant la cause déterminante la plus ordinaire de la fièvre bilieuse hémoglobinurique, l'impaludé évitera avec soin de s'y exposer. Il renoncera à la douche froide et se contentera du « tub » tiède. Jamais, sauf nécessité, il ne couchera en plein air. La nuit, surtout à la saison des tornades, il aura à sa portée un drap ou une couverture, qu'il rabattra sur lui en cas de besoin. S'il doit se transporter vers les hauteurs, ou se rendre de l'intérieur à la côte, il se vêtira en conséquence. Au lieu d'embarquement et pendant la traversée en mer, il s'astreindra au port de la flanelle, ou même de la laine, suivant la température du nouveau milieu.

Chaque année, un peu avant l'hivernage, les militaires reconnus atteints d'anémie palustre seront proposés pour le rapatriement. Cette mesure s'imposera, en toute saison, pour les convalescents de fièvre bilieuse hémoglobinurique; cependant, s'il n'y a pas urgence, on choisira de préférence une époque correspondant aux bons mois d'Europe.

Il serait utile de prévoir, sur les paquebots des lignes ouest et est-africaines, les médicaments et le matériel nécessaires pour le traitement éventuel, à bord, d'un accès bilieux hémoglobinurique.

On évitera autant que possible aux hommes de longs déplacements en hivernage, les sujets indemnes risquant de s'infecter gravement en cours de route et les impaludés de contracter la fièvre bilieuse hémoglobinurique sous les averses diluviennes qui accompagnent les tornades.

On écourtera le temps de séjour des détachements dans les postes d'altitude. En cas de non-rapatriement, on évacuera sur des régions plus salubres les convalescents de fièvre bilieuse hémoglobinurique, et l'on n'autorisera leur renvoi dans la zone d'endémicité qu'après un temps de repos et de stationnement suffisamment prolongé dans des localités mieux favorisées sous le rapport climatérique.

On évitera les emplacements élevés, pour la construction des hôpitaux et sanatoria, dans les zones endémiques, telles que le

Soudan, le Congo, et l'on se gardera, s'ils existent, d'y envoyer les convalescents de fièvre bilieuse hémoglobinurique.

Tout accès grave, non seulement nécessite le rapatriement, dès que les circonstances le permettent, mais contre-indique même le renvoi ultérieur dans une contrée endémo-hémoglobinurique, surtout s'il s'agit d'un sujet prédisposé : l'intolérance pour la quinine laisse, en effet, ce dernier à la merci du paludisme, en le privant de son principal moyen de défense. Malheureusement, ce précepte ne peut être appliqué à la catégorie la plus nombreuse des hémolysophiles permanents, les créoles et les mulâtres, qui contractent la fièvre bilieuse hémoglobinurique sans quitter leur foyer. Chez ces derniers, la quinine ne devra jamais être mise en usage en cours de fièvre, ou son emploi, s'il est jugé indispensable, sera précédé et accompagné de l'administration du chlorure de calcium, dont Vincent a fait connaître les propriétés anti-hémolysantes.

Enfin, toute personne rapatriée pour fièvre bilieuse hémoglobinurique, et même pour anémie palustre profonde, devrait être soumise, avant de retourner sous les tropiques, à un examen du sang, en vue d'y rechercher la présence de l'hématozoaire, la persistance de ce dernier nécessitant une prolongation de séjour et de désinfection en climat tempéré. Chez de tels sujets, il y aurait également lieu de s'assurer de l'intégrité rénale. En principe, la zone intertropicale devrait être défendue à tout Européen atteint de tares organiques portant sur le cœur, le foie ou les reins.

TRAITEMENT

Le traitement de la fièvre bilieuse hémoglobinurique est pathogénique et symptomatique, mais nullement spécifique.

Malgré ses affinités étroites avec le paludisme, cette affection n'est guère qu'accidentellement, et dans une faible mesure, influencée par la quinine, et l'hypothèse d'un agent pathogène propre n'a pas encore reçu l'appui provisoire d'une médication dont l'efficacité puisse faire croire à une spécificité véritable.

Rôle de la quinine dans le traitement de la fièvre bilieuse hémoglobinurique. — L'opportunité de la médication quinique dans le traitement de la fièvre bilieuse hémoglobinurique est une question préjudicielle à envisager et à résoudre avant d'aborder les indications de ce traitement.

Dans la première période de l'histoire de cette affection, alors que l'on croyait avoir affaire à une forme pernicieuse du paludisme, l'alcaloïde était administré à haute dose. Bérenger-Féraud en donnait 2 gr. à 2 gr. 5o dans les cas légers et poussait la dose à 3 gr., 3 gr. 5o et au delà dans les cas moyens ou graves.

Cependant, on ne tarda pas à s'apercevoir de l'infidélité d'action du spécifique de la malaria, en l'espèce présente. Pellarin, sans y renoncer, ne croit pas « que l'issue de la maladie dépende, dans les accès graves..., de ce que l'on aura administré ou non de la quinine ». Corre lui-même, tout en conservant au sulfate de quinine la première place dans la thérapeutique de l'accès hémoglobinurique, est d'avis que « son administration ne doit être ni absolue, ni brutale ». Aussi dépasse-t-il rarement la dose journalière de 1 gr. à 1 gr. 5o. Depuis lors, la quinothérapie de cette affection n'a cessé de perdre du terrain, et si de rares tendances aux doses massives, « héroïques, » relient encore le présent au passé, aujourd'hui les partisans mêmes de la quinine ne la donnent plus qu'avec modération : les doses *rasoriennes* ont cédé le pas aux doses *rationnelles*. Aussi, comme le fait remarquer Van Campenhout, n'observe-t-on plus que rarement ces phénomènes d'angoisse, d'oppression, avec vomissements bilieux incoercibles,... que provoquait l'administration de l'acaloïde à outrance, et le pronostic de l'affection s'en est trouvé amélioré.

Donc le temps est passé de la croyance en la spécificité d'action de la quinine dans la fièvre bilieuse hémoglubinurique. Cette action est tout au moins *incertaine*, souvent elle est *inefficace*, parfois *nuisible*, rarement *utile*.

Si la quinine a connu tant de déboires, c'est que l'on a trop longtemps considéré la fièvre bilieuse hémoglobinurique comme une pernicieuse palustre, alors qu'au point de vue malarien pur elle n'est qu'une manifestation de second ordre, le rôle principal étant dévolu au facteur épisodique, l'hémoglobinurie. Or, nous savons que la quinine n'a d'action réelle que dans les accès paludéens francs. Ici, circonstance particulièrement fâcheuse, c'est surtout dans les formes graves, à type continu, subintrant, ou compliquées d'accidents typhoïdes, qu'apparaît l'impuissance de l'alcaloïde : il n'a aucune influence sur l'élément fébrile et ne parvient ni à briser la courbe thermique, ni à modifier son allure. Cette défaite de l'agent antimalarien par excellence est due, non seulement à ce que la quinine, administrée en cours d'accès, est habituellement sans effet sur le développement des hématozoaires, mais encore à ce que l'ennemi qu'elle est appelée à combattre fait défaut, ou à peu près, au moment de la crise hémoglobinurique, ceux des parasites qui ont échappé à l'orage destructeur ne subsistant plus qu'en nombre restreint, du moins dans la circulation périphérique, à l'inverse de ce qui s'observe dans les formes nettes du paludisme, où les parasites pullulent dans le sang circulant. Du reste, à raison même de cette hécatombe parasitaire, la température, dans la bilieuse hémoglobinurique non compliquée, tombe d'ordinaire *spontanément* en quelques jours, comme l'ont constaté nombre d'observateurs, depuis Daullé, et spécialement les abstentionnistes de la quinine, en sorte que le facteur « fièvre », qui seul justifierait l'emploi de l'alcaloïde, est certainement ici relégué à un plan très secondaire.

Mais la quinine ne se borne pas à être un médicament infidèle dans le traitement de la fièvre bilieuse hémoglobinurique : son administration peut présenter de sérieux inconvénients, voire des dangers. Certains auteurs inclinent même à penser que ce qui a surtout fait le succès de la médication empirique, c'est-à-dire des tisanes soi-disant spécifiques qui ont surgi de tous les pays à hémoglobinurie, c'est l'abstention des sels quiniques que l'on observait concurremment à l'emploi de ces tisanes (de Chazal). On a été ainsi amené à reconnaître avec quelle facilité et quels avantages on pouvait s'affranchir du joug de la quinine.

Nous avons vu que, chez les sujets prédisposés, la quinine était susceptible de provoquer, presque à tout coup, l'hémoglobinurie, celle-ci pouvant se terminer par la mort. Aussi doit-on la proscrire formellement chez de tels malades, sans se laisser tenter par l'essai de doses minimes qui, tout en risquant d'amener quand même l'accident redouté, ne sauraient avoir aucun effet utile, en admettant que le paludisme fût en cause.

On s'est efforcé, par divers moyens, de prévenir l'action hémolytique de la quinine, soit en donnant concurremment au malade, mélangées à ses tisanes, de fortes doses (10 à 15 gr.) de bicarbonate de soude, à l'effet d'alcaliniser le sang (Carreau, Canolle, Cardamatis), soit en administrant le chlorure de calcium préventivement, 4-6 gr. par la bouche, 1-2 gr. en injections (Vincent) (1). Carreau dit n'avoir jamais observé d'hémoglobinurie en employant le bicarbonate de soude. Mais nous estimons qu'il y a plutôt inconvénient à user de ces palliatifs aux seules fins de rendre possible l'administration d'un médicament d'utilité fort contestable dans le cas actuel, et les propriétés antihémolysantes si manifestes du chlorure de calcium ne doivent, selon nous, être mises à profit qu'en dehors de la crise hémoglobinurique elle-même. Du reste, la minéralisation du plasma par le sérum artificiel paraît aboutir au même résultat, et dans les rares cas où nous avons administré la quinine, au début de notre pratique, avec le sérum comme base de traitement, nous n'avons jamais observé de rechute d'hémoglobinurie imputable à l'alcaloïde.

Quant à savoir dans quelle mesure la nature du sel prescrit ou son mode d'emploi peut influencer l'équilibre globulaire, on est

---

(1) VINCENT et DOPTER, Sur la résistance globulaire dans la fièvre bilieuse hémoglobinurique (*Comptes-rendus de la Société de Biologie*, 1906).

encore peu fixé à cet égard : cependant, le sulfate de quinine paraît moins bien toléré que le chlorhydrate et le bromhydrate, et la voie buccale ou rectale semble moins sûre que la voie souscutanée ou intramusculaire. Guillon, en Guinée, a pu pratiquer plus de 1.200 injections intramusculaires de chlorhydrate neutre de quinine, sans avoir un seul accident d'hémoglobinurie (1). Quand la quinine est absorbée par la voie gastrique ou rectale, elle doit traverser le foie dans sa totalité avant de se répandre dans l'économie. Dès lors, comme le fait remarquer Chevreau (2), ne faut-il pas voir, dans l'intolérance du médicament administré par l'une de ces dernières voies, une action spéciale sur la cellule hépatique ? Le fait, établi par Marchoux, et vérifié depuis par plusieurs auteurs, que la quinurie cesse tant que dure l'hémoglobinurie et reprend dès que les urines s'éclaircissent, peut donner quelque créance à cette hypothèse, en permettant de supposer que l'alcaloïde est retenu momentanément dans le foie, organe hématopoiétique, siège suspecté de la désagrégation globulaire. En tous cas, cette constatation démontre que le pissement noir n'est pas le fait de l'insuffisance du spécifique dans l'organisme, puisqu'au contraire il s'y accumule, et ce défaut même d'élimination plaiderait encore la contre-indication à l'administration de la quinine, tant que dure l'hémoglobinurie.

En dehors de son action sur le globule, la quinine est passible d'autres reproches : elle augmente les vomissements, irrite l'épithélium rénal, accroît la tension artérielle et, par là même, la congestion des reins, ce qui rend son emploi particulièrement périlleux en cas d'oligurie. En effet, si le rein vient à se boucher, la quinine, déjà retenue au sein des tissus durant la crise hémoglobinurique, trouvera plus tard un obstacle mécanique à son élimination ; son action toxique s'ajoutera à celle des matières excrémentitielles dont le sang regorge déjà. C'est dans ces conditions que peut survenir la paralysie cardiaque ; car il ne faut pas oublier que la quinine est surtout un *poison du cœur*, d'où le danger d'en faire usage s'il y a lieu de suspecter une dégénérescence des fibres cardiaques, ce qui est le cas habituel dans les accès hémoglobinuriques graves.

Enfin la quinine est contre-indiquée chez les hémoglobinuriques en état de grossesse. La fièvre bilieuse hémoglobinurique ayant, en effet, été signalée comme capable de favoriser l'*avortement*, comme on sait, d'autre part, que la quinine, sans action sur la matrice au repos, peut, en cas de contracture de l'organe,

---

(1) GUILLON, Etiologie et pathogénie de la fièvre bilieuse hémoglobinurique (*la Clinique*, 2 avril 1909).
(2) P. CHEVREAU, Des contre-indications de la quinine dans le traitement de la fièvre bilieuse hémogl. (*Bull. Soc. de méd. de l'Ile Maurice*, 1908).

manifester son pouvoir excito-moteur sur les fibres utérines, l'administration de l'alcaloïde ne ferait ici qu'accentuer la tendance morbide à l'expulsion du produit fœtal.

En résumé, nuisible chez les prédisposés et chez les malades dont le rein fonctionne mal ou dont le cœur est affaibli, d'action incertaine dans la forme continue de l'affection, la plus grave, nulle dans les infections fébriles secondaires, la quinine ne doit, selon nous, occuper qu'une place très restreinte dans la thérapeutique de l'accès bilieux hémoglobinurique, en admettant même,— ce qui est la règle au début du paroxysme,— que l'examen du sang y ait révélé la présence de l'hématozoaire.

De toute manière, avant de donner le médicament, on interrogera la susceptibilité du malade et ses antécédents, et jamais, même en cas d'hyperthermie, on n'administrera la quinine d'emblée.

Si, chez un sujet *non prédisposé*, urinant bien, la température se maintient *élevée*, malgré les bains tièdes et les lavements frais, la fièvre affectant le type nettement *intermittent*, on peut être autorisé à donner la quinine à dose modérée et seulement en injections intramusculaires de bichlorhydrate : 1 à 2 injections de o gr. 25 en 24 heures.

Aussitôt la crise hémoglobinurique passée et la convalescence établie, la quinine retrouvera toute sa valeur, à la fois comme *préventif* et comme *tonique*, en s'opposant au développement de nouvelles hémamibes et en stabilisant les hématies restantes.

On ne doit pas, en effet, perdre de vue que si la quinine n'est pas le médicament de la crise, elle est le seul agent thérapeutique efficace contre la maladie dont la crise hémoglobinurique n'est qu'un phénomène intercurrent.

On commencera par la dose journalière de 0,20-30 centigr., pour atteindre o,5o cgr. et redescendre ensuite au taux prophylactique normal de o gr. 25. Jamais, dans ces conditions, la quinine n'a fait réapparaître l'hémoglobinurie.

Indications du Traitement de la fièvre bilieuse hémoglobinurique. — Le traitement de la fièvre bilieuse hémoglobinurique doit répondre à divers objets :

1º Combattre l'hyperthermie;

2º Modérer l'étréhisme du système nerveux et calmer la douleur.

3º Rétablir le cours normal de la bile et assurer la liberté de l'intestin;

4º Combattre la tendance au collapsus et raffermir la résistance globulaire;

5° Entretenir la perméabilité rénale, prévenir ou combattre l'urémie ;

6° Lutter contre les autres complications.

I. ***Combattre l'hyperthermie.*** — Il est rare que la fièvre soit assez forte et assez persistante pour exiger une thérapeutique très active : en général, l'hyperthermie initiale est de courte durée et l'on aidera au mouvement de défervescence qui, d'ordinaire, se produit spontanément, par les quarts de *lavements frais* ou à peine attiédis, échelonnés toutes les 3 à 4 heures, et surtout par les *bains tièdes*, à 35° (1 ou 2 par jour), prolongés autant que le permet l'état du malade. Ces derniers constituent un puissant auxiliaire du traitement de la fièvre bilieuse hémoglobinurique, comme sédatifs et antithermiques. Employés avec méthode et complétés par l'enveloppement du malade tout mouillé dans les couvertures, pour hâter la réaction, ils entretiennent la moiteur de la peau et l'humidité de la langue, favorisent la diurèse et aident à l'élimination des toxines, en activant les fonctions rénale et cutanée. C'est le moyen le plus efficace pour prévenir ou amender les phénomènes de typhisme. On veillera seulement à imprimer au malade le moins de mouvements possible, et, s'il y a tendance à la syncope, on suspendra la balnéation pour la remplacer par les lotions tièdes.

Quant à l'hydrothérapie froide, elle doit être bannie sous toutes ses formes (bains, lotions, affusions, enveloppements humides), comme capable d'aggraver les lésions rénales et d'amener, du côté du cœur, des répercussions dangereuses.

Les médicaments antithermiques proprement dits semblent la plupart sans action, et plusieurs passent pour posséder des propriétés hémolysantes (1). L'*antipyrine* peut provoquer une défervescence passagère, avec transpiration plus ou moins abondante ; mais ces sueurs fatiguent plutôt le malade qu'elles ne le soulagent et la température monte presque immédiatement après : il y a sudation, sans sédation. On ne doit pas oublier, en outre, que l'antipyrine, par ses propriétés vaso-constrictives, exerce une action modératrice sur la sécrétion rénale. — Le *chlorhydrate de phénocolle*, que nous avons employé dans quelques circonstances, nous a paru exempt de ces inconvénients. Il semble en être de même de l'*aspirine*. — Quant au *bleu de méthylène*, que certains auteurs emploient comme succédané de la quinine, il paraît dénué d'efficacité et peut être nuisible en cas de néphrite ; il a, en outre, l'inconvénient de masquer la coloration de l'urine.

On a vainement essayé de provoquer la sudation par l'emploi

---

(1) Nous croyons, d'ailleurs, qu'on a mis quelque hâte, en ce qui concerne l'action hémolytique de certaines substances, à étendre, sans contrôle suffisant, à l'organisme humain le résultat d'expériences effectuées *in vitro*.

du jaborandi et de la *pilocarpine*. On sait en effet que, dans les
cas de haute gravité, ceux précisément auxquels ces tentatives
s'adressaient, la fonction des glandes sudoripares est difficilement
mise en jeu, comme celle des glandes salivaires ; dès lors, le
moindre inconvénient de la pilocarpine est d'affaiblir sans profit
le malade et d'augmenter les vomissements ; mais elle expose,
en outre, au collapsus cardiaque. C'est donc un médicament à
rejeter.

II. *Modérer l'éréthisme du système nerveux et calmer la
douleur*. — Contre l'énervement et l'insomnie si pénibles de la
phase aiguë, les *bains tièdes* seront encore d'un secours précieux.
On pourra aussi faire usage, surtout en cas de douleurs vives, de
faibles doses (o gr. oo5 à o gr. o1) de *morphine* en injections,
mais seulement tout à fait au début et à la condition que le rein
fonctionne bien, car l'opium ne devra être manié qu'avec une
extrême prudence, comme étant capable de diminuer la sécrétion
rénale. L'état de grossesse, avec menace d'avortement, pourrait
également autoriser l'emploi, avec surveillance, de petits lavements laudanisés.

A une période plus avancée de la maladie, la nervosité et l'agitation du patient qui, dans les premiers jours, étaient sous la dépendance de la fièvre et de l'ébranlement nerveux produit par l'hémolyse, reconnaîtront d'autres causes. Tantôt il s'agira d'un malade
profondément affaibli par les déperditions de toute sorte, et dont
l'équilibre nerveux sera rétabli par les injections de *caféine* (1)
et de *sérum* ; tantôt l'impatience du malade traduira un début
d'urémie, et, la situation s'aggravant, des phénomènes convulsifs pourront se manifester. On leur opposera les lavements avec :

<pre>
Chloral.....................   2 gr.
Jaune d'œuf................   n° 1
Eau ou lait................   25o gr.
</pre>

et, contre l'insomnie urémique, on aura recours soit au *sulfonal*
(o,5o à 1 gr.), soit au *véronal* (o,25-o,5o.)

Tout en modérant l'excitabilité du système nerveux central, on
agira contre les douleurs localisées qui, toutes, indiquent un état
d'hyperémie des organes correspondants.

Céphalalgie. — Compresses fraîches, vessie de glace. En cas
de persistance, et si la fièvre bilieuse hémoglobinurique a été
occasionnée par une insolation, une sangsue derrière chaque mas-
toïde.

Hépatalgie et Splénalgie. — Ventouses sèches, badigeonnages
iodés, cataplasmes très chauds laudanisés.

(1) Nous avons pu, dans un cas observé au Dahomey, calmer presque instantanément
par la caféine un état d'énervement qui se reproduisait chaque jour à heure fixe.

Lumbalgie. — Ventouses sèches répétées sur les reins, spécialement au niveau du triangle de J.-L. Petit ; sachets plats contenant du sable chaud, ou sac en caoutchouc rempli d'eau chaude; bains tièdes ; frictions et massage avec le baume de Fioraventi qui, selon Bonnafin, procurent un grand soulagement, ou avec l'alcool additionné de jus de citron. On peut, d'ailleurs, généraliser ces frictions, en vue de réveiller la fonction cutanée.

Vomissements. Epigastralgie. Hoquet. — Ces trois symptômes, si étroitement liés au point de vue pathogénique, doivent être rapprochés dans l'ordre thérapeutique.

Si nous proscrivons complètement l'ipéca, qui peut contribuer à augmenter la prostration du malade, et, en accentuant le spasme stomacal, à rendre les vomissements incoercibles, nous estimons par contre que le rejet partiel et spontané des premières tisanes est plutôt salutaire : ainsi l'estomac s'exonère des matières excrémentitielles (urée) épanchées à sa surface, et cette voie de décharge reste aussi momentanément ouverte aux produits biliaires. On se contentera donc, au début, de modérer les efforts de vomissements et surtout de combattre les douleurs qu'ils provoquent.

Les tisanes, tièdes ou à la température ambiante, selon le goût du malade, seront administrées copieusement : régurgitées en partie, elles auront du moins contribué au lavage de l'estomac; partiellement absorbées, elles concourront au lessivage du sang, par dilution et entraînement des toxines, en même temps qu'elles restitueront à l'organisme une partie de l'eau dont les vomissements l'ont spolié.

Les *purgatifs répétés*, en rétablissant le flux normal de la bile, aideront plus puissamment encore à apaiser l'éréthisme gastrique.

La *teinture d'iode* (quelques gouttes dans un demi-verre d'eau) et surtout la *Potion de Rivière* ont été utilisées avec un réel avantage, mais elles sont peu efficaces contre les vomissements impétueux du début.

De même *l'eau chloroformée* n'est vraiment active qu'au bout de 36 à 48 heures après l'éclosion de la maladie, et c'est probablement ce qui explique la divergence d'opinion des auteurs relativement à l'utilité de son emploi. La plupart, d'ailleurs, s'accordent à reconnaître sa valeur anti-émétique. Le chloroforme paraît mieux agir en *émulsion* qu'en solution aqueuse simple. Voici la formule de Quennec, le promoteur de cette médication :

Potion	Chloroforme.............................	4 gr.
	Gomme arabique pulv..............	8 —
	Eau sucrée..............................	250 —

Le chloroforme agit par ses propriétés analgésiques, bactéricides et légèrement diurétiques. En outre, comme excitant diffusible, il exerce une action sédative sur le système nerveux, provoque un bien-être rapide et parfois le sommeil. Il calme le hoquet, quand celui-ci n'est pas trop violent, et peut même prévenir cet accident, par arrêt des vomissements.

Chez les alcooliques et les rares sujets qui ne peuvent supporter le goût du chloroforme, Quennec conseille d'administrer ce dernier par la voie rectale : quatre quarts de lavement en 24 heures. On peut employer la formule suivante :

Lavement
{
Chloroforme...................... 1-2 gr.
Gomme arabique pulv............. 8 gr.
Jaune d'œuf........ .... n° 1
Eau.............................. 125 gr.
}

La médication chloroformée est contre-indiquée chez les brightiques et les cardiaques, d'autant que le myocarde peut avoir subi, du fait de son imprégnation par les pigments biliaires, des altérations de nature à paralyser son action.

On peut encore, contre les vomissements, administrer au malade, par petites gorgées, des sorbets à peine aromatisés au cognac ou au rhum ; ou bien lui faire sucer de temps à autre des fragments de glace ; ou encore, ayant mis dans un verre un bloc de glace, en faire aspirer l'eau de fusion, de quart d'heure en quart d'heure, à l'aide d'un chalumeau.

Localement, on fera sur l'épigastre des *pulvérisations d'éther* (appareil de Richardson) ou de *chlorure d'éthyle* : elles amènent un soulagement réel, mais peu durable, et doivent être fréquemment renouvelées. On pourra aussi faire alterner sinapismes et cataplasmes laudanisés, ou encore appliquer des compresses chloroformées, un sac d'eau chaude, une vessie de glace... Aucun moyen n'est à dédaigner en face d'une épigastralgie parfois fort angoissante, et qui, par son acuité, peut nécessiter l'injection de *morphine*.

Si le *hoquet* n'a pu être évité par une médication évacuante et sédative, instituée dès le début, on pourra essayer l'application de sinapismes entre les épaules, les perles d'éther. Mais le traitement de ce symptôme est surtout causal, et s'il survient comme complication de l'urémie, ce qui est le cas ordinaire, c'est en combattant cette dernière qu'on pourra espérer enrayer les effets de la toxémie sur le centre du phrénique.

III. *Rétablir le cours de la bile et assurer la liberté de l'intestin.* — Une des indications les plus pressantes est de débloquer le foie, gêné dans son fonctionnement par la surproduction de bile, et de faciliter l'écoulement de cette dernière, qui stagne, épaisse, poisseuse, dans toute la canalisation hépatique.

Par là, on luttera aussi préventivement contre l'auto-intoxication d'origine intestinale. En outre, cette dérivation, en ramenant le cours normal des matières, aura une répercussion très favorable sur les vomissements ; enfin le foie, allégé, redeviendra apte à transformer de nouvelles quantités d'hémoglobine.

Pour obtenir une chasse vigoureuse vers l'intestin, on emploiera, selon les cas, la voie stomacale ou la voie rectale.

Le purgatif le plus en honneur chez les Anglais, et auquel certains médecins français donnent également la préférence, c'est le *calomel*. Certes, ce médicament présente de grands avantages : s'administrant sous un faible volume, facilement toléré par l'estomac, il provoque, sans irriter les voies digestives, des garde-robes abondantes et n'augmente pas ultérieurement la tendance à la constipation ; il est, en outre, diurétique et paraît agir comme tel en modifiant les phénomènes de dialyse (Lemoine, de Lille). Par contre, le calomel présente des inconvénients assez graves, à raison des accidents auxquels il peut donner lieu, surtout si le rein fonctionne mal. Il y a même danger à l'administrer aux sujets en état de dénutrition avancée ou dont la denture est mauvaise. Barthélémy-Benoit, partisan d'ailleurs de la quinine à haute dose et des vésicatoires, donnait le calomel jusqu'à salivation et le considérait comme la base essentielle du traitement. Pour notre part, nous estimons, avec Corre et Bérenger-Féraud, qu'il vaut mieux s'abstenir d'un médicament d'un maniement si délicat, alors que nous disposons d'autres moyens à la fois efficaces et inoffensifs. Si, néanmoins, l'on juge pouvoir passer outre à ces inconvénients, on n'emploiera le calomel que chez les sujets passablement robustes, pourvus d'un système dentaire en bon état et urinant bien, en évitant les doses fractionnées et associant toujours le sel mercuriel à une autre substance, dans une des formules suivantes :

$$\left.\begin{array}{l}\text{Calomel.}\dots\dots\dots\\ \text{Jalap}\dots\dots\dots\dots\end{array}\right\}\ \text{àà o,60,}$$

en 2 cachets, pris coup sur coup.

ou :

$$\begin{array}{ll}\text{Calomel.}\dots\dots\dots & \text{o,75}\\ \text{Rhubarbe}\dots\dots\dots & \text{1 gr.}\end{array}$$

en 2 cachets, pris coup sur coup,

Le purgatif auquel nous avons habituellement recours, quand les vomissements ne se sont pas encore manifestés, ou après qu'ils ont cessé, est l'*huile de ricin* en émulsion (jaune d'œuf et lait) : elle a l'avantage de ne point produire de coliques et de ne pas constiper après coup ; en outre, elle est éliminée en totalité par l'intestin, sans passer par les reins. On peut activer ses effets par l'administration, 3 à 4 heures après, d'un lavement glycériné froid, à 50 gr.

Les *purgatifs salins* (sulfate de. soude, sulfate et citrate de magnésie) pourront aussi être prescrits, mais à condition de surveiller leur action sur les reins et les effets astringents que cause parfois leur administration. Les Anglais donnent volontiers le *fruit salt* (1 ou 2 cuillerées à soupe tous les jours) pour entretenir la régularité des selles.

Le *podophyllin*, à la dose de 0 gr. 02, sera utile en cas de constipation modérée.

Le plus souvent, pendant la période aiguë, on ne pourra agir que par la voie rectale. On donnera des lavements, soit à l'huile de ricin, soit au séné et au sulfate de soude (ââ 15 gr.) en recommandant au malade de boire abondamment pour permettre aux tissus de récupérer une partie de l'eau transsudée à travers l'intestin. Les injections et les lavements de sérum concourront, d'ailleurs, au même but.

Quant aux *grands lavements frais*, ils jouissent, comme on le sait, de propriétés cholagogues et mettent en jeu le péristaltisme intestinal. Leur emploi pourra donc être avantageux, mais seulement à la période congestive du début, car chez un malade déprimé, en hypothermie, ils peuvent provoquer la syncope.

IV. *Combattre la tendance au collapsus et raffermir la résistance globulaire.* — *La sérothérapie artificielle* trouve ici une application des plus précieuses et constitue, selon nous, le fond même du traitement de l'accès bilieux hémoglobinurique. Depuis douze ans, nous l'avons employée, avec un succès constant, tant au Dahomey qu'au Sénégal et au Soudan. Cette méthode thérapeutique, très efficace pour prévenir, parfois même, auxiliairement, pour combattre l'anurie, est véritablement héroïque dans les cas d'hypoglobulie prononcée, avec tendance au collapsus : dans certaines circonstances même, le retour à la vie, sous l'ondée saline, est si net et si prompt qu'il rappelle les effets si impressionnants de l'injection intraveineuse de sérum dans les cas de choléra (V. page 40). Plusieurs de nos confrères, frappés comme nous de l'instantanéité du résultat, ont consigné leurs impressions avec détail, comme on le lira dans l'observation ci-après. Ajoutons que les faits de ce genre ne doivent constituer à l'avenir qu'une exception, si l'on prend pour règle d'injecter le sérum *d'emblée* dans les cas graves, sans attendre, pour agir, l'apparition des phénomènes de collapsus, qu'on eût pu éviter par une intervention hâtive.

Le fait suivant, caractérisé par des phénomènes de collapsus et de coma urémique, a été observé par Brochard à Bao-Lac (Tonkin).

Il s'agit d'un sergent profondément anémié et fébricitant depuis plusieurs jours. Il entre à l'ambulance avec une température de 39°,4, et en *anurie* complète (cathétérisme négatif).

Le lendemain, la fièvre persiste, accompagnée de vomissements bilieux ; vers le soir, le malade émet quelques centimètres cubes à peine d'urine couleur bitter.

Le 3ᵉ jour, la température matinale est de 37°,9. Le malade, d'une pâleur livide, est sans mouvement et paraît insensible à toute manifestation de la vie extérieure ; sa faiblesse est extrême. Bientôt, il tombe dans le coma, et le hoquet apparaît. Les officiers du poste et les amis du patient, mandés à son chevet, lui font leurs adieux. L'adjudant de place, penché sur l'oreiller, essaie en vain, en interpellant son camarade de diverses manières, d'en obtenir une réponse : le moribond n'ébauche aucun geste. Les visiteurs se retirent, persuadés que c'est la fin, et l'adjudant prend même ses dispositions en vue d'une inhumation prochaine.

Cependant le cœur continuait à battre régulièrement, quoique faiblement : on fit frictionner le malade par quatre hommes, aux membres et au scrotum, et l'on pratiqua deux injections d'éther et une de caféine, qui n'amenèrent aucun résultat appréciable. Depuis trois heures, la perte de connaissance était complète et le hoquet persistait ; c'est alors qu'on fit une injection de 350 cent. cubes de *sérum artificiel* : elle n'était pas terminée que, portant soudain la main à ses bourses et entr'ouvrant les yeux, le malade s'écriait : « Oh ! vous me faites mal ! » On continua encore à frictionner les membres : une demi-heure plus tard, le sergent sortait complètement de sa torpeur et, peu après, il émettait une assez copieuse quantité d'urine, ayant l'aspect d'eau vineuse...

« Quinze jours plus tard, le malade était convalescent. »

Action physiologique du sérum. — Les injections de sérum remplissent toute une série d'indications dans le traitement de la fièvre bilieuse hémoglobinurique. Elles ont pour premier effet de compenser les pertes aqueuses subies par l'organisme (vomissements abondants, transsudations séreuses produites par les purgatifs, parfois sueurs profuses) et de relever la tension sanguine : sous leur influence, l'hématose se fait mieux, le pouls se ralentit et se raffermit, la respiration se régularise et passe du type suspirieux, haletant, au rythme normal, en même temps que la température s'élève de quelques dixièmes de degré, marquant ainsi le mouvement réactionnel de l'économie.

Cette réplétion du système vasculaire agit, en outre, mécaniquement sur le rein, en provoquant — sorte de *vis a tergo*, — une chasse à travers les canalicules de cet organe : ainsi sont entraînées au-dehors, après lessivage du sang, les toxines parasitaires ou autres qui, en cet état de dilution, deviennent moins irritantes pour le rein. L'hémoglobine, encore présente dans les vaisseaux ou retenue au passage par les épithéliums glandulaires, suit le même courant, et l'élimination précoce de cette substance est d'autant plus désirable qu'elle agit, non seulement comme corps étranger irritant les tissus qu'elle imprégne, mais peut-être aussi comme agent pyrétogène, suivant l'opinion de de Chazal, citée plus haut. Du fait de ce balayage continu des matériaux de désagrégation globulaire, de désassimilation organique et d'exfoliation épithéliale, l'hypodermoclyse aide à l'entretien ou au rétablissement de la perméabilité rénale.

L'injection salée est, d'autre part, le meilleur agent de consolidation des globules, d'abord en ce qu'elle seconde l'élimination des toxines hémolysantes, mais aussi et surtout parce qu'elle relève la tension osmotique du plasma, en ramenant l'isotonisme de l'humeur sanguine par sa reminéralisation. Ainsi le globule se trouve garanti à la fois contre l'action destructive directe des toxines, indirecte d'un plasma hypotonique favorisant la dialyse du pigment sanguin. Mais le sérum aide, en plus, à la réfection de l'hématie elle-même, en stimulant l'activité des centres hématopoiétiques, débordés par le surcroît de travail qui leur est imposé. Comme à la suite des hémorragies, le sang, après la crise hémoglobinurique, se reforme dans un délai relativement court, grâce à une poussée hématoblastique des plus intenses ; mais on peut encore abréger ce délai en secondant, par l'emploi du sérum, le travail spontané de la nature.

Enfin l'introduction d'eau salée dans les tissus exerce une influence régulatrice très nette sur les centres nerveux, dont elle augmente le pouvoir dynamogénique : à l'énervement si pénible de la période d'hypoglobulie succède, après restauration de l'équilibre vasculaire, un sentiment de détente et de bien-être des plus marqués : la langue s'humecte, la soif s'apaise, ainsi que les vomissements et, après une sudation plus ou moins abondante, le malade s'assoupit.

Le sérum joue donc ici un rôle fort complexe, étant à la fois osmo-régulateur, dépurateur, diurétique, diaphorétique, antihémolytique, hémogénique et sédatif.

Doses et mode d'emploi. — Le sérum s'emploie dans la fièvre bilieuse hémoglobinurique en lavements ou en injections hypodermiques : l'injection intraveineuse ne nous a jamais paru indiquée.

Nous ne croyons pas qu'il y ait avantage à recourir aux solutions hypertoniques de 20-30 gr. pour 1.000, malgré les heureux résultats qu'elles ont donnés entre les mains de quelques médecins (1). Elles ont l'inconvénient d'être fort douloureuses, de

---

(1) Paucot, *loco cit.* — Boyé, la Minéralisation du plasma sanguin dans le traitement de la fièvre bilieuse hémoglobinurique (*Annales d'hyg. et de méd. coloniales*, 1905).

laisser après elles une induration parfois très persistante, mais surtout d'augmenter l'irritation de l'épithélium tubulaire et, en cas d'anurie, de favoriser l'apparition des œdèmes, par surchloruration des tissus. Or, il s'agit simplement ici, au seul point de vue de l'indication saline, de rétablir l'équilibre du chimisme humoral dont la destruction est la cause supposée de l'hémolyse, et, pour remplir ce but, de hautes doses de sel ne nous paraissent point nécessaires. Elles le sont encore moins pour obtenir du sérum des effets diurétiques. Au début de nos expériences, nous nous contentions de la solution dite physiologique, à 7 p. 1.000. Aujourd'hui, conservant ce même titre pour les lavements salés, nous l'avons porté à 10 gr. de NaCl pur p. 1.000 (solution isotonique de Malassez) pour les injections hypodermiques, sans jamais dépasser ce chiffre.

Quant au volume de la solution à employer, il est variable selon les circonstances ; mais là encore il faut savoir qu'une surhydratation du milieu sanguin n'est guère utile, comme dans le choléra, pour obtenir l'effet recherché. Même en cas de collapsus, une dose de 2 à 300 gr. peut suffire pour réveiller l'énergie vitale, quitte à la renouveler autant de fois qu'il sera nécessaire, pour maintenir et renforcer le résultat acquis. Par contre, l'introduction, dans le tissu cellulaire, d'un excès de liquide peut avoir pour effet, en exagérant la tension sanguine, d'augmenter outre mesure la pression intrarénale.

Une dose de 2 à 400 gr. par séance est suffisante : une ou deux injections seront pratiquées dans les 24 heures, en variant la place et n'injectant pas plus de 300 gr. au même point. Si l'on emploie concurremment les lavements d'eau salée, on peut diminuer le nombre des injections.

Les lavements de sérum à 7 p. 1000 rendent d'excellents services et peuvent suffire dans les cas légers. On les administre à peine attiédis à l'aide d'une assez longue canule, et l'on recommande au malade de les garder le plus longtemps possible, au moins une vingtaine de minutes. Trois ou quatre lavements de 250 à 300 gr. seront donnés dans les 24 heures, le premier précédé d'un grand lavement d'eau boriquée, ou simplement bouillie.

Technique de l'injection. — L'appareil que nous employons est le récipient en verre de Faucher, pour lavage de l'estomac, auquel nous adaptons un tube en caoutchouc de 1 m. 50, lequel est relié, par le tube intermédiaire de la seringue de Roux, à une aiguille en platine iridié n° 2. Pour la stérilisation, l'ensemble de l'appareil, enveloppé d'une compresse, est placé dans un chauffoir en forme de poissonnière, que l'on emplit d'eau ; on laisse bouillir 20 minutes, non seulement avant, mais aussi après l'opération, et, dans ce dernier cas, une fois la stérilisation terminée, on maintient fermé le couvercle du chauffoir à l'aide d'une bande cachetée à la cire. D'autre part, nous tenons constamment en réserve des ballons (1) de 5oo gr. de sérum, stérilisés à l'autoclave et fermés à l'aide d'un tampon d'ouate recouvert d'un capuchon en caoutchouc. Ainsi appareil et sérum sont, à tout moment, prêts pour l'usage.

A défaut d'outillage spécial, on se servira du bock à injection ou de la bouteille à 2 tubulures, formant siphon : l'essentiel est de soumettre toujours la solution saline à une ébullition prolongée.

Avant l'injection, toutes les précautions aseptiques ayant été prises, on s'assurera que l'aiguille donne issue à un jet liquide bien calibré. Le récipient est recouvert d'une compresse en gaze stérilisée et le sérum, chauffé à 38° (il perd environ 1° en traversant l'appareil), est injecté lentement, à raison de 10-15 gr. en moyenne par minute : on ne massera la région ni pendant, ni après l'opération.

Il importe de fixer à l'avance le *lieu de ponction* de la peau, afin d'éviter des tâtonnements ou des reprises qui ne sont pas sans inconvénient en l'état d'énervement du malade. A cet effet, nous avons adopté (2) quatre points faciles à repérer, situés sur les verticales passant par les deux épines iliaques antéro-supérieures. Sur le trajet de ces lignes, l'injection est faite soit au flanc, soit à la cuisse. Au flanc, et pour les deux côtés, l'opérateur placé à *gauche* du malade pose le médius et le pouce gauches l'un sur l'épine iliaque, l'autre sur l'arcade costale : l'index, placé à égale distance de ces deux doigts, marque le point de ponction, et l'aiguille est poussée parallèlement au pli de l'aine. A la cuisse pour les deux côtés également, l'opérateur, étant à la *droite* du malade, ponctionne la peau sur le trajet de la même verticale, vers le milieu du segment de membre, et l'injection est dirigée de bas en haut.

Accidents et contre-indications. —Les injections de sérum ne doivent déterminer localement aucun accident sérieux : à peine observe-t-on parfois un peu de rougeur douloureuse de la région, que des compresses ou des ouataplasmes bichlorurés chauds font rapidement disparaître, ou bien un léger emphysème sous-cutané, qui s'efface spontanément. Cependant quelques abcès ont été observés, et nous avons même relevé, dans les statistiques du Soudan, un cas de tétanos survenu, plusieurs jours après l'injection, chez un hémoglobinurique en pleine convalescence. On ne saurait donc apporter trop de soin à la stérilisation des instruments et de la solution salée, ainsi qu'à l'asepsie de la peau, surtout dans les contrées à endémicité tétanique, comme la Côte occidendentale d'Afrique.

Les injections hypertoniques étant très douloureuses, Boyé conseille d'employer le chlorure de sodium parfaitement pur et de faire bouillir la solution pendant trois quarts d'heure, en la

(1) Nous avons également eu recours aux ampoules-siphons, qui ont l'avantage d'éviter le transvasement du sérum du ballon dans le bock à injection.

(2) P. GOUZIEN, Instructions sur le traitement de la fièvre bilieuse hémoglobinurique à l'usage des postes dépourvus de médecin (Paris, 1906).

ramenant ensuite à son taux initial par l'addition d'eau bouillie :
la douleur serait ainsi notablement atténuée, surtout si l'on maintient sur la région une compresse d'eau chaude pendant toute l'opération.

Le principal reproche que l'on puisse faire aux injections de sérum, surtout si la solution employée est hypertonique, c'est d'exagérer parfois la tension intravasculaire du rein ; aussi ne devra-t-on en user qu'avec prudence chez les sujets atteints d'affections génito-urinaires, et s'en s'abstenir complètement en cas de lésions cardio-rénales graves : les altérations avancées du myocarde et la sclérose du rein seront, d'ailleurs, des contre-indications formelles à l'emploi du sérum, à quelque titre que ce soit.

Mais chez un malade exempt de pareilles tares, il n'y a pas toujours lieu de suspendre le sérothérapie dès les premiers signes d'insuffisance rénale (oligurie, œdème de la face...), alors même que se manifestent certains troubles urémiques, tels que rétrécissement pupillaire, hoquet..., puisqu'il est arrivé que, même dans ces circonstances, le courant urinaire a pu retrouver graduellement sa voie sous la poussée liquide (Paucot, obs. 1 et 4). Néanmoins, il convient d'être très réservé en pareil cas.

Bien que la précocité d'intervention soit une des conditions de succès des injections salines, nous différons de 12-15 heures leur administration, si l'hyperthermie initiale est très marquée, nous bornant à l'emploi des lavements de sérum, des lavements frais et des bains tièdes, jusqu'à ce que la température soit tombée au-dessous de 39°. L'injection est alors mieux supportée et l'élévation thermique légère qui la suit offre moins d'inconvénients.

Résultats. — Les avantages du sérum artificiel dans le traitement de la fièvre bilieuse hémoglobinurique ne sont plus à démontrer. Nombre de nos collègues ont obtenu, comme nous, les meilleurs effets de cette médication, et plusieurs d'entre nous l'ont vue réussir dans des cas considérés naguère comme désespérés ; Navarre, sur 80 cas environ (55 Européens et 25 indigènes) traités à Madagascar, uniquement par les injections hâtives de sérum à 7 p. 1.000, additionné de caféine, et par l'eau chloroformée, sans aucune dose de quinine, n'a eu que 2 décès, l'un par urémie, l'autre par affaiblissement du myocarde chez un très vieux colon cachectique, qui en était à son troisième accès. Boyé, en Guinée, a obtenu 5 guérisons sur 5 cas ; Paucot, au Tonkin, 6 guérisons sur 7, l'unique décès se rapportant à un sujet athéromateux, miné par l'alcool et le paludisme. Gaide écrit en 1905, dans un rapport médical sur le Tonkin : « Les injections de sérum ont été très largement employées dans la plupart des formations sanitaires et ont toujours donné des résultats très satisfaisants. »

C'est, en somme, la médication basale dans le traitement de l'accès bilieux hémoglobinurique.

Avant de quitter ce paragraphe, nous devons mentionner les moyens adjuvants auxquels on peut avoir recours pour appuyer l'action du sérum, dans sa lutte contre le collapsus cardiaque, conséquence de la déglobulisation rapide, ou pour combattre les complications myocardiques secondaires.

Les *injections d'éther* seront répétées autant de fois qu'il sera nécessaire, en cas de lipothymie ou de syncope. Elles seront renforcées au besoin par les *injections de caféine* (1), dont l'action se prolonge davantage. Nous avons coutume, chez les sujets très affaiblis, de préluder à l'injection de sérum par une piqûre de caféine. On pourra également employer l'*injection d'huile camphrée*, ou celle de *spartéine*, si le myocarde fléchit (infections secondaires), et, s'il y a tendance au refroidissement, on pratiquera l'*enveloppement ouaté* des membres.

Dans les cas d'asthénie et d'arythmie cardiaques, accompagnant les manifestations typhoïdes, nous avons administré avec avantage la teinture de *digitale*. A condition que le filtre rénal fonctionne convenablement, et pourvu qu'on s'en tienne aux doses modérées, ce médicament peut rendre de bons services comme régulateur et tonique cardiaque. Quant à ses propriétés légèrement hémolysantes, nous ne pensons pas qu'elles soient de nature à faire rejeter son emploi.

L'action vaso-constrictive de l'*ergotine* peut aussi être utilisée pour relever la tension artérielle (de Chazal), mais non point à titre hémostatique.

Enfin on a parfois eu recours, en cas de syncope grave, à la *respiration artificielle* et au *marteau de Mayor*.

V. *Entretenir la perméabilité rénale. Prévenir ou combattre l'urémie.* — On administrera les boissons en abondance chaudes ou froides, peu ou pas sucrées, au gré du malade. On donnera la préférence aux tisanes diurétiques non irritantes, telles que l'ahouandémé (Cassia Occidentalis), le kinkélibah (Combretum Raimbaultii), le voa-fotsy (Aphloia thæeformis ou Madagascariensis), les stigmates de maïs, le thé très léger...

Nous avons eu l'occasion de signaler les heureux effets de l'infusion de feuilles d'*ahouandémé*, que nous avons expérimentée pour la première fois au Dahomey en 1899, et dont plusieurs de nos camarades, tant à Madagascar qu'à la Côte occidentale d'Afrique, ont reconnu depuis l'action remarquable sur la sécrétion rénale. La tisane d'ahouandémé se formule comme suit :

---

(1) La caféine sera associée au benzoate et non au salicylate de soude, à cause de l'action de ce dernier sur le rein.

Feuilles d'ahouandémé récemment desséchées.   15 gr.
Jus d'un petit citron indigène..............   n° 1
Eau..................................   1 litre

Le *kinkélibah* paraît jouir de propriétés, analogues et s'emploie aussi en infusion à 10 p. 1000. Il en est de même des *stigmates de maïs* (20 p. 1000).

Quant au *voa-fotsy*, il vient à peine d'entrer dans la thérapeutique de l'accès bilieux hémoglobinurique. C'est un arbuste très commun à Madagascar, et dont les feuilles, demi-desséchées, servent à préparer une décoction à 25-30 p. 1000, dont les effets diurétiques sont très appréciables [Fontoynont (1), Rigaud (2).]

Mais il convient de n'attribuer à ces diverses tisanes que la part qui leur est due et, tout en reconnaissant leurs précieuses qualités diurétiques, de ne point se hâter d'y découvrir la marque d'une spécificité réelle. Aussi, au cas où ces tisanes sont mal supportées, ne faut-il pas hésiter à en administrer d'autres, d'un goût plus agréable, telles que la citronnelle, fort répandue à la Côte d'Afrique.

Les *eaux minérales alcalines* (Saint-Galmier, Vichy, Vals, Le Boulou) sont aussi d'un emploi utile. On sait, d'ailleurs, qu'elles conviennent à la congestion rénale et aux formes aiguës des néphrites, à la condition qu'il n'y ait pas d'œdèmes. Pour augmenter encore leur pouvoir diurétique, on peut les additionner de *lactose* (50 gr. par bouteille). Légèrement champanisées, elles aideront à stimuler le système nerveux, en cas d'adynamie.

Toutes les boissons seront administrées, le malade étant couché, à l'aide d'une tasse à bec ou d'un tube en caoutchouc, jamais au verre chez les sujets gravement atteints, de crainte de vomissement ou de syncope.

On évitera les diurétiques irritants (scille, térébenthine, digitale — sauf, pour cette dernière, l'exception prévue plus haut), qui ne feraient qu'accroître l'état congestif des reins, et l'on s'abstiendra surtout des sels de potasse, dont on connaît le rôle toxique dans l'urémie.

Bonnafin dit avoir obtenu de bons effets du *carbonate de lithine* (0,50-1 gr.), que G. Lemoine prescrit dans le mal de Bright, associé ou non au bicarbonate de soude (ââ 2 gr., en 4 paquets, 1 toutes les 6 heures), van Campenhout et Dryepondt de l'*urotropine* (1 gr., en solution dans l'eau). Enfin la *théobromine* (0,50-2 gr.) peut rendre de très grands services quand la sécrétion urinaire tend à diminuer et surtout quand, ayant cessé, elle tend à reparaître.

(1) Fontoynont, *loc. cit.*
(2) Rigaud, Traitement de la fièvre bilieuse hémoglobinurique par la décoction de voa-fotsy (*Ann. d'Hyg. et d° Méd. colon.*, 1909).

Mais le meilleur moyen de *prévenir* l'obstruction rénale sera de recourir le plus tôt possible à l'emploi du sérum. En même temps on agira localement, en appliquant à plusieurs reprises sur la région lombaire, spécialement au niveau du triangle de J.-L. Petit, des *ventouses sèches*, pour décongestionner le rein et favoriser la diurèse.

Cependant, en dépit de ces efforts, les mictions peuvent devenir plus rares, moins abondantes, nulles même, et l'urémie apparaître.

Pendant longtemps on jugeait à ce moment la partie perdue, ou tout au moins au-dessus des ressources de la thérapeutique. Pourtant, même dans ces conjonctures redoutables, le praticien n'est point désarmé. L'essentiel est de gagner du temps et de parer au danger le plus pressant, l'intoxication urémique, tout en s'efforçant de hâter, par des moyens appropriés, le rétablissement de la fonction rénale.

La première indication qui vienne à la pensée est, comme dans l'urémie des néphrites ordinaires, de pratiquer une *saignée* pour débarrasser le sang circulant et, par le courant osmotique qu'elle provoque, les tissus eux-mêmes d'*une partie* de leurs produits toxiques.Il s'agit seulement, en effet, de soustraire au sang l'*excès* de ces substances nocives capable d'occasionner la mort : or, en retirant 32 gr. de sang, on enlèverait, selon Bouchard, 0,50 cgr. de matières extractives, soit la 16e partie de ce que l'urine doit emporter. Les anciens auteurs avaient déjà songé à ce moyen, mais pour le bannir, aussi bien la saignée générale que la saignée locale, lombaire. Le malade étant déjà doublement anémié par le paludisme et par l'hémoglobinurie, il eût semblé coupable de l'affaiblir encore davantage par une nouvelle spoliation sanguine. Et, pour l'époque, l'abstention était légitime.

Aujourd'hui que nous possédons dans le sérum artificiel un moyen capable de balancer, dans une certaine mesure, la perte sanguine provoquée par la saignée, ces craintes seraient moins justifiées. Par une note manuscrite, notre collègue, le Dr Logerais, nous a récemment fait connaître l'excellent résultat que lui a donné, à Kayes, l'emploi de cette méthode combinée. Déjà, en 1897, à Kayes également, Bouffard et Dor avaient obtenu, par le même moyen, deux guérisons, dont l'une chez un malade qui urinait à peine depuis quelques jours et dont l'état était considéré comme désespéré : une saignée de 400 gr., faite le matin et suivie immédiatement d'une injection de 500 gr. de sérum, répétée le soir, sauva le malade.

Voici, résumée, l'observation de Logerais.

Le malade, sujet à la fièvre, ne prend qu'irrégulièrement la quinine. Le *26 mars*, se sentant fatigué dans la journée, il en

absorbe 0,50 centigr. : le soir même il urine noir et entre à l'hôpital dans un état d'affaissement notable. La température est de
39° ; le malade a des vomissements bilieux ; le foie est légèrement
douloureux à la pression.

On prescrit : eau chloroformée, ventouses sèches aux lombes… ;
pas de quinine.

Les urines de la nuit présentent les caractères suivants :

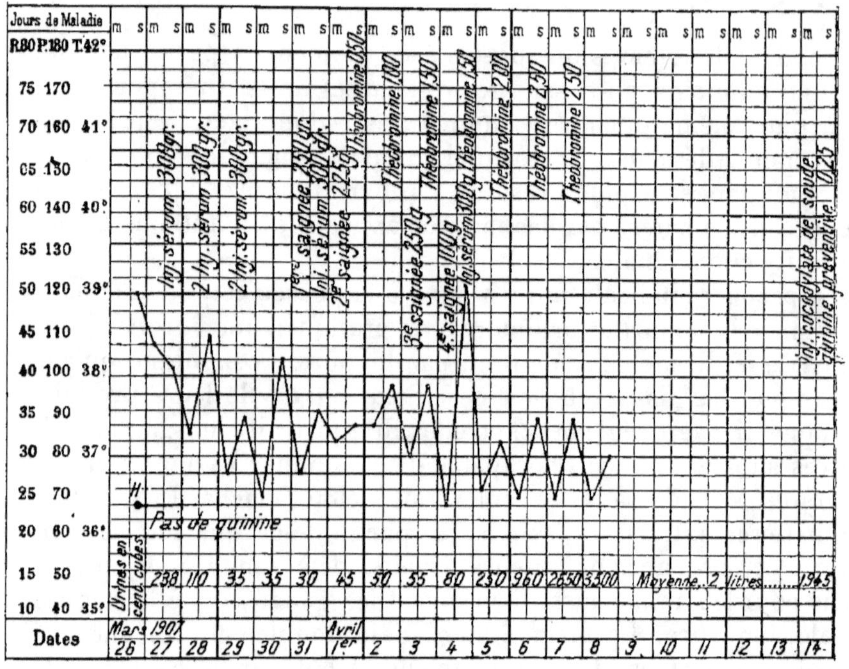

Fig. 7. — Fièvre bilieuse hémoglobinurique grave, d'origine quinique. Anurie presque
totale et urémie. Traitement par les injections de sérum et les saignées répétées ;
guérison. (Docteur Logerais). — H… durée de l'hémoglobinurie.

poids 238 gr. ; couleur bitter ; urée 13 gr. 20 par litre ; pas de
sucre ; réaction de Gmelin négative ; albumine en quantité considérable ; raies de l'hémoglobine ; dépôt : hématies décolorées,
déformées ; quelques cellules épithéliales.

Le *27 mars* apparaît un *ictère très prononcé* ; les vomissements continuent, accompagnés de rachialgie. La prostration est
assez profonde, le pouls petit. Ce dernier se relève à la suite
d'une injection de 300 gr. de *sérum artificiel*, à 12 p. 1000. On
administre également 2 lavements de sérum de 500 gr.

Le *28*, les urines des 24 heures tombent à 110 cent. cubes ;
elles conservent la teinte bitter, mais déposent moins. — On pratique 2 injections de 300 gr. de sérum.

Le *29*, le taux de l'urine est de 35 cent. cubes, avec 6 gr. 75

d'urée par litre. Le malade est très faible et vomit abondamment.
— On administre la potion de Rivière et l'on fait 2 injections
de 3oo gr. de sérum, à 20 p. 1.000.

Le *3o* : urines 35 cent. cubes, couleur vermouth ; urée 6 gr. ;
albumine abondante ; dépôt : cellules épithéliales et cylindres
granuleux jaunes. — On donne o gr. 4o de calomel.

Le *31* : urines 3o cent. cubes ; urée 4 gr. 9 par litre. Les
vomissements, qui avaient cessé dans la soirée du 29, reparaissent. Le malade est très abattu. Un souffle cardiaque se perçoit à
la pointe et au premier temps. — On pratique une *première
saignée* de 25o gr., suivie immédiatement d'une injection de
3oo gr. de sérum, à 20 p. 1.000. L'analyse du sang donne : réaction alcaline, caillot rétractile, urée 4 gr. 8 par litre. — Une
nouvelle injection de 3oo gr. de sérum est faite dans l'après-
midi.

Le *1*er *avril* : urines 45 cent. cubes, albumine 3 gr. 2 p. 1.000,
urée 4 gr. 8 p. 1.000. — On pratique une *deuxième saignée*, de
225 gr., non suivie d'injection de sérum, le pouls étant resté
plein et bien frappé. — Les vomissements deviennent continuels,
mais ne s'accompagnent pas de hoquet. On constate un *œdème*
très léger aux membres inférieurs et, plus prononcé, à la face.
— L'examen du sang donne un caillot rétractile ; le sérum contient 4 gr. 28 d'urée par litre. — On prescrit o gr. 5o de *théobromine*.

Le *2* : urines 5o cent. cubes, urée 4 gr. 88, albumine 2 gr. 8.
La rachialgie persiste ; néanmoins, le malade sommeille un peu.
— Théobromine 1 gr.

Le *3* : urines 55 cent. cubes, urée 5 gr. 5o, albumine 2 gr. Le
souffle cardiaque est plus intense, la *bouffissure de la face* plus
accentuée. Les vomissements ont cessé depuis 24 heures. — On
pratique une *troisième saignée*, de 25o gr., non suivie d'injection de sérum. A l'examen du sang, caillot rétractile, urée 4 gr. 8
p. 1.000. — On donne 1 gr. 5o de théobromine.

Le *4* : urines 8o cent. cubes, urée 6 gr., albumine 1 gr. 8o. —
On pratique une injection de 3oo gr. de sérum et une *quatrième
saignée*, de 1oo gr. — La température s'élève le soir à 39°,1 :
malgré cela, on ne donne pas de quinine, la fièvre paraissant due
à l'injection de sérum et à la saignée qui, pour la première fois,
ont été douloureuses.

Le *5* : apyrexie. Urines : 25o cent. cubes, urée 5 gr. 5o, albumine o gr. 5o. Le malade est affaissé, l'œdème augmente ; *hoquet*
intermittent. — Théobromine 2 gr.

Le *6* : urines 720 cent. cubes, urée 4 gr. 88, albumine o.
L'œdème a diminué sensiblement ; le souffle cardiaque est moins

marqué. Le malade est encore très fatigué et n'a pas de sommeil. — Théobromine 2 gr. 5o.

Le *7* : urines 96o cent. cubes, urée 4 gr. 88, albumine o. — Théobromine 2 gr. 5o. Café noir 3oo gr.

Le *8* : urines 2.65o cent. cubes; réaction acide, urée 5 gr. 5o, albumine o. — Le malade se sent mieux, le faciès est plus reposé, les bruits du cœur sont mieux frappés, l'œdème des membres inférieurs a disparu et celui de la face a sensiblement diminué. — On commence l'alimentation, de façon très modérée, en l'état précaire de l'estomac.

Pendant les jours qui suivent, les urines conservent un taux élevé, atteignant même *3.5oo cent. cubes* le *9*, et variant ensuite de 2.5oo à 1.945 cent. cubes, dernier chiffre constaté, le *14 avril*.

On commence, à cette date, les injections de cacodylate de soude et l'on donne la quinine, à la dose tonique et préventive de o gr. 25. — La convalescence s'achève régulièrement. L'analyse des urines du *21* avril donne 13 gr. 20 d'urée par litre.

Le malade est mis exeat le *22*, en vue du rapatriement.

Ainsi, bien que le malade eût été soumis, dès le 2ᵉ jour, aux injections et lavements de sérum artificiel, l'oligurie s'accentuait de plus en plus quand, le 5ᵉ jour, les urines des 24 heures étant tombées à 3o c. cubes, le Dʳ Logerais se décida à pratiquer une première saignée de 25o gr., suivie de 3 autres, à deux, puis un jour d'intervalle. Dès le lendemain de la première saignée, l'urine augmentait, quoique faiblement; 5 jours plus tard, elle atteignait 25o c. cubes; le 8ᵉ jour, la débâcle urinaire était complète : 2.65o c. cubes, et, pendant la convalescence, on nota jusqu'à 3 litres et demi d'urine en 24 heures. Les 4 saignées furent, respectivement, de 25o, 25o, 225 et 1oo grammes; elles furent suivies ou non d'injections de sérum, selon l'état du pouls et le degré des œdèmes. C'est, en effet, sur ces deux facteurs qu'il importe de se régler en semblable occurrence.

Enfin l'observation précédente appelle également l'attention sur le rôle de la *théobromine* qui, une fois la perméabilité rénale partiellement rétablie, a agi avec son efficacité habituelle, complétant la désobstruction de l'émonctoire. Ce médicament est, en effet, en pareil cas, le diurétique par excellence, à la dose progressivement croissante de o,5o à 2 gr. Mais il ne doit intervenir qu'au moment où l'anurie est levée, où les canalicules ont subi un commencement de déblaiement. A ce moment, agissant comme excitant de l'épithélium rénal, son rôle est décisif et d'autant plus utile que, comme agent de déchloruration, la théobromine est susceptible en même temps d'entraîner l'excès de sel qui pourrait s'être amassé dans les tissus à la suite des injections de sérum et, par là, d'aider à la disparition des œdèmes relevant de la sur-chloruration artificielle. A raison des phénomènes d'intolérance (céphalée intense, nausées, vomissements) que présentent certains malades à l'égard de la théobromine, on peut l'associer au phosphate de soude (Huchard) :

Théobromine.... .... 0,50 } pour 1 cachet.
Phosphate de soude.... .... 0,25 }

Ajoutons qu'il n'est point nécessaire de chercher à réaliser une diurèse trop abondante et qui, tout en affaiblissant le malade par une déperdition aqueuse massive, pourrait fatiguer le rein lui-même, déjà traumatisé par le passage de l'hémoglobine, en exagérant son activité sécrétoire.

D'autres médications ont été proposées contre l'urémie post-hémoglobinurique, menaçante ou constituée. Pinard, chez un Anglais de Conakry (Guinée), obtint de bons effets de la *saignée locale*. Pendant une semaine, le malade n'avait émis quotidiennement que 6-15 gr. d'urine. Toute trace d'hémoglobinurie ayant disparu depuis plusieurs jours, on appliqua sur les lombes des ventouses scarifiées, qui donnèrent environ 300 gr. de sang : les urines reparurent et la guérison s'ensuivit.

On pourrait aussi avoir recours, en pareil cas, aux *sangsues* appliquées au niveau de chaque triangle de J.-L. Petit. On sait, en effet, qu'à ce niveau le réseau veineux lombaire communique largement avec les vaisseaux de l'atmosphère adipeuse périphérique et, par l'intermédiaire de celle-ci, avec la circulation veineuse du rein. Or l'arrêt de la fonction rénale est dû en partie à ce que les cellules sécrétantes sont étouffées par l'œdème, ou tout au moins par l'hyperémie dont l'organe est le siège. L'émission sanguine locale a ainsi le double avantage de décongestionner le rein et de débarrasser la circulation de l'excès de substances toxiques capable d'amener l'apparition des accidents mortels de l'urémie. Mais cette opération ne pouvant être renouvelée, il sera nécessaire, si le résultat est insuffisant et que l'état du sujet le permette, de pratiquer la phlébotomie.

Saignées locale et générale ont d'autant plus de chances de succès, dans la fièvre bilieuse hémoglobinurique, qu'ici l'étranglement congestif du parenchyme est rarement compliqué de dégénérescence de la cellule elle-même. On comprend que, dans ce dernier cas, l'émission sanguine ne puisse amener qu'une trêve temporaire.

Mais alors, si les lésions dégénératives ne sont ni trop avancées ni trop étendues, ou bien si la suppression de la fonction rénale relève d'une action inhibitrice spéciale due à un arrêt ou à une

perversion de la sécrétion interne des cellules glandulaires (1),
on peut encore espérer tirer un certain avantage de *l'opothérapie rénale*, selon la méthode de Renaut, de Lyon.

On décapsule, on lave et l'on triture dans un mortier, après les avoir
hachés, 2-3 reins de porc. Puis on les laisse macérer pendant 4 heures
dans 45o gr. d'eau salée, à 7 p. 1000. C'est le liquide décanté qu'on
fait absorber au malade, en 3-4 fois dans la journée. On l'additionne,
pour masquer son goût un peu répugnant, de lait, de bouillon ou de
julienne. Il serait prudent, dans les pays chauds, d'entourer le mortier
de glace pendant toute la durée de la macération.

Plus récemment (2), Renaut a préconisé, en cas de dégoût insur-
montable de la part des malades, l'emploi de lavements préparés
de la façon suivante :

Trois reins de porc sont hachés menu, puis broyés dans un mortier
avec 6oo gr. d'eau distillée salée à 6 p. 1000. On laisse macérer 4 heures, on décante le liquide qui surnage et on le passe au linge fin ; on jette
le reste du hachis sur ce même linge, où il fournit une petite quantité de
liquide qu'on ajoute au reste. La totalité du liquide de macération est
répartie en 3 lavements, lesquels sont administrés avec une longue
canule rectale, qu'on ne retire qu'après que s'est dissipée l'excitation
ano-rectale provoquée par son introduction.

Touin (3), en Guinée (1903), a employé la macération de rein
de porc chez un malade atteint d'oligurie d'emblée. Le lendemain
de la première prise, le taux de l'urine qui, depuis une semaine,
oscillait entre 20 et 25 gr., atteignit 95 gr. en 24 heures. En même
temps l'albuminurie diminuait, ainsi que les œdèmes. Graduellement, le taux urinaire s'élevait, jusqu'à atteindre 5 l. 6oo le jour de
la 10e macération. Le malade fut rapatrié complètement guéri. —
Le porc étant assez difficile à se procurer en Guinée, on dut,
certains jours, se contenter de la macération de rein de bœuf, un
peu moins active.

Pelletier, à Tuyen-Quang (Tonkin), en 1905, eut recours au
même procédé chez un malade qui n'éliminait qu'une faible
quantité d'urine : au lendemain de la 1re dose, la miction atteignit
3oo gr. et, les jours suivants, 1.6oo et 1.8oo gr.

Mais l'organothérapie rénale doit être maniée avec une extrême
prudence ; car si la macération de porc possède un pouvoir exci-
tateur et diurétique de premier ordre, et est « susceptible d'ouvrir
un rein annulé par quelque insuffisance que ce soit » (Renaut) —

(1) Dieulafoy a qualifié d'*urémie rénale* cette anurie particulière et l'ensemble des
troubles qui lui sont liés.
(2) J. RENAUT, *Société de thérapeutique*.
(3) TOUIN, Néphrite post-hémoglobinurique et opothérapie (*Annales d'hygiène et de
médecine coloniales*, 1904).

bien qu'elle s'adresse surtout aux insuffisances d'origine toxémique, — elle peut, si l'on force la dose, avoir une action néfaste sur l'épithélium rénal et aggraver les symptômes, qu'elle avait momentanément amendés : en un mot, à haute dose elle est *néphrotoxique*. La macération sera donc réservée aux seuls cas où l'urémie est imminente ou déclarée ; il sera sage, en outre, de n'employer qu'*un seul rein* pour chaque macération et de ne pas prolonger le traitement au delà d'une semaine.

On pourrait encore essayer, dans le traitement de l'anurie post-hémoglobinurique, l'emploi de la *teinture de cantharides*, préconisé par le P\u0072 Lancereaux (1), dans la néphrite *épithéliale*, et qui a déjà, à son actif, un assez grand nombre de succès éclatants. Tandis qu'à haute dose la cantharide est capable de détruire l'épithélium glandulaire, à dose modérée elle le modifie avantageusement. Mais il importe de ne faire usage que de la teinture fraîchement préparée. On peut commencer par 5 gouttes, pour augmenter d'une goutte tous les jours, jusqu'à 10 à 12 gouttes, et s'arrêter à ce moment. — Ajoutons que le médicament est sans action dans la néphrite interstitielle (sclérose des artères et du tissu conjonctif).

Certains auteurs font usage, contre l'urémie, de l'*éther à haute dose*, que Lemoine a tant vanté, comme stimulant du système nerveux et diurétique, dans la forme dyspnéique de cette toxémie. Garnier administre le premier jour 10 cuillerées à café d'éther, réparties dans 2 litres d'eau bien sucrée, et diminue la dose les jours suivants. Mais certains malades supportent mal l'éther qui, administré par la bouche, leur cause une sensation de brûlure au pharynx, à l'œsophage et à l'estomac. Cardamatis donne jusqu'à 1 cuillerée à café toutes les heures, dans de l'eau sucrée, et il injecte concurremment 1 cc. d'éther toutes les 2-3 heures. « Ainsi, ajoute-t-il, sans provoquer l'ivresse ou quelque accident fâcheux, on renforce le pouls, on remédie à la dyspnée, on supprime les vomissements, on fait disparaître l'angoisse précordiale et l'on provoque une abondante diurèse. » Dans les cas ordinaires d'hémoglobinurie, si l'urine tend à diminuer, 1-2 cuillerées à café par jour suffiront. On peut aussi donner la *liqueur d'Hoffmann* : 40 gouttes dans de l'eau sucrée, plusieurs fois par jour.

Les *inhalations d'oxygène* ont été également employées, surtout en cas de dyspnée : 2-3 ballons de 30 litres par jour. Elles agissent en provoquant la combustion des poisons organiques, qui surchargent le sang, et l'oxygénation de ce dernier, qui paraît contenir de l'acide carbonique en excès. Sans attendre les acci-

---

(1) LANCEREAUX, Communication à l'Académie de médecine, 16 février 1909. — *La Clinique*, 11 juin 1909.

dents de la période urémique, on devrait recourir à cet excellent moyen de régénération globulaire, chaque fois qu'on est averti que l'hématose se fait mal.

Les *phénomènes convulsifs* de l'urémie pourront être modérés par les inhalations de chloroforme et d'éther et les lavements de chloral.

Il ne faut pas perdre de vue également que, dans les *formes gastriques* de l'urémie, avec vomissements fréquents, on peut obtenir de bons effets de la dérivation intestinale :

	Séné....................................	15 gr.
	Eau.....................................	500 gr.
Lavement	faire bouillir, filtrer et ajouter :	
	Huile de ricin..........................	30 gr.
	Jaune d'œuf.............................	n° 1.

La déshydratation résultant de l'emploi de ces lavements devra être contrebalancée par les injections et lavements de sérum.

Enfin, pour être complet, nous citerons pour mémoire les tentatives d'intervention chirurgicale effectuées récemment par des médecins allemands. Werner (1) ayant suggéré, en 1902, l'idée d'essayer la *néphrotomie* dans l'urémie post-hémoglobinurique, deux cas furent ainsi traités, l'un par Ziemann, l'autre par Krüger (Lomé). Dans le premier, on détermina l'issue de 200 cent. cubes d'urine trouble, jaune grisâtre, fortement albumineuse, dans l'autre une sécrétion profuse. Mais les reins se refermèrent rapidement et les deux opérés succombèrent. L'autopsie démontra, dans l'un et l'autre cas, l'obstruction complète des canalicules rénaux. Werner, revenant sur cette question en 1907 (2), propose, au lieu de la néphrotomie, le *néphrostomie*, avec tamponnement lâche et drainage de l'urine à travers les parties molles sectionnées. Pour lui, l'opération paraît indiquée dans les circonstances suivantes : *a)* quand l'anurie, démontrée complète par le cathétérisme, n'est pas dissipée dans les 24-48 heures ; — *b)* quand l'état des forces et du pouls autorisent cette intervention. Il faut, ajoute l'auteur, se contenter d'opérer d'un seul côté, car il semble démontré par l'expérience qu'un seul rein peut suffire à la tâche dépuratrice.

Nous ne sommes point partisan. pour notre part, de ces méthodes sanglantes, qui, en l'état précaire du malade, ne sauraient, semble-t-il, aboutir qu'à un résultat néfaste. Dans l'hypothèse la plus favorable, le patient ayant résisté au double shock opéra-

---

(1) WERNER, Ist beim Schwarzwasserfieber die Nephrotomie indiziert ? (*Deutsche med. Wochenschr.*, n° 42, 1902).
(2) *Loc. cit.*, page 72.

toire et chloroformique (insuffisance hépatique), et ayant fait les
frais d'une lente et pénible convalescence, après rétablissement
partiel du flux urinaire par la voie artificiellement créée, la guérison ne serait vraisemblablement obtenue qu'au prix d'une infir-
mité incurable.

VI. *Lutter contre les autres complications.* — En dehors
de l'urémie, les complications auxquelles peut donner lieu l'accès
bilieux hémoglobinurique sont de nature typhique ou septicémique. Elles commandent l'usage de tous les moyens propres à lutter contre l'infection : bains tièdes, lavements frais, injections et
lavements de sérum, antisepsie intestinale... Nous savons que
c'est surtout dans ces formes associées, où le facteur palustre s'efface totalement devant l'élément pathogène surajouté, que la quinine
trahit son impuissance. On insistera, en cas d'adynamie, sur les
analeptiques, le café, l'alcool à dose modérée, et l'on surveillera
attentivement l'état du cœur. Si ce dernier fléchit, s'il se produit
des irrégularités dans son rythme, on administrera la digitale,
en tenant compte de l'état du rein, et, s'il y a tendance à la syncope, on s'adressera aux injections d'huile camphrée ou de spartéine.

La suppuration rénale, survenant comme complication de la
bilieuse hémoglobinurique, est au-dessus des ressources de l'art.
Ici peut-être la question pourrait se poser d'une néphrotomie
palliative, s'il y avait lieu de présumer qu'un seul rein fût en
cause. Mais, outre que le diagnostic de néphrite suppurée est fort
difficile (l'apparition du pus dans les urines pouvant être tardive,
momentanée et passer inaperçue, ou même faire défaut), la règle
est que, si les deux organes ne sont pas simultanément atteints
de fonte purulente, celui que l'infection staphylococcique a épar-
gné présente des lésions inflammatoires ou dégénératives telles
qu'il n'y aurait aucun espoir, après avoir ouvert la voie au pus,
d'obtenir le rétablissement même partiel de la fonction urinaire.
En outre, le mauvais état du malade ne lui permettrait guère de
faire les frais d'une semblable intervention. Tout ce qu'on peut
essayer, c'est de calmer les douleurs lombaires, en décongestion-
nant le rein et le bassinet par l'application de sangsues ou de ventouses scarifiées, de diluer l'urine, pour la rendre moins irritante
et assurer le lavage du rein, par l'administration de boissons émol-
lientes et légèrement diurétiques, d'eaux faiblement minéralisées
(Saint-Galmier, Vittel...), de prescrire quelques doses d'urotropine et de légers purgatifs, si le malade est en état de les supporter.

Médication hydrargyrique. — Pour terminer ce qui a trait à
la thérapeutique de la fièvre bilieuse hémoglobinurique, nous
devons mentionner l'emploi qui est fait des *mercuriaux* dans

l'Afrique tropicale britannique. Très partisans des sels d'hydrargyre dans cette affection, les Anglais non seulement administrent systématiquement le calomel, comme purgatif, mais ils attribuent un pouvoir presque spécifique au bichlorure de mercure. La *Potion de Sternberg*, d'un emploi très répandu, se formule comme suit :

$$\text{Potion} \left\{ \begin{array}{ll} \text{Bicarbonate de soude......} & \text{10 gr.} \\ \text{Bichlorure de mercure.....} & \text{0,02 cgr.} \\ \text{Eau.....................} & \text{1 litre.} \end{array} \right.$$

Cette potion combattrait l'hyperacidité gastrique, désinfecterait le contenu du tube digestif et accroîtrait le flux de l'urine (Patrick Manson).

Le Dr Hearsey, dans le Nyasaland, préconise une formule un peu différente, dont il dit avoir obtenu les meilleurs résultats :

$$\text{Mixture} \left\{ \begin{array}{ll} \text{Liqueur de Van Swieten...} & \text{xxx gouttes.} \\ \text{Bicarbonate de soude......} & \text{0,50 cgr.} \\ \text{Eau.....................} & \text{1 cuill. à soupe.} \end{array} \right.$$

Cette mixture est administrée toutes les heures pendant le premier jour, puis toutes les deux heures, jusqu'à éclaircissement des urines. L'auteur n'a jamais vu survenir l'anurie dans une série de 21 cas, tous suivis de guérison, qu'il a traités par ce procédé, à l'exclusion de toute dose de quinine.

Sans émettre d'avis personnel sur les effets de cette médication, que nous n'avons pas expérimentée, nous ne croyons pas qu'elle puisse convenir à tous les malades, étant donnée l'intolérance habituelle de l'estomac pendant l'accès hémoglobinurique.

Conclusions. — En présence d'un cas de fièvre bilieuse hémoglobinurique, voici, d'après l'exposé qui précède, la ligne de conduite à suivre :

1° Faire absorber de l'eau en abondance, sous forme de tisanes diurétiques : *Ahouandémé, Kinkélibah, Voa-Fotsy*, associées aux eaux minérales bicarbonatées faibles ;

2° Le plus tôt possible, administrer un *purgatif*, et entretenir avec soin la liberté intestinale pendant toute la durée de la maladie;

3° *a*) En cas d'hyperthermie initiale, *bains tièdes* à 35° et lavements frais; dès que la température est suffisamment abaissée, injection de 3-400 gr. de *sérum artificiel*, à 10 p. 1000, renouvelée ultérieurement suivant les besoins. Concurremment aux injections, lavements de 250-300 gr. de sérum, à 7 p. 1000, 3-4 en 24 heures ;

b) Si la température se montre modérée au début, avec un état général satisfaisant, se contenter de lavements de sérum, tout en se tenant prêt pour l'injection, si l'indication s'en pose,

4° La crise urémique étant imminente ou déclarée :

a) Décomprimer la cellule rénale, étouffée entre les capillaires gorgés de sang et les déchets de toute sorte (cylindres, granulations...) qui encombrent les tubuli : *ventouses sèches* ou *scarifiées, sangsues ;*

b) Réveiller et stimuler la fonction de l'épithélium rénal : *opothérapie* ou, peut-être, *teinture fraîche de cantharides ;*

c) Hâter la débâcle urinaire, dès que la perméabilité rénale tend à se rétablir : *théobromine ;*

d) Balayer les produits toxiques accumulés dans le sang et refouler les matériaux qui obstruent les canalicules : *sérum artificiel ;*

e) Dans les cas de haute gravité, afin de donner a ces divers moyens le temps d'agir, avant que la toxémie ait fait son œuvre, donner partiellement issue aux poisons circulants par une *saignée* de 200 gr. en moyenne, suivie ou non, selon l'état du pouls, d'une injection de sérum, opération qui pourra se renouveler à 1-2 jours d'intervalle, suivant le besoin et à doses variables avec les circonstances ;

5° Comme médication auxiliaire, et dans les cas spécifiés plus haut, on aura recours à *l'eau chloroformée* (vomissements), à la morphine (douleurs spécialement vives), à la digitale (asthénie cardiaque), aux *inhalations d'oxygène* (troubles de l'hématose, dyspnée urémique), aux injections *de caféine, d'éther, d'huile camphrée, de spartéine* (syncope, collapsus).

Ajoutons que la fièvre bilieuse hémoglobinurique est une des affections qui exigent le plus instamment l'action permanente du médecin, en même temps qu'une surveillance éclairée de la part des personnes affectées à la garde du malade, la moindre négligence pouvant avoir des conséquences fatales.

Traitement de la Convalescence. — Aussitôt l'accès terminé, et dès l'entrée du malade en convalescence, la *quinine* sera reprise, à titre toni-préventif, dans les conditions indiquées plus haut.

Les toniques et les reconstituants seront administrés dans la mesure compatible avec l'état des voies digestives : *teinture de noix vomique, poudre de quinquina* en bols de 0,50 cgr., associée ou non au *tartrate ferrico-potassique* 0,10 (4 bols en 24 heures), peptonate de fer, glycérophosphates... *L'arsenic* sera donné sous forme de liqueur de Fowler, ou mieux de cacodylate de soude, en injections de 0,05 à 0,10 cgr. — On administrera encore quelques lavements salés, en vue de consolider la résistance globulaire, par reminéralisation du plasma sanguin.

A raison des perturbations subies par l'appareil gastro-intestinal au cours de l'accès, il n'est pas rare d'observer, pendant la convalescence, des troubles divers de cet appareil (constipation, diarrhée, crises gastro-entéralgiques), qui seront traités avec le plus grand soin, car la diarrhée surtout est parfois des plus rebelles et prolonge l'état de faiblesse du malade.

Les troubles névralgiques de l'intestin, avec constipation opiniâtre (gastro-entéralgie, *obstruction intestinale spasmodique*), seront justiciables des bains tièdes, de la belladone (surveiller la diurèse), des injections de morphine et, aussitôt le spasme vaincu, des purgatifs et lavements huileux : injection rectale, le soir, de 3-400 gr. d'huile d'olive, à l'aide d'une longue canule, et, le lendemain matin, une dose de 30 gr. d'huile de ricin, suivie au besoin d'un lavement glycériné. L'huile de ricin, à la dose d'une cuillerée à café chaque matin, entretiendra par la suite l'exonération alvine.

Contre la *fétidité des selles*, qui se manifeste souvent dans la forme typhoïde, on emploiera avec avantage les *lavements créosotés* :

	Créosote.........	XX gouttes
Lavement	Glycérine........	60 gr.
	Eau.............	500 —

Il sera utile, à raison des troubles hépatiques contemporains de l'accès, de continuer, sauf en cas de diarrhée, l'usage des eaux minérales alcalines : 1 verre de Vichy le matin, à jeun.

Si l'albuminurie se prolonge après la disparition des autres accidents, on devra activer les fonctions de la peau par des frictions sèches, ou mieux alcoolisées, le massage général, les bains généraux tièdes.

Ce qu'il convient de prévenir par-dessus tout chez le convalescent, ce sont les imprudences de toute sorte : excès de régime, cause d'indigestion, c'est-à-dire d'intoxication — refroidissement, cause de rechute, — lever prématuré, cause de syncope.

Le régime sera gradué avec précaution. On prescrira au malade le port de la flanelle (ceinture et habillement) et on le garantira des courants d'air. On interdira les visites d'amis, ou l'on en restreindra la durée : nous avons vu deux rechutes se produire dans ces circonstances.

Le décubitus sera prescrit non seulement pendant la phase aiguë de la maladie, mais même pendant les premiers jours de la convalescence. On ne laissera le malade s'asseoir, à priori se lever, qu'autant qu'il aura déjà pu s'alimenter suffisamment pour être à l'abri de la syncope, celle-ci pouvant être mortelle. Hearsey rapporte qu'à sa connaissance deux malades sont morts subitement dans ces conditions, l'un d'eux en allant à la garde-robe.

On songera enfin à la possibilité d'une rechute au bout d'un, deux ou trois septénaires, réveil d'un paludisme incomplètement éteint ; et une fois ces délais passés, on ne perdra pas encore de vue le convalescent qui, si l'accès a été sévère, doit *toujours* être rapatrié.

Régime. — Pendant la période fébrile, aiguë, le malade, en proie à des vomissements fréquents, ne peut accepter aucune nourriture. Rien ne presse, d'ailleurs, et à ce moment tout l'effort doit se borner à faire absorber au patient autant de liquide qu'il en peut supporter.

Dès que l'estomac se montre plus tolérant, on commence à administrer le *lait* par gorgées, sans déplacer le malade, en se servant, soit d'une tasse à bec, soit d'un chalumeau, soit d'un tube en caoutchouc. La diète lactée doit être observée aussi rigoureusement que possible jusqu'à disparition de l'albumine : le lait, pauvre en potasse, laisse, en outre, peu de résidus dans l'intestin. Par contre, le bouillon de bœuf est riche en matières extractives et en sels de potasse et peut contenir des ptomaïnes : on le proscrira donc. Pourtant, si le malade ne peut supporter le lait, même coupé d'eau de Seltz ou de Vichy, on pourra lui donner un peu de bouillon de poulet, fraîchement préparé. *L'eau panée* est couramment employée par les Allemands de la côte Est d'Afrique. En cas de diarrhée, on donnera, comme succédanés du lait, l'eau de riz ou l'eau albumineuse.

Si le malade est abattu, déprimé, la température étant tombée, on le soutiendra par des infusions de café noir ou de *café nègre* (graines d'*Ahouandémé* torréfiées), ou des deux produits mélangés. L'alcool ne doit être employé qu'en faible quantité. Néanmoins, en l'absence de toute complication rénale, nous nous sommes souvent bien trouvé de l'emploi, soit de l'eau de Vichy frappée et légèrement champanisée, soit du vin chaud étendu, soit de ce que, pour flatter le goût du malade, nous étions convenu d'appeler un « cocktail » (mélange de lait, œufs, sucre et rhum en proportions convenables, administré bien frais), ou une « crème américaine » (lait 250 gr., jaune d'œuf n° 2, champagne 1 verre à bordeaux).

L'eau vineuse faible (100 gr. de bordeaux rouge pour un litre d'eau peu sucrée), la bière légère coupée de Vichy pourront aussi servir à varier la liste des boissons.

Les troubles urémiques exigeront naturellement le régime lacté absolu (lait écrémé, la graisse fournissant des éléments importants à la fermentation).

En cas d'intolérance gastrique complète (vomissements incoercibles, hoquet), on aura recours aux *lavements nutritifs*, qui ont parfois rendu de grands services (Bérenger-Féraud, Cardamatis...). Mais on ne les donnera que si la température n'excède pas la normale et on les fera précéder d'un grand lavement simple. Au besoin, un tampon d'ouate non hydrophile serait maintenu une demi-heure à l'entrée du rectum, pour assurer la conservation du liquide alimentaire. On peut utiliser une des formules suivantes :

Peptone sèche...	10 gr.
Chlorure de sodium	2 —
Jaune d'œuf..	No 1
Lait	150 —
Laudanum...	IV gouttes.

(Si la peptone est acide, on la neutralise avec o gr. 5o de bicarbonate de soude.)

ou

Lait et bouillon de poulet	ââ 6o gr.
Jaune d'œuf	No 1
Vin rouge.............................	15 —
Pepsine................................	2 —
Teinture d'opium...................	II gouttes.

(2 lavements par jour).

Bérenger-Féraud a pu faire absorber, par la voie rectale, en 4-6 fois dans les 24 heures, jusqu'à 5oo gr. de thé de bœuf et 5oo gr. de vin généreux, auxquels il joignait o,5o à 1,5o de quinine. Les *lavements au vin* lui ont été très utiles à la période adynamique.

Aussitôt la convalescence établie, on graduera l'alimentation avec prudence, en commençant par des panades, des jaunes d'œufs battus dans du lait, ou préparés en « lait de poule » (battre 2 jaunes d'œufs dans un bol d'eau chaude, sucrer et aromatiser à la fleur d'oranger), des bouillons de poulet, puis de bœuf dégraissés, des potages aux pâtes, des œufs à la coque ou battus dans le bouillon, du jus de viande, de la viande de mouton crue, des crèmes et flans.

On passera ensuite aux purées de légumes secs, aux légumes verts préparés au lait, aux compotes de fruits, œufs à volonté, volailles rôties, viandes rouges rôties ou grillées... On évitera poisson, gibier, épices et spiritueux.

Une diététique sévère, et minutieusement réglée sur l'état d'irritabilité ou d'atonie de l'appareil digestif, est le complément indispensable du traitement; et le praticien doit s'ingénier à tirer parti des ressources, souvent restreintes, dont il dispose, pour solliciter le réveil et aider à la réfection d'un organisme profondément troublé dans sa nutrition.

FIÈVRE A VOMISSEMENTS NOIRS
DES ENFANTS

PAR LE Dr HÉBRARD

HISTORIQUE. — L'affection connue sous le nom de *fièvre à vomissements noirs* n'occupe qu'une place des plus restreintes dans les cadres de la pathologie exotique et bien des ouvrages courants n'en font même pas mention : ce fait tient à ce qu'elle n'a été observée jusqu'à présent d'une façon nette que dans une région limitée du globe et à ce qu'elle ne frappe que les enfants. Il serait cependant téméraire d'affirmer que cette redoutable maladie restera ainsi cantonnée; sa nature, très probablement infectieuse, peut faire craindre son expansion future, si l'agent pathogène est transporté un jour dans d'autres pays où il trouve de bonnes conditions de développement. D'autres maladies exotiques à caractère infectieux, dont le domaine était des plus limités, ont pris aujourd'hui un développement imprévu ; il pourrait fort bien en être de même de la *fièvre à vomissements noirs des enfants*. Son étude offre donc quelque intérêt et mérite toute l'extension que permettent le peu de matériaux cliniques épars dans la littérature médicale et l'absence presque complète de recherches de laboratoire.

Il est impossible de savoir depuis quand la fièvre à vomissements noirs existe à la Guadeloupe, la seule des colonies française où on l'ait observée. Les recherches les plus patientes dans les Archives du service de santé de la Colonie ne donnent que peu d'indices sur la date approximative de l'apparition de cette maladie. La première et d'ailleurs l'unique monographie publiée à la Guadeloupe en 1891 par le Dr Guesde, et intitulée « du vomissement noir fébrile des enfants, observé à la Guadeloupe », ne précise pas cette question. Une enquête poursuivie auprès des médecins et des habitants de l'île nous permet cependant d'affirmer que cette affection y est observée depuis plus d'un demi-siècle (1).

(1) En dehors de la monographie du Dr Guesde, la bibliographie française de la fièvre à vomissements noirs se résume aux travaux suivants :
Maladies des Européens dans les régions tropicales (1868) et hygiène des Européens dans les pays tropicaux, par Saint-Vel ;
Fièvre bilieuse inflammatoire (1878), par Bérenger-Féraud ;

La Martinique, voisine immédiate de la Guadeloupe et si comparable à elle sous bien des rapports, est indemne de cette affection ; les médecins qui y exercent depuis longtemps, notamment le Dr Bouvier, ne l'ont jamais observée. A la Guadeloupe même, la maladie ne sévit que dans une région limitée de l'île, la partie madréporique, dite « Grande-terre », où elle est endémique. Cette particularité pourrait faire croire à une origine tellurique du germe infectieux, supposition très plausible, étant donnée la richesse en matières organiques des terres madréporiques.

En dehors des observations recueillies à la Guadeloupe, les recherches bibliographiques ne permettent de retrouver des descriptions de la maladie qui nous occupe que dans deux autres contrées du Golfe du Mexique. A la Nouvelle-Orléans, le Dr Faget, sous le titre « Mémoires et Lettres sur la fièvre jaune et sur la fièvre paludéenne », publie en 1864 des observations typiques de la fièvre à vomissements noirs chez les enfants ; il rattache l'affection à une cause paludéenne. A Cuba, le Dr Carlos J. Finlay, dans son « Manuel de pratique sanitaire » (La Havane, 1905), décrit sous le nom de « *Fièvre de Borras* » différentes catégories de fièvres infantiles ; le 3ᵉ groupe, qu'il attribue à quelque infection gastro-intestinale non encore bien déterminée, paraît se rapprocher de la fièvre à vomissements noirs, mais l'absence d'observations détaillées et l'insuffisance de la description laissent cependant subsister des doutes sur l'identité des deux affections.

Des recherches postérieures pourront peut-être étendre le domaine de la fièvre à vomissements noirs des enfants, mais il est probable qu'il restera très limité et que la maladie doit se cantonner dans certaines régions du Golfe des Antilles.

DÉFINITION. — La dénomination de *fièvre à vomissements noirs* est basée sur deux principaux symptômes de la maladie, mais elle ne donne aucune indication nette sur les organes atteints et ne spécifie pas suffisamment le caractère de la maladie. Le Dr Viala propose l'appellation de *fièvre gastro-intestinale hémorragique des enfants*. Cette appellation est plus exacte ; elle donne cependant encore, comme première caractéristique de la maladie, l'élément fièvre, qui fait parfois défaut et n'est pas en somme absolument pathognomonique de l'affection. Nous préférerions la dénomination de *gastro-entérite hémorragique fébrile des enfants*, qui nous paraît résumer mieux les caractères fondamen-

<hr>

Fièvre à vomissements noirs chez les enfants créoles de la Guadeloupe (*Annales d'hygiène et de médecine coloniales*, 1904), par Perrot ;

Notes sur la fièvre à vomissements noirs des enfants de la Guadeloupe (*Annales*, 1905), par Viala.

Les Drs Clavel (1893) et Gries (1896) traitent également de cette maladie dans leurs rapports manuscrits.

L'article du Dr Viala est particulièrement intéressant par les nombreuses observations très détaillées qu'il relate.

taux de la maladie en tenant compte de l'importance relative des principaux symptômes.

Une définition de cette affection ne pourra être complète que lorsque la question de la nature infectieuse sera définitivement tranchée; on ne peut aujourd'hui la baser que sur les localisations organiques et les symptômes observés.

La fièvre à vomissements noirs des enfants est une maladie endémique, limitée à certaines régions du Centre-Amérique, à localisation primitive gastro-intestinale et de cause probablement infectieuse. Elle est caractérisée principalement par des vomissements hémorragiques et par des poussées fébriles ; elle ne sévit que sur les enfants.

SYMPTOMATOLOGIE GÉNÉRALE. — Ce qui frappe le plus l'attention du médecin dans l'évolution de la maladie, ce sont les vomissements noirs; ils surviennent souvent sans que la fièvre soit très élevée.

Dans les deux ou trois premiers jours, on observe habituellement un état fébrile bilieux qui peut d'autant plus faire croire à un accès paludéen que la région est fortement malarienne.

Un petit garçon de sept ans, d'une famille métis, s'est réveillé le 15 mars 1904, « en bonne santé; mais rentré de l'école chez lui à 11 heures, il se sent mal à l'aise et a brusquement un vomissement alimentaire... A 4 heures du soir il a un vomissement de même nature; la peau est chaude; la nuit est assez bonne. Le lendemain l'enfant, qui avait pris à son réveil un peu de chocolat, a vers 10 heures un vomissement alimentaire avec flux diarrhétique bilieux; la peau est toujours chaude. Vers 11 heures du matin, administration d'huile de ricin qui est vomie. La diarrhée cesse dans l'après-midi; mieux apparent; nuit bonne. Le 17 mars au réveil, le petit malade est pris de vomissements bilieux jaunes, est abattu; peau chaude... On le transporte au Camp-Jacob en bateau à vapeur. Pendant la traversée et à son arrivée l'enfant a de nombreux vomissements bilieux... (1) ».

L'hyperthermie est rémittente ou même intermittente ; les matières rejetées par l'estomac sont nettement bilieuses, le foie et la rate sont souvent sensibles et légèrement hypertrophiés.

Mais de nouveaux symptômes plus significatifs ne tardent pas à apparaître. Le petit malade est pris d'une agitation particulière; il se plaint du ventre, sa face pâlit, ses yeux se cernent, les efforts de vomissements deviennent plus fréquents, et une observation attentive fait reconnaître parmi les matières vomies des stries noires plus ou moins abondantes. En même temps, on note une constipation opiniâtre et la fièvre offre des ascensions et des régressions multiples dans les 24 heures sans analogie avec

(1) VIALA, obs. VII, *loco citato.*

les intermittences régulières du paludisme. L'état fébrile bilieux assez banal du début n'apparaît plus avec la même signification et fait place à un processus morbide dominé par l'hémorragie gastro-intestinale et l'ataxo-adynamie profonde du petit malade.

Le faciès de l'enfant offre un aspect caractéristique : le teint est blafard, les yeux sont enfoncés dans l'orbite et entourés d'un large cerne bleuâtre ; le nez se pince, les lèvres sont sèches et rouges, un sentiment d'angoisse profonde se lit sur la physionomie.

L'agitation est extrême. Le petit malade se tourne et se retourne incessamment dans son lit, rejette les couvertures, ne parvient pas à trouver une position stable, il s'assied fréquemment et se laisse ensuite lourdement retomber sur l'oreiller ; il rétracte volontiers les jambes sur l'abdomen. Le sommeil est à peu près aboli.

« L'enfant présente une pâleur extrême du visage, contrastant avec une rougeur assez vive des lèvres, qui sont sèches et fendillées ; la langue est sèche, recouverte, au centre, d'un enduit saburral brunâtre, rouge sur les bords ; les yeux sont entourés d'un cercle noir, les globes oculaires sont rétractés au fond des orbites. L'intelligence est nette ; l'enfant répond bien aux questions qu'on lui pose, et demande sans cesse à boire. Il se plaint du ventre, et un peu du creux épigastrique. Le ventre est souple, non ballonné, malgré la constipation, qui demeure opiniâtre. La rate ne semble pas augmentée de volume, et n'est pas douloureuse, le foie ne déborde pas les fausses-côtes, et la pression à son niveau ne réveille aucune douleur. Les urines sont en quantité normale, de couleur jaune pâle, limpides, sans sédiment, et ne renfermant pas d'albumine. Ce qui frappe le plus, c'est l'état d'agitation permanente du patient, se tournant et se retournant sans cesse dans son lit, en mordillant ses lèvres. Pas la moindre teinte subictérique des téguments ni des muqueuses (1). »

Les téguments sont d'une grande pâleur, l'*ictère* est un phénomène fugace du début, il persiste rarement dans la maladie confirmée et ne se montre qu'exceptionnellement à son déclin. Une certaine sensibilité de l'abdomen est de règle, la pression au niveau du creux épigastrique provoque nettement de la douleur.

Les *vomissements* sont caractéristiques. Ils cessent rapidement d'être bilieux pour ne plus contenir que du mucus mélangé de stries noirâtres dont l'examen microscopique révèle la nature sanguine ; souvent d'ailleurs tout doute est levé par l'apparition de vomissements franchement sanglants. La quantité de sang rejetée n'est en général pas proportionnée à la gravité des autres symptômes observés ; une grande partie du sang émis par l'es-

______
(1) Observation personnelle.

tomac est digérée, ainsi que le prouvent les selles mélaniques parfois constatées. Quoi qu'il en soit, la valeur pathognomonique de la présence de stries noirâtres sanguines, dans les matières vomies, est de tout premier ordre : les praticiens de la Guadeloupe les recherchent avec grand soin lorsque les symptômes généraux observés chez l'enfant leur font craindre une fièvre à vomissements noirs. Ces stries sont constituées par de petits caillots sanguins en partie digérés, de forme allongée ou arrondie, de peu de consistance ; leur aspect rappelle la suie délayée ou le marc de café. En général, les vomissements sont peu abondants, mais se répètent par séries suivies de périodes de rémission ; ils apparaissent à l'occasion d'une hémorragie gastrique pour cesser avec elle.

« L'enfant vient de vomir un verre à madère de sang rouge vif, mélangé de quelques grumeaux de lait. Ce vomissement s'est produit sans aucun prodrome ; le petit malade, qui était assez calme, a manifesté tout à coup les signes d'une vive agitation, et, se penchant sur le bord du lit, a vomi brusquement. Il est très pâle et reste étendu sans mouvement (1).

« Les vomissements, toujours composés d'eau presque limpide, ne tardèrent pas à présenter en suspension des flocons de couleur de suie, dont la quantité et la teinte noirâtre vont en augmentant jusqu'à 10 heures du matin. — Les urines se supprimèrent dans la journée. — Les matières des selles se décolorèrent de plus en plus, et les mucosités blanchâtres qu'elles contenaient devinrent plus abondantes, plus denses. Vers 10 heures du matin, amélioration : vomissements moins fréquents, et les flocons couleur de suie disparaissent. Vers midi, ce n'était plus qu'une eau claire et quelques mucosités décolorées. Les selles s'arrêtèrent tout à fait. Ce n'était pas une intermission complète, mais une rémission.

« La rémission dura une heure à peine. Alors, sauf les selles, qui ne se renouvelèrent plus, tous les symptômes fâcheux reparurent avec une formidable intensité. Les vomissements offrirent bientôt des flocons-bruns en suspension dans un liquide limpide ; puis ces flocons devinrent plus foncés, en même temps que le liquide qui les contenait prenait lui-même une teinte que je puis comparer à l'eau de pruneaux, d'abord claire, puis de plus en plus foncée. Enfin les flocons et le liquide devinrent entièrement brun-noirâtre. L'agitation ne tarda pas à devenir extrême, la soif plus intense, le pouls plus fréquent, plus concentré, plus irrégulier ; au milieu de tous ces désordres, l'intelligence restait parfaite. Il survint bientôt des mouvements convulsifs, puis

(1) VIALA, *loco citato*.

« une vigoureuse et courte convulsion qui termina tout... » (1) !

Un des symptômes les plus constants est la *constipation*. Elle est précoce et dure en général pendant tout le cours de la maladie; elle n'est que faiblement influencée par les purgatifs et les lavements. Le ventre reste cependant souple, non ballonné. Lorsque les selles reparaissent, les premières contiennent souvent des matières mélaniques. Dans certains cas graves, on voit survenir des *déjections sanglantes*, signe évident d'hémorragies intestinales. Ce signe indique une généralisation du processus morbide à tout le tube intestinal; il est d'un pronostic fort grave.

La gastro-entérite hémorragique est, le plus souvent, accompagnée de *fièvre* qui doit être considérée comme un des symptômes principaux de la maladie. Cependant des cas d'une certaine gravité peuvent rester apyrétiques malgré un diagnostic bien confirmé.

Certaines observations de Viala sont typiques à cet égard. Dans une première, une petite fille de 4 ans présente pendant cinq jours tous les signes d'une gastro-entérite hémorragique. La température est prise soigneusement plusieurs fois de jour et de nuit par le père de la malade qui est médecin : la plus haute température observée est de 37°2. Le petit garçon de sept ans qui fait l'objet de la seconde observation est très gravement atteint et meurt après 8 jours ininterrompus de maladie. Or, malgré un pouls variant de 120 à 170 pulsations, la température se maintient à la normale jusqu'à quelques heures avant la mort. Dans les derniers moments, on constate des élévations thermiques de 40°3 et 41°2 ; mais une gangrène du membre inférieur gauche survenue le dernier jour peut expliquer cette température excessive *in extremis* (2).

Nous avons dit que la maladie débutait le plus souvent par une fièvre à allure d'embarras gastrique fébrile ou de fièvre palustre et que le diagnostic restait douteux tant que d'autres symptômes ne venaient pas l'appuyer. Quand la maladie est confirmée, la fièvre prend une forme des plus irrégulières et procède par brusques poussées coïncidant assez bien avec les périodes d'hémorragie gastrique. Des rémissions fréquentes surviennent, mais ces accalmies n'ont rien de comparable aux rémissions prolongées des accès paludéens et la persistance des symptômes généraux indique bien que l'abaissement de la température ne sera que fugace. Cette irrégularité de la fièvre est assez caractéristique; pour un observateur averti elle éloigne l'idée de paludisme, peu compatible avec les autres symptômes. La quinine, d'ailleurs, donnée en injections hypodermique et quelles qu'en soit les

(1) FAGET, *loco citato.*
(2) VIALA, *loco citato.*

doses, ne produit absolument aucun effet sur l'hyperthermie de la gastro-entérite hémorragique fébrile des enfants ; les médecins de la Guadeloupe ont couramment employé cette médication; pas un n'affirmerait son efficacité.

Le pouls, comme dans toutes les maladies s'accompagnant d'hémorragies, est fort rapide ; il devient petit et dépressible dans les cas graves. Sa fréquence n'est pas toujours en rapport avec le degré d'hyperthermie ; dans un cas, un pouls de 160 pulsations a été noté pour une température de 37°7.

DURÉE. RECHUTES. — La gastro-entérite hémorragique fébrile des enfants est une *maladie récidivante;* lorsqu'un enfant a eu une première atteinte, il devient très probable qu'il sera de nouveau touché s'il continue à séjourner dans les régions infectées. La gravité des atteintes ne dépend pas tout à fait de leur ordre de succession; une première atteinte est parfois mortelle, tandis que d'autres enfants subissent de nombreuses récidives sans en mourir. Il faut cependant considérer que cette affection laisse les petits malades dans un état prolongé d'anémie et de moindre résistance qui doit faire redouter les récidives probables.

Une autre particularité de la maladie est son *caractère familial.* Il est de règle en effet, qu'elle s'attaque à plusieurs enfants d'une même famille et l'on cite à la Pointe-à-Pitre des familles ayant perdu plusieurs enfants chacune, alors que des familles voisines restent indemnes. Cette succession des cas se poursuit à long intervalle et les enfants sont atteints à peu près au même âge. Il paraît cependant difficile d'admettre une prédisposition héréditaire ; une localisation très limitée de l'habitat du germe infectieux satisfait davantage l'esprit et rend mieux compte des faits observés.

La durée d'une atteinte est très variable. Dans les cas légers, les vomissements ne durent parfois qu'un jour ou deux et la convalescence est assez rapide ; les cas graves peuvent tenir le petit malade en danger pendant une semaine et plus ; ils sont suivis d'une convalescence longue et pénible.

La maladie procède souvent par *rechutes* successives et rapprochées. La cessation de la fièvre et des vomissements noirs peut faire croire à la guérison prochaine, mais à la suite du moindre écart de régime, parfois sans cause appréciable, les redoutables symptômes apparaissent et la maladie reprend avec toute sa gravité. On dirait que le germe infectieux pathogène procède volontiers par cultures successives, ce qui donnerait l'explication de l'irrégularité de la fièvre et des rémissions ordinairement observées. Ces rechutes se manifestent parfois à assez longue échéance, alors que la convalescence paraissait assurée; le pronostic doit en conséquence être toujours très réservé.

« La matinée se passe ainsi sans nouvelle alerte, il semble que l'on puisse avoir quelque espoir si l'hémorragie ne reparaît pas. Mais dès 10 heures du matin, la fièvre se rallume, le thermomètre accuse 37°7, l'état général se maintient le même que le matin. Vers 2 heures de l'après-midi, le petit malade faiblit à vue d'œil et se plaint un peu plus du ventre ; les symptômes d'ataxo-adynamie reparaissent ; température : 38° ; pouls à 140. A 3 heures, pouls filiforme ; température : 39° ; l'enfant n'a plus la force de s'agiter ; extrémités froides ; respiration haletante, entrecoupée de longs soupirs. Tous les agents thérapeutiques employés n'amènent aucune réaction, et l'enfant meurt à 4 heures et demie, sans que les vomissements aient reparu. Quelques minutes après la mort, se produit une évacuation par l'anus de plusieurs caillots sanguins volumineux, mêlés à du sang liquide d'un rouge brunâtre ; une faible quantité de sang noirâtre s'écoule par la bouche. L'autopsie n'a pu être faite. Le cadavre, examiné cinq heures après la mort, ne présente rien de particulier à signaler ; pas la moindre coloration subictérique de la peau ni des muqueuses, comme il est constant de l'observer dans les cas de fièvre jaune (1). »

La convalescence est fort longue dès que le cas a présenté quelque gravité. L'enfant reprend ses forces d'autant plus lentement que l'alimentation doit être réglée très parcimonieusement par crainte des rechutes. Une atteinte de gastro-entérite hémorragique fébrile laisse toujours un enfant dans un état prolongé d'anémie et retentit profondément sur son état général.

Quant à la fréquence de la maladie, les données manquent pour l'établir, même approximativement.

Le tableau suivant a été annexé au travail du Dr Viala par la rédaction des *Annales d'hygiène et de médecine coloniales* : il a été établi d'après les registres de l'état civil de la Pointe-à-Pitre.

ANNÉES	NAISSANCES	TOTAL des décès d'enfants	DÉCÈS par vomissements noirs
1901............	392	60	6
1902............	872	96	4
1903 (1er semestre)..	223	44	10

Ces renseignements sont certainement entachés d'erreur et il serait fort difficile d'établir sur des bases sûres la morbidité et la mortalité de la maladie.

(1) VIALA, *loco citato*, obs. I.

DIAGNOSTIC. —Les symptômes ci-dessus décrits et les caractères particuliers de la marche de la maladie donnent à la gastro-entérite hémorragique fébrile des enfants une allure bien spéciale qui la distingue nettement de toute autre affection tropicale.

La maladie débute, comme nous l'avons dit, par les signes habituels d'un embarras gastrique fébrile. L'enfant se plaint de courbature, d'inappétence et de légères douleurs abdominales ; la langue est saburrale ; des vomissements alimentaires et bilieux ne tardent pas à apparaître ; la température atteint rapidement 39 à 40°, avec de légères rémissions.

Tout essai de diagnostic est alors prématuré et, suivant la constitution médicale du lieu et de l'époque, le médecin peut penser à une dothiénenterie au début ou à une atteinte de malaria. Cependant parfois la famille donne déjà elle-même de précieuses indications : le même enfant a déjà présenté les mêmes symptômes généraux lors d'une atteinte antérieure et la maladie n'a pas tardé à prendre les allures caractéristiques de la fièvre à vomissements noirs ; ou bien d'autres enfants de la même famille ont été autrefois atteints ; les parents, que hante le souvenir des mauvais jours passés et qui n'ignorent pas la fréquence des récidives, font part de leurs craintes au médecin. Il faut tenir le plus grand compte de ces indications familiales et ne pas se hâter d'affirmer un diagnostic bénin que la suite de la maladie aurait de sérieuses chances d'infirmer. La prudence s'imposerait encore plus, si des cas de fièvre à vomissements noirs avaient été observés récemment dans les environs.

Après 3 ou 4 jours d'ailleurs, les caractères distinctifs de la gastro-entérite hémorragique fébrile ne tardent pas à se préciser : l'enfant devient nerveux et agité ; son faciès pâlit et ses yeux se cernent profondément ; la fièvre suit une marche des plus irrégulière et quelquefois même fait défaut malgré la gravité évidente de l'état général ; les vomissements sont fréquents, mais réduits à quelques mucosités ; la constipation s'établit malgré les purgatifs. L'opposition flagrante entre la bénignité relative des signes abdominaux et de la fièvre avec la gravité des symptômes généraux et la profonde ataxo-adynamie du petit malade éveille l'attention du praticien qui doit, dès lors, surveiller attentivement l'apparition dans les vomissements des stries sanguinolentes ou des matières noirâtres rappelant la suie délayée et le marc de café. La constatation dans les matières vomies de sang plus ou moins digéré et abondant rapprochée de la gravité de l'état général précise le diagnostic. Dès lors, la maladie est en pleine évolution. Le petit malade est en proie à une agitation excessive et ne peut trouver une position stable dans le lit.

Les téguments sont profondément décolorés et les lèvres tranchent en rouge vif sur la pâleur du visage ; les yeux s'enfoncent dans les orbites entourés d'un grand cerne bleuâtre, et le regard a une remarquable expression d'anxiété. La langue est peu saburrale et rouge sur les bords. Les efforts de vomissements sont fréquents et n'aboutissent qu'au rejet de quelques mucosités noirâtres, à moins qu'une véritable hématémèse ne se produise. Le ventre est rétracté et douloureux à la pression ; la constipation est tenace, mais fait parfois place à des évacuations de matières mélaniques ou sanguinolentes qui indiquent l'extension à l'intestin du processus hémorragique stomacal. La fièvre procède par oscillations irrégulières ; chaque poussée fébrile coïncide assez bien avec les périodes ou les vomissements et les hématémèses sont plus fréquentes. Le pouls est rapide, vibrant, dépressible et devient filiforme quand une terminaison fatale est imminente. Le sommeil fuit le petit malade qui ne cesse de s'agiter sur sa couche. Les symptômes sont plus ou moins accusés suivant la gravité de l'atteinte, mais ils restent caractéristiques même dans les cas légers, où on ne peut constater que quelques rares débris mélaniques dans les vomissements.

MARCHE ET PRONOSTIC. — Cette période d'état est de durée variable suivant la gravité du cas : dans les atteintes légères, l'état s'améliore après deux ou trois jours ; les cas moyens durent quatre à cinq jours ; on a vu des petits malades résister pendant plus de dix jours à ces graves symptômes. Parfois, par contre, la mort survient rapidement par le fait de l'abondance et de la répétition des hémorragies. Il faut enfin tenir compte des rémissions et des rechutes fréquentes dans la maladie, et qui peuvent prolonger beaucoup la durée de l'état morbide.

L'arrêt des vomissements, la chute de la fièvre, l'amélioration progressive de l'ataxo-adynamie, la réapparition du sommeil, marquent la fin de la maladie, mais le petit patient reste longtemps profondément anémié et ne reprend ses forces que très lentement : on sent que l'organisme a été profondément touché.

En dehors de l'atténuation ou de l'exagération des symptômes décrits, les complications sont rares. L'agitation peut se transformer en un véritable délire ; les vomissements hémorragiques sont parfois abondants au point d'amener une issue mortelle rapide ; dans des cas peu fréquents, l'hyperthermie peut être excessive (42°) et provoquer une aggravation fatale ; mais c'est surtout l'adynamie qui constitue le plus souvent le symptôme inquiétant et contre lequel les ressources thérapeutiques sont le plus limitées.

On a signalé l'hypertrophie du foie et de la rate et l'ictère comme symptômes habituels, ils nous ont paru plutôt être exceptionnels. Par contre, l'albuminurie est à peu près constante, quoique peu prononcée ; elle disparaît rapidement à la fin de la maladie.

La convalescence est toujours longue et semée d'embuches. La fréquence des récidives impose comme règle de soustraire le petit malade aux influences du milieu où il a contracté la maladie et de le faire longuement séjourner dans la région montagneuse de la Guadeloupe.

DIFFÉRENCIATION NOSOLOGIQUE. — La gastro-entérite hémorragique fébrile des enfants a été souvent considérée comme une manifestation du **typhus amaril**; certains médecins lui ont même donné le nom de *fièvre jaune créole*. D'autres ont voulu y voir une forme de paludisme ou l'assimiler à la fièvre inflammatoire. L'esprit en effet accepte avec quelque difficulté une entité morbide à localisation géographique aussi limitée et ne sévissant que sur les seuls enfants. Cependant, une étude attentive des symptômes et de la marche de la maladie conduit à la considérer jusqu'à nouvel ordre comme une affection ayant une individualité propre et sans connexité nette avec d'autres maladies connues.

Origine amaryle. — L'assimilation avec la fièvre jaune est basée sur les symptômes, « vomissements noirs et fièvre », communs aux deux maladies. Les signes de différenciation sont cependant nombreux, ainsi que le montre le tableau ci-dessous.

FIÈVRE JAUNE	GASTRO-ENTÉRITE HÉMORRAGIQUE FÉBRILE
Nettement épidémique; extension dans divers pays.	Endémie localisée. Ne coïncide nullement avec les épidémies de fièvre jaune.
S'attaque aux adultes, de préférence à ceux de la race blanche et nouveaux arrivés dans les lieux infectés. Une première atteinte confère une certaine immunité.	Ne s'observe que chez les enfants, de préférence chez les enfants nés dans le pays et de race plus ou moins colorée. Les récidives sont fréquentes; elles constituent même un des caractères particuliers de la maladie.
Ictère prononcé s'accentuant encore *post mortem*.	Ictère léger au début de la maladie et toujours très fugace, pas d'ictère *post mortem*.
Coup de barre.	Pas de coup de barre.
Suffusion sanguine des muqueuses nasale et buccale.	Pas de suffusion sanguine des premières voies digestives.
Fièvre toujours forte à type continu, une rémission très nette vers le 3e jour formant un des caractères de la maladie.	Fièvre élevée, mais très irrégulière; parfois la maladie est apyrétique. Rémissions fréquentes, courtes et sans régularité.

Ces quelques caractères différentiels sont fort nets et nous paraissent suffisants pour séparer les deux maladies.

On pourrait à la rigueur émettre l'hypothèse qu'un foyer de fièvre jaune s'est cantonné, à la suite d'une épidémie, dans les pays où s'observe la fièvre à vomissements noirs, que l'agent infectieux a perdu de sa virulence et qu'il n'est plus apte à provoquer la maladie que chez les enfants, sujets de moins de résistance et non immunisés antérieurement. Mais pourquoi cette atténuation de virulence lui donnerait-elle une prise plus grande chez la race colorée? Pourquoi le même fait de fièvre jaune acclimatée ne serait-il pas produit dans d'autres pays similaires visités par le typhus amaril?

La fièvre inflammatoire est une entité pathologique encore mal définie, et l'on a décrit sous ce vocable les affections morbides les plus diverses. Telle que nous l'avons observée à la Martinique, où elle est endémique, la fièvre inflammatoire se rapproche assez des fièvres éruptives et n'a aucune similitude avec la maladie qui nous occupe.

Faget conclut : « Il n'y a aucune sorte de lien entre la fièvre jaune et les fièvres à vomissements noirs de nos enfants. »

Il nous paraît logique, jusqu'à plus ample informé, d'admettre des causes différentes pour deux affections si dissemblables.

Origine paludéenne. — Cette étiologie de la gastro-entérite hémorragique fébrile des enfants a aussi de nombreux partisans. Ils appuient leur opinion sur la fièvre, sur les antécédents paludéens des petits malades et sur l'état bilieux du début de la maladie. Perrot conclut : « Sans être exclusivement paludéenne, cette maladie a besoin, pour se développer, d'un terrain préparé par l'impaludisme, ce qui doit la faire rentrer dans la catégorie des fièvres para-paludéennes ». L'infection malarienne présente évidemment de telles modalités dans ses différentes manifestations qu'il est toujours plausible de la faire intervenir dans une affection fébrile sévissant sous un climat paludéen. On peut concevoir, avec Faget, une prédisposition diathésique spéciale des enfants aux hématémèses sous l'influence du paludisme, d'où l'évolution d'une fièvre muqueuse hémorragique et l'apparition des vomissements noirs.

Le Dr Clarac croit également à une diathèse familiale analogue à celle présentée par certaines familles de la Guadeloupe pour la fièvre bilieuse hémoglobinurique.

Il est exact que la maladie s'observe principalement chez les enfants chétifs ayant eu de fréquents accès paludéens et habitant une région particulièrement malarienne. Il est vrai également que les symptômes du début simulent le plus souvent un accès de fièvre bilieuse. Mais la maladie confirmée a des caractères propres qui ne rappellent en rien les manifestations habituelles du paludisme et nous avons vu que l'élément fièvre fait même quelquefois défaut. La comparaison de Perrot avec la fièvre bilieuse hémoglobinurique ne paraît pas très fondée; cette maladie est toujours fébrile et elle est nettement influencée par la quinine, alors que, dans l'affection qui nous occupe, la quinine est sans action.

La localisation géographique si limitée de la gastro-entérite hémorragique fébrile cadre également peu avec l'idée du paludisme : pourquoi une cause morbide aussi répandue que le paludisme ne produirait-elle des symptômes spéciaux chez les enfants que dans une région si limitée du globe? Enfin, la recherche de l'hématozoaire de Laveran n'a donné que des résultats négatifs. Le paludisme peut préparer le terrain; c'est le seul rôle que nous puissions lui attribuer.

Origine toxhémique. — Dans la plupart des *infections gastro-intestinales*, on observe parfois des hémorragies gastriques et des vomissements noirs, notamment dans l'appendicite et dans la dothiénentérie ; ce symptôme n'est alors qu'un épiphénomène non comparable à la systématisation du même symptôme dans la fièvre à vomissements noirs.

Nous concluons donc à la nature particulière de la gastro-entérite fébrile des enfants : ses symptômes, sa marche, sa localisation géographique si limitée, son caractère de maladie purement infantile la différencient nettement de toutes les maladies connues. La bactériologie donnera probablement un jour la raison des particularités qu'elle présente.

ETIOLOGIE. — La maladie que nous venons de décrire est manifestement caractérisée par sa localisation primitive gastro-intestinale : les vomissements, bilieux au début, sanguins par la suite, en sont le phénomène, réellement pathognomonique ; la fièvre, l'ataxie, l'adynamie n'apparaissent que comme des symptômes secondaires dus à une généralisation de l'affection et à l'hémorragie produite.

La gastrite pourrait reconnaître pour cause soit des agents chimiques, soit des parasites, soit un germe infectieux. La première hypothèse cadre mal avec la durée de la maladie, avec ses rechutes répétées, avec son caractère fébrile : l'ingestion d'un toxique quelconque aurait un effet plus immédiat, ne provoquerait pas les poussées successives du mal. Un parasite, genre douve par exemple, pourrait expliquer la gastro-entérite hémorragique, mais son action est insuffisante à donner la raison d'un état fébrile rémittent. L'hypothèse d'un agent infectieux localisé d'abord dans l'estomac, détruisant ses parois, produisant des hémorragies et envahissant l'organisme par les brèches successivement ouvertes, donne une explication plus plausible des phénomènes observés.

Le caractère endémique de la maladie fournit une autre présomption en faveur de sa nature infectieuse. Les cas isolés sont rares : l'affection procède par poussées atteignant chaque fois un grand nombre d'enfants ; à certaines époques, elle prend des allures d'épidémie (Viala).

Par contre la gastro-entérite hémorragique fébrile des enfants ne paraît pas directement contagieuse et l'exode des petits malades vers le Camp-Jacob n'a pas jusqu'à présent provoqué de foyer épidémique en ce dernier point ; mais notre ignorance de la nature de l'agent infectieux probable, des conditions de sa reproduction et des modes de son introduction dans l'organisme n'autorise pas à rejeter pour cela l'hypothèse de la maladie infectieuse.

Nous avons eu l'occasion de faire au Camp-Jacob quelques recherches sur l'agent infectieux probable de la maladie ; mais les résultats obtenus sont trop incomplets pour mériter une description étendue et permettre une affirmation quelconque. Nous nous bornerons à signaler que dans deux cas nous avons isolé des matières vomies de gros bâtonnets mobiles, légèrement flexueux, à bouts arrondis. Ces bâtonnets donnent rapidement lieu à des spores ovoïdes très gros, réfringents, se réunissant sous l'aspect d'amas de petits œufs.

TRAITEMENT. — L'incertitude qui règne sur l'étiologie exacte de la gastro-entérite hémorragique fébrile des enfants ne permet qu'une thérapeutique toute symptomatique.

La première indication, celle que le médecin ne doit jamais perdre de vue, c'est que l'estomac est toujours en imminence d'hémorragie ; tout liquide alimentaire ou médicamenteux un peu abondant, et à plus forte raison toute parcelle d'un corps solide, peut provoquer une nouvelle effusion de sang. L'estomac doit donc être laissé dans le plus grand repos, malgré la soif incessante du malade et ses demandes réitérées de boisson ; la diète absolue s'impose, et la seule voie rectale pourra être utilisée pour l'alimentation ; tout au plus pourra-t-on permettre quelques petits morceaux de glace ou des boissons glacées par petites gorgées pour humecter la bouche et l'arrière-gorge.

Les *hémostatiques* locaux ou généraux sont tout particulièrement indiqués. L'*antipyrine* en solution à 2 o/o et prise par cuillerées a une action locale manifeste sur l'hémorragie stomacale ; l'*adrénaline* en solution rend également de bons services. Ces deux médicaments, le deuxième surtout, peuvent être réservés pour les périodes d'hémorragie, lorsque les vomissements sanguins apparaissent, ou que tout autre symptôme fait supposer que l'estomac donne du sang.

On emploiera par contre l'*ergotine* comme hémostatique préventif sous forme d'injection hypodermique que l'on peut répéter systématiquement. L'apposition d'une *vessie de glace sur la région épigastrique* est un moyen efficace de provoquer l'ischémie de l'estomac à condition que l'application en soit continue et prolongée. L'*enveloppement ouaté* des membres inférieurs est aussi indiqué.

La *quinine* ne nous paraît avoir qu'une action des plus incertaines sur l'élément fièvre. Il est d'usage cependant de la donner en injection hypodermique, mais il faut se garder d'insister sur ce médicament et surtout de l'administrer par la voie buccale.

La *caféine et l'éther* en injections hypodermiques seront employés pour combattre l'adynamie et relever le cœur. Les injections sous-cutanées de *sérum physiologique* ou mieux de *sérum gélatinisé* seront réservées pour les cas graves.

L'application d'une *vessie de glace sur le crâne* est un bon moyen de combattre l'agitation incessante du malade.

Ce n'est qu'avec la plus extrême prudence et lorsque les vomissements et la fièvre auront cessé depuis deux jours au moins qu'on reprendra l'alimentation avec du lait et du bouillon froids, des œufs mollets et des crèmes liquides. Les aliments solides ne seront permis qu'après une dizaine de jours de convalescence.

Il est de règle, parmi les médecins de la Guadeloupe, de déplacer le petit malade vers les hauteurs de l'île : dès qu'un enfant présente des symptômes qui peuvent faire craindre une fièvre à vomissements noirs, on s'empresse de lui faire faire le voyage du Camp-Jacob, sans souci des fatigues imposées par un déplacement de 80 kilomètres en voiture, sur des chemins mal entretenus, dans des conditions souvent dramatiques. Les bienfaits du « changement d'air » sont d'ailleurs volontiers escomptés aux Antilles où cette pratique est appliquée dans la plupart des maladies. D'après ce que nous avons pu observer, nous craignons fort que cette façon de procéder soit plutôt nuisible qu'utile : le changement d'air est fort indiqué pour hâter la convalescence et prévenir les récidives, il n'a aucune action sur la maladie en cours, et il impose à l'enfant dont l'état est grave une fatigue des plus préjudiciable. Viala s'explique ainsi :

« Au point de vue thérapeutique, il ressort de nos observations que le déplacement de l'enfant vers les lieux plus frais et plus élevés, considéré par beaucoup de médecins de la Guadeloupe comme la principale indication à remplir dès l'apparition des premiers symptômes de la maladie, ne joue pas un rôle bien appréciable dans l'évolution de celle-ci. Il nous avait semblé précédemment que ce déplacement pouvait, dans une certaine mesure, atténuer la gravité de l'atteinte et mettre le petit malade dans de meilleures conditions de résistance. Mais les deux derniers enfants que nous avons vus ont été déplacés du milieu infecté, non pas même avec le diagnostic de fièvre à vomissements noirs, mais sur de simples présomptions et avant que le moindre vomissement sanguin eût apparu. Ce déplacement prématuré n'a pas empêché la maladie de suivre son cours et d'être fatale à l'un d'eux. »

Nous partageons pleinement son opinion.

TROUBLES NERVEUX DU PALUDISME

ET DU PARAPALUDISME

POLYNÉVRITES PALUSTRES

PAR LE Dr GRALL.

En traitant du paludisme *en action*, nous avons eu l'occasion de signaler les déterminations nerveuses passagères, qui semblent imputables à la localisation au cours des fièvres palustres de l'action de l'hématozoaire ou de ses toxines sur le système cérébro-spinal et ses expansions périphériques :

Ce sont les troubles délirants et les phénomènes d'asthénie des fièvres continues et pernicieuses;

Ce sont les congestions viscéralgiques et névritiques, véritables fièvres locales observées dans le paludisme fruste et larvé.

Des déterminations de même nature persistent, surviennent, ou se renouvellent, à distance de toute manifestation fébrile avérée, chez les impaludés à qui il ne paraît rester que la tare de l'intoxication antérieure.

Ces accidents tardifs semblent imputables, comme les accidents précoces, à l'imprégnation malarienne. Tous les observateurs admettent cette origine par analogie avec les constatations faites dans toutes les intoxications, bien que souvent il se soit établi un état de santé apparemment satisfaisant entre les crises aiguës et les déterminations que nous envisageons ici. On est autorisé à penser que les toxines du paludisme, comme celles des autres maladies infectieuses, comme les poisons minéraux, s'emmagasinent dans l'économie, pour se manifester occasionnellement, souvent en dehors et à distance assez longue de tout apport parasitaire.

Ces manifestations sont dites *méta-palustres*, mais il serait inexact de les considérer comme se limitant à la période des séquelles du paludisme; on peut poser en règle que coliques, paralysies, troubles sensitifs et trophiques sont comme la fièvre hémoglobinurique, comme la fièvre à vomissements noirs des enfants, tantôt une détermination du paludisme en activité, et tantôt une détermination du parapaludisme (1). ·

ÉTIOLOGIE ET PATHOGÉNIE. — La malaria n'est pas seule en cause ; elle a créé le terrain, elle peut être considérée comme la condition première, mais il semble qu'il faille en plus l'association de causes secondes.

Parmi ces influences déterminantes, il en est deux qui paraissent pouvoir être constamment invoquées :

a) La prédisposition héréditaire ou acquise constituant l'infériorité nerveuse ;

b) La réfrigération ou l'échauffement brusques impressionnant un fébricitant au cours soit de poussées fébriles, soit de malaises qui, bien que n'étant qu'une ébauche d'accès, conditionnent une susceptibilité particulière et extrême des centres nerveux et de leurs expansions périphériques.

La première condition se définit d'un mot : le tempérament nerveux, le *nervosisme*. Les malades chez qui les atteintes antécédentes du paludisme aigu ou chronique se sont traduites par des déterminations cérébro-spinales et névralgiques sont de ce fait devenus candidats aux accidents nerveux tardifs et durables.

L'impression de froid général ou partiel, l'échauffement du corps entier ou des segments en contact avec un sol surchauffé occasionnent la détermination névritique et sa localisation.

Il semble que chez ces paludéens il se produise des réactions méningées et névritiques, telles que celles que Mosny a précisées pour des cas nombreux de saturnisme. On les a considérées longtemps comme humorales et toxiques ; en raison de l'absence de lésions histologiques des tissus, on les a définies sous la dénomination de *lésions dynamiques*.

Secondairement, s'établissent des lésions durables portant sur les expansions nerveuses des extrémités périphériques et sur certains nerfs viscéraux.

La réfrigération ou l'échauffement brusques exercent et reproduisent souvent leur action dans des circonstances qui ont pu faire croire à l'endémicité, et même à une véritable épidémicité. Il ne s'agit que de coïncidences portant sur un double fait : la gravité de la malaria dans la région, les circonstances de climat et d'existence qui créent la moindre protection contre les intempéries, ce peuvent être typhons et tornades comme en Afrique Occidentale et Equatoriale, réfrigérations brusques dans la traversée

---

(1) Le parapaludisme n'est lui-même qu'une étape du paludisme fruste, au sens défini par Plehn : c'est un paludisme sans parasitisme *actuel*.

à gué des cours d'eau descendus des hauteurs, comme aux Antilles, comme dans le haut Tonkin, comme dans le haut Niger, refroidissements nocturnes pendant la marche des colonnes dans les régions sahariennes par suite du cantonnement ou du campement dans de très médiocres conditions d'habitat ; ce peuvent être encore soit l'exposition prolongée au soleil, soit les traumatismes périphériques *a calore* tels que nous les indiquerons plus loin.

Quand les conditions de l'existence se sont progressivement modifiées, quand la vie normale a succédé aux fatigues des campagnes de guerre ou aux voyages d'exploration, quand les travailleurs indigènes ont appris à se vêtir et à se chausser, les manifestations nerveuses s'effacent, on ne les retrouve plus que rarement et isolément.

SYMPTOMATOLOGIE GÉNÉRALE. — Les différents syndromes, qui caractérisent la *polynévrite palustre*, ont été dissociés en clinique ; on peut dire cependant que, dans chaque groupe de faits, on trouve réunies les manifestations dont nous avons à faire successivement l'étude, à savoir des troubles de la sensibilité et de la motilité périphériques, des viscéralgies, des troubles psychiques plus ou moins accentués au point parfois de rentrer dans le domaine des psychonévroses.

Voici comment ils évoluent et s'enchaînent dans la moyenne des cas.

Au cours de la convalescence d'une fièvre rémittente bilieuse, dernière récidive d'un paludisme fréquemment et gravement renouvelé, datant de plusieurs années, *début des troubles nerveux par gonflement et œdème avec affaiblissement progressif des membres inférieurs ;* cet œdème, d'abord limité aux jambes, diminue ou disparaît la nuit. Puis, il s'établit à demeure, et s'étend à tout le membre (jambe et cuisse), en prédominant pourtant à la jambe. C'est un œdème assez dur, la peau reste lisse et tendue. En même temps, l'affaiblissement fait des progrès et peu à peu apparaissent des symptômes d'anesthésie et de paralysie qui atteignent leur summum un à deux mois plus tard.

L'anesthésie de la peau est très marquée à la face externe de la jambe, au niveau des péroniers et de la tête du péroné, à la face dorsale du pied, aux régions inter et sous-digitales, à la partie antérieure du tibia, à la face interne des cuisses (région des adducteurs), à la partie inférieure des faces antérieure et externe de la cuisse. Elle peut exister à la paroi de l'abdomen jusqu'à l'épigastre.

Les *réflexes rotuliens* sont *conservés*.

La *paralysie* suit la même progression ; la marche devient de plus en plus difficile; puis elle ne peut se faire que lentement en steppant, à l'aide d'une canne, les jambes étant écartées, les pointes des pieds en dehors; bientôt elle est impossible sans chutes. Les mouvements un peu compliqués, comme l'action de s'accroupir et de se relever, ne s'exécutent que très difficilement. Les orteils sont en flexion, et leur extension ne peut se faire volontairement.

La plupart des muscles sont *douloureux à la pression*, plus particulièrement les jumeaux et les adducteurs de la cuisse ; le bord d'une chaise, dans la position assise, provoque une pression pénible dans la région musculaire en contact ; comme autres symptômes apparaissent quelques irradiations douloureuses, assez espacées d'ailleurs, dans le sciatique droit.

Un peu plus tard, se manifestent des troubles de même ordre dans les *membres supérieurs*, à l'exception toutefois de l'œdème. Des signes de *paresthésie* se constatent au côté externe de l'avant-bras, à la face dorsale des mains, plus accentués au bord interne et sur les faces interdigitales. Les *muscles extenseurs* sont atteints au point que la main se met en griffe, le pouce fortement fléchi en dedans. L'extension des doigts cesse d'être possible. Plus tard, *les muscles des éminences thénar et hypothénar* s'atrophient d'une façon notable ; la gêne de tous les mouvements de préhension devient considérable. En même temps s'observent des *crampes* dans les jambes et les orteils (gros orteil surtout) survenant principalement dans la première partie de la nuit, des *fourmillements* dans des régions diverses, des *démangeaisons, des poussées d'urticaire et de l'hyperhydrose*.

On constate aussi de *l'arythmie et de l'intermittence cardiaque* augmentant sous l'influence des moindres mouvements, de *la gêne* avec *sensation de constriction au niveau du thorax*, une *rachialgie* presque constante, des phénomènes de *dyspnée* et, par moment, d'*angoisse respiratoire*; ce n'est pas de la dyspnée proprement dite, mais plutôt une véritable gêne respiratoire, l'inspiration et l'expiration semblent se faire incomplètement. A aucun moment, il n'y a paralysie du rectum ou de la vessie, mais la défécation devient difficile par suite d'une constipation rebelle (1).

Il existe, en outre, de l'insomnie et de l'agitation nocturne (cauchemars), de la dyspepsie et de l'anorexie. Le foie est augmenté de volume, la rate également.

---

(1) Cette description est empruntée dans ses traits principaux à l'auto-observation de notre confrère le Dr R.B. Voir *Annales d'hygiène et de médecine coloniales*. 1910, 3ᵉ fasc.

La perte de poids est considérable (10 à 20 kilos); le teint est devenu terreux et cachectique.

Sous l'action d'un changement de milieu, les symptômes de paralysie peuvent s'amender au point que la marche se fait avec l'aide d'une canne serrée suffisamment dans la main ; l'œdème disparaît, toutefois, sur la face antérieure du tibia, la pression avec un doigt laisse encore une dépression visible. Cinq ou six mois après le début de la maladie, les membres recouvrent à peu près leur force ordinaire, malgré un degré assez notable d'atrophie.

Mais sous l'influence du retour dans un pays palustre, parfois sous celle d'une rechute de la fièvre en dehors même du terroir palustre, la maladie reprend.

Cette rechute s'est caractérisée, dans le cas que nous avons en vue, par l'asthénie générale, la réapparition de l'œdème et un affaiblissement marqué des membres inférieurs, par des *crampes* particulièrement fréquentes dans la deuxième partie de la nuit, par des *plaques d'anesthésie cutanée* et par l'aggravation des autres phénomènes, tels que *fourmillements, engourdissements, contractions fibrillaires*, par le besoin impérieux d'extension et de contraction des membres inférieurs pendant la nuit, par des insomnies pénibles.

Quand il s'agit d'une simple rechute de paludisme, les manifestations ne dépassent pas cette gravité et rétrocèdent assez rapidement, mais quand le malade est soumis à une réinfection, le tableau clinique s'aggrave, les symptômes du début reparaissent et s'accentuent ; l'éloignement prolongé devient nécessaire pour obtenir une détente marquée et le retour à une santé relative.

Toutefois, ces divers accidents ne se succèdent pas sans laisser longtemps derrière eux des séquelles dont voici l'indication résumée :

Troubles locaux. — Plaques de semi-anesthésie cutanée disséminées sur diverses régions des membres inférieurs à la face antéro-externe de la jambe, au niveau des péroniers, de la tête du péroné, du condyle externe du fémur, de la face dorsale du pied, des espaces interdigitaux et de la face plantaire des orteils, surtout du gros orteil; ces troubles sont plus marqués du côté droit.

Aux membres supérieurs, il persiste une diminution de la sensibilité au niveau de la partie dorsale du bord interne de la main et de la face dorsale de l'annulaire et de l'auriculaire.

La pression est toujours douloureuse au niveau de certains muscles, des jumeaux surtout; l'engourdissement survient rapidement à la suite d'une compression un peu prolongée de certains nerfs (sciatique ou ses ramifications, cubital).

Fourmillements dans les extrémités soit spontanés, soit provoqués par le frôlement des poils.

Les crampes persistent pendant la nuit, quoique moins fréquentes, ainsi que les contractions fibrillaires dans les muscles du mollet ; elles apparaissent aussi au cours de la journée, mais avec moins d'intensité ; extension et contraction forcées des membres inférieurs dans la deuxième partie de la nuit. Des démangeaisons fréquentes sans traces d'éruption quelconque s'accusent, elles sont plus prononcées aux membres inférieurs.

Troubles généraux. — Le poids du corps reste très notablement inférieur au poids normal ; le teint est constamment subictérique sous l'influence des poussées congestives du foie et des débâcles de bile qui se produisent ; l'embarras gastrique est notable dès le moindre écart de régime.

Des accélérations et des intermittences cardiaques surviennent sous des influences diverses ; elles sont accompagnées d'une sensation de fatigue, d'épuisement général, augmentant par intervalle, parfois sans cause appréciable. A certains moments, état vertigineux avec diminution notable de l'aptitude au travail intellectuel, de la mémoire et une émotivité anormale.

La nuit (et c'est peut-être là le symptôme le plus durable), l'insomnie est constante avec agitation continuelle ; cette privation de sommeil est très fatigante et retentit fâcheusement sur l'état général.

CLASSIFICATION. — Ces différentes manifestations nerveuses, dont la localisation anatomique n'était pas et n'est pas encore nettement déterminée, ont été classées d'après leur extérioration clinique :

a) Troubles tropho-névrotiques, qui varient de la simple contracture ou de la simple dilatation des vaso-moteurs aux ulcérations et aux gangrènes partielles, avec association fréquente, sinon constante, de troubles de la *sensibilité périphérique.*

b) Névroses viscérales; ces dernières déterminations sont moins fréquemment observées ; leur recherche, qui a tant passionné nos devanciers, est actuellement négligée.

c) Troubles de la motilité volontaire; ils ne sont jamais isolés des troubles de la sensibilité, mais ils sont nettement prédominants.

Le syndrome qui en est la traduction a été considéré et décrit comme une entité distincte sans relation obligée avec les manifestations voisines.

A suivre de près les faits cliniques, à analyser les nombreuses observations éparses dans les monographies qui se sont occupées de ces troubles nerveux, on se rendra compte que ces divers syndromes s'associent, se succèdent et se remplacent.

« L'association fréquente et presque constante de troubles paralytiques plus ou moins accusés, la coloration parfois violacée des régions douloureuses, les éruptions herpétiformes et ulcéreuses qui apparaissent quelquefois, les crampes et les contractions qui, tant spontanément que sous l'influence de la marche, envahissent les muscles de la jambe et des avant-bras, toutes ces manifestations diverses démontrent l'affinité ou plutôt les relations directes, qui unissent entre elles ces différentes localisations névritiques. » « Depuis les picotements, les brûlures, l'analgésie, l'hyperalgésie, les dysesthésies jusqu'aux crampes, aux contractures et à la paralysie, il n'y a que des variations d'expression d'un fond pathologique commun malgré la diversité des effets » (Tholozan).

Ajoutons que *l'acrocyanose et la gangrène locale* peuvent en être l'aboutissant.

I. — TROUBLES VASO-MOTEURS ET TROPHIQUES
TROUBLES SENSITIFS

A. — ASPHYXIE LOCALE DES EXTRÉMITÉS

Les plus connues des déterminations de ce groupe, celles qui furent d'abord étudiées dans la science médicale française, se rapportent à des troubles d'acrocyanose, que Maurice Raynaud, l'un des premiers, a fait connaître et qu'il a désignés sous la dénomination très expressive d'*asphyxie locale des extrémités*. Après lui, Marroin, Rey, Moursou, Calmette et de très nombreux médecins de l'armée et de la marine ont indiqué les relations fréquentes existant entre le paludisme et ces déterminations. Plus tard, Weir Mittchel et Lannois ont signalé, à côté de ces cas de contracture durable des vaso-moteurs des extrémités, des phénomènes de dilatation paralytique du même réseau, syndrôme que Weir Mittchell a appelé *érythromélalgie*.

Dans les observations recueillies en France et dont nous emprunterons, comme très démonstratifs, quelques traits à celle que le médecin-major Bassères vient de publier, les troubles se réduisent souvent à la cyanose des extrémités, à ce syndrome que Maurice Raynaud appelle *l'asphyxie locale simple*.

Il s'agit de contracture des vaso-moteurs de la main et parfois

des pieds ou de régions limitées des membres ou de la face avec
sensations de froid, d'engourdissement de la région. Cette contracture se traduit par une teinte cyanotique qui a été parfois précédée de la pâleur des téguments, indice d'une abolition locale de
la circulation.

La température de ces parties est très notablement abaissée;
la coloration est d'un blanc mat; il n'y a pas d'analgésie, mais
parfois anesthésie complète;. cet état dure de une heure à une
heure et demie environ et parfois au delà; en même temps, les fourmillements redoublent progressivement, la douleur s'accentue,
le malade éprouve une sensation voisine de la brûlure; concurremment la coloration de la région passe du blanc au rouge foncé
et au violet.

Cette teinte offre d'ailleurs bien des nuances : tantôt blanc bleuâtre, tantôt violet ardoisé pouvant devenir noirâtre; habituellement, il s'y joint un peu de gonflement (les doigts sont boudinés).

Le malade, dont Bassères nous a retracé le cas, fut admis à
l'hôpital pour manifestations palustres avérées, quoique sans grand
éclat, rechutes sous forme d'accès répétés de paludisme ancien.
Ce soldat d'infanterie coloniale présentait depuis une assez longue période des phénomènes très nets d'acrocyanose à chaque
poussée palustre :

Il ressent, pendant les périodes fébriles, une sensation pénible
d'onglée et d'engourdissement dans les doigts qui se tuméfient
et sont cyanosés. Ces sensations et cette coloration spéciale
s'étendent de l'extrémité des doigts à la main entière jusqu'au
poignet; le gonflement accroît de 3 à 4 centim. le périmètre des
doigts et gêne leurs mouvements, au point que la flexion complète en est impossible et que le malade ne peut rien saisir. La
température locale est abaissée de plus de dix degrés comparativement à celle que l'on enregistre en dehors de ces périodes;
on note en même temps une anesthésie complète des phalangettes et de l'hypoesthésie des zones cyanosées.

La durée du paroxysme acro-asphyxique varie entre une heure
et quatre heures; la température du creux de la main, qui, dans
l'intervalle des crises, est de 35° 5, descend à 25° pendant l'accès.
En outre des phénomènes locaux, le malade se plaint d'une oppression légère, d'une crispation douloureuse à la région précordiale;
le déclin de la crise est indiqué par une sudation d'abord localisée aux pouces, puis généralisée en quelques minutes à la main;
ces sueurs sont abondantes et coulent le long des doigts.

La cyanose ne se limite pas aux mains; elle s'observe, au cours
du séjour du malade à l'hôpital, aux oreilles, au nez, aux pieds
où les sensations de fourmillement, d'engourdissement sont les

mêmes qu'aux mains ; on signale ensuite à l'un des genoux une plaque très limitée de cyanose. La station debout est possible, mais *le moindre choc aurait raison de l'équilibre.*

Ces manifestations présentent, dans la même journée, plusieurs paroxysmes d'une durée variable d'une heure à une heure et demie, mais si, au point de vue local, on enregistre plusieurs poussées par jour, on ne note par 24 heures qu'un accès fébrile unique se prolongeant 10 à 12 heures.

Dans le cours du traitement, il se produit, au pavillon de l'oreille, une poussée phlycténoïde comme dans le cas de Collas que nous citons plus loin ; ces phlyctènes sont suivies d'escarres superficielles, limitées, dont la chute est très longue, mais qui laissent à leur suite une perte de substance très nette ; il s'agit en réalité d'une gangrène locale très superficielle.

Dans ce cas, le traitement quinique eut une action très évidente sur la guérison des troubles locaux et des manifestations générales (1).

Dans l'étude qui a été faite de ces manifestations névritiques, les observateurs ont souvent négligé de tenir un compte suffisant d'une des données du problème clinique, celle qui, comme nous le verrons plus loin, avait particulièrement retenu l'attention de nos devanciers : la coïncidence de manifestations très persistantes et très accusées de dysesthésies diverses.

Maurice Raynaud avait cependant écrit, en parlant de la gangrène symétrique des extrémités, que ce symptôme est de tous les troubles généraux celui qui attire le plus l'attention, « la douleur est quelquefois le phénomène primitif, et, en général, elle prend une intensité effrayante ; elle ne se borne pas aux extrémités, elle s'irradie à tout le membre, c'est une sensation de brûlure, de déchirement ; elle survient par accès et les exaspérations douloureuses coïncident avec une exagération manifeste de la teinte cyanotique... elle est violente au point d'arracher des hurlements de souffrance au patient... et au point de se traduire par un gémissement continu qui n'est interrompu que par des cris déchirants ».

Ces douleurs peuvent être aussi vives en dehors des lésions de gangrène ; elles accompagnent l'asphyxie locale simple et peuvent exister indépendamment de toute manifestation d'acrocyanose.

« Les deux pieds deviennent le siège de douleurs lancinantes, en particulier le petit orteil du pied gauche. Très atténuées pen-

______

(1) BASSÈRES. *Archives de médecine militaire*, 1910.

dant le repos, ces douleurs s'exagèrent dès le moindre mouvement au point de rendre la marche traînante, hésitante, et enfin
impossible; les deux mains sont le siège de douleurs insuppor-
tables; la peau se cyanose, puis les membres se tuméfient. En
même temps apparaissent de violentes céphalées et des vomisse-
ments. . . . .

Un mois plus tard, les mouvements de la main droite sont devenus impossibles par suite de la violence des douleurs; atrophie
des extenseurs et des supinateurs; les éminences thénar et hypothénar sont intactes. Par suite de l'atrophie des extenseurs, la
main se trouve déformée, les doigts sont légèrement fléchis dans
la paume, et ne peuvent être étendus. Les mouvements de l'a-
vant-bras sur le bras et du bras sur l'épaule sont conservés, mais
très douloureux. Hyperesthésie en gant et en chaussette aux
mains et aux jambes, sensibilité amoindrie au-dessus; anesthésie
complète à l'avant-bras droit.

Les membres inférieurs sont immobilisés par la douleur; peu
ou pas d'atrophie musculaire. Toute la peau, au niveau des pieds
et des orteils, est cyanosée et hyperesthésiée à un degré d'acuité
tel que le frôlement du drap est insupportable; la sudation est
très abondante dans cette région (1).

B. – BRULURE DES EXTRÉMITÉS. – BURNING OF THE FEET

Ces douleurs spéciales avaient fortement retenu, à une époque
antérieure et déjà lointaine, l'attention des cliniciens observant
dans les pays tropicaux.

Dès 1824, les médecins anglais de l'armée des Indes, et, peu
après, les observateurs français de nos colonies de Pondichéry
et des Mascareignes avaient longuement décrit ces troubles algé-
siques, *causalgésiques* comme disait Collas, auxquels les médecins de la Présidence de Madras et de Calcutta ont conservé, en la
traduisant, la dénomination hindoustani de *Brûlure des pieds*,
ou plus exactement de *Brûlure dans la plante des pieds*.

Les troubles trophiques et vaso-moteurs n'occupaient, dans la
symptomatologie indiquée par ces observateurs, qu'une place
secondaire comme apparition et comme importance; c'étaient les
phénomènes douloureux (acrodyniques) qui préoccupaient le plus
patient et médecin, mais quand on se reporte aux observations
jointes à leurs mémoires, on se rend compte qu'ils coexistaient;
s'il en est moins parlé, c'est parce qu'ils étaient moins bruyants.

Comme l'indique la dénomination adoptée, il s'agit d'une affection douloureuse, très douloureuse, localisée à ses débuts et pen-

(1) Busquet. *Revue de Médecine*, 1901.

dant un assez long temps aux *extrémités inférieures*, et particulièrement à certaines régions *du pied;* les sensations peuvent varier, suivant les périodes et les moments d'une même journée, de l'impression de fourmillement et d'engourdissement pénibles jusqu'à celle de brûlure vive, térébrante, arrachant au malade des cris de souffrance, et rendant impossibles la progression et même le moindre mouvement des membres que la douleur paralyse.

Il n'est pas exact de considérer ces manifestations comme uniquement ressenties dans la plante des pieds; elles peuvent s'étendre aux régions voisines des membres inférieurs ainsi qu'aux mains et aux avant-bras, même dans les formes atténuées de ces déterminations.

Collas a classé les faits, au point de vue de la localisation des douleurs, en trois groupes dans lesquels il voit des degrés de gravité progressive de la maladie qu'il considérait comme idiopathique :

1° Les cas où la plante des pieds est seule atteinte ;

2° Ceux où la « brûlure » se ressent à la plante des pieds et à la paume des mains;

3° Ceux où cette sensation spéciale s'étend à la partie inférieure de la jambe, aux mollets et aux avant-bras.

Il distinguait dans ce syndrome deux éléments : 1° la sensation de brûlure; 2° une souffrance de nature névralgique. « Si, écrit-il, j'ai bien saisi le dire des malades, la dernière de ces impressions serait sujette à des rémissions et durerait longtemps encore après la cessation de la première. »

Il ajoute que Malcomson dont la monographie est restée classique, signale des observations où la face et le corps entier étaient atteints.

L'auto-observation de Le Dantec peut être citée comme exemple des manifestations les plus atténuées de cette forme de la polynévrite palustre. Il a éprouvé, au moment où il était fortement intoxiqué par le poison malarien, cette sensation de chaleur brûlante; elle n'existait pas seulement à la plante des pieds, mais aussi aux mains. « Cette sensation de chaleur et d'engourdissement était si manifeste que nous ne pouvions serrer dans la main un objet de faible calibre... en fermant la main nous savions si nous étions en période fébrile. »

C'est un critérium auquel ne se trompent pas les vieux paludéens. « On dirait que l'accès fébrile ne frappe que les extrémités (acropyrexie) », on pourrait dire, plus exactement, qu'il commence par cette localisation de la fièvre.

Dans ces conditions, cette *sensation de brûlure* avec engourdissement et empâtement de la paume des mains et de la plante des pieds est une gêne plutôt qu'une souffrance, mais elle s'accompagne d'une manifestation que nous retrouverons dans la période prodromique des troubles paralytiques : l'inquiétude de la motilité obligeant le malade à la déambulation constante.

Ces accidents signalés par Le Dantec ne sont qu'une ébauche du syndrome; nous allons le trouver manifeste, quoique incomplet, dans les relations suivantes que l'on peut considérer comme intermédiaires entre le « burning of the feet » et l'asphyxie locale.

1° Crampes périodiques atrocement douloureuses dans le mollet, précédées d'un petit mouvement fébrile et accompagnées d'abondantes sueurs durant une demi-heure environ; après quoi tout rentre dans l'ordre sauf quelques troubles céphaliques ;

2° Atrophie musculaire du membre inférieur droit consécutive à d'horribles souffrances névritiques empêchant tout sommeil; la jambe et le pied, d'une hyperesthésie extrême, ont une teinte cyanotique prononcée pouvant en imposer pour une asphyxie locale ; aucun trouble sensitif par ailleurs (1).

Ces troubles sensitifs n'évoluent pas sans parésie concomitante; il existe dans tous les cas une diminution manifeste de la force musculaire des membres, bien que ce symptôme reste effacé, en raison de l'acuité des douleurs; cette parésie a souvent précédé les crises douloureuses, elle leur survivra. On en retrouve l'indication dans les différentes observations.

Dans les cas qui se terminent par la mort, assez fréquemment observée à une date où les conditions de misère et de surmenage étaient beaucoup plus communes et plus graves qu'actuellement, il s'établissait, à la dernière période, une dyspnée d'effort, une amyotrophie et un marasme progressifs; la polynévrite finissait par se généraliser, l'innervation du poumon et du cœur était atteinte.

SYMPTOMATOLOGIE. — Ces crises douloureuses peuvent débuter et se terminer par la sensation de fourmillement, de picotement, d'engourdissement dans les régions atteintes, mais, à la période d'état, l'impression ressentie est réellement celle d'une brûlure très vive, difficilement supportable, s'exaspérant presque périodiquement à des heures déterminées de la journée.

Il survient, a dit Mac Kenna, des exacerbations et des rémissions journalières, les premières ont lieu le plus souvent dans le cours de la journée, les autres aux approches de la nuit ; pendant la nuit, le malade éprouve un bien être relatif tandis que les journées s'écoulent pleines d'angoisse. « Dès que paraît le soleil,

(1) Faivre, *Arch. Méd. mil.*, 1896, t. I.

les douleurs et les picotements dans la plante des pieds et dans la paume des mains se manifestent pour durer avec de faibles rémissions jusqu'au coucher du soleil; dès le soleil levé, l'expression de l'angoisse se traduit sur le visage, pourtant la peau n'est pas localement plus chaude au toucher, elle n'est pas enflammée et le plus souvent elle ne présente pas de variation dans sa coloration ni dans la structure de l'épiderme. » Collas signale une périodicité différente, « la crise est nocturne ».

Cette divergence des observateurs s'explique par l'ancienneté plus ou moins grande de l'intoxication palustre.

Ces sensations douloureuses sont exagérées par la marche; les malades ont l'impression de poser le pied sur des épingles ou sur des corps pointus qui leur entrent douloureusement dans la plante. Cette impression est souvent signalée dans les formes où les troubles moteurs sont prédominants.

Comme la localisation de la souffrance est la suivante : pulpe des orteils et bord interne du pied, la démarche devient très spéciale, le malade s'avance à pas très comptés et très surveillés en s'aidant d'un bâton ; renversant instinctivement le pied en haut et en dedans, il ne laisse porter sur le sol que le bord externe.

« Au repos au lit, le pied droit est renversé et les orteils sont contracturés en flexion. La patiente ne marche qu'en traînant les pieds et en s'appuyant sur le bord externe de manière à ne faire porter le corps que sur la plus faible étendue possible de la la face plantaire et à avancer sans imprimer aucun mouvement à l'articulation tibio-tarsienne ; couchée elle renverse les pieds sur le bord externe et fléchit les orteils (1). »

Le souvenir ne peut s'effacer de cette attitude dans la progression quand on en a été témoin.

Les *mains* sont souvent prises ; les localisations de la sensation de brûlure sont homologues à celles observées aux pieds : pulpe des doigts, éminence thénar, pourtour de l'articulation radio-carpienne avec extension progressive, si la maladie se prolonge ou récidive, au bord externe et au dos de la main.

L'appellation de *Brûlure à la plante des pieds* cesse donc d'être exacte en dehors de la période de début.

Tous les auteurs signalent, et notre expérience personnelle le corrobore, que les patients recherchent l'atténuation de leurs souffrances dans le refroidissement des parties malades qu'ils placent dans un courant d'air ou qu'ils plongent dans un bain frais.

Il peut arriver que le moindre attouchement et la moindre contraction des muscles exaspère les souffrances au point que le

(1) Collas.Mémoire manuscrit.

malade doit se condamner à l'immobilité des régions atteintes.

Les observations résumées plus loin de Collas donnent une notation exacte de la forme moyenne de la maladie; dans celles que nous emprunterons à la pratique de Vaillard (1) et que nous avons pu nous-même suivre de près, le lecteur verra la forme grave et généralisée de ces manifestations dysesthésiques avec irradiation aux quatre membres et extension aux viscères abdominaux et thoraciques; elles semblent être dans ces conditions la reproduction du syndrome de Segond associé à celui de Malcomson et de Collas.

a) « Un malade, quelques jours après avoir présenté une crise fébrile palustre, est pris d'un catarrhe pulmonaire avec élévation de la température (c'est, on le sait, une des localisations fréquentes de la malaria chez les populations indigènes). Quelques jours plus tard, il ressent des brûlures extrêmement douloureuses et sans rémissions dans les deux pieds, bien que la peau de ces parties n'ait subi aucune altération de température ou de coloration. Les souffrances sont assez vives pour arracher des cris; le malade n'a pour se soulager d'autre ressource que de plonger les pieds dans de l'eau extrêmement chaude, le soulagement éprouvé fait place à des douleurs atroces dès qu'ils sont retirés de l'eau; le patient finit par s'installer avec les pieds plongeant en permanence dans un bain dont la température est maintenue au degré convenable. »

La symptomatologie peut présenter une physionomie différente.

b) « Les souffrances sont très vives; la brûlure s'étend à tout le pied et au bas de la jambe; la constitution du malade en est profondément altérée; les nuits sont sans sommeil. Les régions où siègent ces douleurs ne présentent aucune modification de température, de coloration ou de toucher. La physionomie exprime une angoisse considérable. »

Les manifestations douloureuses présentent habituellement des intermittences journalières.

c) La sensation douloureuse est celle de brûlure au côté interne des pieds et des mains jusqu'aux poignets; exagération très nette du paroxysme douloureux débutant vers 6 heures du soir pour se prolonger la nuit entière.

Collas signale la coïncidence dans ce cas de douleurs lombaires spontanées s'exagérant à la pression des vertèbres et d'un herpès phlycténoïde des oreilles aboutissant à une ulcération assez profonde.

(1) Sacquépée et Dopter, Polynévrites palustres (*Revue de Médecine*, 1901).

Cette éruption phlycténoïde que Collas observa se retrouve dans un assez grand nombre de cas; acrocyanose, acrodynie et phlyctènes ulcéreuses sont parfois associées.

Les phlyctènes (Raynaud) sont formées aux dépens non seulement de la couche épithéliale, mais d'une partie du derme lui-même; elles apparaissent, avait dit cet auteur, à l'extrémité de la phalangette de l'auriculaire; elles se développent, se rompent et laissent le derme à nu. « Il peut se faire qu'elles ne se rompent pas et qu'elles forment une croûte épaisse sous laquelle s'opère une réparation tardive des tissus. »

Ces phlyctènes, dans les observations de Collas et de Bassères, furent constatées à l'oreille. Dans l'extrait suivant d'un rapport de Mauger, elles s'observèrent au pied et à la jambe; elles prirent l'allure de gelures à la jambe et celle de panaris analgésiques aux orteils. Elles furent occasionnées, chez des créoles fortement impaludés, par un froid vif et brusque dont ils ne pouvaient protéger que très incomplètement les membres inférieurs.

« ... Au début de l'affection on observe une augmentation du volume des pieds; la peau est d'une sensibilité extrême, tendue, lisse, brillante, les malades y ressentent un sentiment de chaleur insupportable transformé bientôt en douleurs qui rendent la marche intolérable. L'état des orteils doublés de volume, largement écartés les uns des autres, s'oppose à l'usage des chaussures. Cette tuméfaction et cette douleur ne sont pas bornées aux orteils seulement, la totalité ou la plus grande partie du pied sont envahies; chez quelques-uns l'extrémité inférieure de la jambe présente les mêmes symptômes qu'exaspère la pression du doigt sans que celle-ci laisse une empreinte apparente comme dans l'œdème.

«Le talon est généralement moins profondément atteint et c'est sur lui que s'effectue fréquemment la locomotion; d'autres ne peuvent se déplacer qu'en progressant sur les genoux.

«Au bout de quelques jours de ces symptômes, la peau s'ulcère chez un certain nombre, dans une profondeur plus ou moins considérable; les orteils sont particulièrement atteints; dans aucun cas les désordres ne sont assez profonds pour nécessiter l'enlèvement d'aucune partie des orteils (1). »

Nous avons été fréquemment témoin de manifestations semblables chez des Hindous et des Noirs engagés sur les placers de la Guyane et minés par la fièvre.

C. — GANGRÈNE SYMÉTRIQUE

Quand les troubles vaso-moteurs s'aggravent et persistent, la

----

(1) Mauger, *Archives de médecine navale*, 1867, t. I, p. 152.

circulation est localement interrompue et l'acrocyanose peut aboutir à des gangrènes partielles et symétriques ; c'est aux doigts des mains et des pieds qu'on les observe, le plus fréquemment à l'auriculaire et au 5e orteil.

Cette perte de substance évolue soit sous forme d'ulcération phlycténoïde, comme dans les faits que nous avons envisagés précédemment, soit sous forme de gangrène sèche ; elle peut entraîner une perte de substance partielle d'une phalange ou la chute de la phalange entière, et parfois, mais exceptionnellement, d'un doigt.

Le processus consiste le plus souvent en une momification sèche ; la 3e phalange prend une coloration noirâtre, on pourrait croire à une altération massive, mais il ne tarde pas à se former un sillon d'élimination ; l'escarre se détache ; elle n'est que superficielle et au-dessous on retrouve les papilles.

« Au moment de l'apyrexie, il s'est dessiné un processus d'élimination des parties sphacélées ; un sillon s'est creusé au niveau de l'articulation de la phalangine et de la phalangette ; il suffit de quelques coups de ciseaux pour achever l'amputation en quelque sorte naturelle de la phalange unguéale. »

« La première poussée avait suivi son cours sans intervention de manifestations névritiques, mais la seconde s'accompagna d'un phénomène nouveau : ce sont de vives douleurs dans la région lombaire et dans les membres inférieurs. Au niveau des orteils, la nature de la souffrance change, elle consiste en des fourmillements siégeant dans les phalangettes qui paraissent plus pâles ; cette différence de coloration est plus nette en raison d'un épaississement épidermique qui existe chez les indigènes de toute race ; plus tard, la coloration devient violacée à la dernière phalange des quatre derniers orteils des deux pieds ; cette coloration est plus foncée au deuxième et cinquième orteils gauche. Cette asphyxie locale est surtout prononcée pendant les accès de fièvre ; les douleurs sont bien moins intenses en dehors des crises fébriles (1) ».

Ces cas, comme ceux de Collas, n'ont trait qu'à des formes de médiocre gravité et dont la guérison a été facilement obtenue, mais les médecins de l'armée anglaise, dont le personnel restait soumis longtemps, comme le furent plus tard nos soldats indigènes à Madagascar et en Afrique, aux causes productives du mal, n'ont pas manqué d'insister sur cette donnée que ces dysesthésies finissent par s'étendre au corps entier et par s'accompagner de paralysies et d'amyotrophies. Pour peu que les atteintes se prolongent et surtout qu'elles se renouvellent, on assiste à des déterminations du côté de l'abdomen et du thorax qui, par leur éclat

(1) Blanc. *Arch. méd. milit.*, 1885.

et par leur gravité, prennent la première place dans la préoccupation du malade et de son entourage.

A la suite d'accès répétés et subintrants qui se sont prolongés pendant près de deux mois, surviennent des phénomènes durables d'asthénie motrice et de fatigue cérébrale ; la lassitude est constante, bien que variable dans ses manifestations et surtout dans son acuité.

Deux mois plus tard, la fatigue musculaire est devenue une gêne fonctionnelle ; le malade ressent des douleurs lancinantes très vives dans le membre inférieur droit (cuisse et jambe) ; ces manifestations s'accusent à ce point que la station debout est devenue très difficultueuse et que le malade est tenu de s'aliter. Insomnie, état fébrile presque continu avec de notables exacerbations. Les souffrances sont atroces dans le membre inférieur droit non seulement au moindre mouvement, mais même au repos ; fourmillements fréquents dans le membre inférieur gauche et dans le membre supérieur.

Les phénomènes d'hyperalgésie, sans abandonner les segments primitivement atteints, se généralisent progressivement à tous les membres ; au membre supérieur, une région est particulièrement douloureuse, c'est la face interne de l'avant-bras, immédiatement au-dessus du poignet.

Vers cette même époque s'établit le symptôme *cardialgie* : les muscles du thorax sont très douloureux, le malade est pris de crises de suffocations qui se résolvent par des sueurs profuses.

Le traitement suivi fut assez actif pour déterminer une détente qui coïncide avec la fin des crises fébriles, mais il persista des déterminations polynévritiques avec localisations plus étroites aux parties *distales* des membres. Les douleurs des extrémités et la cardialgie prédominèrent à cette période.

Plus tard, les troubles de la motilité furent les plus accusés ; nous en retrouverons les détails quand nous traiterons des phénomènes paralytiques. Notons toutefois dès maintenant qu'à chaque reprise de la fièvre les douleurs reprirent l'acuité du début.

De pareils faits établissent une transition entre les troubles dysesthésiques des extrémités et les névroses viscérales.

De même qu'on a décrit à part les phénomènes d'acrocyanose, de brûlure des extrémités, on a, en pathologie exotique, considéré comme entités distinctes certaines viscéralgies, notamment celles qui ont leur siège apparent dans l'estomac et dans l'intestin. On n'a pas étendu, comme on aurait pu le faire, cette conception aux déterminations qui affectent le cœur. Cette dernière localisation est rare au reste, et relativement atténuée dans la polynévrite palustre ; elle ne survient qu'occasionnellement et transitoirement, et n'affecte pas la gravité immédiate qu'elle prend dans la polynévrite béribérique.

Ces viscéralgies, non plus que les phénomènes d'acrocyanose ou de brûlure des extrémités, ne sont isolables qu'à une étape de la maladie ; la polynévrite palustre, quand son évolution se continue par suite de récidives répétées, finit par être non seulement mixte, mais complète et généralisée.

ÉTIOLOGIE. — Nous retrouvons pour cette détermination les mêmes caractéristiques étiologiques que dans tous ces troubles névritiques, à savoir : leur relation obligée avec des circonstances de guerre ou d'occupation de pays neufs et fortement palustres, qui imposent aux groupes le cantonnement et les marches sous toutes les intempéries, leur fréquence chez les ouvriers des placers, des chantiers de route et d'exploitations agricoles dont les conditions d'habitabilité sont misérables et où le paludisme est intensif.

On s'expliquera facilement, si on veut tenir compte de cette donnée, pourquoi les monographies françaises ont considéré d'abord ces troubles nerveux comme spéciaux au Tonkin, puis comme étant l'apanage de la colonie de Madagascar, et plus tard celui de l'Afrique équatoriale, et pourquoi enfin les médecins de l'armée de l'Inde les avaient autrefois attribués uniquement à la Birmanie et aux Détroits.

Une autre particularité est à noter ; ces accidents, sans être exceptionnels chez les Européens soumis aux influences que nous venons d'énumérer, ne s'observent chez eux qu'assez rarement, et, se réduisent à des manifestations incomplètes, le rapatriement étant accordé et quelquefois même imposé dès que l'atteinte à la santé est profonde.

C'est chez les indigènes que les conquérants et les occupants attachent à leur fortune, qu'ils déracinent de leur milieu et qu'ils sortent de leurs habitudes, que la maladie atteint sa plus grande expansion et sa véritable évolution. Cette particularité tient à ce que ces auxiliaires ne sont pas appelés à jouir du bénéfice du retour dans une région salubre et qu'ils restent exposés indéfiniment à des récidives de la maladie originelle, le paludisme, qui crée le terrain, et au choc des circonstances surajoutées de misère, de fatigue, de traumatismes a frigore, d'alimentation viciée qui conditionnent l'infériorité nerveuse.

Malcomson admettait que la dénutrition générale, que l'usure malarique, que l'épuisement des forces rendu manifeste par la fatigue dès le moindre effort, que les troubles abdominaux fort voisins de la description donnée des *coliques nerveuses* créaient la prédisposition aux atteintes du « *burning of the feet* ». Il a

cependant noté lui-même, et c'est une observation que reproduit
Collas, qu'il est des cas où les malades présentaient presque d'emblée cette manifestation. L'atteinte ne pouvait cependant être sus-
pectée ; sa gravité était telle qu'elle aboutissait au décès du patient.

D. — ULCÈRES ET PSEUDO-PANARIS ANALGÉSIQUES.

Que les récidives de pareilles manifestations soient fréquentes,
qu'elles évoluent sur un terrain médiocre, usé par des atteintes
répétées de paludisme grave ; que de plus les extrémités soient
soumises à des traumatismes qui surprennent des régions où
l'innervation vasomotrice est compromise, les lésions destructives
seront alors plus profondes que celles que nous avons étudiées ; elles
évolueront d'après le type des panaris analgésiques pour aboutir
à des pertes partielles ou totales des phalanges, ou à l'existence,
au niveau du talon antérieur, d'un ulcère de même origine et de
même évolution que l'on a considéré comme un *mal perforant*.

Ces déterminations ne sont pas particulières aux polynévrites
palustres, mais elles s'y rencontrent fréquemment, et notre expérience prolongée nous a rendu témoin, surtout à la Guyane,
chez les ouvriers des placers (européens ou immigrés hindous),
de ces trophonévroses dans des circonstances où, en dehors de la
misère, le paludisme seul pouvait être invoqué comme facteur
essentiel de la lésion nerveuse.

L'étude du processus de la gangrène sèche (asphyxie locale à
son degré le plus grave) a été poursuivie et à cet égard l'entente
est faite, mais il reste à suivre de près et à décrire le processus
dont Morvan a tracé les traits principaux et que jusqu'à cette date
on n'a pas recherché dans la pathologie tropicale. Une tendance
trop simpliste conduirait, c'est au reste ce qui s'est produit pour
la maladie de Morvan, à imputer toutes ces lésions subinflammatoires à la périnévrite lépreuse ; or, que l'on y regarde de près,
et on acquerra l'assurance que nombre de ces lésions surviennent
en dehors de la lèpre. Morvan signalait, comme étiologie, les
traumatismes multiples par piqûres des doigts, les gelures répétées ; aux colonies, des causes semblables agissent pour déterminer les mêmes effets, seulement ici les traumatismes atteignent
surtout les pieds, et les gelures sont remplacées souvent par des
brûlures chroniques répétées et presque constantes, résultant de
la marche, sans protection aucune, sur un sol de latérite qui s'é-
chauffe jusqu'à 5oo et au delà.

Le paludisme a créé une infériorité de résistance que ces circonstances occasionnelles rendent manifeste et qu'elles exagèrent
à chaque atteinte.

II. — VISCÉRALGIES

A. — COLIQUES NERVEUSES. — NÉVRALGIE DU GRAND SYMPATHIQUE
(Segond).

Le syndrome *coliques sèches endémiques des pays chauds*
est de toutes les déterminations viscéralgiques celle dont on a le
plus parlé il y a une cinquantaine d'années ; mais actuellement
le silence s'est fait sur cette entité, on ne retrouve plus ce diagnostic dans les statistiques médicales de la Marine ou des Colonies.

Cette détermination ne se rencontre plus sur les navires de nos
stations lointaines ; elle est devenue exceptionnelle dans la population militaire et civile.

Il est vrai que les circonstances ont notablement changé ; les
navires ne séjournent que rarement dans des rades ou des rivières
malsaines ; la prophylaxie offensive et défensive du paludisme
s'est progressivement organisée, les installations sont moins médiocres, le séjour dans les régions insalubres est moins prolongé ; enfin et surtout, ces manifestations ont cessé d'être considérées et cataloguées comme une maladie distincte ; on n'en parle
qu'à titre d'épiphénomène ou de syndrome associé au cours des
troubles paralytiques et trophonévrotiques de la malaria. Au
reste, le tableau qu'on en avait tracé, quand la confusion existait
entre les déterminations saturnines et palustres, a été tellement
chargé que les observateurs non prévenus ont peine à le retrouver dans les constatations de leur pratique.

Pour se faire une idée exacte de ce syndrome qui n'est autre
chose que la localisation prédominante aux viscères de l'abdomen
des troubles dysesthésiques (névralgiques et névrotiques) de la
polynévrite, il faut se reporter à la monographie de Segond et
aux livres antérieurs de Bajon, de Pouppée-Desportes, etc.

Les observations recueillies par ces auteurs et par leurs contemporains portent sur un personnel résidant très longuement
dans des localités palustres sans protection aucune contre la malaria, et vivant dans des conditions d'existence et d'alimentation
qui ne l'exposaient que très exceptionnellement à l'intoxication
saturnine.

Mais de 1840 à 1860 les circonstances étiologiques changèrent
du tout au tout ; la Marine cessa de s'immobiliser dans les stations
d'outre-mer, les médecins embarqués, et non plus ceux qui prati-
quaient à terre, se trouvèrent en face d'une symptomatologie voisine de celle que le mémoire de Segond avait appris à connaître ;
ils firent effort pour englober dans le cadre de cette *névralgie*

du grand sympathique la maladie qu'ils observaient à bord et qui n'était imputable qu'au saturnisme.

Les travaux de Lefèvre vinrent bientôt en fournir la preuve ; la réaction, comme il est de règle, dépassa le but, et l'opinion s'établit que non seulement la théorie miasmatique de Fonssagrives, de Leroy de Méricourt, et de Rochard était erronée pour les faits qu'ils avaient étudiés, mais qu'il fallait comprendre dans la même condamnation les travaux antérieurs, bien qu'ils eussent trait, au moins dans une notable partie, à des cas différents comme étiologie, et même comme symptomatologie.

Rien ne vaut, dans ces controverses, comme de remonter aux sources ; nous résumerons, pour éclairer la bonne foi du lecteur, les observations les plus intéressantes de la monographie de Segond, en les faisant suivre de la relation de cas semblables, observés tant dans cette même colonie de la Guyane qu'au Sénégal.

Nous trouvons à cette étude rétrospective un autre avantage, c'est de fournir la preuve que Segond a établi la symptomatologie presque complète, et indiqué la pathogénie des *troubles moteurs, sensitifs et trophiques du paludisme* que nombre d'auteurs considèrent comme de découverte récente.

Il s'agit, en effet, dans la monographie de Segond, on s'en rendra compte à la lecture, de polynévrites généralisées avec localisation prédominante des phénomènes douloureux à la région abdominale, cette localisation faisant rentrer ces cas dans la « *névralgie du grand sympathique* ».

Voici quelle est la marche habituelle, telle qu'elle est indiquée par cet auteur ; on verra qu'elle ne diffère pas de celle décrite dans les observations les plus récentes.

Les antécédents palustres sont anciens, mais ils se renouvellent pour coïncider avec l'attaque de coliques ; ils sont de forme grave ; des manifestations fébriles caractéristiques du paludisme se reproduisent avec chaque nouvelle crise douloureuse ; la névrose abdominale s'accompagne de troubles mixtes, sensitifs et moteurs des extrémités périphériques. Ces différentes déterminations se prolongent, s'interrompent et rechutent simultanément, présentant l'évolution indiquée ci-après :

Chez un impaludé ancien, accès de fièvre compliqués d'épigastralgie ; les selles sont alternativement molles et consistantes ; le malade accuse, en outre, cette lourdeur des membres, ce brisement et cet abattement qui sont les prodromes des localisations paralytiques.

A la fin du premier septénaire, les coliques s'accusent, elles s'accompagnent de vomissements, d'épreintes, avec constipation opiniâtre ; les membres *s'alourdissent* les jours suivants en même temps que s'exagèrent les douleurs abdominales et qu'elles se compliquent de douleurs lombaires, « *le ventre est entièrement fermé* ». Aux derniers jours du second septénaire s'observe une détente qui s'accompagne d'évacuations alvines abondantes, « *le ventre s'est lâché* ».

Quelques jours plus tard, reprise des douleurs abdominales ; l'amaigrissement musculaire est rapide ; « *les membres s'engagent de plus en plus* » ; encore une fois se manifeste une amélioration très nette des symptômes paralytiques, il se fait simultanément un arrêt complet des phénomènes fébriles et douloureux ; cet arrêt se prolonge une quinzaine.

Puis les coliques reprennent plus violentes en même temps que s'établit une fièvre intense. Pendant deux à trois jours, la situation est fort sombre ; mais un mieux-être survient, il se fait une convalescence progressive qui se maintient un temps à peu près égal à celui qui suivit la première crise.

Un jour donné, apparaît une fièvre violente qui dure deux jours pleins et s'accompagne d'angoisse épigastrique et de phénomènes semblables à ceux déjà signalés ; à la dépression des forces s'ajoute un affaiblissement mental.

Un mois plus tard, nouvelle récidive ; quand la crise douloureuse et fébrile a subi un répit, on peut se rendre compte que les douleurs, qui de l'abdomen s'étaient étendues aux quatre membres, avaient fait place à de la paralysie du mouvement particulièrement marquée aux membres inférieurs.

Il n'existe plus au quatrième mois du traitement « aucun ressentiment de coliques », et les « membres étaient dégagés » quand reparaît la fièvre. Avec elle se reproduisent les douleurs abdominales, les douleurs térébrantes dans les membres et survient un phénomène nouveau que Segond signale comme grave : l'oppression thoracique.

C'est le syndrome cardio-vasculaire, complication à laquelle succombaient le plus souvent les malades atteints de coliques nerveuses.

Nouveau répit d'une quinzaine, au bout duquel on constate une nouvelle rechute ; les coliques sont cette fois moins prédominantes, les douleurs des membres inférieurs sont comparativement plus fortes, les membres thoraciques restant libres, « les membres inférieurs comme atrophiés sont d'une débilité extrême ».

Pour employer le langage de Segond, la colique sèche passe à l'état chronique ; elle s'accompagne d'une fièvre lente, d'un amaigrissement qui tient du marasme et d'une atrophie générale des membres, qui sont « comme disloqués ». Le malade souffre, en outre, d'une mélancolie mélangée d'hébétude.

Nous dirions actuellement : à la suite de rechutes multipliées s'établirent des lésions permanentes et résiduelles de polynévrite et des troubles de psycho-névrose.

Ce tableau peut présenter des variantes, le lecteur en trouvera la description dans les lignes suivantes :

a) Température élevée, coliques vives avec constipation ; dès le troisième jour les douleurs deviennent supportables, les selles ont reparu. Au huitième jour, légère reprise des mêmes accidents, mais peu durable ; au onzième jour, pour s'être mis à l'ombre fraîche d'un tamarinier, le malade est atteint d'une rechute soudaine et grave ; on signale, en même temps que les souffrances de l'abdomen et des membres, une forte fièvre et un délire loquace... les membres inférieurs sont paralysés, les supérieurs tremblotants et incapables de mouvements de préhension ; le ventre est horriblement ballonné, la respiration est anxieuse. Malgré la gravité de ces manifestations, le retour en France suffit pour procurer une guérison radicale.

b) Fièvre, coliques, douleurs généralisées, détente au cinquième jour ; le septième jour, retour d'une fièvre ardente avec délire ; les membres sont jetés çà et là ; on voit qu'ils sont privés d'énergie et de vigueur ; les poignets et les phalanges sont dans un état de flexion opiniâtre ; si on soulève le bras il retombe lourdement.

Au dixième jour, la fièvre tombe, mais la paralysie persiste ; coliques intermittentes ; le lendemain le sommeil est revenu, les coliques ont cessé ; « le ventre est lâche et bien ouvert... » le malade a pu faire exécuter quelques mouvements aux membres inférieurs... les bras sont appliqués avec moins de rigidité le long du corps... Après plusieurs rechutes correspondant à la reprise des mêmes manifestations, le malade se rétablit, mais il conserve longtemps de la faiblesse des jambes, une sorte d'agitation dans les membres supérieurs et une attitude insolite de l'épaule droite qui est demeurée longtemps surbaissée.

Nous arrêtons là ces citations écourtées ; elles suffisent à prouver que la maladie de Segond est très différente des atteintes du saturnisme que Fonssagrives et ses élèves ont décrites plus tard sous la dénomination de *coliques sèches*, et qu'elle reproduit dans tous ses traits la polynévrite palustre telle que nous la comprenons et la délimitons.

Au reste, Segond lui-même signale les relations immédiates qui existent entre le paludisme et le syndrome qu'il isole : « Quant à la fièvre, je la considère comme une prédisposition essentielle à la colique..., avancer que la fièvre peut engendrer la colique végétale ne me semble pas un paradoxe, attendu que leur

endémie se rencontre et se combine, et que l'endémie de l'une
est souvent accompagnée ou suivie de l'épidémie de l'autre.»

SYMPTOMATOLOGIE. — Comme on le voit, le symptôme dominant est la douleur ; on peut dire que c'est de son exagération
que résultent et que relèvent les manifestations concomitantes :
constipation opiniâtre par suite de la contracture des intestins
et des parois musculaires de l'abdomen, révolte de l'estomac,
embarras gastrique consécutif, avec les phénomènes divers que
peut entraîner la rétention des matières fécales.

Le terme de « *Coliques sèches* » n'est que partiellement exact :
coprostase et névrose intestinale se compliquent d'épigastralgie,
de cardialgie avec vomissements symptomatiques. Les manifestations du côté de l'abdomen ne sont qu'un des phénomènes de
la crise qui toujours se généralise à d'autres appareils.

La description devenue classique de Fonssagrives, de Le Roy
de Méricourt[1] et de Rochard, erronée en ce qu'elle faisait surtout
état des coliques saturnines, a détourné l'attention des descriptions antérieures plus exactes, bien que moins dramatiques, de
Bajon, de Pouppée-Desportes et de Segond.

Laure a partiellement confondu les deux maladies et a forcé la
note ; nous croyons cependant devoir résumer les traits essentiels
de la relation qu'il a donnée des faits qu'il observa à la Guyane, où
il pratiqua vingt ans après Segond ; à cette date, les causes d'intoxication saturnine étaient beaucoup plus répandues qu'à l'époque de Segond et de la marine à voiles. « Ce sont, écrit Laure,
de véritables éclairs de douleurs, sensations atroces de déchirement, de constriction, de brûlure et de froid alternatifs, généralisées à tout le corps, s'exaspérant à un moment donné et
pendant une période souvent fort longue au centre épigastrique,
d'où ces phénomènes semblent s'irradier dans toutes les direc-
tions. Ces irradiations ont un retentissement douloureux sur
les divers organes qui reçoivent leur innervation du trisplanchni-
que, déterminant tranchées, ténesme, gastrodynie, hépatalgie,
rétraction du crémaster, spasmes du diaphragme, cardialgie
suffocative, brisûre des membres secoués par des crampes violentes ; on voit le malade s'agiter en poussant des cris, se peloton-
ner et se tordre avec une effrayante expression d'angoisse. Le
patient est tourmenté par le hoquet, des nausées et des vomissements fréquents de matières acides et bilieuses ; il s'établit secondairement un état gastrique très accentué avec haleine fétide...

Pareille symptomatologie se rapporte, dirons-nous, à l'évolution
du saturnisme sur un terrain palustre.

Nous considérons comme plus **exacte** la description laissée par notre regretté confrère le Dr Dhubert, des souffrances qu'il a endurées ; elle nous dispensera d'une analyse des symptômes, car elle en tient lieu :

1° Douleur presque intolérable d'emblée dans toute la région de l'abdomen comprise entre l'ombilic et le creux épigastrique ; cette douleur constante s'exaspère par la pression ;

2° Rejet par vomissements de tout ce que le malade s'efforce d'ingérer ;

3° Constipation opiniâtre ;

4° Pas d'embarras gastrique, pas de céphalalgie, aucun signe de saturnisme ;

5° Au bout de douze jours, une garde-robe vient clore l'accès.

A la suite d'une impression de froid, tout recommence ; cette seconde attaque, qui dure six jours, a une physionomie un peu différente : la douleur n'est pas continuelle ; il y a, surtout vers le soir, des intermittences pendant lesquelles le malade peut goûter un peu de repos ; de plus il a chaque jour une petite selle dure ovillée, presque incolore.

Une troisième crise survient moins de huit jours plus tard et immobilise de nouveau le patient au lit ; une selle abondante, dure, presque décolorée vient encore d'elle-même terminer l'accès à la fin du cinquième jour. Le soir, toute douleur avait disparu, mais, vers minuit, on trouve le malade courant dans les corridors ; il était atteint d'un accès de fièvre pernicieuse de forme encéphalique.

On a dit, bien à tort, que la crise n'était jamais accompagnée de fièvre ; c'est une affirmation exacte pour les coliques saturnines, et l'on comprend que, dans les milieux où l'intoxication par le plomb était la cause réelle des accidents observés, les cliniciens aient enregistré cette apyrexie constante.

Il n'en est pas de même dans la colique nerveuse d'origine palustre. La réaction fébrile peut être atténuée, fruste, elle peut précéder la névrose ou n'apparaître qu'incidemment ; mais les relations de ces déterminations incontestées de la malaria avec cette colique sont celles que nous signalerons pour les troubles paralytiques.

Nous avons vu, dans les observations de Segond, l'association étroite et presque constante des récidives fébriles et névritiques ; il en est de même dans le cas de Dhubert ; on peut dire que malaises fébriles et névralgie abdominale marchent de pair.

Béranger-Feraud, dans son *Traité des maladies des Européens au Sénégal*, est l'un de ceux, qui, après Segond, y ont le plus insisté et il n'est pas contestable que leurs observations, comme

celles de Collas, de Malcomson et même de Bontius, se rapportent
à la polynévrite palustre. S'ils n'ont pas dénommé la maladie
sous une désignation anatomique, ils l'ont amplement déterminée
et décrite.

Nous ne croyons pas devoir nous attarder à une différenciation
détaillée de la colique nerveuse et la colique métallique ; ce n'est
pas tant dans l'analyse des symptômes qu'il faut rechercher les
éléments du diagnostic différentiel que dans leur corrélation évidente avec les autres manifestations névritiques, dont elles ne
peuvent être dissociées, ainsi que dans leur subordination aux
atteintes et aux reprises de la malaria. Le problème n'est pas
distinct pour ce syndrôme, il se présente sous les mêmes aspects
pour toutes les formes de la polynévrite palustre, et c'est dans
son ensemble qu'il faut envisager la question.

MARCHE DE LA MALADIE. — Le début a rarement la brusquerie habituelle de la colique métallique, ce mode ne se rencontre
que dans les crises qui coïncident avec une poussée fébrile ; le malade commence par ressentir cette asthénie qui est le phénomène
prémonitoire de toutes les déterminations que nous envisageons
successivement ; elle est caractérisée par un sentiment d'abattement général accompagné de pesanteur dans les membres supérieurs, de faiblesse et de brisement dans les membres inférieurs,
et par une tendance marquée à la morosité. Bientôt tout exercice
devient fatigant ; au lit le malade ne peut se réchauffer les pieds,
quand vient le matin. Les selles, à un moment donné, deviennent
rares, mais d'ordinaire les jours précédents elles ont été fréquentes et diarrhéiques...

Après quelques jours de ces malaises progressifs s'organise un
état plus pénible ; le malade ressent à l'épigastre et à l'ombilic
une douleur poignante ; cette douleur peut envahir d'une manière
successive et simultanée toute la région abdominale ; elle est
généralement soumise à des répits et à des exacerbations qui se
répètent dans une même journée, mais se reproduisent aux mêmes
heures ; les vomissements sont fréquents et douloureux, plutôt
vert porracés que bilieux, fortement acides. La température de la
peau, même en dehors des jours de fièvre déclarée, est alternativement chaude et aride et alternativement froide et poisseuse
(accès frustes).

Les membres supérieurs sont affectés de grandes douleurs ;
elles tendent, dit Segond, à la paralysie du mouvement, mais douleurs et paralysies sont sans affinité élective pour les muscles qu'in-
nerve le radial ; elles s'irradient à l'épaule. De même aux membres
inférieurs les extrémités sont lourdes et indolentes ; des douleurs

vives sont ressenties à la jambe et aux genoux, elles remontent souvent à la racine du membre.

Au lieu d'hyperesthésie, il peut exister une anesthésie massive. « J'ai vu, a écrit Segond, les malades se palper, ou, pour mieux dire, s'empoigner la peau des fesses, des cuisses, des mollets, me disant qu'ils ne sentaient pas ces parties et n'avaient nulle conscience de leur contact avec les objets extérieurs. »

« D'autres, au contraire, ajoute le même observateur, éprouvaient dans les mollets des crampes très pénibles ou accusaient un sentiment de *vives brûlures surtout aux pieds*, sans qu'il n'y eût ni rougeur, ni aucun signe sensible d'irritation. »

En dehors des complications fébriles, la colique endémique ne présente pas d'accidents cérébraux, mais elle peut laisser derrière elle des paralysies périphériques qui sont rarement localisées à un segment et intéressent simultanément les membres supérieurs et inférieurs avec prédominance à ces derniers.

« La maladie n'était tenace que chez les personnes qui continuaient à séjourner dans la région où elles avaient contracté le paludisme. » C'est le pronostic commun de toutes ces déterminations.

Quand, sous l'influence de récidives fréquentes, s'est établie la chronicité de l'affection, elle se manifeste par une fièvre lente, par un amaigrissement qui tient du marasme et qui est marqué surtout aux membres qui sont atteints d'amyotrophie progressive... d'atrophie générale, disaient nos devanciers, les articulations étant comme disloquées. Les facultés cérébrales sont atteintes, la mémoire abolie, le malade souffre d'un véritable état mélancolique.

La mort peut survenir sous l'influence d'une crise d'angoisse cardiaque, comme dans les polynévrites béribériques.

B. — VISCÉRALGIES AUTRES QUE LA COLIQUE NERVEUSE

Les déterminations hyperalgésiques peuvent se faire du côté d'autres organes que l'intestin et l'estomac ; on pourrait, avons-nous vu et nous n'y revenons pas, décrire à part les localisations cardiaques, mais nous tenons à insister sur la liaison étroite qui existe entre toutes ces manifestations.

A titre d'exemple, nous citerons un cas d'hépatalgie à ce point persistante et étroitement localisée que le diagnostic porté d'hépatite suppurée fut accepté de nos confrères.

Dans ce cas, la localisation prédominante de la douleur n'est ni l'épigastre, ni l'ombilic, mais bien la région voisine de l'hypocondre droit avec irradiations dans l'abdomen et du côté de l'épaule ; elle présente une constance et une acuité telles que le diagnostic d'hépatite paraît s'imposer d'autant que ces manifestations coïncident avec une fièvre très irrégulière dont les maxima sont assez élevés. La laparotomie vint donner la preuve de l'intégrité de l'organe hépatique.

Cette localisation viscérale avait été précédée, comme dans les observations de Segond, d'une crise antécédente de douleurs névritiques au cours de laquelle les souffrances, surtout accusées aux membres inférieurs, avaient été assez violentes pour déterminer l'impotence fonctionnelle ; elles persistèrent après sa disparition et se prolongèrent jusqu'à la mort.

« Les deux jambes sont le siège, dans leur continuité, de douleurs permanentes, elles pénètrent jusqu'aux os et se présentent avec le caractère lancinant et térébrant surtout la nuit ; au niveau des pieds, ces souffrances revêtent le caractère d'une sensation permanente de brûlure ; la moindre pression, le moindre contact les exagèrent. La motricité est diminuée dans les limites que lui imposent les douleurs réveillées dans les muscles par les mouvements ; les muscles sont très amaigris ; le réflexe rotulien est légèrement exagéré, la sensibilité cutanée est abolie dans ces régions sous presque tous ses modes. »

« On crut à une névrite intéressant le segment jambier des membres inférieurs et portant presque exclusivement sur les nerfs sensitifs... et à un abcès au foie (1). »

L'intervention opératoire, qui fit cesser les douleurs de l'hypocondre, resta sans action sur celles des membres. Après un répit relatif, celles-ci subirent un recrudescence paraissant correspondre à une rechute. Voici quel était à ce moment le caractère de ces souffrances : « les douleurs ont pour siège la peau et les masses musculaires ; elles sont continues au niveau de la peau, c'est une sensation permanente de brûlure... ; dans les parties profondes, c'est une douleur contusive... à ces douleurs fixes, s'ajoutent des douleurs lancinantes de caractère fulgurant. »

Aux bras et aux mains, ces douleurs devinrent également très vives et torturantes, avec crises lancinantes fréquentes, particulièrement dans la sphère du cubital. L'atrophie musculaire se prononça à la paume de la main et à l'avant-bras comme aux membres inférieurs. Le malade succomba à une crise urémique.

III. — PARALYSIES PALUSTRES

Avant d'entreprendre l'étude clinique des paralysies confirmées,

(1) Sacquépée et Dopter, *loco citato*.

il nous semble utile d'appeler l'attention du lecteur sur un ensemble de manifestations, dont il est peu parlé et qui ont cependant une grande importance pratique ; elles sont l'ébauche et l'annonce des déterminations plus tardives et plus graves auxquelles le malade est exposé, pour peu qu'il reste soumis à de nouvelles contaminations.

C'est par ces accidents que débutent les syndromes nettement accusés de névroses viscérales, de trophonévroses et de paralysies ; c'est par eux qu'ils s'achèvent quand ils guérissent.

Le lecteur qui voudra bien se reporter à la description que, dans le premier fascicule, nous avons donnée du paludisme fruste reconnaîtra combien les faits relatés présentent d'analogie ; il s'agit en réalité de fièvres larvées, mais elles sont faciles à méconnaître sous le masque qu'elles empruntent.

Voici résumée la symptomatologie de cet état prodromique qui, dans d'assez nombreux cas, constitue toute la maladie (1).

PRODROMES ET FORMES ABORTIVES

MOTRICITÉ. — Nous devons signaler comme phénomène initial une sensation constante, mais s'exacerbant presque journellement à des heures déterminées de l'après-midi et de la soirée, de lassitude générale, de lourdeur, d'abattement, d'affaiblissement, d'épuisement sans cause apparente.

A ces heures, la station debout ou même assise ne peut être conservée longtemps en raison de la pesanteur dans les mollets, de la fatigue et de la pesanteur dans les deux hypocondres et dans les reins ; le malade recherche la position allongée ; il lui faut un effort très énergique et qui est pénible pour pouvoir soutenir un peu longtemps la contraction de certains groupes de muscles (épuisement de courbature). Pourtant la marche, à cause sans doute de ses contractions musculaires alternatives, est relativement facile et peu fatigante et peut même être prolongée un assez long temps.

La position accroupie ne peut être conservée plus de quelques secondes sans être suivie de chute ; elle est douloureuse. Le malade est incapable de tenir un objet à bout de bras au delà de quelques instants. Fourmillements et engourdissements surviennent rapidement aux extrémités (doigts et orteils en particulier), plus fréquemment dans les régions innervées par le cubital.

Cette électivité des troubles paralytiques du paludisme pour le domaine du cubital a été fréquemment constatée (Métin, Remlin-

(1) Les traits essentiels en sont empruntés à l'auto-observation de notre camarade R. B. Voir *Annales d'hyg. et de méd. Col.*, 1910, 3ᵉ fasc.

ger). Mathis y a insisté (1); on sait que les polynévrites toxiques d'autre origine se localisent plus ou moins complètement dans le domaine du radial.

Des secousses musculaires brusques dans les membres inférieurs surviennent à l'approche du sommeil; sous l'influence des moindres émotions, ces manifestations diverses s'exagèrent et il se produit une sorte de parésie passagère avec malaises divers et diversement localisés.

TROUBLES SENSORIELS ET PSYCHIQUES. — Le sommeil s'établit assez facilement, mais chaque nuit, à peu près régulièrement entre 2 et 3 heures, parfois plus tôt, survient un demi-réveil des plus pénibles, accompagné d'agitation continuelle, de rêves, de cauchemars ; le malade ne fait que se retourner incessamment dans le lit, obéissant à un besoin constant d'extension, de contraction des muscles des membres inférieurs et surtout des muscles des mollets ; ces troubles cessent au réveil.

Le malade ressent la nuit un froid aux pieds souvent très prononcé. Irritabilité générale s'exagérant à certains jours, et à des heures déterminées : le moindre bruit, un éclat de lumière produisent des tressautements pénibles.

Difficulté et lenteur de l'accommodation quand la vision s'exécute à des distances variées, surtout quand il ne fait pas bien clair, d'où des phénomènes de vertige visuel, quand le malade traverse des zones dont l'éclairage est variable d'intensité.

Le plus souvent le vertige est latéral; le malade se sent comme attiré d'un côté, surtout du côté droit; ces vertiges provoqueraient la chute, si le malade ne trouvait un appui à proximité; ils surviennent à assez longue distance des repas.

Il existe une diminution prononcée de l'aptitude au travail, de la mémoire, de la faculté d'attention, de la facilité de suivre un raisonnement; il existe de l'indécision dans les déterminations, une moindre résistance aux diverses impressions morales. Emotivité asthénique survenant souvent sous l'influence des moindres causes ; parfois état d'anxiété, d'inquiétude sans motif sérieux. Si la lecture n'est pas parlée mentalement, les choses lues ne restent pas dans la mémoire; il devient pénible et difficile, à certains moments, de suivre une conversation animée et prolongée.

La céphalée n'est ressentie qu'assez rarement sous forme de bandeau constrictif, s'accompagnant d'une sensation de tension intérieure, d'état congestif de la tête; elle coïncide avec des accélérations ou des intermittences cardiaques.

(1) MATHIS, *Revue de médecine*, 1903.

TROUBLES VASO-MOTEURS ET SENSITIFS. — Démangeaisons, prurits dans des régions variées, parfois engourdissement même sans compression nerveuse et sans cause apparente. Sensibilité aux variations atmosphériques, surtout à l'approche de la pluie.

Alternatives de sécheresse et d'humidité de la peau des mains; si sécheresse, les mains sont froides, ratatinées; si humidité, les mains sont chaudes et gonflées. Sécheresse du pharynx, de la bouche, et de la muqueuse pituitaire, surtout la nuit et avant le lever; parfois transpiration exagérée sans motif apparent.

Douleurs vagues, à forme névralgique, dans diverses régions, mais surtout dans les membres, et en particulier dans le domaine, du sciatique.

Les urines sont souvent rouges, chargées, avec dépôt d'acide urique, quelquefois ammoniacales; phosphaturie.

TROUBLES DIGESTIFS. — Diminution de la sensation de la faim; pourtant, dès qu'il est à table, le malade mange volontiers et parfois copieusement; surdigestions fréquentes, la digestion du repas du matin étant très longue. Assez souvent accès de palpitations et intermittences cardiaques avec tachycardie anormale; le malade éprouve pendant de longues périodes de la constipation opiniâtre avec débâcles intercurrentes de diarrhée bilieuse et parfois dysentériforme.

PARALYSIE CONFIRMÉE

TROUBLES DE LA MOTILITÉ. — L'innervation motrice de la face, en dehors des muscles de l'œil, et celle du tronc sont respectées; celle des viscères abdominaux et thoraciques n'est atteinte que passagèrement, celle des membres est toujours lésée.

L'impotence fonctionnelle peut être étendue aux quatre membres sans être complète, elle peut être limitée à un segment ou à un groupe musculaire, elle peut enfin être totale, d'où trois variétés de troubles moteurs : 1° paralysies diffuses mais incomplètes, c'est le fait habituel; 2° paralysies localisées, le cas est moins fréquent; 3° paralysies complètes des quatre membres, cette forme, commune à une époque antérieure, est devenue exceptionnelle.

I. **Paralysies incomplètes et diffuses.** — Le tableau clinique de la paralysie confirmée n'est que l'exagération des manifestations prodromiques; la lassitude devient permanente et se fait sentir même au repos; la faiblesse des membres est extrème et se montre plus accusée, dans la moyenne des cas, aux membres inférieurs; la station debout est devenue incertaine, vacillante;

la progression ne s'opère qu'avec les plus grandes précautions et au prix d'efforts de volonté très énergiques.

À la marche, il y a, dit-on, steppage; il faut s'entendre : l'incitation volontaire retardée dans sa transmission, et devenue difficultueuse, s'opère par véritables décharges; l'effort réalisé est mal proportionné, il dépasse le but, et, du même fait, il y a une incoordination apparente dont le malade a nettement conscience et dont il cherche à se débarrasser en s'aidant d'une canne. La pointe du pied est tombante ; elle a tendance à s'accrocher aux obstacles ; pour éviter cet inconvénient, l'intéressé détache énergiquement le pied du sol et talonne volontairement. Le sens musculaire est conservé, et la sensibilité tactile à peine émoussée.

Cette démarche n'est pas particulière aux polynévritiques de cette origine, elle se retrouve dans la paralysie alcoolique, dans la paralysie béribérique, mais elle n'est pas due aux mêmes causes.

Aux membres supérieurs, les déterminations sont analogues ; elles se traduisent par des manifestations de même ordre : maladresse de la préhension, hésitations des divers mouvements des doigts, fatigue très rapide, d'où chute des objets, difficultés de boutonner les vêtements, etc.

Les lésions de la motilité sont plus diffuses que ne le donnerait à penser un premier examen ; elles sont prédominantes à certains groupes musculaires des extrémités des membres, mais elles n'y sont qu'apparemment localisées. Tous les observateurs insistent sur les paralysies de l'extension; ces lésions ne retiennent particulièrement l'attention qu'en raison de l'importance *évidente* de ces mouvements ; en réalité, le groupe des fléchisseurs n'est pas indemne; les divers groupes musculaires sont lésés ; il y a électivité de l'atteinte sur certains faisceaux, mais il n'y a pas de localisation étroite et massive à un domaine déterminé. On comprend que, par suite, l'impotence fonctionnelle soit plus apparente dans les régions les moins musclées.

Cette électivité de la lésion est variable d'un malade au voisin, d'un segment à un autre chez le même malade et souvent d'une récidive à celle qui l'a précédée et à celle qui la suivra. Cette variabilité, ont dit Sacquépée et Dopter, paraît être une des caractéristiques de la polynévrite de cette origine.

Voici quel est dans ses détails analytiques le tableau clinique ; il est assez variable et nous avons tenu à donner au lecteur un aperçu de ses variantes.

1º Les mouvements passifs s'exécutent sans résistance ; les mouvements volontaires des différents segments des quatre membres sont en partie conservés, mais s'accomplissent sans aucune vigueur et sont empêchés par le moindre effort. La marche est extrêmement pénible et difficile ; la paralysie, plus marquée sur les extenseurs, détermine le steppage.

Les mouvements de la jambe, ceux de la main et de l'avant-bras sont très limités ; les muscles de l'épaule et du bassin sont moins profondément touchés.

Les réflexes rotuliens sont légèrement exagérés ; les autres réflexes sont normaux. On ne constate en aucun point d'anesthésie sous aucune forme ; au contraire, il existe une hyperesthésie assez vive aux pieds et aux mains ; la marche détermine une sensation très pénible au niveau du talon, comme si le malade appuyait sur une pelote d'aiguilles. La pression réveille une douleur peu vive, mais très nette, sur le trajet de différents cordons nerveux et dans les masses musculaires.

Il n'y a pas de sensation de constriction thoracique.

Les muscles sont très atrophiés, surtout ceux des extrémités ; les éminences thénar et hypothénar sont très diminuées, mais non complètement disparues.

Il n'y a pas d'œdème. L'articulation du poignet droit est tuméfiée, peu douloureuse ; les ongles des doigts sont creusés d'une profonde dépression transversale occupant toute leur largeur (1).

2° A la suite d'une période prolongée de lassitude généralisée, de lourdeur des pieds, de crampes la nuit très douloureuses, de « *secousses électriques* », le malade remarque le soir, au moment de se coucher, un léger œdème qui disparaît, les premiers temps, pendant la nuit, et qui, dès lors, va en s'accentuant.

Les plus courtes promenades fatiguent le malade ; une station debout un peu prolongée est pénible. Progressivement ces phénomènes s'accusent, la lourdeur et la lassitude des jambes s'accentuent, celles-ci paraissent d'un poids difficile à traîner et semblent supporter péniblement le corps ; il est impossible au malade de prendre la position accroupie non seulement à cause de cette faiblesse des jambes, mais aussi à cause de la souffrance le long des trajets nerveux et des douleurs provoquées dans les masses musculaires par cette attitude.

La fatigue va en augmentant peu à peu ; pâle, essoufflé, le patient ne peut monter les escaliers qu'à la force du poignet, en s'aidant aux deux rampes, et bientôt il est obligé de se faire pousser par deux camarades. En terrain plat, il ne peut se mouvoir qu'avec difficulté ; la démarche est lente, traînante, avec un manque de coordination qui lui donne une allure ataxique, le forçant à lever le pied haut et le laissant ensuite retomber brusquement. Le malade manque de tomber à chaque instant ; enfin, même soutenu par deux aides, il avance péniblement et parfois même,

____

(1) *Annales de médecine et d'hygiène coloniales, loco citato.*

s'affaisse et tombe entre eux deux. L'œdème des jambes est constant; la fièvre peu bruyante, mais journalière.

Les muscles péroniers sont atrophiés et douloureux à la pression; les mouvements de flexion et d'extension des doigts de pied sont complètement impossibles; il en est de même de ceux du pouce pour l'abduction; le malade ne boutonne son pantalon et son veston qu'avec une grande difficulté; il a de l'atrophie de l'éminence thénar (surtout à gauche) et des muscles interosseux des deux mains ; on ne constate pas de tremblements.

L'anesthésie et l'engourdissement de la peau ont remonté progressivement de la plante des pieds jusqu'à la ceinture ; les jambes ne sentent pas le drap du lit; le pantalon donne à la face interne des cuisses une sensation de cuir ; la sensibilité cutanée à la piqûre, aux pieds et aux jambes, est très diminuée.

Il n'y a rien d'anormal dans les urines; le sang examiné à l'état frais à différentes reprises ne laisse rien voir de particulier; pas d'hématozoaires; il est vrai que le malade était sous l'influence de la quinine prise à faibles doses (1).

II. Paralysies partielles et localisées. — A côté de ces cas où l'atteinte, sans aller jusqu'à la paralysie totale des quatre membres, peut être considérée comme généralisée aux différents segments, il en est d'assez nombreux où les lésions paraissent se limiter plus étroitement. Cette localisation est quelquefois initiale, mais, dans la moyenne des cas, elle n'est réelle qu'à une assez longue distance du début.

Ces faits cliniques peuvent se subdiviser en deux groupes :

1º Ceux ou la lésion se constate, comme il est habituel dans les paralysies diffuses, dans les segments terminaux des membres tantôt à droite, tantôt à gauche, tantôt aux pieds, tantôt aux mains.

2º Ceux où il ne s'agit plus de paralysies distales, mais de l'impotence d'un groupe musculaire de la racine ou du segment moyen de l'un ou l'autre membre ; cette dernière localisation est le plus souvent limitée à un membre.

La symptomatologie n'est pas différente de celle que nous avons indiquée et nous ne la reprendrons pas dans ses détails.

Comme exemple des paralysies du premier groupe nous résumons l'histoire clinique de deux malades observés par Mathis (2).

1º La paralysie, diffuse au début, ne tarde pas à se localiser dans le domaine du cubital au membre supérieur droit; atrophie très nette des muscles de l'avant-bras et de la main innervés par ce nerf, acrocyanose, déformation de la main du type Aran-Duchesne;

____

(1) Voir *Annales de médecine et d'hygiène coloniales*, 1910, 3ᵉ fasc.
(2) MATHIS, *Revue de médecine*, 1903.

la griffe cubitale n'est toutefois qu'ébauchée, le mouvement d'opposition du pouce sur le petit doigt n'existe plus.

2° A la suite d'accès pernicieux, douleur très violente à la jambe droite partant du genou pour aboutir au cou-de-pied ; la jambe devient froide et inerte ; pendant trois mois elle refuse tout service ; sept mois plus tard la guérison était complète. Mais elle ne devait pas se maintenir ; la jambe fut reprise et trois semaines après, le membre supérieur du même côté fut atteint de douleurs térébrantes, la main était comme morte et absolument impotente. Le malade se rétablit une seconde fois pour subir une troisième atteinte qui se caractérisa par l'engourdissement des deux pieds et des deux jambes.

Comme exemple des faits du second groupe, nous pouvons citer le cas récemment présenté par Billet à la Société de pathologie exotique (1) :

A la suite d'une série d'accès, un malade est pris de délire avec incohérence du langage et amnésie assez prononcée ; peu après apparaissent les signes d'une paralysie deltoïdienne droite qui devient complète ; les réflexes sont conservés, pas de troubles nets de la sensibilité, pas d'inégalité pupillaire, mais on note une légère déviation de la commissure labiale droite. Après une nouvelle série d'accès avec phénomènes délirants, la paralysie deltoïdienne s'accuse et, avec elle, les douleurs de l'épaule ; on constate une atrophie de 2 centimètres. Grâce à la médication spécifique par la quinine à dose moyenne, il se produit un retour graduel mais lent des fonctions du deltoïde. Peu après, nouvelle rechute ; de nouveau le bras s'accole au thorax et tout le bénéfice gagné est perdu. Le traitement quinique est repris et le deltoïde récupère pour la deuxième fois et progressivement une partie de ses mouvements.

Notons avec Billet que l'invasion des accidents paralytiques a coïncidé avec des accès délirants en relations avec la forme d'hématozoaire la plus virulente (Hemamœba præcox) ; qu'ils se sont aggravés à chaque nouvelle invasion de la circulation par les mêmes hématozoaires et que l'administration de la quinine a été efficace.

III. Paralysies massives. — La paralysie, au lieu d'être limitée aux segments terminaux des membres, peut les frapper dans leur totalité. Elle immobilise le malade au lit et le met dans l'incapacité de se servir de ses mains. On le trouve alors couché dans le décubitus dorsal, les membres supérieurs dans la position du repos, les membres inférieurs fréquemment fléchis en accent cir-

(1) Billet, *Bull. Soc. pathologie exotique*, 1910.

conflexe et reposant en demi-cercle sur leur face externe; les pieds sont ballants et un peu tombants. Le malade ne peut détacher le talon du plan du lit; il fléchit partiellement la cuisse sur le bassin et la jambe sur la cuisse, mais c'est tout au plus si le pied et les orteils peuvent encore exécuter quelques mouvements très limités d'extension et d'adduction. Le patient n'oppose qu'une faible résistance aux tentatives d'extension des différents segments.

« Le malade ne peut tenir sur les jambes, il tombe par suite de la flexion involontaire des pieds sur les jambes et des jambes sur les cuisses. »

« L'avant-bras étant en pronation et soulevé au-dessus du plan du lit, les mains tombent inertes et flasques; l'annulaire et le petit doigt sont fléchis dans la paume par suite de la prédominance d'action des muscles du plan antérieur de l'avant-bras; ceux-ci sont cependant lésés, car si en supination les doigts se redressent et si la main s'étend sous l'influence de son poids, la flexion volontaire des doigts est peu active, la préhension des objets détermine une fatigue facile; le pouce est dans l'abduction...

« La paralysie à peu près complète à la main est moins prononcée à l'avant-bras; les mouvements de pronation, de supination, d'extension et de flexion sont conservés, mais ils ne s'exécutent que lentement et difficilement; ils ne peuvent être longuement soutenus; le bras et l'épaule paraissent indemnes... »

« Les lésions sont bilatérales et aussi prononcées à l'un des membres qu'à l'autre (1). »

L'excitabilité faradique des muscles est nulle aux quatre membres dans les segments inférieurs, celle des nerfs, abolie à la jambe et aux pieds, peut n'être qu'atténuée aux avant-bras ou inversement; les réflexes cutanés et tendineux, qui n'étaient que partiellement atteints dans la forme précédente, sont abolis pendant une durée plus ou moins prolongée aux quatre membres; il coexiste habituellement, avec l'anesthésie tactile, un certain degré d'hyperesthésie douloureuse aux pressions et aux pincements profonds; la sensibilité thermique est plus atteinte que la sensibilité au tact et aux piqûres superficielles. L'atrophie musculaire apparaît au bout de quelques semaines; elle peut être massive si le malade subit des rechutes et des récidives.

Elle est surtout prononcée aux mains à la région interne, à la jambe à la région antéro-externe, mais elle est généralisée à ces segments et à l'avant-bras; la peau revêt un aspect luisant; il existe un œdème peu accusé et limité aux malléoles (1). »

Les exemples abondent de formes où la paralysie est de la sorte

(1) METIN, *Arch. Méd. navale*, 1897.

massive et débute par l'atteinte simultanée des quatre membres, le tronc et les sphincters étant indemnes.

En sortant d'un état comateux qui s'était prolongé plusieurs jours et qui accompagnait des accès subintrants de paludisme grave, les malades, quand ils reprennent possession de leurs sens, constatent qu'ils ne peuvent allonger ni remuer bras et jambes ; les muscles des quatre membres sont flasques, ils essaient de marcher et ils tombent.

« ... Le malade s'aperçoit, en reprenant connaissance, qu'il louche et que ses membres sont en état de paralysie flasque, il ne peut tenir sur les jambes, qui plient sous lui ; la préhension des objets est difficultueuse et incomplète... Cette situation s'améliore rapidement et quelques semaines plus tard il ne persiste que de la faiblesse des membres inférieurs et du strabisme, mais la musculature des membres est notablement diminuée de volume (1).

Sous l'influence d'une rechute, l'amélioration s'arrêta, et cette reprise détermina, cette fois, une localisation durable du côté des membres inférieurs. Le tableau clinique est, à cette dernière date, celui qu'on considère comme caractéristique des paralysies palustres très diffuses mais partielles, dont nous avons résumé ci-dessus les traits essentiels.

Dans des circonstances qui nous sont mal connues parce que leur étude remonte à une date ancienne, cette forme massive dès le début et très fortement fébrile semble avoir été fréquemment observée ; c'est à des poussées de cette nature que peut s'appliquer la dénomination vieillie de *Barbiers*, cette dénomination reprise plus tard par Vinson et qui correspond, d'après les descriptions qui ont été données, beaucoup plus à la polynévrite palustre qu'au béribéri dont, du reste, les anciens maîtres la distinguaient.

Cette maladie a pour principale caractéristique : la fièvre, des douleurs violentes dans les membres, aux lombes et sur le trajet de la colonne vertébrale, une paralysie momentanée ou durable des membres thoraciques ou abdominaux s'étendant parfois à des organes plus importants.

Quelquefois, la paralysie apparaît sans symptômes précurseurs, elle est momentanée ou permanente, tantôt brusque et tantôt progressive ; elle affecte ordinairement les membres abdominaux, et, en général, les deux côtés à la fois, les membres supérieurs étant plus rarement atteints ; elle peut s'étendre aux muscles de l'abdomen et du tronc déterminant le ballonnement du ventre, la

(1) Métin. *Annales d'Hygiène et de Médecine coloniales*, 1910.

distension paralytique des intestins... de la dyspnée èt de l'oppression thoracique.

Ces troubles de la motilité sont habituellement précédés de douleurs aux lombes, aux jambes, aux cuisses, s'annonçant parfois par des tiraillements et des engourdissements; une fois déclarées, ces douleurs sont atroces, gravatives, tellement violentes que le plus léger attouchement arrache des cris aux malades.

Le corps s'amaigrit avec une rapidité effrayante.

Les observateurs notent des cas légers où ces manifestations disparaissent au bout de 7 à 8 jours, d'autres, à convalescence traînante avec rechutes faciles et multiples ; les hommes sont pendant longtemps incapables d'un effort. « Les *barbiers* pouvaient laisser des traces indélébiles : l'atrophie des membres... la momification des parties paralysées, la rétraction des phalanges. »

Nous bornons ici cette citation. On peut admettre que le groupement ainsi formé correspond à des déterminations diverses de polyomyélite aiguë... de méningite pneumococcique, mais il ne nous semble pas douteux que la majeure partie des cas se rapporte à la forme grave de la polynévrite palustre.

RÉFLEXES CUTANÉS ET MUSCULAIRES, ANESTHÉSIES, HYPOESTHÉSIES TROUBLES TROPHIQUES

On y a insisté longuement et minutieusement dans les observations recueillies en France, mais les constatations sont divergentes sur plus d'un point ; les observateurs n'ont pas toujours songé à établir la distinction qui s'impose entre les périodes successives d'une atteinte de polynévrite ou des atteintes récidivées de polynévrite.

Signalons d'abord les traits qu'on peut considérer comme communément constatés :

En dehors des cas où l'observation porte sur les phénomènes initiaux, comme dans l'observation recueillie par Métin à l'hôpital de Gorée, le sens musculaire est conservé, le malade ne perd pas les jambes dans le lit, les yeux fermés il ne tombe pas, il peut progresser quoique maladroitement, à moins de flaccidité et de paralysie des membres inférieurs; on ne constate pas le signe de Babinski, ni celui d'Argyll-Robertson, l'accommodation à la lumière est conservée.

Moyennement, à moins qu'il ne s'agisse de malades en voie de guérison, les réflexes tendineux sont abolis ou très diminués; à une date déterminée, mais tardive, ils redeviennent normaux ; ils peuvent être exagérés, mais c'est qu'il s'agit alors de phénomènes résiduels ; la polynévrite a passé à l'état chronique, et il existe des lésions irritatives.

La réaction de dégénérescence n'a pas été constatée, la contractilité faradique des nerfs et des muscles est diminuée ; Métin a signalé son abolition passagère dans les conditions que nous venons d'indiquer. Cette diminution de la contractilité faradique se constate surtout aux muscles de la région antéro-externe de la jambe, à ceux de la région cubitale de l'avant-bras et aux interosseux à la main. Il peut se produire, sous l'influence de l'excitation électrique, une contracture et un spasme des masses musculaires quand la polynévrite a récidivé et a passé à la chronicité.

Les réflexes cutanés absents ou très diminués aux segments terminaux des membres se retrouvent à leur racine, à l'abdomen et au scrotum.

L'insensibilité à la douleur provoquée est souvent très étendue ; elle se constate aux mains, aux pieds, à la partie inférieure de la jambe et de l'avant-bras, elle se retrouve assez fréquemment à la région interne et moyenne de la cuisse... Dans certains cas, on serait tenté d'admettre qu'il y a dissociation de la sensibilité ; les sensations tactiles ne sont souvent qu'émoussées aux régions périphériques, elles sont intactes dans des points où existe une analgésie très nette ; c'est, dirons-nous, l'un des signes précoces d'une guérison en marche.

La thermo-anesthésie est de toutes les hypoesthésies le phénomène le plus accusé ; elle coïncide très souvent avec de l'hyperhydrose des régions devenues insensibles aux variations de température et notamment des pieds et des mains...

Cette anesthésie spéciale explique les lésions trophonévrotiques des orteils ou des doigts de la main chez les indigènes ; le malade n'est que tardivement averti des gelûres, des brûlures et des piqûres que subissent ces segments des membres et qui déterminent dans ces régions, dont l'innervation est lésée, des éruptions phlycténoïdes, des tournioles, des panaris analgésiques, des crevasses profondes, indolentes, à bords calleux siégeant au talon antérieur ou à la région métacarpienne et métatarsienne.

Segond a insisté sur la *sécheresse* des lésions polynévritiques qu'il observait ; cette constatation se vérifie pour l'ensemble des manifestations nerveuses du paludisme ; il peut exister de l'œdème, mais il est limité à des régions déterminées du pied et de la main ; il n'est pas extensif ; les œdèmes étendus que l'on peut constater chez certains malades sont d'un autre ordre, ils relèvent de la cachexie palustre concomitante, ils en ont les localisations et l'évolution. En outre de l'œdème, il est commun de rencontrer d'autres manifestations vaso-motrices, soit l'asphyxie locale au premier et au second degré, soit, et le cas est plus fréquent, des sueurs localisées et périodiques avec abaissement de la température locale. Mais ces phénomènes tropho-névrotiques sont moins accusés dans les formes paralytiques que dans celles que nous avons rapportées au groupe des *dysesthésies*.

On peut dire des paralysies palustres qu'elles s'accompagnent de plus grandes souffrances que toutes les autres.

Il suffit de se reporter aux diverses observations pour se rendre compte de l'acuité relative de ces manifestations et de leur durée dans les formes dites motrices.

Les douleurs spontanées sont surtout accusées dans les membres et dans les extrémités des membres, mais elles sont plus extensives que les déterminations paralytiques et se ressentent jusqu'à leur racine; dans les cas graves, elles se compliquent d'irradiations dans l'abdomen et dans la poitrine et peuvent déterminer soit des coliques nerveuses, soit de la constriction thoracique et des troubles cardiaques.

Quant aux douleurs provoquées et aux zones d'hyperesthésie, leur siège peut être différent de celui des troubles moteurs; elles affectent souvent une localisation élective à la région interne et antérieure de la cuisse (le malade assis est obligé d'écarter ses cuisses du rebord de la chaise); à l'avant-bras, c'est la région cubitale qui est le plus particulièrement atteinte.

Les nerfs sont douloureux à la pression; ils sont sensibles dès que les membres sont en extension, particularité qui explique cette position en accent circonflexe que prennent souvent les membres inférieurs quand le malade est au lit; les patients ne recherchent pas la position accroupie familière aux Asiatiques, la distension des nerfs sciatiques et péroniers rendant cette attitude pénible.

En dehors d'une observation isolée de Busquet (1), où des troubles sphinctériens sont signalés à chaque reprise de la fièvre, reprise qui a pour effet de déterminer la paralysie temporaire de ces muscles et d'aggraver les autres phénomènes moteurs, la polynévrite palustre respecte le tronc et la face.

TROUBLES DE LA VISION

Les muscles moteurs de l'œil sont assez fréquemment atteints; on signale dans la plupart des observations, à une période ou à une autre, du strabisme avec de la diplopie et du rétrécissement du champ visuel.

(1) *Revue de Médecine*, 1901, p. 416.

Il semble qu'il puisse se produire, du côté de la rétine, une véritable inhibition analogue à celle signalée dans certains cas du côté des membres, et entraînant une cécité passagère.

Mais, dans la moyenne des cas, les phénomènes se bornent à ceux signalés dans l'observation de Métin et qui peut être citée comme exemple de ces troubles sensoriels.

« Strabisme très apparent de l'œil gauche (strabisme interne) ; il existe à l'œil droit, mais ne se voit pas sans l'expérience des images ; le fond de l'œil est normal ; le champ visuel est rétréci concentriquement, surtout en dehors, pas de scotome central, pas de ptosis. La réaction pupillaire à la lumière directe existe aux deux yeux, mais elle est paresseuse et ne se maintient pas ; la pupille rentre aussitôt en dilatation moyenne, puis se rétrécit de nouveau et ainsi de suite. Le phénomène est plus marqué à gauche ; à la lumière indirecte consensuelle, la réaction existe, mais elle ne se maintient pas comme la précédente, elle est nette, mais faible à la convergence et à l'accommodation. On constate une fausse orientation des objets ; l'œil droit fermé, la main droite et surtout la gauche se portent naturellement à 6 ou 7 centimètres à gauche de l'objet à saisir. L'œil gauche fermé, les deux mains se portent à 3 centimètres environ à droite de l'objet. »

« Images homogènes vues presque toujours parallèles. La diplopie existe dans toutes les positions du champ du regard, plus accusée à gauche qu'à droite où existe une inclinaison des images en haut, qui est d'ailleurs peu appréciable. »

MARCHE DE LA MALADIE

L'évolution de la polynévrite palustre, quelle qu'en soit la manifestation : dysesthésique, trophique, paralytique, ou mixte, est nettement paroxystique ; les phénomènes peuvent ne pas disparaître totalement dans l'intervalle des crises, ils subissent toutefois une atténuation notable ; les troubles nerveux cessent d'être ressentis pendant de longues périodes, mais la symptomatologie antérieure ou une symptomatologie voisine se reproduit à la saison de l'hivernage, qui est celle des recrudescences de la malaria. Il est vrai d'ajouter que souvent un facteur occasionnel intervient pour déterminer la forme et la localisation de la récidive, c'est soit une fatigue excessive, soit plus souvent encore un refroidissement brusque atteignant les extrémités des membres, qui sont peu protégées, quand elles ne sont pas nues.

Les manifestations fébriles ne sont enregistrées, dans les observations anciennes, qu'à titre épisodique ; on n'en faisait imputation à la malaria que dans les cas où elles étaient bruyantes. Actuellement encore, et malgré l'usage du thermomètre, on est tenté de rapporter à toute autre cause qu'à la malaria les accidents frustes et atténués qui s'observent chez ces malades. L'opinion qui tend à voir dans les seuls accès francs l'estampille du paludisme fait encore loi en pathologie exotique. Quelques auteurs, obéissant à cette conception, ont créé le béribéri familial, contagieux d'un membre à l'autre de la famille, se reproduisant héréditairement, alors qu'il ne s'agit que d'accidents palustres observés dans des groupes soumis aux mêmes influences d'infection et de réinfection, et chez qui les mêmes erreurs d'hygiène et parfois l'hérédité du tempérament ont déterminé la reproduction des mêmes lésions nerveuses.

Cette erreur est cause qu'on méconnaît fréquemment la relation des fièvres et des troubles nerveux, bien qu'elle s'inscrive très apparemment dans la courbe thermique pour ceux qui sont prévenus de la variabilité des accidents fébriles de cette origine. C'est une constatation qu'il ne faut jamais négliger et qu'il est utile de poursuivre longuement et minutieusement.

En cette question des paralysies palustres, comme au reste dans toutes celles qui ont trait aux troubles nerveux des maladies tropicales, une distinction s'impose entre les différentes étapes du mal :

a) La période initiale, période des phénomènes d'inhibition placés sous la dépendance probable d'une réaction méningée et névritique, réaction précoce qui souvent se reproduit tardivement au cours des récidives ; c'est l'ictus coïncidant avec les crises fébriles.

b) Période de dégénérescence ou plutôt de régression des fibrilles nerveuses, le neurone étant atteint presque uniquement dans ses parties périphériques ; c'est la névrite vraie, diffuse, parenchymateuse, partielle et distale.

c) Période des lésions résiduelles ; quand, dans certains cas, se sont produites des récidives assez fréquentes, la régression des fibrilles nerveuses s'étant maintenue, il s'y ajoute une réaction inflammatoire du névrilemme, c'est la période de contracture de certains muscles et des déformations qui en résultent.

Cette dernière période est rarement notée, si ce n'est à l'état d'ébauche, dans les observations qu'a recueillies en Europe la science médicale ; il s'agit, en effet, de malades sortis à temps du milieu palustre, et chez qui les lésions rétrocèdent avant d'avoir atteint cette phase du processus ; mais elle s'enregistre chez les *habitants* et chez les indigènes qui ne peuvent s'éloigner des régions malariennes et ne sont souvent traités qu'incomplètement et tardivement.

La première période communément observée dans certaines maladies infectieuses (typhus, diphtérie, etc.) ne se rencontre pas dans les intoxications d'origine exogène, ni dans celles qui proviennent de l'intoxication par le riz ou par les autres substances entrant dans la composition de la ration indigène. C'est un élément de diagnostic important qui permet de rattacher la lésion névritique au paludisme, quand elle débute sous cette forme.

Dans les cas malheureux, les malades succombent soit à un marasme progressif, soit à une extension, au cours des récidives, de la réaction méningée et névritique aux nerfs bulbaires, et notamment au pneumo-gastrique. On se trouve en présence de crises successives d'angoisse précordiale et de dyspnée qui aboutissent soit à la syncope, soit à l'asphyxie progressive par inondation sanguine du parenchyme pulmonaire.

DIAGNOSTIC DIFFÉRENTIEL

Les polynévrites palustres ne présentent pas de caractéristique symptomatique qui leur soit propre, en dehors de leur corrélation étroite avec les manifestations avérées du paludisme et de leur subordination à ces déterminations non seulement à leur origine, mais aussi dans tout leur décours.

On peut cependant ajouter que, dans la moyenne des cas, ces polynévrites présentent une physionomie qui permet de les reconnaître, au moins à la période d'état; plus tard, à la date des lésions résiduelles et à l'époque de la chronicité, ces particularités distinctives s'effacent.

I. — On peut renverser la notation de Laveran et poser en règle que toute polynévrite, dont l'évolution commence et se poursuit sous la dépendance de déterminations incontestables de la malaria, est d'origine palustre.

Le premier devoir du clinicien est donc, dans ces cas, de s'enquérir de ces relations et de rechercher le paludisme, non seulement dans ses éclats passagers qui s'imposent à l'attention commune, mais dans ses tares et peut-être plus encore dans ses manifestations frustes, incomplètes ou aberrantes, que nous avons appris à considérer comme relevant du paludisme tropical. C'est la méconnaissance encore très répandue dans les milieux exotiques de ces formes qui explique « que dans les pays à béribéri on rapporte trop souvent à cette maladie sans preuves suffisantes tous les cas de polynévrite dont l'origine n'apparaît pas clairement » (Jeanselme).

Ces déterminations polynévritiques peuvent être métapalustres, et se continuer au delà des crises fébriles et parasitaires, mais quand on a soin de reprendre à son origine et dans ses rechutes l'histoire de la maladie, on se rend compte que les manifestations initiales ont coïncidé avec des poussées fébriles très nettement palustres, bien qu'elles puissent n'avoir pas été intermittentes, et que chaque retour de la maladie s'est produit sous la dépendance soit d'accès frustes ou francs, soit de fièvres de réinfection.

La caractéristique de la polynévrite palustre est, par suite, d'évoluer, comme toutes les manifestations de la maladie origi-nelle, par paroxysmes. Nous ne parlons pas seulement de ceux qui s'observent quotidiennement, et qui font que dans une même journée on signale ce que les auteurs ont appelé « un à plusieurs accès » avec augment, acmé et défervescence relative, mais nous avons en vue les reprises à périodicité plus ou moins régulière qui se font après une latence prolongée, reprises parmi lesquelles on peut différencier *la rechute proprement dite*, qui est habituel-lement peu accusée, de *la rédicive* qui, à la saison endémo-épi-démique, vient presque annuellement déterminer de véritables à-coups, et constituer une sommation très notable ; cette polyné-vrite, en effet, n'est pas d'une seule tenue, elle est sujette à des récidives qui trouvent leur explication dans l'évolution de la ma-laria originelle.

Ces reprises, à moins de changement de milieu, sont inévitables.

Ajoutons que toute cure thérapeutique qui guérit la malaria entraîne la disparition fréquente et l'atténuation constante des accidents polynévritiques.

Depuis les relations déjà anciennes qui nous ont donné la description des *barbiers*, cette polynévrite endémique des rives du golfe du Bengale distincte du béribéri, les auteurs qui, sous des dénominations très diverses, ont poursuivi l'étude de ces manifestations névritiques n'ont pas manqué, alors même qu'ils n'y ajoutaient pas de signification causale, de noter les relations des *fièvres* avec ces déterminations, relations qu'ils constataient parfois à l'origine et constamment au moment des rechutes, bien que ces cliniciens, en vertu de la doctrine en faveur à leur épo-que, limitassent étroitement la malaria aux accès intermittents.

Des observations récentes, entre autres celles de Busquet, de Bassères, de Billet, ont fourni la preuve que les accès de polyné-vrite coïncidaient souvent avec une poussée parasitaire. Cette constatation se renouvellera fréquemment dans l'avenir, la re-cherche de l'hématozoaire étant actuellement pratiquée par la très grande majorité des observateurs. Toutefois, cette recherche peut être négative, au moins pendant une très longue période, comme dans les observations faites par Métin à l'hôpital de Mar-seille, mais il faut tenir compte de ce fait que ce clinicien s'est trouvé en face de déterminations résiduelles en voie de régression lente et progressive, et que la dernière rechute remontait à plusieurs mois.

Il peut y avoir association du paludisme dans les polynévrites d'autre origine, notamment dans le saturnisme et le béribéri, mais l'examen clinique permet, dans ces cas, d'établir que la manifestation intercurrente de la malaria n'est qu'un phénomène épisodique au lieu d'être le facteur dont dépendent les améliorations et les aggravations de la maladie.

II. — D'autre part, avons-nous dit, la polynévrite palustre présente, dans la généralité des faits, une physionomie qui la distingue, bien que chacun de ses traits lui soit commun avec les polynévrites toxiques.

a) Plus que les polynévrites causées par des intoxications métalliques ou par les liqueurs alcooliques, elle est précédée, accompagnée, suivie de phénomènes généraux d'asthénie totale et de parésie. Ces malades, alors qu'ils tiennent debout, ne sont pas solides sur leurs jambes ; un choc brusque les ferait choir. Cette asthénie s'étend aux facultés de l'entendement, et particulièrement à la mémoire. Tous les coloniaux, a-t-on dit, connaissent cette amnésie de la côte occidentale d'Afrique imputable à l'action du paludisme sur le système nerveux central.

b) La polynévrite palustre à sa période d'état est moins étroitement périphérique que les troubles nerveux du saturnisme et de l'alcoolisme. Elle n'atteint pas un tronc nerveux, ni même les filets nerveux dans leur ensemble ; elle dissocie les fibrilles nerveuses pour ne toucher que certaines d'entre elles ; elle est diffusée à toute une région, elle est bilatérale et peut-on dire homologue. Elle est moins étroitement localisée soit au domaine sensitif, soit au domaine moteur, soit au domaine trophique ; il y a prédominance marquée, variable au reste suivant les périodes, des troubles de l'un ou de l'autre ordre, mais la polynévrite palustre dès ses débuts et dans son décours est à la fois motrice, vaso-motrice et dysesthésique.

c) A l'inverse de l'asthénie et des dysesthésies qui sont très accusées, l'œdème fait souvent défaut ; il est peu développé, quand il existe ; il se localise aux segments inférieurs des membres. Nous parlons ici de l'œdème tropho-névrotique, qu'il faut distinguer de l'œdème cachectique qui peut coexister.

La polynévrite palustre se distingue à cet égard très nettement du béribéri ; dans cette dernière maladie, l'œdème est constant dès le début, il est le phénomène prédominant à la période d'état ; il peut être brutal et massif ; alors qu'il est moins étendu, il affecte des localisations différentes de celles que nous venons de

signaler dans les troubles nerveux du paludisme. L'œdème béribérique n'est pas superposé aux lésions paralytiques et sensitives,
il s'observe non seulement aux parties terminales des membres,
mais à leur racine, à la face, à la partie antérieure du tronc.

Dans le béribéri, à cet œdème spécial s'associe, dès le début
et dans tout le décours de la maladie, le syndrome cardio-vasculaire (ceinture béribérique avec tachycardie extrême); il est
occasionnel et en quelque sorte terminal, dans les polynévrites
palustres. Ces deux symptômes liés à des troubles paralytiques
étendus, bien que nettement prédominants au plan musculaire
antéro-externe de la jambe et du pied, constituent par leur
apparition et leur évolution simultanées la triade caractéristique
du béribéri.

Nous nous refusons à admettre un béribéri sec à la *période
d'état*, et nous ne croyons pas, d'autre part, à une polynévrite
palustre qu'on pourrait dire œdémateuse ; cette dernière, en
dehors de la période cachectique de la malaria, n'est pas ou n'est
que très peu *humide*.

d) Inversement la polynévrite palustre est particulièrement douloureuse; ces souffrances affectent des déterminations variées, mais
elles sont très vives, persistent longtemps en dehors des poussées aiguës dont elles sont l'une des manifestations les plus précoces et les plus accusées. Elles peuvent être à ce point violentes
que les traits de la figure expriment au plus haut point la souffrance et que le malade pousse des gémissements et même des
cris incessants.

Dans le béribéri, cette expression peut s'observer ; elle ne traduit
pas une souffrance névralgique ou névritique réelle, mais l'impression pénible, parfois terrifiante, que donne la constriction thoracique; c'est l'angoisse de la respiration, et non plus celle de la
douleur.

e) Ajoutons que le béribéri porte principalement atteinte à la
motilité des membres inférieurs et n'atteint que tardivement
(période résiduelle) les membres supérieurs dans leur musculature ; l'évolution de la polynévrite palustre présente les caractéristiques opposées.

f) Nous n'insistons pas sur les détails de l'observation des
réflexes cutanés et musculaires ; ce sont, à notre avis, des éléments
secondaires de différenciation ; répétons cependant avec les classiques que, dans le béribéri, les réflexes musculaires sont toujours
abolis aux membres inférieurs, tandis qu'ils le sont moins constamment et moins complètement dans la polynévrite palustre où
les réflexes cutanés et les sensations tactiles sont souvent très
longtemps conservés.

Dans leur intéressante monographie, Sacquépée et Dopter insistent sur certains traits spéciaux, qui ont, eux aussi, une signification identique, c'est la coexistence constante de troubles trophiques et vaso-moteurs dans la polynévrite palustre ; ils ont une localisation étroitement distale, tandis que les lésions des nerfs moteurs et sensitifs sont variables et diffuses. Inversement, le saturnisme, l'alcoolisme ont leurs préférences très constantes pour certains troncs nerveux, atteignant simultanément et parallèlement l'innervation motrice et sensitive. On peut dire que les troubles trophiques, depuis l'acrocyanose jusqu'aux ulcérations escarrotiques, font partie constante de la symptomatologie de la polynévrite paludéenne, quand un rapatriement précoce n'en arrête pas l'évolution à la période des réactions névritiques.

Dans l'étude du diagnostic différentiel de la polynévrite béribérique et palustre, il est une dernière considération sur laquelle insistent les auteurs, et qui est, en effet, de première importance. Les cas de béribéri s'observent toujours par séries dans un lieu déterminé ; la même intoxication agit à la fois sur tous les individus d'un groupe soumis à la même alimentation. On a dit par extension et improprement que cette maladie procédait par poussées endémo-épidémiques.

Les cas de polynévrite palustre ont été également observés en nombre dans certaines expéditions et sur quelques habitations, à l'époque où les manifestations de la malaria originelle étaient méconnues, dans des collectivités où la misère et le surmènement étaient extrêmes ; mais actuellement et sauf retour de conditions étiologiques comparables, les circonstances qui peuvent déterminer ces lésions nerveuses sont exceptionnelles et, à proprement parler, individuelles.

La mortalité, d'autre part, n'est pas comparable : la polynévrite palustre n'est pas, peut-on dire, une cause suffisante de mort tandis que le béribéri entraîne de très nombreux décès sans intervention d'une complication quelconque, à moins que, sortant le malade et le groupe soumis à l'intoxication de son milieu et de son approvisionnement alimentaire, on ne les mette à l'abri de toute nouvelle sommation du poison béribérique.

Nous limitons à ces considérations le diagnostic différentiel des polynévrites palustres ; les études récentes de Martin, de Lebœuf et des autres observateurs du Congo ont établi la fréquence de manifestations analogues dans la trypanosomiase. Antérieurement, Noc, reprenant des études anciennes, a insisté sur les relations étroites de déterminations à forme de béribéri avec l'ankylostomiase (cachexie aqueuse, mal cœur des nègres). Cette partie du problème diagnostic sera envisagée dans les articles où sera faite la description de ces diverses maladies.

Nous conclurons donc que polynévrites toxiques et polynévrites palustres sont, à leur début et à la période d'état, facilement isolables et que la confusion ne s'est souvent produite que par suite d'une conception qui tendait à ignorer et à nier les méfaits du paludisme sur les nerfs périphériques.

Mais cette affirmation est moins valable quand il s'agit d'état chronique et de lésions résiduelles.

Sous l'influence d'atteintes récidivées de névrite quelle qu'en soit l'origine, s'établissent des séquelles qui sont fort voisines. A la période de régression des fébrilles nerveuses succèdent des lésions irritatives du névrilemme entraînant des paralysies extensives plus ou moins totales, des douleurs irradiées vers la racine des membres, de l'amyotrophie notable, des crampes et des contractures des fibres musculaires qui ont échappé au désastre, d'où des désordres variés suivant les sujets, mais qui ont une symptomatologie fort voisine et dont la nature et l'évolution ne dépendent pas de la cause originelle.

Dans ces cas, c'est l'examen des organes, l'analyse attentive des antécédents personnels et héréditaires, l'histoire du malade qui permettent de poser le diagnostic.

L'action favorable, sinon curative, de la quinine à cette période des désordres permanents apportera une probabilité de plus en faveur du diagnostic de polynévrite palustre.

PRONOSTIC

Il nous paraît moins sombre qu'on ne l'a généralement admis et il deviendra de plus en plus favorable pour tous les malades, et spécialement pour ceux à qui on pourra procurer l'éloignement rapide de la localité et, si possible, de la région où ils ont contracté leur mal.

Cette manifestation polynévritique doit, comme toutes celles qui relèvent de la même origine, bénéficier des progrès obtenus dans la prophylaxie et le traitement de la malaria.

Il est un premier bénéfice à réaliser, le plus important pour éclaircir le pronostic de la maladie, c'est que l'entente se fasse sur la nature et la pathogénie de ces troubles nerveux. Quand la conviction sera généralisée qu'ils doivent être rapportés au paludisme, les probabilités de guérison en seront notablement accrues.

Dans le passé, la marche des lésions a souvent paru inéluctablement progressive, et il reste encore dans les esprits l'impression des calamités qu'entraînaient les poussées endémo-épidémiques de ces déterminations névritiques; mais il faut savoir que leur cause étant ignorée l'intervention thérapeutique ne pouvait être que palliative et que le rapatriement était toujours tardif et souvent impossible; on ne se rendait pas compte de son urgence.

La guérison de toutes ces manifestations polynévritiques est la règle, pourvu que le traitement spécifique soit institué à temps et que les récidives de la malaria puissent être évitées.

Il est en effet acquis qu'une première atteinte et que même les premières récidives sont curables sous la seule influence du temps et du changement de milieu.

Les lésions ne deviennent graves et durables qu'à la suite de reprises assez nombreuses de ces troubles, quelle qu'en soit au reste la manifestation : dysesthésique, motrice, névrotique ou tropho-névrotique ; c'est une donnée à ne pas perdre de vue, elles s'additionnent pour constituer à la longue une sommation très lourde.

Mais alors même que ces troubles sont extrêmes, et massifs, il n'y a pas lieu de désespérer du malade; la médication quinique, peut-on dire avec Billet, doit être considérée comme spécifique; nous estimons, comme la plupart des praticiens coloniaux, que cette intervention agit, non seulement sur l'intoxication générale, mais également sur les déterminations névritiques. D'autre part, les études récentes sur les lésions nerveuses nous ont appris que leur dégénérescence réelle était exceptionnelle et que la polynévrite se limite pendant une longue période à une régression nerveuse compatible à toute étape avec la *restitutio ad integrum*.

PROPHYLAXIE

La polynévrite paraît être l'apanage du paludisme tropical fréquemment et longuement renouvelé.

La prophylaxie essentielle est donc de se garder du parasitisme palustre et particulièrement de celles de ses formes qui sont le plus activement virulentes : les formes neuves et récemment rénovées de l'*Hemamœba præcox*.

Mais à côté de ce facteur originel, il faut savoir tenir compte, pour les éviter, des causes adjuvantes et déterminantes. Nous les avons indiquées en traitant de l'étiologie ; ce sont le refroidissement brusque, quelle qu'en soit l'occasion, c'est le surmenage, surtout quand il coïncide avec des poussées fébriles portées sur pieds, c'est probablement, et à titre actif, l'alimentation défectueuse puisée dans des approvisionnements médiocres et partiellement avariés.

On peut dire de ces troubles polynévritiques qu'ils sont le lot des premiers occupants qui ont à souffrir de la médiocrité d'une installation et d'approvisionnements forcément précaires ; les gouvernements, les sociétés agricoles, commerciales et industrielles ont le devoir strict de ne rien négliger pour apporter à la situation, dans le plus court délai possible les améliorations indispensables ; ils doivent les mêmes bénéfices à leurs auxiliaires indigènes ; si la polynévrite palustre est une complication de la malaria intensive, elle est tout autant imputable à la misère ; c'est donc une maladie évitable, comme le béribéri.

Le très grand inconvénient de la méconnaissance de son origine a pu conduire à une prophylaxie négative, sous prétexte d'un microbisme inconnu ; mais il faut se bien pénétrer en médecine publique de cette doctrine consolante que d'une part en mettant le personnel à l'abri des atteintes graves du paludisme, de l'autre en évitant la consommation d'un riz qui a subi consécutivement à sa décortication une fermentation qui n'est connue que dans ses effets toxiques, on placera la presque totalité des groupes à l'abri des polynévrites des pays chauds.

ANATOMIE PATHOLOGIQUE

Les lésions nerveuses sont, peut-on dire à un point de vue d'ensemble, celles que nous avons enregistrées dans le paludisme aigu du côté des parenchymes : à la phase initiale et lors des récidives elles sont humorales et surtout congestives, secondairement s'établissent des phénomènes réactionnels, d'abord et presque d'emblée la régression nerveuse, plus tard la phlegmasie de la névroglie et du tissu conjonctif de soutènement.

LÉSIONS HYPERÉMIQUES. — Elles correspondent à la forme apoplectique de Sacquépée et Dopter ; elles se traduisent par des réactions méningées et névritiques.

Il se fait du côté du névraxe et du côté des troncs nerveux des membres et parfois des ganglions du sympathique (Segond), une congestion active avec exsudation leucocytaire qui se déverse soit dans la cavité médullaire, soit dans les lacunes du périnèvre et de l'endonèvre. Ces exsudats offrent, dans le paludisme, beaucoup plus que dans les intoxications analogues et comparables, la caractéristique de s'accompagner d'infarctus hématiques et même d'hémorragies punctiformes ; dans des conditions encore mal déterminées, ces raptus peuvent s'étendre au point de constituer des foyers hémorragiques et de déterminer le ramollissement partiel du tissu nerveux. Rappelons que ces infarctus ont été attribués par un assez grand nombre d'observateurs à des embolies ou à des thromboses d'origine parasitaire.

Les réserves que Babinski a formulées sur la localisation exclusive du processus aux nerfs périphériques nous paraissent justifiées. Chaque atteinte de la malaria névritique frappe non seulement les nerfs, mais le névraxe et les lésions, pour être humorales et congestionnelles, n'en existent pas moins.

Il est exact de dire avec cet auteur que ce terme de névrite périphérique doit être compris dans ce sens que les altérations anatomiques sont particulièrement localisées dans les nerfs ; le neurone est plus apparemment atteint dans sa portion périphérique, mais sa portion centrale n'est pas indemne.

« Les vaisseaux du périnèvre sont dilatés ; autour de ces vaisseaux, on voit un manchon d'éléments lymphoïdes, çà et là de vrais globules rouges. Eicchorst signale en outre une autre sorte de cellules consistant en corps d'apparence graisseuse, abondants à la périphérie du manchon cellulaire mesurant à peine la moitié du diamètre des globules incolores.

Nous avons, on le sait, décrit des corpuscules analogues trouvés dans le parenchyme du foie ; notre technique était trop imparfaite pour permettre de résoudre la question s'il s'agissait ou non des formes amiboïdes du parasite.

« Dans le périnèvre, on voit les faisceaux conjonctifs comme gonflés ; les noyaux sont multipliés ; sur les coupes transversales on constate que de place en place les vaisseaux du périnévrose sont rompus et que les globules sont répandus dans le tissu environnant. De même on trouve le sang fréquemment épanché dans l'endonèvre ; on n'en trouve pas dans l'épinèvre (1). »

On comprend que les phénomènes cliniques, qui sont les manifestations de ces altérations, puissent n'être que transitoires, comme la lésion elle-même.

On comprend, d'autre part, que chaque reprise de la malaria reproduise les mêmes lésions, en les aggravant et en les multipliant.

Ces épanchements hématiques et leucocytaires dans une gaine ou dans une cavité étroite occasionnent la compression de l'élément nerveux et entraînent l'inhibition de ses fonctions.

Tout élément différencié, qui cesse de fonctionner, a tendance à retourner à l'état embryonnaire : fibrille axiale et gaine myélinique disparaissent, et la transformation des neuroblastes constitue des éléments purement protoplasmiques.

LÉSIONS PHLEGMASIQUES. — 1° **Régression nerveuse.** — En regard de ces lésions vasculaires si marquées, la plus grande

(1) Sacquépée et Dopter, *Revue de médecine, loco citato.*

partie des éléments nerveux est intacte ; sont seuls dégénérés ceux qui se trouvent au voisinage de l'endonèvre, ou sont entourés de sang extravasé ; ils présentent alors la fragmentation de la mylélirie sans trace de multiplication des noyaux (Eicchorst, in Sacquépée et Dopter).

Nous ne croyons pas qu'on puisse voir dans ces altérations une névrite interstitielle suraiguë, mais nous sommes d'accord avec Sacquépée et Dopter sur les constatations relevées et qui sont celles que nous avons retrouvées au Tonkin dans des cas semblables.

L'altération porte sur les vaisseaux; de là des hémorragies, de là cette façon d'ictus qui marque le début de ces polynévrites massives.

L'exsudation leucocytaire, les extravasats sanguins, épars ou diffus, qui se font dans le nerf traumatisent les fibres nerveuses, les rechutes et récidives de la malaria névritique s'additionnent sans très notables répits et on voit se produire et s'établir les lésions de la névrite dite parenchymateuse.

On peut différer d'avis sur la nature de ces lésions, mais tous les observateurs sont d'accord sur les constatations qu'on peut faire : la description donnée par Pitres et Vaillard reste toujours exacte au point de vue objectif.

« Le protoplasma du segment interannulaire se montre plus trouble ; il s'étale hors de ses limites habituelles ; il entame et déforme la gaine de myéline ; de là une fragmentation grossière de la myéline, tantôt en boules, tantôt en blocs irréguliers — le cylindre-axe cesse d'être visible entre les fragments de myéline. Parfois on rencontre plusieurs noyaux dans la longueur du segment ; ils traduisent l'immigration des cellules leucocytaires. »

« La fibre nerveuse se transforme sur de grandes longueurs en un cylindre confusément rempli de boules myéliniques, noires, grises, cendrées, ambrées, entremêlées de lymphocytes plus ou moins abondants. A un degré plus avancé, le tube prend l'aspect variqueux moniliforme et la myéline ne se rencontre que dans les renflements ; elle disparaît progressivement et la gaine de Schwann se réduit à une enveloppe hyaline, flétrie, affaissée » (Vaillard, in Sacquépée et Dopter)

Pareilles lésions étaient considérées comme le résultat de la dégénérescence du nerf.

Actuellement on n'y voit qu'une régression nerveuse, c'est-à-dire le retour progressif plus ou moins complet à l'état embryonnaire ; il n'y aurait pas destruction, mais involution de la fibrille nerveuse.

Cette conception répond mieux aux données de la clinique, qui nous enseigne la rapidité relative et la facilité avec laquelle se fait la restitution ad integrum.

« Toutes les formes de passage s'observent dans les névrites lorsque l'agent pathogène entraîne des régressions partielles ; parfois il agit électivement sur la myéline en respectant le cylindre-axe, tantôt sur le cylindre-axe en respectant la myéline (1). »

Ces bandes protoplasmiques, où la différenciation des parties constituantes a cessé d'être possible, sont susceptibles, pourvu qu'elles soient continues, d'une certaine conductibilité nerveuse ; cet état protoplasmique ne supprime pas toute possibilité fonctionnelle.

La remise en fonctionnement des éléments nerveux (éducation motrice, excitation électrique) redonne la différenciation.

2° Lésions chroniques. — Ces traumatismes répétés de la fibre nerveuse par des œdèmes congestifs, ces thrombus blancs et hématiques persistants, ou incomplètement résolus, déterminent non seulement l'inhibition partielle ou totale de la fonction dans la fibrille, mais dans les cellules médullaires. D'autre part, il se fait lentement mais progressivement une irritation phlegmasique de la névroglie et du tissu conjonctif de soutènement.

Ces lésions sont rarement observées chez les Européens ; les polynévrites, chez eux, rétrocèdent complètement ou s'arrêtent à la période de la régression nerveuse.

Elles se trouvent chez les indigènes qui finissent par succomber aux récidives et aux progrès du mal, elles ont été très incomplètement étudiées. Il faut dire que toutes les polynévrites, dont onmourait, quelle qu'en fût la symptomatologie, quelle qu'en pût être l'origine, ont été arbitrairement cataloguées dans le béribéri de telle sorte qu'on s'est arrêté à ce diagnostic unique et qu'on n'a pas pris soin d'établir de distinction entre ces différents processus.

Nous sommes par suite contraint de borner notre description à des généralités et de conclure, sans entrer dans les détails, qu'on enregistre à l'autopsie l'association de lésions chroniques subinflammatoires (œdème, hyperplasie tant du tissu conjonctif que de la névroglie) avec des altérations récentes d'hémorragies et d'exsudations leucocytaires en foyers plus ou moins étendus. Les premières sont voisines de celles qui caractérisent les névromes, mais dans la polynévrite les altérations ne forment pas de noyau et sont éparses. Les secondes entraînent la dissociation et la malacie partielle de portions étendues du nerf et du névraxe.

Le rachis, lit-on dans certaines observations, laisse voir à l'ouverture une moëlle en bouillie avec des méninges profondément altérées, en ce sens qu'elles sont fortement injectées et parfois revêtues d'un exsudat hématique.

Le liquide céphalo-rachidien est abondant et trouble ; on trouve

(1) Durante, *Presse Médicale*, 13 janvier 1909.

dans la moëlle et dans le cerveau des zones de désintégration.

Ces recherches devront être poursuivies, pour permettre de se rendre compte de la réalité des lésions signalées et de leur processus d'évolution.

THÉRAPEUTIQUE

L'indication essentielle et souvent négligée est le traitement spécifique de la maladie originelle : le paludisme tropical, qu'il faut atteindre dans ses manifestations diverses et variées dont la détermination névritique n'est qu'une localisation.

Cette médication spécifique est efficace non seulement contre les réviviscences et les rénovations de l'hématozoaire, mais elle agit puissamment pour empêcher les réactions qui se font du côté des méninges, du côté de l'endonèvre et du périnèvre, et pour les atténuer, quand elles se sont produites. Mais il faut savoir que les formes parasitaires du paludisme tropical sont particulièrement virulentes, qu'elles présentent des formes longuement résistantes, en dehors de toute rénovation sexuée. Il importe d'avoir présente à l'esprit cette donnée pratique sur laquelle nous ne cessons d'insister : qu'à partir d'une première détermination de la malaria sur les nerfs toutes les récidives et même toutes les rechutes ont une tendance presque inéluctable à se reproduire sous la même forme.

C'est dire que le traitement doit être plus actif, plus prolongé que dans le paludisme de nos pays, qu'il faut s'attacher à en traiter non seulement les accès francs et les manifestations avérées, mais également les formes frustes et les séquelles.

Or, dans le paludisme tropical à toutes les étapes de l'intoxication, la quinine seule est efficace et encore faut-il que les doses prescrites soient assez élevées ; elles ne peuvent être moindres de 80 centigr. à 1 gramme *pro die*. Comme de pareilles doses ne peuvent sans inconvénient être trop longtemps continuées, l'administration doit se faire par la méthode discontinue : cinq à sept jours d'administration du médicament, puis deux à trois jours d'intermission.

Il faut se défier des doses journalières fractionnées et minimes. Elles ont le grand inconvénient de donner à accroire que le traitement est poursuivi de façon rationnelle et suffisamment puissante.

Il n'en est rien ; la maladie peut être ralentie dans sa marche et ses manifestations atténuées, mais elle n'en est pas moins progressive, l'intervention restant au-dessous de l'effort thérapeutique à réaliser.

Il est une autre précaution que nous croyons devoir recommander, c'est celle de ne pas pratiquer les injections, quand on a recours à la voie hypodermique, dans le tissu cutané et surtout dans le tissu musculaire des membres.

Pour peu que la solution soit acide, qu'elle ne soit pas isotonique, elle est irritante et cette action locale vient se surajouter à la réaction que le paludisme a déterminée du côté des troncs nerveux.

Un certain nombre de nos confrères s'étonnent de la médiocrité des résultats qu'ils obtiennent par la médication quininée, mais ils enregistrent, en même temps que la persistance des troubles nerveux, une symptomatologie qui ne peut se rapporter qu'à des accès frustes et larvés. Il aurait fallu les traiter comme des accès graves ; ils le sont devenus du fait de leur persistance, et la médiocrité des résultats tient à l'insuffisance de la thérapeutique.

On a pu dire que la circonstance la plus favorable pour le malade est celle où les déterminations sont bruyantes, à la fois fébriles et paralytiques, car pareils éclats conduisent à une intervention sciemment énergique. On est au contraire tenté de négliger les manifestations peu bruyantes ; en toute occurrence on n'y prête qu'une moindre attention et on se croit autorisé, en raison de l'atténuation apparente de la symptomatologie, à pratiquer la même atténuation des doses thérapeutiques ; cette abstention, même relative, est très dommageable.

La médication spécifique doit, quelle que soit la manifestation aberrante du paludisme, se doubler de la médication symptomatique telle qu'elle ressort de la nature de l'accident.

Nous avons vu qu'au point de vue anatomique il y a un double fait successif aux périodes initiales et concomitant à l'époque des récidives. C'est la réaction méningée et névritique d'une part, c'est de l'autre la régression nerveuse. Contre la réaction méningée et névritique et les phénomènes congestifs et compressifs qui en sont le corollaire, on peut agir par la ponction lombaire et par les révulsifs suffisamment énergiques sur la colonne vertébrale, l'émergence des nerfs, et même leurs irradiations périphériques.

La ponction lombaire a été préconisée jusqu'à cette date plutôt comme un procédé d'exploration que comme un moyen thérapeutique ; nous estimons qu'il y aurait avantage à en généraliser l'usage dans toutes les déterminations névritiques des pays chauds.

Les révulsions ont été très en honneur ; elles ont été considérées à une époque antérieure comme efficaces par les praticiens coloniaux dans le traitement des viscéralgies et des manifestations dysesthésiques et paralytiques. On employait de longues et larges bandes de vésicatoire sur le rachis, sur le trajet des troncs nerveux.

Cette thérapeutique est un peu tombée dans le discrédit; nous sommes convaincu qu'il sera fait appel de cette appréciation inexacte. Au lieu et place des vésicatoires, il est commode de recourir à l'application de pointes de feu sur la colonne vertébrale, le long des sciatiques, du cubital, du musculo-cutané (loco dolenti) quand il existe une douleur localisée.

Les frictions excitantes répondent à la même indication.

Nombreuses sont les circonstances où le médecin a le devoir de calmer les douleurs; les applications locales de liniments chloroformés ont été prescrites et recommandées; on a souvent recours à des injections calmantes. Mais le bénéfice n'est pas durable; il faut remonter plus loin que la manifestation locale et agir sur la réaction méningée et sur la cause originelle. Dans ces circonstances, la quinine à fortes doses, 1 gr. 50 ou 2 gr. *pro die*, associée à la poudre d'opium, est un puissant médicament.

Contre l'inhibition fonctionnelle, et contre la régression de la fibrille et de la cellule nerveuses qui en sont la conséquence, il faut avoir recours à la rééducation motrice et à la galvanisation aidée de la faradisation. Les procédés sont les mêmes que dans toutes les polynévrites, quelle qu'en soit l'origine.

Quand il s'agit de malades rapatriés, chez qui toutes les poussées aiguës sont arrêtées, il est hautement recommandé, dès que leur état permet le transport, de les faire bénéficier d'une cure hydrominérale, notamment aux eaux chlorurées fortes ou aux boues de Dax. Le traitement hydro-minéral devra être aidé d'un traitement mécano-thérapique et électrique.

La cure d'altitude (des hautes altitudes) au delà de 1000 à 1200 mètres est le procédé thérapeutique le plus actif pour débarrasser l'économie des séquelles du paludisme tropical... Mais même à ces hauteurs, il faut savoir favoriser la destruction des hématozoaires par la cure quininée, suivant la méthode discontinue, à des doses moyennes de 50 à 60 centigrammes *pro die*.

En parlant de la prophylaxie, nous avons posé en règle que le rapatriement s'imposait dès les premières atteintes et même dès les prodromes suffisamment nets de polynévrite; nous ajouterons que le colonial qui a souffert de ces manifestations devra être, pendant de longues années, tenu éloigné de toute région où le paludisme est intensif; il cesse d'être apte au service dans celles de nos possessions où règne l'endémo-épidémie malarienne.

FIÈVRES CLIMATIQUES

PAR LE Dʳ GRALL

Dans les pays chauds, l'équilibre de température ne peut être obtenu et maintenu que par une réfrigération constante, que réalisent la perspiration et l'évaporation pulmonaires et cutanées. Qu'il s'établisse une infériorité de résistance à cette action du climat torride, l'organisme plongé dans ce milieu cosmique s'échauffe comme un corps inerte.

a) Il peut se produire un véritable affolement de la température qui d'emblée s'élève jusqu'à l'hyperthermie et s'y maintient, à moins qu'elle ne subisse, fait relativement rare, un collapsus algide. Ces accidents extrêmes sont connus sous la dénomination expressive et exacte de *coup de chaleur, d'insolation.* Ces formes rentrent dans le cadre du climatisme, mais elles se distinguent de celles du second groupe en ce que, dans ces cas, l'hyperthermie du milieu cosmique ou celle du milieu confiné est la cause suffisante et adéquate de la détermination morbide. La description en sera donnée dans le chapitre suivant.

Les accidents observés sur le personnel des machines quand la température des chambres de chauffe est anormalement élevée sont la reproduction expérimentale de cette action des climats excessifs.

b) Dans un plus grand nombre de cas, l'action climatique ne paraît pas être seule en cause, elle n'intervient que comme un fait temporaire, pour constituer une infériorité de résistance telle que le microbisme, toujours en action dans la région, en acquière une virulence qui le rend pathogène pour tout le personnel non acclimaté et par suite non immunisé.

Ce microbisme est encore mal étudié dans sa nature et dans ses origines, il n'est connu que dans ses réactions sur l'économie humaine; il paraît très voisin de celui de l'amarylisme et des autres spirilloses ultra-microscopiques.

La maladie dans ce second groupe évolue très différemment du coup de chaleur, sous forme de pyrexies continues, de gravité très variable. Ce sont les *fièvres dites climatiques ou climatériques.*

Le choc climatique trouve une véritable action prédisposante dans toutes les conditions dépressives qui aboutissent au surmenage : fatigues physiques et morales, exposition prolongée au soleil, erreurs d'hygiène alimentaire, particulièrement quand elles se traduisent par des excès de boisson.

Ce surmenage est d'autant plus rapide qu'est moins grande l'assuétude au milieu, envisagé dans sa réaction directe ou indirecte sur des organismes non acclimatés (facteurs thermiques et météorologiques ou culicides, cette réelle plaie de certains pays torrides).

Ces fatigues et ces erreurs d'hygiène peuvent n'être que très relatives chez les nouveaux venus ; on doit les considérer comme

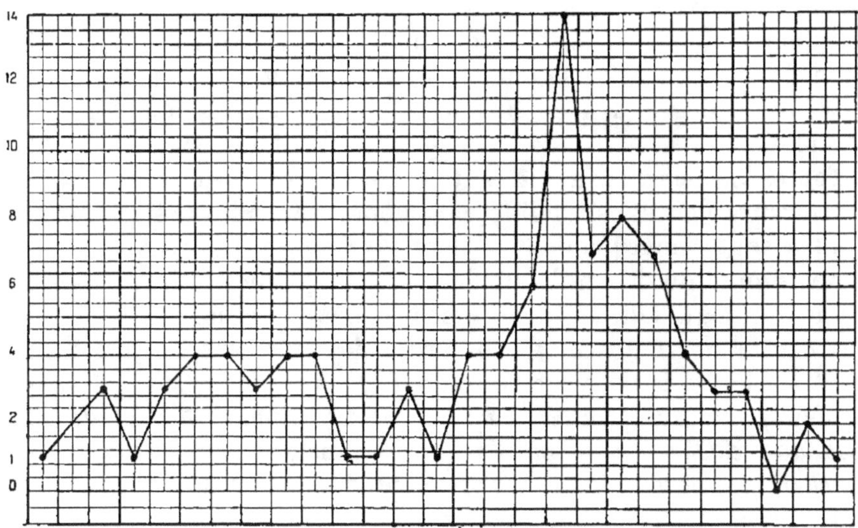

Fig. 8. — Graphique d'une poussée pseudo-épidémiée de fièvre climatique : nombre des entrants par jour.

en instabilité de santé, du fait que l'adaptation à cette vie nouvelle les rend particulièrement vulnérables.

Il en résulte que l'action morbide peut s'exercer cumulativement sur des groupes placés dans les mêmes conditions d'existence, de telle sorte que l'on est tenté de croire à une influence épidémique ; la réceptivité étant la même pour l'ensemble de la collectivité, la défaite de l'organisme se manifeste chez les uns et chez les autres sous la même forme et vers les mêmes dates.

Aussi, ces maladies ont-elles été considérées comme une conséquence presque obligée de l'*acclimatation;* on a dit que c'était le tribut que devaient payer au climat les immigrés.

Elles représentent, pour les tropiques, les fièvres éphémères et les synoques de nos pays, mais elles affectent sinon une gravité spéciale, au moins un éclat que l'on n'observe pas en dehors des

latitudes chaudes; elles sont réellement inflammatoires, ardentes
et infectieuses.

Ces fièvres non palustres des pays chauds y sont plus exactement localisées que le paludisme tropical lui-même.

« On observe, sous tous les climats, a dit Kelsch, à côté des grandes pyrexies à manifestations infectieuses, qui sont les maladies caractéristiques de la région, des pyrexies à évolution plus courte et toujours favorable qui n'offrent à la thérapeutique aucune difficulté à vaincre..... distinctes dans leurs caractères cliniques et étiologiques, elles manquent, en raison de leur bénignité, de déterminations anatomo-pathologiques; elles sont généralement rapportées aux météores. »

Elles varient de gravité, pourrait-on toutefois ajouter, en proportion de l'élévation de la température moyenne de la localité et de celle du degré hygrométrique; nous en verrons plus loin la raison.

« Toutes ces fièvres, a dit Dutroulau, offrent beaucoup de rapports entre elles dans les différents climats où on les observe. »

Toutes sont remarquables par leur vive allure, la brusquerie de l'invasion et du déclin, la violence des symptômes et leur gravité apparente qui fait contraste avec leur bénignité habituelle.

Ces *fièvres des pays chauds* ont reçu des noms bien divers : suivant les localités où on les observait (*fièvre des Antilles, fièvres des ports de l'Inde, fièvres de la mer Rouge, fièvres de Massaouah, d'Obock*); suivant l'agent de transmission : *phlebotomus fever; pappataci fever*; d'après la prédominance de certaines manifestations (*fièvres continues ardentes, fièvres rouges, fièvres inflammatoires, fièvre ictéroïde, ictéroïdette, fièvre arthralgique, fièvres rheumatiques et gastro-rheumatiques, fièvres de 5 jours, fièvres de 7 jours*).

Elles ont été cataloguées dans des espèces voisines, *les fièvres amaryles et la dengue*, et parfois même confondues avec elles.

Jacquot, avons-nous vu, et après lui la plupart des cliniciens des pays tropicaux, répartissaient les affections pyrétiques exotiques, autres que les maladies pestilentielles et typhiques, en deux groupes nettement séparables :

1º D'une part, les fièvres qui relèvent de l'étiologie palustre;

2º De l'autre, celles qui sont placées en dehors de cette étiologie. Ces dernières sont, a dit Dutroulau, les fièvres du climat météorologique, on les rencontre dans toute cette zone à côté des fièvres endémiques avec lesquelles elles se combinent souvent. »

Les conquêtes récentes de la science ont dissocié, avons-nous ajouté, de ce faisceau complexe un assez grand nombre de manifestations dont les agents causaux ont été reconnus et isolés, notamment la fièvre de Malte, les spirilloses et les pyroplasmoses fébriles. Leur description sera faite à part, à la suite des maladies climatiques.

Le groupement ainsi délimité ne forme pas une famille dont les caractères soient précis et nettement définis; nous dirons, empruntant un terme usité en histoire naturelle, qu'il est constitué par l'enchaînement de faits partiellement disparates, mais qui ont une caractéristique pathogénique et clinique commune.

Il peut y avoir des variétés dans l'espèce, mais l'espèce est unique, toujours et partout distincte de maladies dont la symptomatologie est voisine et avec lesquelles il semblerait rationnel de les fusionner.

Leur *étiologie* se résume dans un double fait :

a) L'inoculation d'un virus encore inconnu par des culex, des stegomyias, des simuli ou des phlebotomes, virus qui serait inoculable pendant la première période de la maladie, que nous dénommons pour cette raison la période infectieuse.

b) L'action de la chaleur, cause déterminante de la crise morbide.

C'est dire que nous croyons inexacte la théorie qui tend à faire rentrer ces déterminations soit dans l'amarylisme vrai, soit dans la dengue (suivant les zones d'endémicité).

Il est tentant d'y rapporter, comme formes atténuées ou abortives, les pyrexies de moindre importance parce qu'elles peuvent coïncider avec des poussées de ces maladies infectieuses et qu'elles paraissent, dans certaines circonstances, tenir lieu de chaînons intermédiaires entre les apparitions soit de l'amarylisme vrai et complet, soit de la vraie dengue.

Ce sont cependant maladies distinctes, bien que la différenciation ne puisse actuellement se faire, comme pour le paludisme, par la recherche de l'agent pathogène; il est, avons-nous vu, inconnu et ultra-microscopique.

Une première atteinte immunise contre une seconde et l'assuétude au climat colonial, en quelque région qu'elle soit acquise, assure le même bénéfice. Ajoutons qu'à notre avis le climatisme dans ses formes confirmées est à l'amarylisme vrai ce que le vaccin jennérien est à la variole, ses atteintes procurent une immunité qui est réelle, sans être absolue.

Elle ne peut se baser que sur l'épidémiologie; c'est dans cette étude plutôt que dans l'analyse des symptômes que l'on peut trouver les éléments d'une conviction raisonnée.

L'endémo-épidémicité du climatisme est permanente, généralisée à toute la zone tropicale et péri-tropicale; elle est constamment en action dans tout le domaine qui lui revient; la poussée endémo-épidémique ne dépend que d'un seul fait, l'apport d'un personnel susceptible, non préservé du choc du climat et des piqûres des insectes. L'endémo-épidémicité de l'amarylisme et de la dengue, en dehors de leurs foyers originels qui sont très limités, est soumise à des répits très prolongés alors même que le personnel susceptible y est importé; elle ne se réveille que par suite d'extension continue du foyer d'origine au point extrême qu'atteignent ses expansions.

On a dit depuis longtemps que des faits nombreux et répétés portaient attestation qu'il ne suffit pas d'une réunion d'Européens sur un point de la zone d'endémo-épidémicité de la fièvre jaune pour que celle-ci se manifeste; elle ne survient que quand leur arrivée a lieu en période épidémique ou qu'elle coïncide avec son importation. Dans ces mêmes régions, ces mêmes groupements, à moins d'être étroitement préservés des piqûres des moustiques, paieront toujours tribut, à la saison favorable, à l'endémie climatique.

L'*évolution* de ces pyrexies est, dans son ensemble, fort voisine de celle de la fièvre jaune : dans tous les cas, pourvu que la maladie évolue jusqu'à son terme et qu'une mort brusque ne vienne pas interrompre l'enchaînement des faits, il y a deux périodes successives, l'une réactionnelle, inflammatoire, hyperpyrétique, et virulente, la seconde toxhémique, parfois simplement asthénique, parfois gastrique.

A la première période leur symptomatologie se résume dans l'exagération jusqu'à l'état morbide, des malaises que peut occasionner l'impression d'une chaleur excessive.

Cette influence peut être suffisamment active pour déterminer un véritable ictus, mais le plus souvent elle n'agit que par sommations répétées et par associations. Dans le premier cas, le choc est brutal et l'influence thermique agit à la façon d'un véritable traumatisme; dans le second cas, les manifestations sont moins immédiatement sévères.

L'hyperthermie initiale et primordiale s'accompagne, dès son début, de sensations douloureuses dans les masses musculaires, sensations qui sont aussi caractérisées que la fièvre elle-même.

L'état de toxhémie, qui s'établit secondairement, se traduit par des manifestations prédominantes du côté de l'appareil gastro-intestinal, et que pour cette raison on est tenté d'attribuer à des toxines de cette origine; mais cet état gastrique, comme l'écrivait Jacquot, diffère des états gastriques habituellement observés; il n'est qu'un phénomène consécutif, contrairement à ce qui s'observe dans nos pays, où il est le fait primordial et où la fièvre ne semble en être que la conséquence.

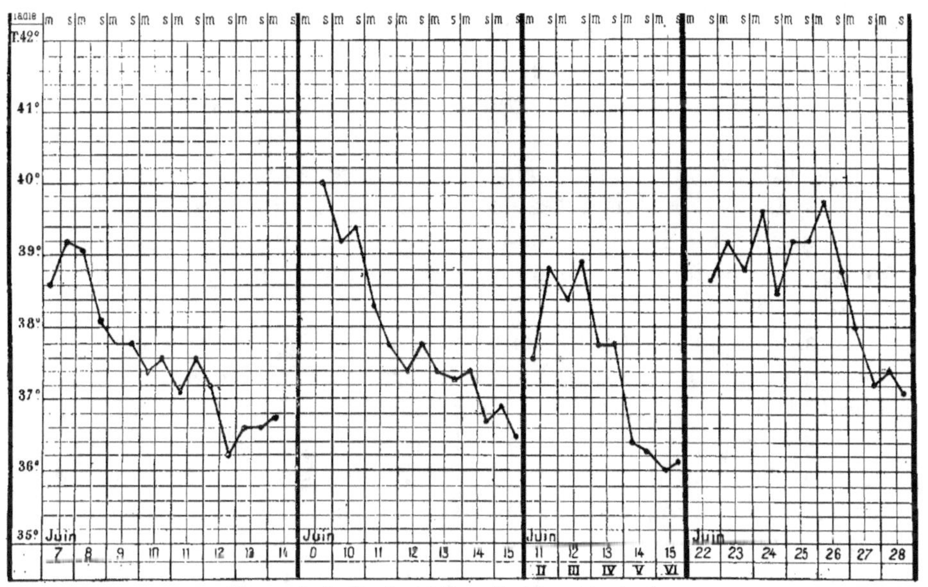

Fig. 9. — Courbes thermiques de fièvres dites inflammatoires franches.

Dans les pyrexies climatiques exotiques, la succession des faits est inverse ; l'embarras gastrique et la toxhémie, qui en est l'origine, ne se produisent que consécutivement à la période réactionnelle, souvent quand les accidents initiaux ont cessé ou se sont fortement atténués.

Fièvre dont le degré est variable mais qui, dès son début et pendant la première période, est *continue continente, courbature et fatigue extrême* étendues à la totalité des muscles et d'autant plus accusées, suivant les régions, que les masses musculaires sont plus développées ; *saburres et gastricité :* telle est la triade symptomatique. Les deux premiers syndromes sont initiaux, simultanés et corrélatifs ; le dernier ne s'établit que postérieurement et n'est pas toujours en rapport avec l'intensité des manifestations du début ; il peut faire défaut et se limiter à des phénomènes d'asthénie.

C'est par ces traits principaux que se définit l'évolution symptomatique des pyrexies climatiques des pays tropicaux.

Ces affections présentent une dernière caractéristique ; en dehors des cas parfois assez nombreux où le choc thermique est assez nocif pour être une cause suffisante de mort immédiate ou presque immédiate, elles sont, malgré les apparences, d'une *bénignité constante*.

La mort, quand elle survient chez de rares malades, n'est pas imputable à la maladie, mais à une tare antécédente, à une complication intercurrente ou à une association morbide évoluant postérieurement et prolongeant la maladie première. « Ces fièvres ne prennent de gravité que quand elles sont influencées par les fièvres endémiques » (Dutroulau).

Dans tout leur décours, on retrouve entre l'état général et les phénomènes réactionnels une véritable dissociation ; au début et pendant toute la première période, l'hyperthermie est très notable, mais elle peut être sans répercussion corespondante sur l'état cérébral ; puis, quand se fait l'hypothermie intermédiaire entre la première et la seconde période, il ne se produit pas le moindre phénomène collapsif et algide, le malade n'en a aucune sensation ; inversement, à la dernière période, bien que la fièvre soit peu accusée, et l'embarras des premières voies peu marqué, les symptômes de dépression générale des forces et de gastricité sont très persistants et très notables.

CLASSIFICATION. — Les variétés de la maladie sont nombreuses, et cela doit être : le choc climatique est, ou paraît être, dans tous les cas, la condition causale, mais nous admettons qu'à cette circonstance initiale s'ajoute et se superpose un microbisme qui peut être différent, au moins partiellement, suivant les pays

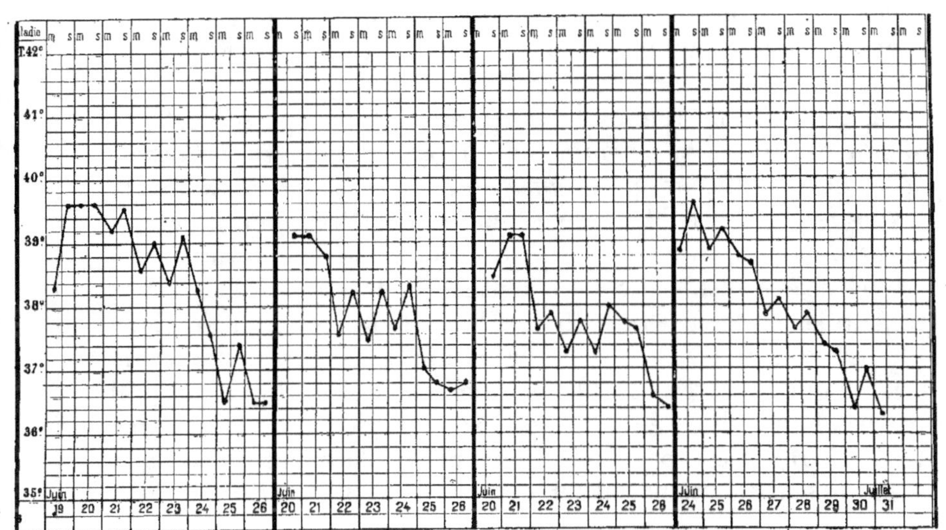

Fig. 10. — Courbe 1 : forme dite continue ardente; les courbes 2, 3 et 4 sont des formes de moyenne gravité.

et les symbioses. On comprend par suite que, sur un fond commun, puissent s'enter des greffes morbides dont la floraison ne soit pas univoque.

Ces variations dans la symptomatologie tiennent à d'autres causes que l'on retrouve dans toutes les pyrexies : la plus ou moins grande sommation des doses de l'agent virulent et l'immunisation plus ou moins complète des individus. Pour un même groupe, les atteintes peuvent varier des déterminations incomplètes et abortives aux formes massives.

Ces pyrexies comprennent donc :

a) Les fièvres éphémères et les fièvres synoques des pays tropicaux ; ce sont les formes atténuées de la maladie ;

b) Les fièvres continues ardentes que l'on peut considérer comme des formes graves ; elles aboutissent quelquefois à ces formes extrêmes que nos confrères anglais ont dénommées « *la siriase* ».

c) Les formes moyennes de ces pyrexies sont représentées par les fièvres dites *inflammatoires* ou *inflammatoires bilieuses*, par les fièvres dites *arthralgiques* ou *gastro-reumatiques*, par la *pseudo-dengue* des Mers de Chine et des Philippines, par les *fièvres de sept jours* des ports de l'Inde et de l'Indo-Chine.

Nous insisterons particulièrement sur la description des fièvres des Antilles et de celles de l'Indo-Chine ; le lecteur trouvera dans cette partie de notre exposé la discussion des points de fait et de doctrine que soulève ce problème du climatisme exotique, tel qu'il s'observe dans toute l'étendue de la zone tropicale, car le domaine de ces fièvres n'est pas limité, comme on l'a dit et répété, aux terroirs d'endémicité permanente ou durable de la fièvre jaune.

FIÈVRES CLIMATIQUES DES ANTILLES ET DES DEUX RIVES DE L'ATLANTIQUE

Avant d'en entreprendre l'étude, une besogne préjudicielle s'impose, celle de faire le départ entre les cas qui, à notre avis, se rangent dans ce groupe parce qu'ils relèvent de la pathogénie que nous avons indiquée, et ceux très nombreux que nos prédécesseurs, et notamment Bérenger-Féraud et ses élèves, en ont rapprochés et qu'ils ont confondus avec eux dans une description commune. Ils ont fait non pas de l'évolution de la maladie et de ses conditions pathogéniques, mais d'un syndrôme isolé (le syndrôme dit « inflammatoire »), le critérium de leur classification, contrairement aux indications de Dutroulau et des observateurs de l'Indo-Chine et de l'Algérie.

Ils ont été de la sorte conduits à faire rentrer dans les pyrexies climatiques des affections voisines au point de vue symptomatique, mais qui relèvent d'une autre étiologie.

C'est une question que nous avons traitée partiellement en établissant le diagnostic différentiel des fièvres de première infection, et de réinfection du paludisme tropical. Nous y reviendrons plus longuement en parlant du diagnostic différentiel.

Bérenger-Féraud était au reste trop bon observateur pour ne pas établir, au seul point de vue clinique, et en dehors de la recherche de l'hématozoaire, qui n'était pas découvert à la date où il écrivait, une distinction bien nette entre ces faits disparates. Il a admis, à côté de ce qu'il appelle les formes *franches* où rentrent les pyrexies climatiques, des formes dites *insidieuses* et *compliquées*. Le lecteur se rendra compte au seul exposé des cas cliniques qu'il s'agit fréquemment de maladies distinctes. Les faits groupés par lui dans les formes insidieuses relèvent, soit du paludisme de réinfection (c'est le cas le plus fréquent), soit de l'amarylisme.

Nous avons ajouté, et nous y insisterons : il y a lieu de dissocier du faisceau formé par Bérenger pour constituer ses formes franches, le groupe assez nombreux qui traduit la première impression du paludisme et que nous avons dénommé : les fièvres de première infection. En réalité, il ne doit rester au compte du climatisme que les *climatiques simples* (Jacquot) ; il faut sinon en distraire les *proportionnés* dans leur totalité, au moins les statuer à leur place en établissant la distinction qui s'impose entre la maladie climatique et les infections concomitantes ou successives qui la prolongent et la compliquent.

Ces pyrexies des Antilles peuvent, avons-nous dit, être considérées comme la forme moyenne de la maladie. Cette conception ne doit s'entendre que du plus grand nombre des cas ; nous verrons qu'à côté des déterminations de gravité moyenne il en est d'atténuées, comme il en est d'autres qui peuvent présenter, en dehors de toute association morbide, toutes les apparences des formes graves, telles qu'elles s'observent dans la Mer Rouge.

SYMPTOMATOLOGIE GÉNÉRALE. — Il n'existe pas de prodrômes, à moins que l'on ne tienne à donner ce nom à l'impression de malaise croissant que détermine l'élévation anormale de la température du milieu ; ce malaise se traduit par la perte du sommeil, celle de l'appétit, et par la céphalée ressentie aux heures les plus chaudes de la journée.

En réalité, le début est brusque et en moins de quelques heures, moyennement en moins d'une heure, la maladie s'installe avec tout son fracas. L'atteinte se développe comme un orage éclatant dans un ciel serein ou à peine troublé.

Ce début coïncide souvent avec une exposition au soleil ou à la chaleur d'une atmosphère confinée, circonstance qui semble être la cause immédiate de l'atteinte.

Période d'état. — Dès ce moment, le mal terrasse les constitutions les plus robustes, anéantit les énergies les plus actives; il semble (cette remarque se répète sous tous les climats chauds) que l'attaque est d'autant plus brutale que la santé est plus entière. Le malade tient difficilement debout; il a le vertige, les jambes flageolent sous lui, il est obligé de se faire soutenir et porter. Le patient n'aspire qu'au repos le plus complet; il s'affale dans le lit et ne bouge plus; il est courbaturé à l'extrème, il est rompu.

Les sensations ressenties dans les lombes, dans les membres, parfois dans les parois du ventre et du thorax, sont de véritables douleurs contusives; les mouvements partiels les exagèrent et le malade les évite.

Cette courbature, très accusée, généralisée, s'accompagne toujours d'une céphalée gravative très pénible, et parfois d'oppression thoracique et d'épigastralgie.

La fièvre est ardente et continue dès le début; elle constitue avec les douleurs courbaturales le syndrôme initial. En quelques heures la température du malade passe de l'état normal à l'hyperpyrexie; en un très court espace de temps, elle atteint et dépasse 40° et parfois 41°, elle s'établit en plateau vers ces niveaux; les oscillations journalières ne sont que de quelques dixièmes, elles peuvent être à peine marquées; jamais dans cette période la température ne s'abaisse au-dessous de 39°, sauf dans les cas abortifs.

Le facies appelle l'attention par sa coloration, par l'éclat et la rougeur des conjonctives, qui sont parfois larmoyantes, toujours très animées; on a dit que le visage était vultueux, d'aspect inflammatoire et teinté en rouge framboisé. Cette rougeur de la face est parfois uniformément étendue à toute la figure et à la partie supérieure du tronc; le plus souvent, elle constitue une sorte de semis rubéoliforme sur un fond coloré, particulièrement apparent au front et aux pommettes.

Chez certains malades, les nerveux et les alcooliques, il se produit, dès les premières heures, des vomissements abondants, répétés et douloureux sans état saburral des premières voies; la langue est humide et à peine couverte d'un enduit blanchâtre.

Le *pouls* ne subit pas une augmentation de vitesse parallèle à l'ascension de la température, il y a dissociation entre ces deux phénomènes, il est serré, vibrant, mais ne bat pas fréquemment. Ce signe est surtout perceptible quand le malade est au repos au lit et qu'il n'est pas contraint à s'y mouvoir.

Période de déclin. — La température, qui était continue continente les quatre et cinq premiers jours, dans les cas de moyenne gravité, oscillant au delà de 39°5, autour de 40° à 40°5, présente une seconde période où les maxima sont bien moins élevés, et où les variations diurnes sont très accusées. Entre ces deux périodes existe, dans un grand nombre de faits cliniques, une détente marquée, intermédiaire en quelque sorte entre ces deux phases de la maladie, mais qui peut être de très courte durée.

Avant la chute de la fièvre, la détente se manifeste par la disparition progressive et presque complète des phénomènes douloureux qui ont été le premier symptôme accusé par le malade; la courbature généralisée, les douleurs lombaires, la céphalée s'atténuent au point d'être à peine ressenties, elles ne se révèlent qu'à l'occasion des mouvements partiels ou des déplacements du malade, et encore sont-elles fugaces et très mobiles.

Mais de nouveaux malaises apparaissent et remplacent ces phénomènes arthralgiques : ce sont des manifestations gastriques. Jusqu'à ce moment, la pyrexie était *reumatique*; elle devient *gastro-reumatique* et uniquement *gastrique* vers le 4ᵉ ou vers le 5ᵉ jour. La langue, à peine revêtue d'un enduit blanchâtre pendant les trois à quatre premiers jours, devient franchement saburrale, souvent teintée en jaune. Le dégoût pour les aliments est profond et durable; il se produit des vomissements fréquents, parfois douloureux, et qui, à l'inverse de ceux qu'on a pu observer le premier jour, sont muqueux et muco-bilieux.

Le facies s'est modifié; à la teinte écarlate, vultueuse du début, a succédé une teinte jaunâtre qui s'étend aux conjonctives et qui paraît accusée, en raison de la comparaison qui s'établit forcément dans l'esprit entre l'habitus des premiers jours et celui de cette période. Toutefois, il n'y a jamais ici ictère vrai concomitant de la poussée fébrile, ni ictère consécutif.

Irrégularités dans la marche de la fièvre. — Cette seconde période peut ne pas toujours s'inscrire dans la courbe thermique par des oscillations sensibles, mais elle est toujours existante en ses manifestations toxhémiques : état saburral des premières voies, notable dépression des forces accompagnée d'une sensation très accusée d'un malaise générale plus réel qu'il n'est apparent; à la période d'état, la situation était inverse , les apparences se trouvaient être beaucoup plus graves que la réalité.

Dans les intoxications massives, la seconde période se continue sans intermission réelle, et, parfois, sans rémittence marquée, avec la première; la fièvre conserve, à quelques dixièmes près, l'éclat du début; elle se prolonge au delà du septénaire pour ne se terminer que vers le 15ᵉ jour. Dans ces circonstances, il est habituel que les phénomènes gastriques s'exagèrent et prennent le masque typhoïdiforme.

Il est des cas nombreux, qui présentent une évolution plus traînante et moins régulière, mais nous verrons que cette marche relève d'une association ou d'une complication morbide, et nous en parlerons en traitant de ces formes.

La convalescence peut être longue, cependant nous ne trou-

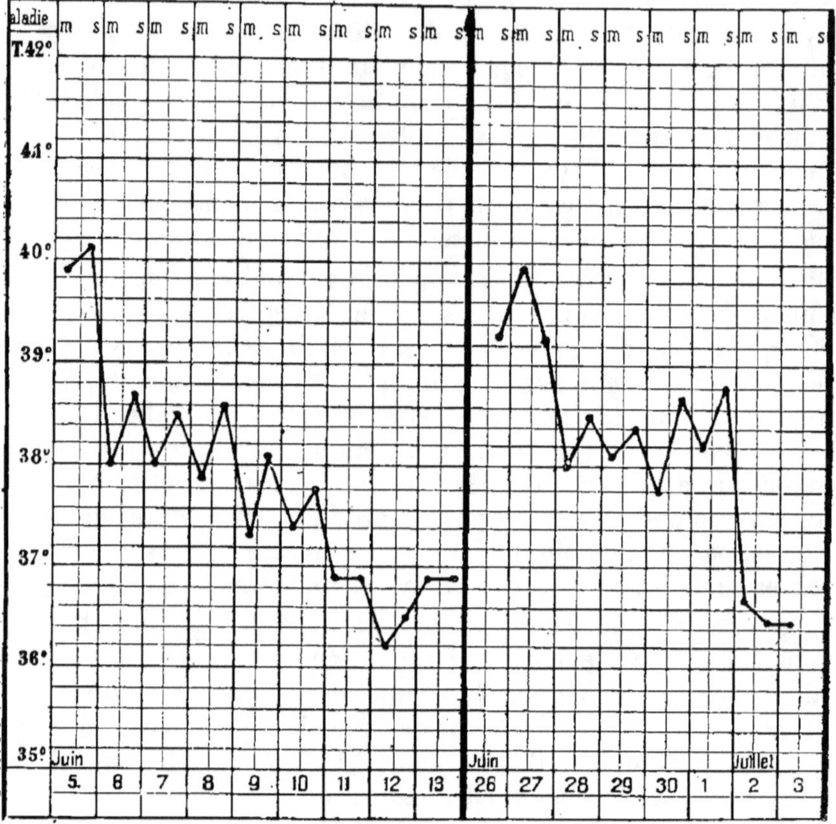

Fig. 11. — Première période très courte, la seconde est prolongée, hésitante, mais sans éclat.

vons pas dans cette maladie, au delà de la période d'élimination des toxines, une anémie persistante et une fatigue durable. Les pyrexies climatiques franches n'entraînent pas la destruction globulaire des fièvres palustres ou de la fièvre jaune.

La relation suivante permettra de saisir quelle est la *marche* de l'atteinte, dans les cas de moyenne gravité, en dehors de toute association et de toute complication.

Un matelot a été désigné pour faire le service de chauffeur, le bâtiment étant en marche ou sous pression ; un autre a été appelé, soit la veille, soit l'avant-veille, à exécuter en embarcation et en plein soleil une corvée fatigante et prolongée.

Le surlendemain et parfois dès le lendemain, ils sont pris brusquement d'un malaise extrême qui dès le début les terrasse et les rend incapables de tout service. Chacun de ces malades se plaint de beaucoup souffrir de la tête, des reins et des membres; c'est, dit-il, un sentiment de brisure analogue à celui que produirait une contusion généralisée; bras, jambes et reins sont cassés, comme s'il avait été roué de coups. Cette douleur n'est pas aiguë, mais la station debout est devenue très pénible, et les mouvements sont presque impossibles, très lents et comme paralysés. Il n'y a, à vrai dire, ni douleur épigastrique ni abdominale; on retrouve, cependant, dans les muscles de la région antérieure du thorax et de l'abdomen cette sensation spéciale signalée dans les muscles des autres régions.

Le facies est rouge et vultueux, les conjonctives sont injectées, la peau est sèche, brûlante, hyperémiée. Cette hyperémie sensible au visage s'accuse au cou, où la peau moins hâlée et plus fine est érythémateuse. Le pouls est plein, fort, régulier, relativement peu fréquent, variant de 80 à 90 pulsations. Le malade répond longuement aux questions, il cause volontiers.

La langue est uniformément blanchâtre, humide, cette apparence se retrouve au rebord des gencives; rien autre d'anormal du côté des voies digestives; ni nausées, ni vomissements. La température est de 39°, 5 dès le premier examen.

On note le lendemain au matin que le malade n'a pas dormi de la nuit, cependant pas de délire, un peu d'inquiétude cérébrale, le malade est assez loquace. Pouls = 90 ; T = 40°, 6 ; urines foncées donnant un anneau blanchâtre par l'acide azotique ; quelques éructations, mais pas de vomissements.

La température atteint, vers la méridienne, son summum de 41°, 4; le pouls conserve son ampleur et son peu de fréquence, il est à 95 ; T le soir = 41°, 2, l'enduit blanchâtre de la langue et du rebord alvéolaire des gencives s'est accusé, mais la langue reste humide ; la peau est toujours sèche, hyperémiée avec injection persistante presque lie de vin de la figure, en même temps que persistent les signes de congestion généralisée et que se maintiennent, avec la même acuité, les symptômes de céphalée gravative, et les douleurs contusives des masses musculaires, douleurs d'autant plus accusées, suivant les régions, que la musculature y est plus développée.

Le troisième jour, pouls = 90; T = 40°, 4 ; pas de sommeil; céphalalgie moins douloureuse, douleurs des membres moins pénibles, éructations continuelles, vomissements partiels des matières ingérées; précipité albumineux dans les urines. Le soir :

pouls $= 95$; T $= 40°,9$; rien de spécial; selles fréquentes diar-
rhéïques.

Le quatrième jour : pouls $= 84$; T $= 39° 6$; le malade a eu
un peu de sommeil; les symptômes s'amendent progressivement
du côté de la sensibilité; mais l'intolérance gastrique persiste;

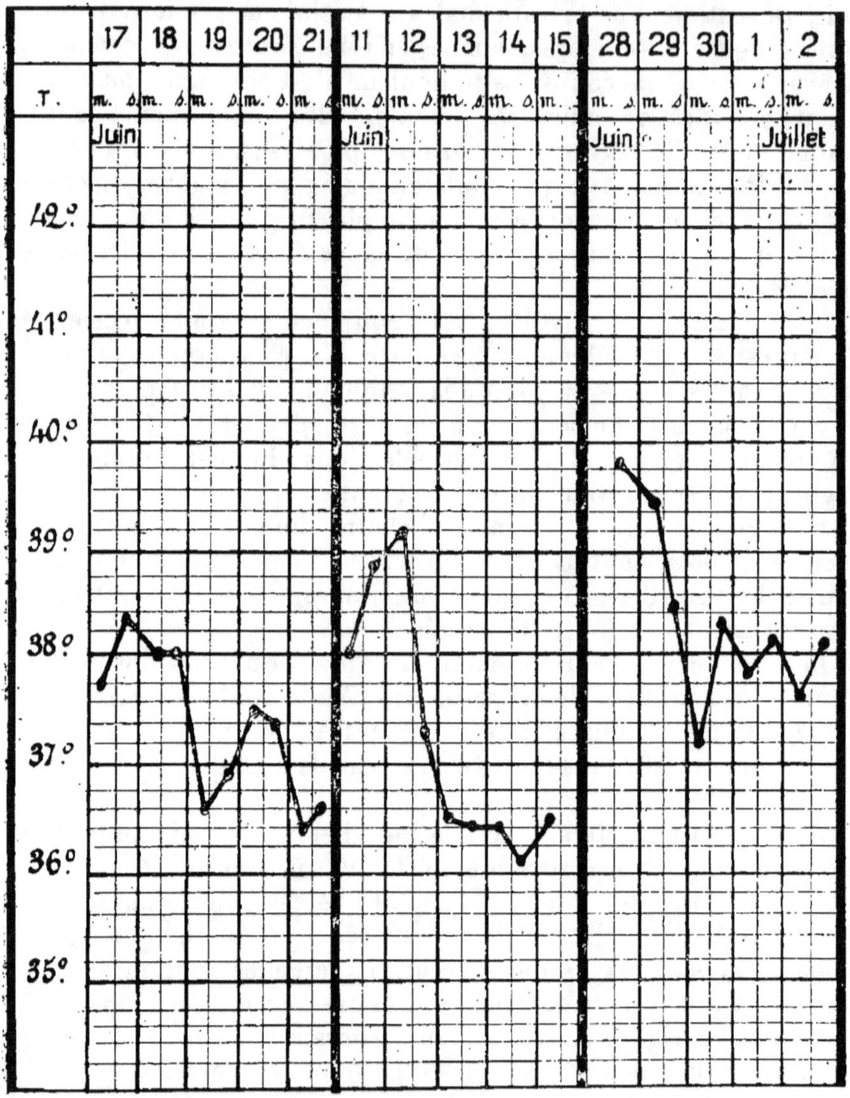

Fig. 12. — Formes légères : reprise de la fièvre au troisième jour, dans la première et
la troisième courbe; — dans la deuxième, la défervescence est définitive à cette
date, elle est retardée dans la dernière.

le malade est un peu plus calme. Le soir : pouls $= 80$; T $= 38°$;
le malade a dormi cet après-midi; un sentiment de fatigue géné-

rale a remplacé la douleur contusive du début; symptômes persistants d'embarras gastrique; à 10 h. du soir T = 38; pouls = 92. Selles fréquentes dans la journée.

Le cinquième jour, la température est normale; mais l'embarras gastrique est plus accusé que les jours précédents.

La convalescence peut se continuer sans encombre à partir de cette date.

Toutefois, dans des cas fréquents, il se maintient un état gastrique progressivement plus accusé, avec un état fébrile persistant, ne dépassant pas 38° 5 le matin, mais pouvant s'élever l'après-midi et le soir à 39° 5. On se trouve, dans ces circonstances, en présence des formes dites gastriques et gastro-reumatiques en raison de la précocité et de la durée des manifestations toxhémiques du côté des voies digestives; les phénomènes gastriques s'établissent et acquièrent d'emblée une grande acuité pour persister avec la même intensité au delà de la crise fébrile; ce sont, même pendant la convalescence, éructations et nausées incessantes, vomissements fréquents soit de boissons ingérées soit de liquides sérobilieux; la constipation est habituelle en dehors de l'intervention thérapeutique.

ANALYSE DES SYMPTOMES. — Douleurs, courbatures et arthralgies, céphalée. — Ces manifestations se distinguent par la rapidité de leur apparition et de leur disparition, par leur exagération, leurs localisations et leur caractère.

Elles sont déjà très vives avant que la fièvre ne soit accusée, elles sont très atténuées dès le troisième jour, bien que la courbe thermique se maintienne à des degrés très élevés.

Elles affectent, au début et les premiers jours, une intensité extrême et un type particulier : c'est un sentiment de brisure analogue à celui que produirait une contusion généralisée ; le malade a les reins cassés, les membres rompus, comme s'il avait été roué de coups. Ces douleurs ne sont pas de celles qui arrachent des cris aux patients, elles sont cependant accusées au point que la station debout en est devenue très pénible et que l'homme est incapable de tout déplacement un peu prolongé.

Nous devons, à ce propos, reproduire ici une observation fort exacte et enregistrée par tous les cliniciens des pays exotiques : dans les pyrexies les plus graves, palustres ou amaryllidiennes, le malade se lève de son cadre, il se met de lui-même et sans effort au lit qu'on lui a préparé; certes, dans ces différentes affections, les malades accusent des douleurs vives dans les lombes, dans les membres, dans le thorax, dans la nuque, mais ces douleurs ne condamnent pas le patient à l'immobilité ; tandis que le patient atteint de fièvre inflammatoire est difficilement capable de ce médiocre effort, ses forces, dit-il, sont complètement anéanties ; la raideur douloureuse des masses musculaires est généralisée et presque contracturale.

La céphalée est gravative plutôt que douloureuse, la photophobie n'est pas accentuée, malgré l'injection des yeux ; il n'y a pas d'excitation sensorielle ni cérébrale; l'intelligence est intacte et on ne constate pas de phénomènes délirants.

Symptômes gastriques. — La blancheur de la langue signalée à la période d'état est particulière; elle se présente sous l'aspect d'un revêtement superficiel d'un blanc nacré siégeant à la face dorsale de la langue et se retrouvant sur les gencives où il constitue un sertissage très régulier et nettement délimité. Ce petit fait, *l'enduit gingival*, a appelé l'attention de tous les observateurs. Jacquot, dans ses lettres d'Italie, insiste sur l'importance qu'y attache l'Ecole romaine pour le diagnostic différentiel des pyrexies palustres et climatiques : « Si les gencives sont bordées d'un liseré rouge, c'est une fièvre paludéenne simple; si à de tels signes se joint la blancheur des gencives semblable à la teinte qu'on aurait obtenu par la cautérisation au nitrate d'argent, un élément étranger (reumatique) s'est joint à l'élément palustre; dans les pyrexies non palustres, on observe la bandelette nacrée dont nous venons de parler (1). »

Bérenger-Féraud a particulièrement insisté sur ce signe; avant lui, les cliniciens des Antilles en avaient longuement parlé, et Bérenger a pris soin de nous conserver leur description :

Quand on examine les gencives d'un sujet atteint depuis quelques heures de fièvre inflammatoire, on s'aperçoit qu'elles sont recouvertes d'un léger enduit blanchâtre, un peu semblable à celui que laisserait le passage d'une crème légère, ou l'escharre que fait le nitrate d'argent. Dans quelques cas, cet enduit est seulement formé de petites plaques triangulaires blanches, placées entre chaque dent dans la sertissure même des gencives. Le plus souvent, cet enduit est plus étendu ; il forme une couche homogène et non interrompue, occupant la moitié de la hauteur de la gencive qui touche aux dents. Cet enduit est peu adhérent, il peut être facilement enlevé, il a l'aspect caséeux, il dure pendant tout le temps de la période fébrile et disparaît à la rémission. Mais les gencives continuent à conserver, sur tous les points où il a existé, une coloration plus blanchâtre, comme légèrement anémiée.

La langue est *ramassée*, a dit Bérenger-Féraud ; le gazon épithélial qui la recouvre lui donne l'aspect cotonneux en raison de sa sécheresse. En même temps, le limbe de la langue et surtout

____

(1) Jacquot, *Lettres d'Italie*, p. 216.

son pourtour sont roses, quelquefois plus rouges qu'à l'état normal. L'embarras réel des premières voies ne s'établit que vers la fin du septénaire, quand tombe la fièvre; il s'accuse si la médication n'a pas été opportune.

A l'inverse du catarrhe gastrique fébrile (typhoïdette ou non), l'embarras gastrique est ici un fait secondaire consécutif à la fièvre, tandis que dans la pathologie d'Europe il est le fait antécédent.

Urines. — Pendant la première période, elles sont rares, hautes en couleur et ne contiennent pas de pigment biliaire, mais elles présentent, comme toutes les urines des pyrexies des pays chauds, l'anneau spécial dit de Vidaillet, quand elles sont traitées par l'acide azotique versé en assez abondante quantité le long des parois du verre. Dans les formes graves, on trouve de l'albumine, mais d'une manière passagère et en petite quantité, à l'inverse de la fièvre jaune, où les urines sont réellement et constamment albumineuses.

Dès la seconde période, les urines sont très peu colorées, abondantes, elles ont cessé de contenir de l'albumine; le taux de l'urée élevé au-dessus de la normale pendant les premiers jours (25 à 30 gr. par 24 heures) s'abaisse considérablement au point de tomber à 8 et 5 gr. par 24 heures; ce taux se maintient pendant toute la durée de la deuxième période, et ce n'est qu'avec la convalescence que l'urée revient à son chiffre normal.

A cette période toxhémique, les *vomissements* sont parfois assez fréquents et abondants, séro-muqueux et à peine teintés par la bile; il peut parfois s'établir une véritable intolérance de l'estomac. Dans certains cas, ces vomissements de la période toxhémique prolongent en quelque sorte les vomissements nerveux de la période réactionnelle; ils se répètent pendant toute la durée de la maladie; de la sorte s'établissent les formes dites gastriques et gastro-bilieuses des pyrexies climatiques.

Déterminations cutanées. — Elles sont assez accusées dans certaines poussées endémo-épidémiques pour pouvoir être considérées comme une caractéristique essentielle servant à dénommer la maladie : *fièvre rouge* de Kerangal et de nombreux observateurs des Antilles et du Sénégal (Rufz, Chapuis, Chassaniol, Fouque).

Nous avons parlé de l'aspect du visage et des parties voisines du corps, nous n'y reviendrons pas, mais nous devons ajouter que ces rougeurs érythémateuses peuvent s'étendre à la partie supérieure du tronc, aux aines, aux bras, et exceptionnellement aux membres inférieurs. Souvent, et dirions-nous, le plus souvent, il s'agit *de véritables rash rubéoliformes sur plaques tuméfiées* comme dans l'urticaire. Cette éruption apparaît aux

2e et 3e jours de la maladie ; non seulement elle est très fugace, mais elle est aussi très variable dans ses éclats, dans ses localisations en dehors de la face et dans ses aspects.

Chapuis, qui observait aux Antilles, a dit qu'elle consistait en taches d'un rouge foncé, semi-lunaires, se terminant vers le 7e ou 8e jour par une desquamation furfuracée très apparente. Dans les cas les plus typiques que nous ayons observés, l'éruption consistait en larges plaques d'un rouge intense, formant tuméfaction, apparaissant, disparaissant et réapparaissant en quelques heures, accompagnées de démangeaisons et même de sensations de brûlure avec desquamation consécutive. Ces plaques pseudo-ortiées se constataient plus particulièrement au pavillon de l'oreille, sur la partie antérieure du thorax, sur la face antérieure des bras et des avant-bras, tandis que la figure et les conjonctives présentaient une vultuosité extrême.

Dans de nombreux cas, l'exanthème se complique d'une éruption miliaire confluente qui n'est que l'exagération de l'éruption sudorale connue sous le nom de « bourbouilles ». Il se peut que ces sudamina se fusionnent pour former des conglomérats qui, en se desséchant, présentent l'aspect de croûtes brunâtres que Chapuis a comparées à celles de la varicelle.

Bonnefoy, observant à bord du *Troude* dans la mer des Antilles, a signalé une marche de l'éruption qui rapproche les faits, dont il donne la relation, de ceux que décrivent les observateurs de l'Inde et de l'Extrême-Orient. La maladie a évolué, fait habituel, en deux périodes, une congestive et la seconde toxhémique, mais cette dernière semble avoir été, à l'inverse de ce que nous avons décrit, la période la plus bruyante, au point de vue éruptif, les déterminations cutanées au début étant simplement le faciès inflammatoire et l'hyperémie de la figure et du thorax, tandis qu'à la seconde période il paraissait s'agir d'une véritable éruption ortiée étendue aux membres. Cette marche est décrite par ce confrère comme la règle, tandis qu'à la Guyane et aux Antilles nous ne l'avons observée qu'à titre exceptionnel.

Dans certaines descriptions, il est question de desquamation furfuracée survenant à la période terminale, mais on note toujours, chez tous ces malades, en outre des rash érythémateux et morbilleux d'une période ou de l'autre, une poussée confluente de bourbouilles, et tous les observateurs s'accordent à dire qu'ils n'ont pu se rendre compte si la desquamation ne lui était pas imputable.

Nous avons signalé des éruptions analogues dans les formes initiales du paludisme, mais elles y sont l'exception tandis qu'elles deviennent un fait fréquent dans les pyrexies climatiques qui, comme ce paludisme initial au reste, procèdent par véritables bouffées atteignant simultanément ou successivement la presque totalité du personnel susceptible.

Il est une autre manifestation cutanée dont on a fait grand état, c'est l'*érythème scrotal et péri-scrotal*. Les sudations sont plus abondantes dans cette région du corps que dans toute autre, elles y déterminent fréquemment une irritation constante de la peau des bourses et de la partie voisine des cuisses, elles peuvent par suite de grattages y causer des exulcérations superficielles et parfois de véritables ulcérations. Ces lésions, sur lesquelles les observateurs des Antilles ont fort insisté, étaient très développées à une date où les relations des taches ombrées avec les *pediculi pubis* n'étaient pas très connues et où la presque totalité des hommes étaient atteints de phtiriase sans qu'on songeât à les traiter. Actuellement, cet érythème scrotal et les lésions ulcératives qui peuvent en être l'aboutissant sont bien moins fréquemment notées.

Température. — L'élévation de la température est la détermination prédominante. « La fièvre reste le phénomène constant et capital (1) » ; elle se retrouve habituellement aux deux périodes successives de la maladie, mais elle n'y présente pas les mêmes caractères : à la seconde période, elle est quelquefois si peu accusée qu'on a pu dire qu'elle faisait défaut, tandis qu'à la période d'invasion et d'état (période réactionnelle) son évolution est tout à fait significative. Nous en avons défini les principaux traits : brusquerie du début, ascension très élevée, continuité.

Elle s'établit en plateau et se maintient pendant toute cette période au summum atteint dès la fin du premier jour ; les oscillations sont à peine marquées ; les maxima dépassent très fréquemment 40°, et peuvent atteindre 41°,41°5,42°. Jamais, au cours de cette première étape, la température ne s'abaisse au-dessous de 39°5, sauf dans les cas abortifs.

Après s'être maintenue trois, quatre, cinq jours à ces maxima, elle subit une chute brusque, qui la ramène en une douzaine d'heures aux environs de 38° ; dès le lendemain elle peut être normale ou même sous-normale et tomber à 34°, mais cette hypothermie ne s'accompagne jamais de phénomènes collapsifs. Le propre de cette fièvre, avait dit Guéguen, est d'atteindre impunément les extrêmes.

Pendant les jours qui suivent, il se fait presque constamment une seconde ascension thermique, elle n'a ni la brusquerie ni l'éclat de celle du début ; les maxima n'excèdent pas 39°, le second plateau est d'assez courte durée, toutefois il peut se prolonger dans les formes massives au delà du second septénaire et nous

(1) Vassal, *Annales d'hygiène et de médecine coloniales*, 1909.

retrouvons dans ces cas la symptomatologie et la marche attribuées aux fièvres continues ardentes de la Mer Rouge, d'Obock et de la mer des Indes.

FIÈVRES DE LA MER ROUGE ET DE LA MER DES INDES

Le tableau précédent vise particulièrement les faits observés sur les deux rives de l'Atlantique ; ce sont les cas moyens de la maladie. Les relations qui suivent transporteront le lecteur dans les régions surchauffées de la mer Rouge e des terres voisines ; elles permettront de se rendre compte de la séméiologie des cas graves et massifs.

Ces formes peuvent s'observer sous toutes les latitudes et dans toutes les zones, mais tandis qu'elles sont l'exception en Indochine, aux Antilles, dans le Golfe du Mexique et même à la Côte Occidentale d'Afrique, elles deviennent, dans des circonstances fréquentes, le fait prédominant sur le littoral de la Mer Rouge et sur la côte de Malabar.

Ces pyrexies s'y observent dans les régions maritimes et sur les navires au mouillage, ou en cours de voyage à proximité des côtes.

1° Formes graves. — Le début est non seulement subit, mais il est brusque et même brutal. Dès l'abord, on dirait que la maladie bat son plein... Céphalalgie atroce avec douleurs frontales et périfrontales. Les douleurs étendues aux masses lombaires et aux membres déterminent par leur intensité une faiblesse parétique. Un examen superficiel tendrait à rattacher ces souffrances aux articulations qui, en réalité, sont indolores. Ces douleurs musculaires sont relativement effacées en ce sens qu'elles ne sont ressenties que pendant les mouvements spontanés ou provoqués ; elles occupent dans la symptomatologie une place moindre que dans les formes moyennes ; les manifestations cérébrales et fébriles deviennent prédominantes.

Les douleurs de tête sont très vives et préoccupent le malade. Céphalée et courbature s'installent pour une durée de cinq à sept jours et n'offrent pas cette détente précoce signalée aux Antilles ; de plus, et contrairement à ce que nous y observions, il s'établit dès les premières heures, dans les cas graves, des phénomènes d'excitation délirante, parfois de la stupeur. On signale assez souvent des épistaxis intercurrentes, des vomissements muqueux et alimentaires avec angoisse et épigastralgie, et, dans certains groupes de faits, de la diarrhée bilieuse.

La fièvre est plus longuement continue, les exacerbations sont plus prononcées ; dès les premières heures, avons-nous dit, et presque subitement, elle atteint 41° pour graviter autour de ce chiffre pendant la durée d'un septénaire (fig. 13).

Elle est exposée à faire, à un moment ou à un autre, un saut

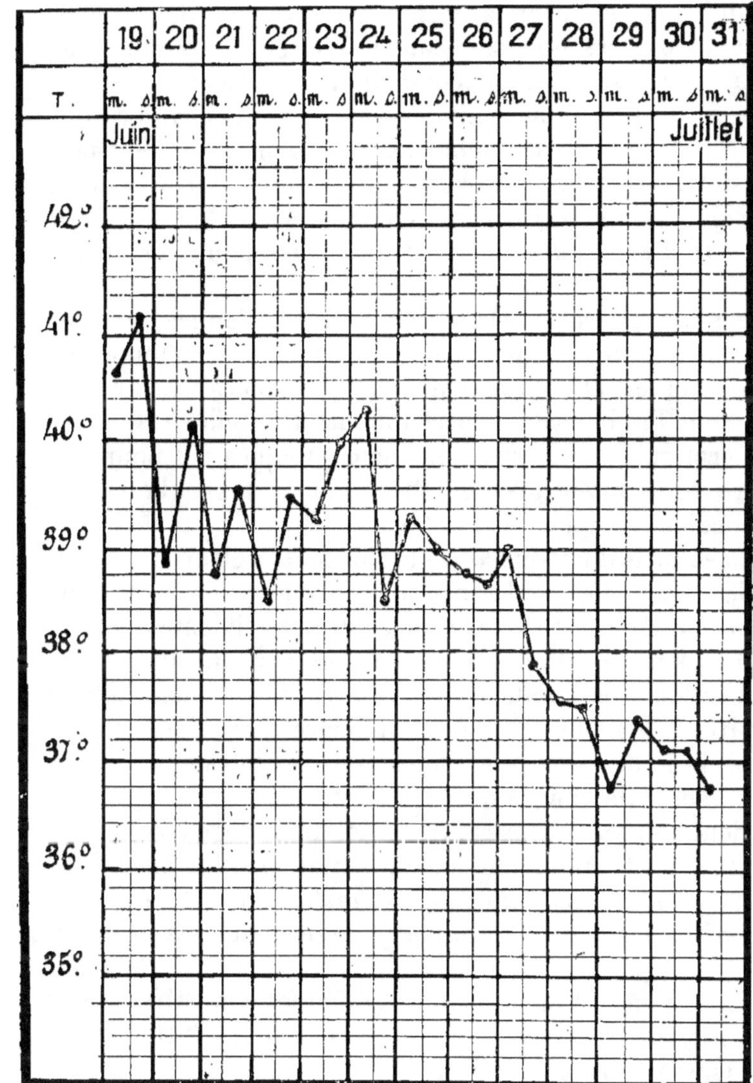

Fig. 13. — Fièvre subcontinue ardente avec état subtyphoïde secondaire.

en l'air pour atteindre et dépasser 42° ou 43° ; elle ne subit de détente, même passagère, en dehors des interventions thérapeutiques, qu'à la fin du 5e et parfois même au 7e jour.

Quand la fièvre tourne court du 5e au 7e jour, la température, après quelques grandes oscillations, revient en une journée à la normale ; le délire toutefois peut persister au delà de la fièvre.

- Moyennement, la seconde période (période toxhémique) se prolonge sous forme de fièvre subcontinue ; la température présente des oscillations assez étendues ; les maxima se maintiennent à un degré assez élevé, évoluant autour de 39°5 et quelque peu au delà pendant un second septénaire, le dernier de la maladie. Mais on n'y observe pas ces inversions de la courbe thermique, qui sont la caractéristique des fièvres du paludisme primaire.

Dans ces formes, comme dans les précédentes, l'exploration la plus attentive des organes splanchniques donne des résultats négatifs au début ; ce n'est que postérieurement et au cours de la seconde période qu'on peut constater des signes de la congestion de certains organes et notamment du foie, des poumons et des reins.

2° Formes massives. — Dans ces régions, l'année entière, comme dans l'Inde et l'Indo-Chine à la saison chaude, toutes les affections pyrétiques, et notamment celles que nous avons en vue, présentent, sous l'influence du surchauffement du milieu, soit des syncopes thermiques, soit des raptus hémoptoïques des poumons et de l'arbre bronchique avec crachats spumeux sanglants, angoisse précordiale, et même cardialgie.

Les hommes, pris d'un véritable étouffement, s'élancent subitement sur le pont, pâles, haletants, les yeux hagards, la bouche béante et brûlante de chaleur avec épigastralgie violente. Ils tombent souvent au milieu du passage ; ceux qui peuvent arriver sur le pont recherchent les points les plus élevés du bâtiment afin de mieux respirer à leur aise. « Sous l'influence d'affusions froides répétées, ces hommes revenaient à eux ; ils se relevaient et regagnaient leur poste de couchage. » (Boudet.)

Ces accidents servent, dans certains cas, de cortège aux formes graves ; ils ne sont qu'un phénomène intercurrent ; mais il est des circonstances où ce syndrôme est *initial ; il s'établit brusquement pour constituer* avec l'hyperpyrexie tout le tableau clinique.

Toutefois, le plus fréquemment, ces différentes manifestations de délire actif, de cardialgie, d'étouffement, d'inhibition vasomotrice s'enchevêtrent et se remplacent.

La mort est plus souvent imputable à ces derniers phénomènes d'inhibition vaso-motrice et cérébrale : l'habitus du malade se modifie brusquement, les traits se tirent, la peau du tronc et celle des membres paraissent exsangues, d'une blancheur marmoréenne. Rien n'est frappant comme le contraste de cette hyperthermie centrale et de cette pâleur cadavéreuse ; la circulation périphérique semble suspendue ; en fait, l'ouverture des veines ne donne lieu qu'à un médiocre écoulement de sang ; les révulsifs les plus énergiques sont sans action ; on assiste à une véritable sidération de toute l'innervation vaso-motrice. **Le médecin impuissant** ne peut que contempler les affres de cette agonie; il n'a aucun moyen pour en atténuer les impressions réellement terrifiantes et dont tous ceux qui en ont été les témoins gardent un souvenir profondément gravé. C'est tout au plus si **une réfrigération rapide** agissant dès le début des accidents peut en empêcher l'évolution progressive.

3° Formes sidérantes. — Cette symptomatologie peut apparaître d'emblée à peine précédée de quelques malaises pour lesquels le malade s'est couché, ou, le plus souvent, blotti dans un coin obscur, cherchant protection contre les ardeurs thermiques et lumineuses. Le médecin appelé se trouve, bien que l'atteinte date de quelques heures à peine, en présence de ce complexus symptomatique que nous venons d'analyser et dont nous reproduirons l'exemple suivant :

La température monte dès le début à 41°; le pouls varie entre 116 et 120. A la palpation, douleur vive dans l'hypochondre gauche.

Le lendemain au matin, la température est à 40°8 ; pouls = 108 ; soif très vive ; rate légèrement augmentée de volume, sensible à la pression ; le soir, à 9 heures, T = 40° ; pouls plus lent, diarrhée assez forte ; selles liquides, jaunâtres.

Le troisième jour au réveil, T = 40° ; céphalalgie très atténuée ; douleurs moins vives dans l'hypochondre gauche ; la diarrhée persiste ; soif ardente. s. T = 40°1.

Le quatrième jour, la température est presque à la normale (37°5) ; plus de douleurs ; la diarrhée a presque disparu ; tout semble terminé. Cependant, bien que le malade raisonne parfaitement quand on cause avec lui, dès qu'il est seul, il a du subdélire.

Le surlendemain, la température du matin remonte à 40° ; selles involontaires dans la journée ; le soir T = 41° ; rate un peu augmentée de volume, toujours douloureuse à la pression. Le malade est très agité ; on a mille peines à le maintenir couché ; il reconnaît les personnes qui l'approchent malgré son délire.

Nuit mauvaise ; à 3 h. du matin, l'agitation diminue, mais le corps est brûlant ; le malade tombe dans le coma ; respiration stertoreuse. Le thermomètre placé dans l'aisselle monte à 43° : le malade ne sent pas les injections qu'on lui fait ; lotions continuelles à l'eau de mer.

A 7 h. 1/2 du matin la vie s'arrête sans que le malade ait repris connaissance un seul instant (1).

Cette relation est reproduite à titre d'indication de ces crises hyperthermiques qui peuvent survenir à une période ou à une autre de la fièvre continue ardente.

(1) Bagot. Thèse de Paris.

Pareils phénomènes rétrocèdent rarement ; ils aboutissent rapidement et fatalement au coma et à la mort.

Il est une autre surcharge dont il faut faire état, c'est l'exagé-

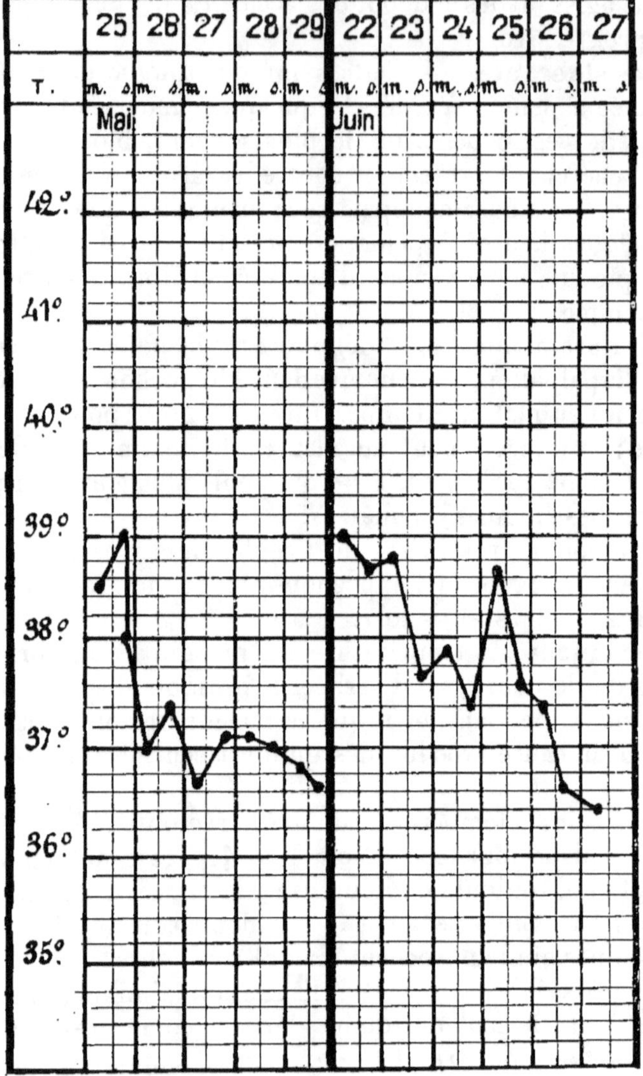

Fig. 14. — Première courbe : forme abortive. — Deuxième courbe : forme légère, mais complète avec son double paroxysme.

ration des phénomènes délirants ; ils deviennent actifs, se traduisent par une excitation extrême, et surtout par des impulsions irrésistibles au suicide, et notamment au suicide par immersion. On serait tenté de croire que le délirant recherche dans la mer une sensation de fraîcheur qui puisse calmer les ardeurs fébriles dont il a la sensation très aiguë au point d'être difficilement supportable.

L'ensemble de ces manifestations, qu'elles soient primitives ou ne surviennent qu'au cours de la maladie, constitue *la siriase* de Sambon et Manson.

Ces déterminations sont communément classées dans le groupe du « coup de chaleur » quand leur évolution est brutale.

Nous ferons remarquer avec Sambon qu'elles surviennent en dehors de toute action directe de la chaleur, en dehors de toute action de la radiation solaire dans des circonstances où peut être invoquée l'action virulente d'une spirillose ultra-microscopique.

ÉPIDÉMIOLOGIE. — Dans ces *formes ardentes continues* de la Mer Rouge et des Indes, comme dans la fièvre inflammatoire des Antilles, il est rare que les atteintes soient isolées; on se trouve, tant à bord des navires en station ou en transit que parmi les groupes européens (militaires ou autres) résidant dans la localité, en présence de véritables bouffées pseudo-épidémiques. En 15 à 20 jours, un tiers, une moitié, la totalité presque entière du personnel, si tous sont des nouveaux venus, subit la même impression. Nous citons à titre d'exemple la relation suivante empruntée à la thèse de notre confrère, le Dr Bagot, embarqué à bord d'un navire en station à Obock (Mer Rouge).

Le premier cas s'observe le 20 août; à partir du 21, de nouveaux malades se présentèrent tous les jours à la visite; quatre furent alités le 24; treize le 25; huit le 26; huit le 27; quatre le 28; en moins de quinze jours, cinquante-deux malades sur un équipage comprenant soixante-dix-huit hommes; postérieurement, et jusqu'au 1er septembre, il y eut 12 cas espacés. La presque totalité de l'équipage, défalcation faite de quelques vieux marins qu'on peut considérer comme immunisés, paya tribut à la maladie.

Ne serait-ce que pour donner la preuve que pareils accidents peuvent s'observer en dehors de la Mer Rouge et de son voisinage, nous citerons l'épidémie de *l'Allier*, observée par Boudet dans l'hémisphère austral, au départ d'une relâche effectuée dans l'une des îles de la Sonde, le bâtiment ayant séjourné près d'une huitaine de jours, à proximité de terre, dans une zone marécageuse.

Deux jours après le départ de la relâche et trente jours après le départ de France débutent les premiers cas. Trois jours plus tard, le total était de 17; il est de 35 au 5e jour, de 130 au 10e; le chiffre total des atteintes fut de 189 sur un personnel de 340 hommes.

Les faits relatés par Esclangon à Obock, et par tous nos camarades de la marine embarqués sur les navires qui séjournent dans ces mers, présentent la même généralisation à tout le personnel susceptible à moins que le bâtiment ne séjourne à distance de terre; dans ce cas seules sont atteintes les fractions de l'équipage appelées à descendre à terre et à y stationner (Bartet).

FORMES ATTÉNUÉES DES FIÈVRES CLIMATIQUES

Les cas d'une gravité immédiate prennent, dans les préoccupations du clinicien et dans ses relations, une part prépondérante; mais même dans la Mer Rouge et aux périodes les plus chaudes, elles ne sont pas les plus communément observées. Il est des cas bénins où, dès le troisième jour, la chute de la température se produit pour reprendre, il est vrai, vers le cinquième jour, présentant dans les inscriptions de la courbe thermique cette ensellure sur laquelle ont tant insisté les médecins de l'Inde.

Nous trouvons, dans le mémoire de Bartet (1), la relation très complète d'une poussée épidémiée de ces fièvres limitées dans leur nombre et atténuées dans leur symptomatologie en raison de circonstances nettement indiquées par l'auteur.

T... entre à l'hôpital au premier jour de la maladie; céphalalgie atroce, courbature générale; T $= 39°,6$ le matin, $39°,9$ le soir; léger embarras gastrique; pas de diarrhée.

Le lendemain matin T $= 39°9$, à 3 h. du soir $40°,2$; à 9 h., $37°7$.

A partir de cette date, la température se maintient aux environs de la normale; on note le 4e jour une éruption d'herpès sur les lèvres.

Au bout de dix jours, le malade est tout à fait rétabli.

FIÈVRES ENDÉMIQUES DE MASSAOUAH

Les descriptions de nos confrères de l'armée et de la marine italienne, qui ont longuement pratiqué à Massaouah, se réfèrent à des faits analogues. Il convient d'ajouter que les observations recueillies par eux, et dont Rho et Pasquale nous ont donné l'histoire médicale, sont plus complexes. En réalité, dans ce milieu de soldats italiens en provenance de régions où le paludisme est endémique et généralisé à la presque totalité de la population agricole, les formes franches du climatisme ne sont pas communes et les fièvres sont réellement *atypiques*. Cette circonstance étiologique explique la différence partielle notée dans la symptomatologie, que ne rencontrent qu'exceptionnellement les méde-

____

(1) Bartet. — *Archives de Médecine navale, loco citato.*

cins anglais et français, dont la clientèle est généralement indemne de toute tare palustre.

Les caractéristiques de la pyrexie peuvent se résumer d'après Rho, Pasquale et Petella comme il suit : pas de prodromes, douleurs frontales, oculaires et lombaires ; langue chargée, mais non fuligineuse ; inappétence ; peau sèche ou en transpiration suivant la température qui variait de 38° à 40°; généralement rémission quotidienne d'un degré le matin ou le soir. Dans la plupart des cas, on constatait soit au début 'de la fièvre, soit au cours de son évolution, une éruption morbilleuse au cou, à la poitrine, au dos, à la face antérieure des membres. Diarrhée modérée et légère tuméfaction splénique dans les cas dont la durée excédait une semaine. Aucune autre manifestation morbide.

Convalescence courte avec affaiblissement considérable et hors de proportion avec la durée de la maladie. On nota plusieurs récidives.

Les recherches bactériologiques effectuées par le Dr A. Pasquale montrèrent que l'affection n'était pas d'origine malarique, la recherche de l'hématozoaire ayant été négative. Dans deux cas, la présence du bacille d'Eberth fut constatée dans le sang.

Les symptômes dominants de la maladie peuvent se ranger en quatre groupes : 1° la fièvre ; 2° les troubles digestifs ; 3° les troubles nerveux ; 4° l'augmentation de volume de la rate.

1° **Fièvre.** — Elle est protéiforme. Dans la majeure partie des cas, elle apparaît brusquement, sans prodromes, atteignant en quelques heures 39°-40° et même davantage, évoluant d'après le type continu pendant 5 à 7 jours. Dans ces cas-là, la défervescence est très rapide et ne s'accompagne pas de transpirations abondantes.

Dans d'autres cas, sa durée a varié de 2 à 3 jours à plusieurs semaines, mais la courbe thermique n'a jamais présenté le type classique de la fièvre typhoïde. On peut observer une ascension lente avec chute thermique immédiate. Parfois la marche de la température est tout à fait atypique : à une hyperthermie considérable (40°-41°) peuvent faire suite des températures de 38° à 38°5, quelquefois même une apyrexie complète. Quel que soit le type de la fièvre, c'est généralement entre deux et quatre heures que se produit le maximum. Le pouls ne dépasse pas 100 pulsations.

2° **Troubles digestifs.** — Ils ne manquent jamais. La langue est épaisse, humide, recouverte d'un enduit blanchâtre ; bouche pâteuse ; douleurs épigastriques augmentées par la pression. Ces phénomènes se manifestent au moment de l'élévation de la température, mais persistent avec la même intensité après sa disparition.

La gravité de ces déterminations n'est pas en corrélation avec l'hyperthermie : des troubles gastriques peu accusés peuvent s'accompagner d'une fièvre violente. Du côté de l'intestin, on observe de la constipation, dans le début plus particulièrement, du gargouillement dans la fosse iliaque et un léger météorisme.

Cet embarras gastro-intestinal est le symptôme le plus fréquent et le plus important de la maladie ; il est de tous points identique à celui que l'on observe dans les *fièvres gastriques*.

3º **Désordres du système nerveux.** — Les malades se plaignent de céphalalgie parfois très intense ; il n'existe pas de troubles psychiques excepté dans quelques cas graves où on peut les constater d'une façon passagère au moment où la température est très élevée.

On note aussi du malaise, de l'abattement qui se prolongent même pendant la convalescence, ainsi que des douleurs oculaires, des arthralgies telles qu'on les observe dans les *fièvres dites rhumatismales*.

Bartet, observant dans les mêmes régions, précise que la douleur lombaire est telle que le malade s'en plaint vivement ; c'est un vrai coup de barre constituant, après la fièvre, le symptôme le plus important.

PSEUDO - DENGUE DE COCHINCHINE.

Lalluyaux d'Ormay et, plus tard, Aubert, décrivant certaines pyrexies endémo-épidémiques qu'ils observaient en Cochinchine (1866 à 1870), les ont caractérisées en spécifiant qu'elles se rapprochaient des *fièvres inflammatoires* et des *fièvres rouges* des Antilles.

« Au printemps, nous avons vu surgir, écrit d'Ormay dans ses rapports, des maladies vernales d'un caractère particulier : fièvres éphémères d'abord, tendant ensuite aux maladies éruptives ou à cette forme de fièvre continue que les médecins anglais de l'Inde appellent « la fièvre ardente ». Toutes ces fièvres n'avaient pas par elles-mêmes une grande importance... »

La description d'Aubert est plus complète ; elle résume, pourrait-on dire, la symptomatologie générale de ce groupe d'affections ; elle relate, comme les mémoires récents de Nogué, d'Abelin, de Barbolain, de Cazamian, de Brochet, d'Oudart et de Vassal, les poussées observées sur les navires de la station de Cochinchine (1).

(1) *Archives de Médecine navale* et *Annales d'hyg. et de méd. coloniales, passim.*

« Les équipages de plusieurs navires de guerre nous ont donné un grand nombre de fièvres à manifestations particulières ; l'ensemble de ces phénomènes morbides avait une grande similitude avec la maladie connue sous le nom de « dengue, fièvre rouge, fièvre courbaturale, fièvre bilieuse ».

« J'admets facilement que l'on puisse confondre cet ensemble de symptômes avec la première période du typhus d'Amérique.

« D'une manière générale, toutes les fièvres de cette nature observées dans mon service ont présenté, à des degrés divers, les caractères suivants : aux deuxième et troisième jours, fièvre violente, céphalalgie frontale intense, coloration rouge uniforme ou par plaques de presque toute la surface du corps ; conjonctives rouges, injectées ; yeux larmoyants, douleurs lombaires violentes semblables au coup de barre du typhus ictérode... courbatures, douleurs dans les membres ; aucune douleur ou déterminations inflammatoires dans les articulations ; langue à bords et à sommet rouges, à face dorsale recouverte d'un enduit épais, blanc, gris sale, gris verdâtre ; ces caractères se rapprochent beaucoup de l'état de la langue connu sous le nom de « *langue cotonneuse* » (typhus ictérode). »

Plus tard, les médecins embarqués sur les bâtiments de la station des mers de Chine, d'Indo-Chine et du Pacifique (Vauvray, Legrand, Beaumanoir, Delrieu), et nos autres confrères et camarades relatèrent dans leurs rapports manuscrits des faits analogues ; ils reproduisirent, sans la connaître, l'observation de d'Ormay sur la parenté clinique de ces pyrexies rencontrées hors du terroir de l'amarylisme, avec celles que l'on considère comme le lot des pays où sévit la fièvre jaune.

Quelques-uns de ces observateurs s'efforcèrent d'y trouver des analogies avec une autre maladie endémique dont la description venait d'être vulgarisée, nous voulons parler de la « *dengue* ».

« Au mois de septembre, pendant notre séjour à Tche-Foo, et au milieu du calme pathologique le plus complet, nous avons été surpris tout à coup par une petite épidémie de dengue (?). Les premiers cas parurent le 20 septembre et les derniers malades inscrits sont du 17 octobre ; l'épidémie a donc embrassé une période de près d'un mois.

« La maladie telle que je l'ai observée à bord a présenté quelques particularités qu'il n'est peut-être pas sans intérêt de faire connaître.

« Voici d'abord quelques chiffres qui résument succinctement la marche de la maladie.

Septembre	dates.............	20—21—22—23—24—25—27—28—29—30
	nombre des entrants.	7—10—6—4—3—1—2—1—2—2 = 38

Octobre { dates   1-2-3-4-5-6-7-8-9-10-11-12-13-14-15-17
         { nombre des entrants.   1 . . . . 2-3-2-1- 1 - 3 - 1 - 1 - 1 - 1 - 1   = 19

« Soit au total 57 malades.

« On peut voir par les chiffres ci-dessus que l'épidémie atteignit immédiatement son summum d'intensité, et que 4 ou 5 jours après son apparition jusqu'à la date du dernier cas, elle conserva à peu près la même allure...

« Le début a toujours été brusque et avait lieu la nuit de préférence. Le malade arrivait à la visite accusant des coliques assez violentes (3, 4 à 6 selles en quelques heures) avec céphalalgie frontale intense et courbature générale, mais les douleurs se localisaient particulièrement dans les grandes masses musculaires ou dans les articulations, tantôt dans les lombes, tantôt dans les épaules, ou les cuisses ou les genoux. Jamais les articulations n'ont présenté de rougeur ou de gonflement; les douleurs ont rarement alterné entre elles; pas de bouffissure de la face ni d'injection des yeux.

« La langue est chargée, chez quelques-uns même il y a des nausées et des vomissements muco-bilieux. Au début de l'épidémie, les douleurs se montrèrent plus violentes que dans la suite, mais par contre offrirent une moindre durée.

« Vers le deuxième ou le troisième jour, les douleurs commençaient à s'amender, puis elles disparaissaient assez rapidement, mais les signes d'embarras gastrique persistaient encore; la langue restait blanchâtre, l'appétit était nul, le sommeil agité, le malade prostré; 3 ou 4 selles diarrhéiques dans les 24 heures. Ces derniers symptômes ont été moins accentués chez les premiers malades, dont la convalescence a été généralement plus rapide.

« Quant à l'éruption, je ne l'ai pas constatée une seule fois; pas un malade (et j'avais eu soin d'attirer l'attention des hommes sur ce point) n'accusa la moindre plaque, papule ou boutons suspects.

« Enfin je n'ai jamais observé non plus de rémission proprement dite, mais seulement quelques cas de récidive (1). »

La plupart des observateurs se tinrent dans un doute prudent et se contentèrent, comme nos confrères de la marine anglaise, d'inscrire le diagnostic de *fièvre continue*.

Pendant de longues années, les données cliniques mises en relief par d'Ormay et par ses continuateurs furent perdues de vue, et l'entité clinique nouvelle disparut des statistiques officielles : ces cas furent rangés soit dans le paludisme, soit dans la dengue, suivant les localités et les doctrines médicales en faveur.

____

(1) LÉGRAND, Rapport de campagne du *Cosmao*.

Nous devons aux mémoires du professeur Rogers, du médecin de la marine anglaise Clayton, à ceux précités de Nogué, de Cazamian, de Brochet, d'Oudart, de Barbolain, d'Abelin, de Vassal, d'avoir posé de nouveau le problème. On peut dire que, malgré leurs recherches, malgré celles d'Ashburn et de Craig, dont la relation a certainement trait à la même maladie, la confusion persiste dans la détermination nosologique de ces faits.

Avant de reproduire la description et les conclusions du professeur Rogers, occupons-nous d'abord de l'endémie indo-chinoise en faisant état des travaux dans lesquels a été récemment reprise l'étude de cette entité morbide.

DÉTERMINATION CLINIQUE ET ÉTIOLOGIE GÉNÉRALE. — Cette maladie, dont nous donnons plus loin la détermination clinique, se renouvelle presque annuellement à bord des navires de la marine de guerre qui séjournent assez longuement dans le port ou dans la rivière de Saïgon pendant la saison des pluies et plus particulièrement au début ou à la fin de cette saison, et dont les équipages sont récemment venus de France, soit que le navire en provienne directement ou que son personnel ait été renouvelé en cours de campagne. Elle est fréquente sur les rades d'Annam et du Tonkin quand les mêmes circonstances étiologiques se trouvent réunies, à savoir : le groupement en un milieu confiné d'un personnel nombreux et non acclimaté, le stationnement dans le voisinage immédiat des terres basses à la période d'hivernage.

La maladie n'atteint, à bord de ces bâtiments, parmi les nouveaux venus, que tous ceux qui n'ont pas acquis, par des séjours antérieurs dans les mêmes régions ou dans les zones chaudes, le bénéfice de l'acclimatement, elle respecte les vieux matelots et souvent les officiers.

Les indigènes du bord en restent totalement indemnes quelle que soit l'intensité et la gravité de la poussée endémo-épidémique ; elle ne se communique que par des cas isolés et longuement espacés aux fonctionnaires, aux colons et aux troupes. Il faut dire qu'actuellement ces derniers personnels ont acquis, sauf exceptions, l'assuétude aux climats coloniaux.

La poussée saisonnière évolue dans ces milieux susceptibles avec une telle rapidité qu'elle peut atteindre, en un court espace de temps, la presque totalité d'un équipage ; cette constatation déjà ancienne a été renouvelée par les derniers observateurs.

« On désigne, a dit Abelin, cette affection sous le nom de dengue, bien qu'elle soit loin d'en présenter les symptômes..... Il ne se passe pas d'année, ajoute cet observateur, sans que la grippe ou la dengue (?) sévisse à l'état épidémique soit à Saïgon, soit au Tonkin... Jusqu'en 1905, tout en payant un léger tribut à l'épidémie lorsque les circonstances les y exposaient, les navires n'avaient été que peu éprouvés ; mais il n'en fut pas de même pendant les derniers mois de cette année 1905 ; les navires qui séjournèrent à Saïgon eurent une partie de leur équipage immobilisée ; certains d'entre eux eurent même à souffrir à deux reprises de l'épidémie (ce furent, dirons-nous, ceux dont l'équipage fut partiellement renouvelé dans le cours de la campagne). »

« Les fièvres que j'ai observées, dit Barbolain, sont les mêmes que celles que j'ai vues dans tous les pays chauds, et qui sont appelées *climatiques*.

« La fièvre climatique est modifiée suivant les circonstances de lieu, de temps et de milieu. Depuis quelques années, les médecins la désignent sous le nom de *dengue* lorsqu'elle sévit épidémiquement ; cette dénomination est tellement entrée dans les habitudes que toute personne qui a eu la fièvre nous dit : « Je viens d'avoir la dengue (1). »

En remontant plus loin dans l'histoire médicale de la division des mers de Chine et de l'Indo-Chine, on se rend compte que cette diffusion rapide et généralisée de la maladie s'est représentée toutes les fois que les circonstances ont conduit des bâtiments en provenance d'Europe à prolonger leur séjour dans les rivières de Cochinchine. Un des exemples les plus typiques est celui qu'a fourni *le Turenne* et dont la relation se retrouve dans le rapport de notre ami et confrère le Dr Ségard.

L'époque d'apparition, qui est assez précise et relativement courte à Calcutta (Rogers), est moins nettement délimitée en Cochinchine ; elle s'étend certaines années à toutes les saisons avec une préférence cependant très marquée pour les mois de mars, avril et mai ; mais, en réalité, la condition qui préside à l'éclosion de la poussée annuelle est la susceptibilité plus ou moins grande du personnel. La maladie toujours imminente ne semble attendre que l'occasion et le milieu propices à son développement ; toutefois le dernier trimestre de l'année constituerait une période de répit relatif.

« Cette fièvre prend un caractère épidémique pendant les mois les plus chauds de l'année : février, mars et avril à Saïgon ; juin, juillet et août au Tonkin. »

Cette appréciation de Barbolain concorde avec la nôtre ; comme nous le disons plus loin, les poussées, toutes conditions égales d'ailleurs, coïncident avec la multiplication des culex.

C'est également l'opinion des observateurs américains aux Philippines et de Vassal en Indo-Chine..

(1) BARBOLAIN, *Archives de médecine navale*, 1910, t. II, p. 366.

ÉTUDE CLINIQUE

Cette fièvre des ports de l'Indo-Chine et de l'Extrême-Orient n'échappe pas à la règle commune des entités comparables : elle présente, à l'examen clinique, des formes moyennes, des formes atténuées, des formes exagérées et parfois compliquées.

Nous insisterons sur la description des formes moyennes et des formes atténuées ; les formes exagérées rentrent dans les fièvres *ardentes*. Quant aux formes compliquées, elles retiendront longuement notre attention, car à leur propos se pose la question des associations morbides et des manifestations typhoïdiformes que de nombreux observateurs ont signalées dans le climatisme. Les termes du problème sont les mêmes que dans le typho-paludisme : « J'ai trouvé fort souvent, écrit d'Ormay en envisageant ces cas, ces fièvres comme début d'affections typhoïdes ou de fièvres muqueuses. »

FORMES MOYENNES

Le tableau clinique se résume, comme dans la pyrexie des Antilles, comme dans la pyrexie de la Mer Rouge, en une fièvre continue inflammatoire, d'une durée variable de 3, 5, 7 jours, qui constitue, avec le phénomène concomitant des douleurs courbaturales, le fait initial : elle se poursuit, en dehors des formes abortives, par une seconde poussée fébrile à assez larges oscillations. Cette seconde période s'accompagne d'un embarras nettement accusé des voies digestives et d'autres phénomènes dépressifs, indices d'une auto-intoxication secondaire.

On constate fréquemment, dans l'évolution de la fièvre et des autres manifestations, une détente de très courte durée, plus ou moins complète, et qu'on a définie d'un mot très exact : l'ensellure de la courbe thermique, et, pourrait-on ajouter, l'ensellure de la maladie.

SYMPTOMATOLOGIE. — Le début est brusque, le malade passe rapidement de la validité parfaite à la maladie confirmée après quelques manifestations prodromiques de céphalée et de lassitude. Dès les premières heures le facies est rouge, vultueux ; les yeux sont injectés comme la peau du visage, comme celle du cou, comme parfois celle de la partie supérieure du tronc ; cette manifestation ne s'étend jamais ni aux membres inférieurs, ni au bassin, ni à l'abdomen.

Cette rougeur hyperémique s'épand, en réalité, sur toutes les surfaces qui, par suite de leur exposition directe à la lumière solaire, présentent ce coloris, qui est le masque que prennent très régulièrement les nouveaux venus.

Les manifestations peuvent aller au delà de l'hyperémie, et s'accuser par une tuméfaction plus ou moins étendue, plus ou moins généralisée, véritablement ortiée ; on la peut rencontrer par plaques limitées ou par surfaces étendues.

Tous les observateurs, en quête d'un diagnostic qui les satisfasse et leur permette de faire rentrer ces déterminations dans le cadre d'une maladie éruptive, ont fait grand état de cette vultuosité des tissus, ils l'ont notée non seulement comme une hyperémie ou un rash soit rubéoliforme, soit ortié, mais comme un véritable phénomène éruptif et comme un syndrôme capital, malgré qu'ils signalent sa variabilité non seulement d'un cas à l'autre, mais chez un même malade à des heures très rapprochées.

Il en est de même de la généralisation, que l'on observe chez ces malades, des boutons de chaleur sous l'influence de sudations qu'exagère, dans ces formes, l'élévation de la température du corps. Ces bourbouilles prennent un développement extrême, et, dans la convalescence, le médecin assiste à des desquamations épithéliales plus apparentes que dans la rubéole ou la rougeole.

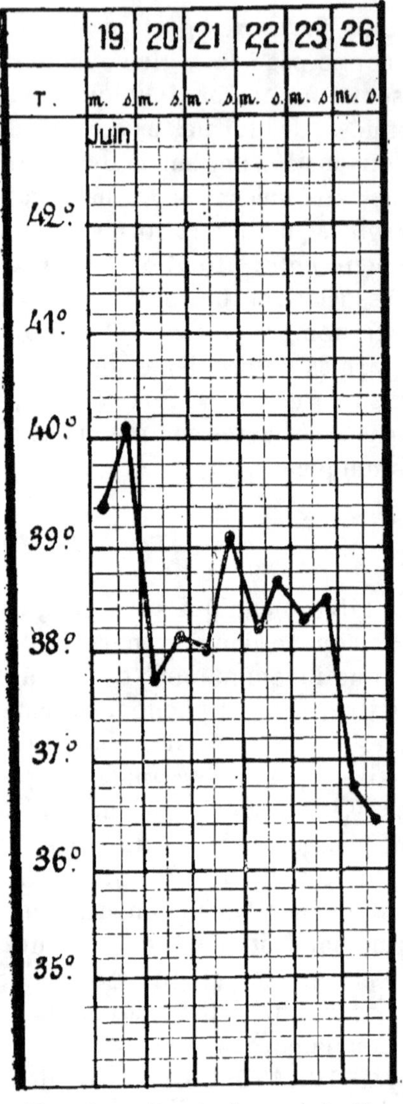

Fig. 15. — Pseudo-dengue à double paroxysme.

La persistance pendant toute la durée de la maladie de cette éruption boutonneuse est, à notre avis, un des caractères différentiels de ces pyrexies *de peu d'importance*, par opposition aux maladies voisines, mais activement virulentes, où elle disparaît dès les premiers jours.

La plus ou moins grande attention que, suivant les doctrines médicales, on attache à ces rougeurs diffuses ou en plaques et à cette desquamation consécutive, donne en partie explication des divergences que l'on constate dans les différentes descriptions.

D'Ormay, auquel il faut toujours revenir quand on traite de la nosologie de la Cochinchine, avait écrit dans ses rapports :

« Les fièvres éruptives avaient comme toujours en Cochinchine un caractère si mal défini qu'il était impossible le plus ordinairement de leur assigner un nom, car elles se rapprochaient de la scarlatine, de la rougeole, de la roséole fréquemment compliquée d'urticaire : rougeur et tuméfaction de la peau avec tension semi-érysipélateuse de la face et du cou, comme dans ce qu'on nomme à la Réunion la fièvre rouge des Chinois. »

Aubert, qui observait sur le même terrain et qui avait reçu l'enseignement de d'Ormay, a défini comme suit ces manifestations cutanées : coloration rouge uniforme ou par plaques de presque toute la surface du corps ; cette éruption manifeste (?) n'envahissait pas les membres inférieurs ; la coloration rouge foncé de la peau avait la plus grande analogie avec la teinte acajou que présente, aux Antilles, la fièvre jaune dans sa première période.

La notation n'a pas changé depuis cette date ; toutefois, comme un grand nombre des derniers observateurs échappent à la hantise de la fièvre jaune qu'ils n'ont pas eu l'occasion de traiter, beaucoup d'entre eux n'ont pas cru devoir accepter comme phénomène éruptif cette vultuosité de la figure, du cou et du tronc.

« Dans le grand nombre de cas, écrit Abelin, quelques-uns ont le caractère et les allures de la dengue... éruption et desquamation consécutive... ; dans la très grande majorité, on ne constate ni éruption...

« De Gouyon n'a constaté d'éruption que chez un très petit nombre de malades, deux ou trois, au cours de la poussée endémo-épidémique observée à bord d'un grand croiseur... Cette éruption présentait l'aspect rubéolique. »

A bord du *Montcalm*, malgré le nombre élevé de cas observés, pas d'éruption caractéristique, mais chez presque tous de l'injection des yeux.

« Les éruptions nous ont paru inconstantes et protéiformes... éruption du début souvent très nette, rougeur scarlatiniforme étendue vers le cou et la partie supérieure du thorax avec placards plus foncés sur un fond clair uniforme, descendant souvent vers l'abdomen... l'exanthème, la plupart du temps, n'atteignait pas le front. Cet *initial rash* a été très fugace, ne durant que quelques heures à une 1/2 journée au maximum (1). »

____

(1) Cazamian, *loco citato.*

« **Les éruptions** sont dues la plupart du temps, sinon toujours, aux sueurs (1)... »

« **En** somme pas d'exanthème, pas d'énanthème non plus ; dans aucun cas je n'ai observé de rougeur diffuse ou de rougeur en plaques ou en taches comme dans la dengue ; jamais non plus je n'ai vu d'éruption dans la paume ou sur le dos de la main (2). »

Parlant de la même épidémie, Vassal confirme les appréciations de Brochet. « Il nous a été impossible, dit-il, de dépister une éruption rappelant même de très loin le rash initial de la dengue en particulier... beaucoup d'hommes étaient atteints de bourbouilles... la fièvre et le séjour au lit les ont entretenues et aggravées ; jamais nous n'avons observé d'énanthème comme Cazamian (3). »

Avant l'éruption et dès le début se produisent et se prononcent des localisations douloureuses que nous avons appris à connaître par la description des fièvres des Antilles : céphalée, courbature généralisée avec prédominance aux lombes et aux masses musculaires des cuisses.

La céphalée paraît occuper en Indo-Chine, dans les impressions des malades, une part plus grande qu'aux Antilles ; elle serait, d'après Vassal, très caractéristique, siégeant non au sommet de la tête ni à la nuque, mais uniquement au front et au pourtour des yeux, dont les mouvements sont rendus très pénibles. Comme tout est relatif dans les sensations ressenties et dans l'attention qui leur est prêtée, la courbature si exagérée et si généralisée aux Antilles occupe moins de place dans les relations ; peut-être cela tient-il à ce qu'elle est observée de moins près. Il ne faut pas oublier que, dans les terroirs de l'amarylisme, cette détermination de coup de barre, de brisement des membres préoccupe au plus haut degré clinicien et patient ; ce qui le donne à penser c'est que les descriptions diffèrent d'un observateur à un autre.

« La rachialgie, écrit Cazamian, s'est montrée aussi sévère que dans la variole »... le malade a les mollets coupés, il sent ses jambes lui manquer. Cette notation est souvent inscrite, elle correspond bien à cette asthénie douloureuse dont nous avons fait l'étude au début de cette monographie, et elle n'est qu'en contradiction apparente avec les observations de Vassal : « la rachialgie et les vives douleurs musculaires n'existaient pas chez mes malades ; ils se plaignaient à peine de courbature, ils avaient seulement les jambes faibles. »

Nous ne voyons pour nous dans ces divergences qu'une diffé-

(1) Barbolain, *loco citato*.
(2) Brochet,   *id*.
(3) Vassal,   *id*.

rence d'appréciations, suivant l'importance plus ou moins grande que l'on attache à certaines réponses des malades.

Nous dirons, avec Vassal, que ces manifestations ne sont pas spontanément très pénibles, et, avec Cazamian, qu'elles sont très désagréablement ressenties dès le moindre mouvement communiqué.

Mais, d'accord avec tous les observateurs, nous signalerons que l'acuité de ces manifestations ne se maintient pas longuement, sauf dans les formes massives ; dès le 3e ou le 4e jour, elles ont rétrocédé ; apparues dès les premières heures de la maladie, elles s'atténuent très notablement avant les autres phénomènes concomitants.

« Dès le deuxième jour de la maladie (mieux vaudrait dire dès le deuxième jour de l'hospitalisation), le sujet ne se plaint généralement que d'un peu de lourdeur de tête ; il n'en serait pas de même de la douleur oculaire qui persisterait plus longuement, douleur oculaire qui n'est pas de la photophobie mais une sensation contusive du globe de l'œil » (Vassal).

Fièvre. — La fièvre apparaît en même temps que les douleurs courbaturales, bien qu'au prime début le malade n'en ait pas l'impression très aiguë comme il l'aura au bout de 24 heures ; elle est, peut-on répéter après les observateurs qui nous en ont donné la meilleure description, le phénomène prédominant ; elle se prolonge au delà de ces manifestations douloureuses, et, pendant une première période variable de 3 à 5 jours, elle se maintient, sans oscillations étendues, aux environs d'un summum qui est atteint au bout de 24 heures en moyenne, et parfois plus brusquement.

Pendant ces 3 à 5 premiers jours, la fièvre peut être dite continue et ardente ; elle atteint et dépasse 39° à 39°5 et peut excéder 40°. Dans les faits que nous avons observés, comme dans ceux de Ségard, de Nogué, d'Abelin, de De Gouyon, de Barbolain, les maxima de température évoluent, pendant 4 à 5 jours, autour de ces chiffres, mais Cazamian, Vassal et Brochet ont enregistré des températures moins élevées et des paroxysmes moins durables.

Les phénomènes réactionnels sont très accusés ; la face est vultueuse, la sensation de chaleur à la peau est pénible, le sommeil très incomplet, mais les phénomènes délirants constituent l'exception, tout au plus peut-on signaler une sorte d'excitation intellectuelle.

Au bout de 48 à 60 heures dans les formes que l'on pourrait dire *abortives* ou *atténuées*, moyennement au bout de trois jours à trois jours et demi, fréquemment au cours de la cinquième journée de la maladie en comptant des premières manifestations, la défervescence se fait ; elle est toujours très accentuée en ce qui concerne les phénomènes généraux, et s'accuse d'ordinaire très nettement par des inscriptions thermiques qui s'abaissent à 38°2,38°,37°8.

Il peut se faire, et dans certaines séries cette observation devient la règle, qu'il se produise, à ces dates, une véritable intermission. C'est de ces cas que Cazamian, Vassal et de nombreux confrères ont particulièrement fait état quand ils ont caractérisé cette fièvre en spécifiant qu'elle était *à type récurrent*, qu'elle était *à deux paroxysmes*. Nous ne contredisons pas la vérité de cette assertion, mais nous craignons qu'en lui donnant une importance prédominante et qu'en en faisant une règle générale on n'ait été conduit à une conception partiellement inexacte : celle de poussées fébriles distinctes dans leurs deux termes, d'autant que la tentation vient toujours de les faire correspondre à une double éruption recherchée avec obstination et dont on tient compte en doctrine, alors même qu'elle n'est pas constatée.

Pour nous l'évolution de la maladie est bien différente ; nous n'y voyons que la succession et fréquemment la subintrance de deux périodes : l'une de réaction hyperémique et probablement virulente, la seconde de réaction toxhémique, cette dernière étant un corollaire habituel et non obligé.

Sans jouer sur les mots, nous dirons qu'il peut y avoir et qu'il y a fréquemment un double paroxysme, mais il n'y a pas deux paroxysmes successifs.

Nous tenons cependant à reproduire, dans leurs détails essentiels, les notations de Cazamian et de Vassal, ne serait-ce que pour fournir à nos successeurs des éléments de comparaison, et pour établir qu'elles ne diffèrent des nôtres que dans quelques-uns de leurs traits. Ces divergences partielles fourniront explication des modalités que nos lecteurs pourront rencontrer dans certaines relations et qu'il pourra leur être donné d'enregistrer eux-mêmes.

« Les tracés thermiques, écrit Cazamian, présentent des modalités variées ; dans la moitié des cas nous avons observé le type récurrent ; on y voit la température se maintenir d'abord en façon de plateau ou tout au moins présenter de faibles oscillations puis brusquement tomber le 3e jour et remonter ensuite le 4e en pente rapide. La défervescence définitive commence le 5e ou le 6e jour et se fait graduellement ; le crochet terminal est loin d'être constant ; toute une série d'autres tracés remplacent le précipice creusé entre les deux stades fébriles par une vallée plus ou moins profonde. A la limite, la défervescence presque absolue du 3e jour peut disparaître entièrement et l'on n'a plus qu'un plateau plus ou moins déchiqueté qui s'étend toujours sur une

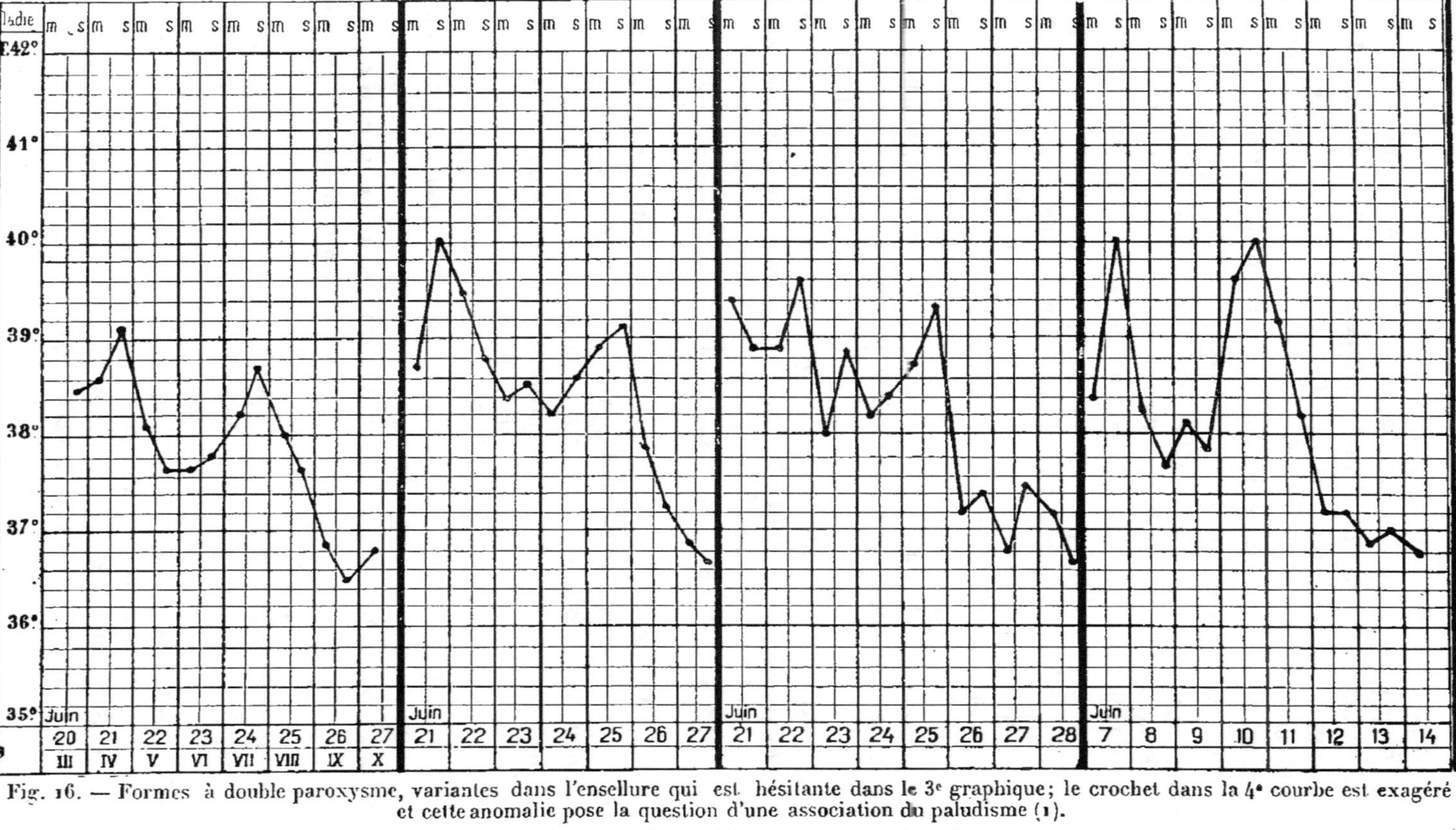

Fig. 16. — Formes à double paroxysme, variantes dans l'ensellure qui est hésitante dans le 3e graphique; le crochet dans la 4e courbe est exagéré et cette anomalie pose la question d'une association du paludisme (1).

(1) Ces courbes, comme les précédentes, sont empruntées à Vassal.

période de 5 à 6 jours. — La durée totale du cycle fébrile peut varier, la défervescence ne se produire que le 8ᵘ ou 9ᵉ jour.... inversement, une apyrexie définitive peut s'observer le 3ᵉ ou le 4ᵉ jour, ici la courbe est brève avec un seul crochet... »

Voici quelle est comparativement la description de Vassal :

« Les courbes thermiques, dit cet auteur, peuvent se classer en trois catégories : les deux premières appartiennent à la maladie, et la dernière serait due à des associations. »

« Dans la première catégorie, la courbe est à un seul paroxysme, la fièvre atteignant son maximum dans les 24 heures et tombant en 5 ou 6 jours par une chute en lysis ; plus rarement la descente se fait en 2 à 4 jours. »

« Souvent la chute de la fièvre, au lieu de se faire progressivement, se produit du soir au lendemain ; dans ces conditions, la température s'est maintenue en plateau pendant 5 à 6 jours à quelques oscillations insignifiantes près. »

« Dans la deuxième catégorie, la courbe est à deux paroxysmes, elle est ensellée ; le summum est atteint dans les 24 heures, plus rarement en deux jours, puis descend assez franchement de 1 à 2 degrés pour remonter le 5ᵉ jour et se terminer vers le 6ᵉ ou le 7ᵉ. C'est ainsi, ajoute Vassal, dans la majorité des cas. »

Ce sont, dirons-nous en interprétant ces exposés, dans le premier groupe de faits (un seul paroxysme plus ou moins prolongé), des atteintes présentant une réaction fortement inflammatoire parfois très écourtée qui ne se continue pas par une fièvre secondaire.

Dans le second groupe, il s'agit de cas où cette manifestation fébrile secondaire s'accuse et se prolonge, que la première période ait été ou non durable ; il ne peut être question, dans la très grande majorité des cas, que d'une ensellure, les températures se maintenant pendant cette phase au-dessus de la normale.

Toutefois, il peut y avoir une intermission apparente ou réelle dans la marche de la fièvre, la seconde période restant silencieuse pendant 2 à 3 jours au point de vue thermométrique et ne s'inscrivant que tardivement par des températures anormales.

L'intermission réelle et en vallonnement profond ne s'observe qu'exceptionnellement et s'enregistre chez des paludéens avérés.

Cette seconde période, qui s'inscrit dans les courbes thermiques par une descente plus ou moins brusque et plus ou moins profonde, se caractérise toujours très nettement dans les phénomènes généraux ; les manifestations inflammatoires disparaissent pour faire place à une pâleur accentuée du visage, la chaleur du corps est beaucoup moins ressentie et le malade cesse d'en souffrir, il ne se plaint plus que de fatigue et d'abattement.

Les maxima journaliers sont, au reste, moins élevés même dans les cas dits à double paroxysme, ils sont tardifs, ils s'abaissent progressivement de la veille au lendemain, et la défervescence est réellement accentuée ; vers le 7ᵉ ou le 8ᵉ jour de la maladie, la température est normale le matin, elle n'est sous-fébrile que pendant quelques heures dans la soirée.

DURÉE DE LA MALADIE. — Dans les cas moyens d'une poussée endémo-épidémique, la fièvre dite « *pseudo-dengue d'Indo-Chine* » est donc d'une durée totale de 7 à 9 jours ; la première période, en tenant compte des manifestations initiales, varie de 3 à 5 jours ; la fièvre d'origine gastrique et gastro-intestinale se poursuit un temps à peu près égal quand on fait état de la fébricule des dernières soirées.

Chez le personnel particulièrement susceptible, jeunes gens arrivant dans la colonie à la saison nocive, exposés par leur profession à des chocs thermiques, l'ensellure signalée entre la première et la seconde étape de l'atteinte n'est que relative et dure peu ; elle peut passer inaperçue quand l'observation est limitée aux températures de la visite et de la contre-visite. Les deux périodes peuvent, dans ces cas, s'enchevêtrer ; elles ne se caractérisent la première que par la continuité de la fièvre et la seconde par les oscillations.

Les cas que l'on a considérés comme typiques et qui offrent à l'observation une ensellure profonde et prolongée se rencontrent chez les catégories de personnels |qui ont un certain âge et une accoutumance relative au climat colonial.

FIÈVRE DES PORTS DE L'INDE

Il n'échappera à personne que la description que nous venons de tracer de la pyrexie qu'en Indo-Chine d'Ormay et Aubert isolaient avant 1870, est, à quelques détails près, celle qu'a donnée le professeur Rogers de la maladie qu'il appelle la « *fièvre des ports de l'Inde* » et qu'il estime, comme d'Ormay, être distincte du paludisme et de la dengue.

Pour fournir au lecteur preuve péremptoire de la similitude des cas observés dans l'Indo-Chine et dans l'Inde anglaise, nous reproduisons les données essentielles de la monographie de Rogers et de celle de Clayton.

C'est une fièvre à type particularisé, d'une durée de 5 à 7 jours existant dans les ports indiens et probablement dans d'autres ports de l'Extrême-Orient, caractérisée cliniquement par la dissociation du pouls et de la température (le pouls restant relativement lent malgré l'élévation de la température), de l'hémicranie, des douleurs généralisées particulièrement accusées à la région lombaire, une éruption cutanée occasionnelle non suivie de desquamation, sans détermination du côté des organes splanchniques dont l'examen est négatif en dehors de complications intercurrentes. Cette fièvre d'une durée relativement courte se distingue de la malaria par l'absence de l'hémamibe dans le sang ; elle se sépare de la dengue et de l'influenza par son évolution, sa symptomatologie et son épidémiologie.

On voit, par cette description générale des auteurs anglais, que l'on y retrouve nettement dessinés et associés dans les conditions indiquées pour les fièvres des Antilles et de l'Indo-Chine, les trois symptômes cardinaux de ce groupe des fièvres climatiques : *a*) la céphalée et les courbatures ; *b*) la fièvre avec dissociation du pouls ; ce sont les manifestations initiales ; *c*) la fièvre gastrique ou gastro-intestinale survenant à titre de manifestation secondaire et terminale ; quant à l'éruption, elle n'est qu'un épiphénomène rarement observé.

La courbe thermique (Rogers et Clayton) est caractérisée par le phénomène dit de « *l'ensellure* », celle-ci s'inscrit assez habituellement comme suit : à la fin du premier jour d'hospitalisation le summum de 40°, 5 est atteint, la température décline graduellement pour redescendre, au 3e au 4e jour, à 37° 8 ou 38°. Cette détente se maintient 2 à 3 jours, puis la courbe présente un ressaut très net jusque vers 39°, après quoi elle rejoint la normale en 24 heures ; la descente a lieu par crise sans stade de sueurs.

Telles sont les formes habituelles, mais, dans certains cas, la température se maintient en plateau depuis le début pour cesser le 6e jour. La fièvre, en outre des formes décrites ci-dessus, et considérées comme étant la règle, peut présenter des allures traînantes et prolongées, comme dans la fièvre typhoïde.

Le pouls est relativement rare quelle que soit l'élévation de la température, il se maintient fréquemment à 80 aussi bien à la rémission qu'à l'augment.

Le début est brusque, d'après le professeur Rogers, et se fait sans prodromes ; Clayton signale des malaises prodromiques : maux de tête, faiblesse générale, anorexie.

L'aspect du patient est celui de la prostration et de la torpeur comme dans le typhus (Rogers), sa démarche est vacillante, le visage est animé et les conjonctives sont hyperémiées ; le sommeil est incomplet par suite des souffrances endurées.

Les douleurs initiales sus-orbitaires, arthralgiques et lombaires ne se maintiennent pas avec leur grande acuité au delà du premier jour d'hospitalisation (c'est souvent le second de la maladie) ; dès le 2e jour, il ne persiste qu'une hémicranie atténuée ; ces douleurs, et particulièrement les manifestations du voisinage des articulations, ne se reproduisent pas dans la convalescence.

L'éruption n'est pas signalée par Rogers, qui ne note que l'hyperémie du visage et des conjonctives ; elle a été rencontrée par Clayton dans 1/3 des cas. C'étaient, dit le médecin de la marine anglaise, des papules fort voisines de celles de la rougeole ; cette éruption, quand elle existait, était limitée à la partie supérieure du tronc, elle apparaissait à des dates variables, le plus souvent au 2e ou au 3e jour.

La langue était nette au début, elle se salissait ensuite, la constipation était la règle, l'haleine généralement mauvaise (Clayton).

L'hématologie (Clayton) est la suivante : pas d'hématozoaire du paludisme mais diminution des polynucléaires, 10 à 15 pour 100 de grands mononucléaires, 3 pour 100 de lymphocytes.

FORMES DITES COMPLIQUÉES

Ces formes sont imputables plutôt à des associations qu'à des complications.

Nous avons précisé, dès le début de cette étude, que nous rejetions hors du climatisme les formes dites *insidieuses* de Bérenger et de ses élèves. La plupart d'entre elles ne sont, à notre avis, que des manifestations du paludisme de première invasion et de réinfections primaires. Quelques-unes rentrent, soit dans le groupe dit de la *fièvre jaune des créoles* qui, pour la moyenne partie de ses cas, est également une forme de réinfection massive du paludisme au cours d'une intoxication chronique, soit nettement dans l'amarylisme vrai.

Dans tout ce groupe, c'est tantôt le paludisme, tantôt le typhus amaryl qui est en cause et seul en cause.

Mais il est des circonstances où climatisme et paludisme peuvent s'enchevêtrer et surtout se juxtaposer : l'infection pseudo-amaryle et l'infection palustre sont susceptibles de se produire à une même date ou vers une même date ; comme la période d'incubation est très différente, le *choc a calore* mettant en action immédiate un microbisme latent et imminent, le pseudo-amarylisme évolue très rapidement et presque d'emblée, tandis que l'infestation palustre (rechute et surtout récidive) ne se manifeste qu'au bout d'un temps variable qui, dans les cas d'inoculation anophélienne, ne peut être de moins de sept à dix jours. L'atteinte est double, mais elle est successive bien que parfois subintrante : 1° pyrexie climatique évoluant sous la forme de fièvre inflammatoire ou de pseudo-dengue ; — 2º fièvre subcontinue palustre ou accès isolables d'un type moyennement grave, et d'autant plus grave que leur origine est méconnue.

Cette association se présente donc dans deux conditions différentes : 1º une double infection ; 2º une rechute d'un paludisme

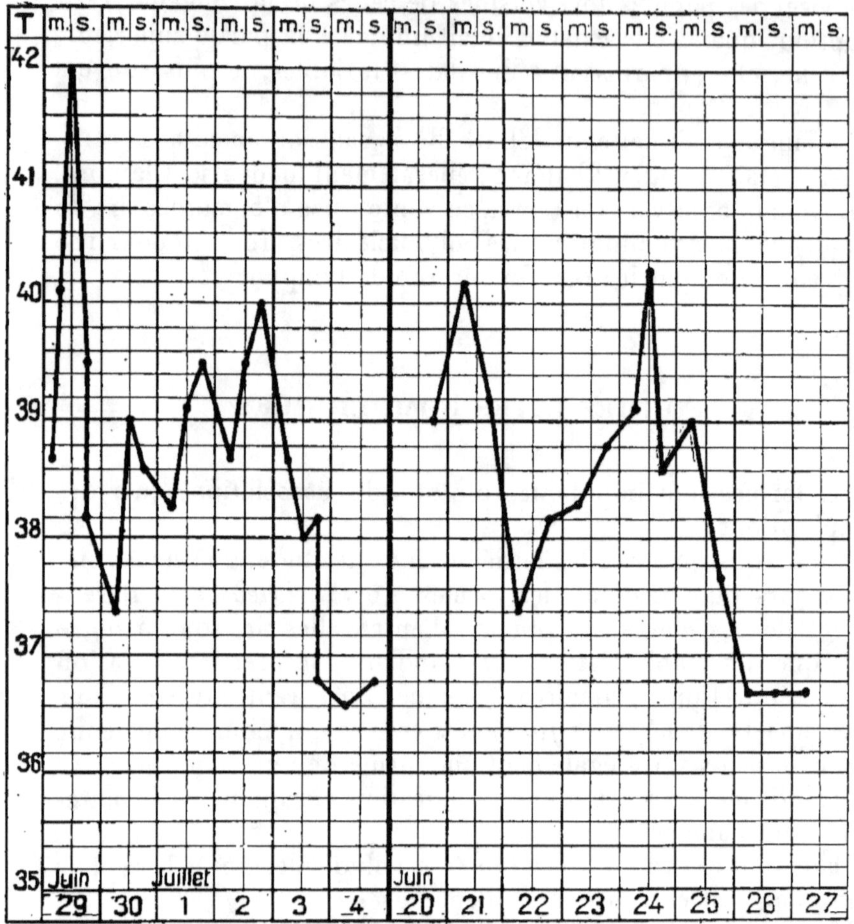

Fig. 17. — Formes à double paroxysme ; ici, comme dans la figure 16, l'hésitation de l'ensellure et l'élévation anormale du second crochet posent le diagnostic d'une association du paludisme.

antécédent, souvent très ancien et latent, rechute qui se produit au cours de la deuxième période ou au début de la convalescence de la maladie climatique. L'ensemble de ces faits constitue partiellement l'*endémie saisonnière* de Jacquet.

Le premier groupe correspond aux *formes mixtes* des observateurs d'Algérie : Kelsch, Arnould, Antony et autres ; aux *formes franches*, mais graves, de Bérenger-Féraud. Le second est celui qu'ont rencontré le plus souvent les observateurs coloniaux et dont ils relatent la symptomatologie dans leurs rapports et

leurs mémoires sans prendre soin d'établir départ entre les facteurs qui entrent successivement en cause et de délimiter la part
qui revient à chacun d'eux.

CLIMATISME ET PALUDISME D'INFECTION
OU DE RÉINFECTION

La symptomatologie est, dans ces cas, très voisine de celle
que nous avons indiquée dans le premier fascicule pour les fièvres
inflammatoires palustres. Dans les cas isolés, la distinction
clinique reste très imprécise, car, en dehors du laboratoire et d'un
personnel spécialisé, la recherche de l'hématozoaire n'est fructueuse et concluante qu'à la fin de la deuxième période et au cours
de la convalescence. La caractérisation des faits s'obtient nettement pour les cas en série et à plus forte raison quand ils constituent une endémo-épidémie ; on arrive toujours dans ces circonstances à déterminer des cas types, qui permettent d'affirmer que
la maladie régnante relève soit du climatisme, soit du paludisme.

Dans les faits que nous avons en vue, le début est brusque, le
malade est d'emblée fortement atteint ; il présente les premiers
jours la séméiologie que nous avons donnée comme habituelle et
régulière dans les pyrexies climatiques franches, à savoir : la
triade symptomatique sur laquelle nous avons insisté : fièvre à
évolution particularisée, douleurs courbaturales, et secondairement état gastrique. Il peut s'y associer, parfois presque dès le
début, des phénomènes accusés d'intolérance gastrique, de diarrhée
bilieuse et d'épigastralgie ; c'est à ce point que le patient y localise son mal.

Ces manifestations sont la traduction de l'endémie climatique,
mais comme elle n'est pas seule en cause, la maladie se poursuit
par des irrégularités et des exagérations de la deuxième période ;
c'est la prolongation de la première atteinte par une fièvre subcontinue palustre avec ses éclats journaliers, ses inversions de
température, ses exacerbations et ses détentes périodiques. Enfin,
l'attaque se termine par une convalescence traînante interrompue
par des accès intermittents, et qui est soumise à des alternatives
successives et répétées d'aggravation et d'amélioration. Cette hésitation dans la marche de la maladie est l'estampille de l'infection anophélienne surajoutée à celle qui résultait de l'action combinée de l'hyperthermie des milieux et de la multiplication des
piqûres de moustiques non malarigènes.

On comprend pourquoi et comment, au cours de cette seconde
période et de la convalescence, il puisse se produire des exacerbations extrêmes qui correspondent à la perniciosité d'un accès

palustre; on doit apprendre à les distinguer de celles qui sont imputables à la crise hyperpyrétique et ne sont que la traduction d'une action massive de la température cosmique.

Dans ces conditions, cette période se poursuit un à deux septénaires et quelquefois au delà; la température inscrit une série de crochets irréguliers, à reliefs très accusés et répétés, sans intermission réelle avant la fin du second septénaire et parfois du troisième.

Pour nous faire comprendre prenons des faits concrets :

1º Un navire part d'Europe; équipage et passagers forment un nombreux personnel qui y est entassé à l'étroit; les circonstances l'amènent soit à stationner pendant deux à trois nuits dans le canal de Suez, soit à relâcher plus tardivement dans un port incomplètement outillé, et où, par suite, le mouillage se prend le plus près possible d'une terre marécageuse et peu habitée;

2º Il s'agit d'un groupe militaire jeté en masse sur une terre neuve. Les hommes sont transportés, dès l'arrivée, sur des chalands qui mettent 48 à 60 heures et au-delà à remonter des cours d'eau; ils sont appelés à rejoindre leur garnison par étapes assez nombreuses; ils ne trouvent ni sur le chaland, ni aux gîtes d'étape, la moindre protection contre les moustiques.

Que cette relâche, que cette marche coïncident avec la période de pullulation des culicides, toutes les conditions se trouveront réunies pour déterminer une de ces poussées endémo-saisonnières dont nous retraçons l'étiologie et la symptomatologie.

Si l'infection dite climatique entre en cause, dès le troisième ou quatrième jour après la relâche ou la mise en route se manifesteront des cas progressivement plus nombreux de ces pyrexies. Si au contraire (cette circonstance peut se présenter) l'action pathogène *dite climatique* n'est pas en puissance d'action et que ce soit la malaria seule qui entre en jeu, la série des fièvres ne s'observera que 10, 12 et 15 jours après la circonstance déterminante. Si infection climatique et infection palustre sont toutes deux en activité, nous aurons les formes mixtes : climatisme et paludisme juxtaposés et imbriqués.

La complexité des cas s'augmente quelquefois d'un dernier élément : il peut se faire et il se fait assez fréquemment qu'un certain nombre de passagers ou de matelots du bord ait subi l'imprégnation palustre soit au cours de séjours coloniaux antérieurs, soit même dans une garnison comme celle de Rochefort, par exemple.

Toutes ces circonstances greffées sur un fonds commun pourront donner naissance à des modalités différentes dont on retrou-

234 GRALL. — FIÈVRES CLIMATIQUES

vera la trace dans les observations résumées ci-après et choisies
pour servir de démonstration.

Les deux premiers cas sont extraits du compte-rendu médical
d'une traversée de la Mer Rouge. Dans le premier, l'association
de l'infection climatique et palustre est évidente. Cette dernière
se traduit par la prolongation de la 2ᵉ période, et par la particularité de l'inversion de la fièvre qui débute vers midi pour se prolonger jusqu'au lendemain matin, puis elle se manifeste par des
accès isolés plus tardifs.

	JOURS	OBSERVATION I.						OBSERVATION II.						
		6 heures	9 heures	12 heures	15 heures	18 heures	21 heures	6 heures	9 heures	12 heures	15 heures	18 heures	21 heures	
Fièvre climatique	III........	»	»	»	39,5	»	39,4	»	»	»	»	38,4	40,0	Fièvre subcontinue palustre
	IV........	38,5	»	»	39,1	»	39,6	39,3	37,8	38,6	39,4	39,3	39,3	
	V........	38,7	»	»	39,3	»	39,8	38,9	38,2	38,8	39,4	38,6	38,8	
	VI........	38,8	38,3	37,5	38,1	38,3	37,8	38,7	37,9	38,6	39,0	39,4	39,5	
	VII.......	38,2	37,8	38,5	38,3	38,9	39,1	38,7	38,5	38,9	38,9	39,0	38,4	
	VIII......	37,8	37,1	37,7	37,6	37,7	38,7	38,0	37,4	37,9	37,9	38,2	38,6	
Fièvre palustre	IX........	36,6	36,9	37,2	37,0	36,9	37,0	37,7	37,4	37,4	38,0	37,8	37,7	Accès intermittents
	X........	36,6	36,5	36,7	37,3	37,6	37,4	36,9	36,7	36,9	36,7	37,6	36,8	
	XI........	37,5	37,2	37,5	37,9	37,9	38,0	36,9	36,8	37,5	38,4	39,3	37,4	
	XII.......	37,7	37,1	37,3	39,3	38,7	37,0	37,3	37,2	37,4	38,0	38,3	38,1	
	XIII......	37,0	37,0	37,5	37,8	37,8	38,0	36,7	36,8	36,8	37,0	37,3	36,9	
	XIV......	37,1	37,0	37,3	37,5	37,4	37,2							
	XV.......	37	36,6	36,8	37,3	37,2	37,4							
	XVI......													
	XVII......													

Il y a, dans ce premier cas, association et imbrication : *a)* d'une
atteinte climatique qui a suivi son cours pendant les quatre premiers jours de l'observation hospitalière et qui avait débuté 48
heures plutôt ; *b)* d'une fièvre subcontinue palustre de réinfection
chez un soldat provenant de Rochefort ; les éclats en sont bruyants,
mais la durée en est très courte ; à partir du VIIIᵉ jour d'hospitalisation on n'enregistre plus que des accès frustes mais très nettement accusés et dont l'un, celui du XIIᵉ jour, présente une exacerbation de 39° 3.

Chez le second malade, du premier jour au dernier, nous trouvons cette inversion de la température, le thermomètre restant
à son point le plus bas de 9 h. du matin à midi ; c'est un fait qui
ne peut s'observer que dans une fièvre palustre s'exacerbant vers
la méridienne. La courbe de la température est, dès le début,
celle du paludisme avec une première période de sept jours pendant lesquels les rémissions ne sont qu'incomplètes et la fièvre

subcontinue, et une seconde période d'accès intermittents s'enregistrant le IXe et le Xe jour, l'apyrexie ayant été complète au VIIIe jour.

Rapprochons de ces deux observations une troisième empruntée au même groupe ; dans ce dernier cas, le paludisme ne semble pas entrer en jeu, il s'agit d'une fièvre climatique franche avec ensellure assez caractérisée ; la seconde période se prolonge 4 à 5 jours bien que la première ni ait pas présenté de très grands éclats ; il est vrai que le malade n'est soumis à une observation suivie que le soir du IIIe jour de l'atteinte.

En revanche, chez un quatrième malade, les mêmes conditions cosmiques et l'envahissement du bord par les moustiques n'occasionnent qu'une rechute de paludisme.

OBSERVATION III				OBSERVATION IV			
JOURS	6 heures	12 heures	18 heures	JOURS	6 heures	12 heures	18 heures
III	»	»	39,3	I	»	37,8	37,9
IV	38,0	38,3	38,3	II	38,9	40,6	39,4
V	38,6	39,0	39,0	III	36,5	36,9	38,4
VI	38,6	38,8	38,5	IV	37,3	37,1	36,3
VII	37,4	38,6	38,4	V	36,7	36,7	37,3
VIII	37,4	38,4	38,2	VI	37,0	36,6	36,4
IX	37,0	38,2	38,5				
X	36,4	37,0	37,7				
XI	36,4	36,4	37,0				
XII	36,4	37,6	37,2				

Ainsi donc, et c'est la conclusion à tirer du rapprochement de ces faits : sur ce bâtiment emportant des passagers de France au Tonkin, se sont trouvées réunies et parfois associées les conditions qui occasionnent l'infection climatique et l'infection palustre ; chez certains malades l'infection a été double, chez d'autres elle est restée limitée à l'une de ces maladies.

Le cas suivant est plus compliqué ; il s'agit d'un jeune militaire nouvellement arrivé dans une colonie et payant tribut à l'endémie en cours : la fièvre inflammatoire. Ici, il semble que les deux infections, climatique et palustre, n'aient pas eu lieu à la même date et que les inoculations anophéliennes se soient produites postérieurement.

OBSERVATION V

JOURS	6 heures	18 heures		JOURS	6 heures	18 heures		JOURS	6 heures	18 heures		JOURS	6 heures	18 heures	
I....	39,8	40,5	Climatisme	XI...	36,6	37.4	accès pré-critiques du paludisme	XXI....	37	37	Apyrexie	XXXI..	37,5	37,4	accès de la convalescence paludisme
II...	39,8	40		XII..	37	38,6		XXII...	36,8	37		XXXII..	37,4	38,6	
III..	39	39		XIII.	37	37		XXIII ..	36,6	37,4		XXXIII.	37,2	37,5	
IV..	39	40		XIV .	37,8	39,5		XXIV ..	38,2	38		XXXIV.	38,2	39,2	
V...	39,5	40		XV..	38	39.4		XXV...	37	38	réinfection active de paludisme	XXXV..	37,8	39,2	
VI..	38,8	39,2		XVI.	37,4	39,2	accès palustres	XXVI. .	38	39		XXXVI.	37,8	39,2	
VII..	38,2	39		XVII.	37	37,4		XXVII..	38,6	39,2		XXXVII	37,2	38	
VIII.	38	3.		XVIII	37,2	37,7		XXVIII.	38,5	40,2		XXXVIII..	37	37,4	
IX..	38,8	38,4		XIX.	37	37,6		XXIX..	38,8	39,2		XXXIX.			
X...	37,5	38,2		XX..	37	37,2		XXX...	38,2	39		XL.:...			

A l'entrée on constate une forte céphalalgie occipitale, de la
rachialgie, de la courbature générale, de l'injection des conjonctives; la langue, blanche au centre, est rouge sur les bords; la peau
chaude et sèche ; épigastralgie; nuits agitées, insomnies.

Persistance des manifestations douloureuses jusqu'au IVe jour
où elles subissent une détente marquée bien que la fièvre se maintienne en plateau les deux jours suivants.

Il se produit un abaissement marqué de la température dès le
VIIe jour, qui s'accuse du VIIIe aux XIe et XIIe; l'apyrexie s'inscrit au XIIIe jour.

La persistance de la fièvre sous forme d'accès du IXe au XIIe jour
indiquait l'intervention du paludisme. On en à la preuve très
nette par les accès francs isolables des XIVe, XVe et XVIe jours.

Le malade entre en convalescence le XVIIe jour de l'hospitalisation ; il peut être considéré comme en voie de guérison quand
survient une nouvelle poussée fébrile que nous considérons
comme la traduction d'une réinfection palustre contractée dans
le milieu nosocomial; ce qui ne peut étonner quand on sait que
l'hôpital est placé à la périphérie de la ville, dans un quartier
marécageux, et qu'à cette date les lits n'étaient que rarement
pourvus de moustiquaires, ou qu'on ne prenait aucun souci de
les clore quand elles existaient.

L'évolution de la fièvre avec ses détentes d'un à deux jours à
la fin du septénaire et la reprise des premiers jours du second
septénaire peut être donnée comme caractéristique de cette
forme morbide : la fièvre subcontinue palustre de réinfection.
De pareils faits peuvent donner impression de fièvres récurrentes, mais il s'agit de récidives réelles.

Cette cinquième observation est à étudier comparativement
avec la suivante; les deux infections évoluent d'après le type le
plus habituel : la succession des deux atteintes.

OBSERVATION VI					
JOURS	6 heures	18 heures	JOURS	6 heures	18 heures
II...............	39,2	40,1	IX...............	39 1	39,4
III...............	39,7	40	X...............	39,2	40
IV...............	39,8	40,5	XI...............	39,4	40,3
V.	39,2	40,3	XII...............	39,6	40
VI...............	39	39,5	XIII...............	38,4	39,2
VII...............	37,8	39,1	XIV...............	38,3	37 8
VIII...............	3J	39,8	XV...............	37	37.3
			XVI...............	36,4	37.3

L'ensellure du VIIe jour est brusquement interrompue par l'intervention de la maladie seconde qui se continue pendant un long septénaire pour se terminer brusquement par une chute de deux degrés en moins de 24 heures. Dans la convalescence, le malade présenta des accès isolables.

CLIMATISME ASSOCIÉ A DES RECHUTES DU PALUDISME

Il s'agit ici moins d'une association concomitante que de la continuation de la maladie première par une seconde que le choc climatique a réveillée. La symptomatologie et la marche de ces cas peut se déduire de leur pathogénie, il ne s'agit plus d'une double infection ; mais de la reviviscence d'un paludisme antérieur.

Ce second groupe doit retenir aussi longuement notre attention que le précédent ; il a été étudié de moins près et sa méconnaissance porte à des conclusions erronées et préjudiciables aux malades.

Les premiers jours, c'est-à-dire au cours du septénaire qui, dans la moyenne des circonstances, constitue toute la maladie climatique, le cas observé est la reproduction, à quelques traits près, des formes les plus habituelles de la pseudo-dengue, ou de la fièvre inflammatoire ou de la fièvre thermique ; toutefois les maxima sont moins élevés, car il s'agit d'un malade qui a acquis dans une certaine mesure l'imprégnation coloniale.

La seconde période est plus longuement traînante ; la défervescence n'est pas progressive ; elle est marquée d'éclats inaccoutumés mais passagers.

La courbe thermique subit des ressauts brusques ; cette ascension peut toutefois se maintenir, sans entière discontinuité, pendant 3 à 4 jours si le paludisme est récent ou récemment réinfectionné. Mais, le plus habituellement, le type est intermittent,

présentant tout au plus la subintrance des accès qui en paludisme tropical se prolongent parfois longuement; récurrence et
ensellure ne sont pas d'une seule tenue et se reproduisent à
intervalles rapprochés. Dans ces conditions, cette seconde

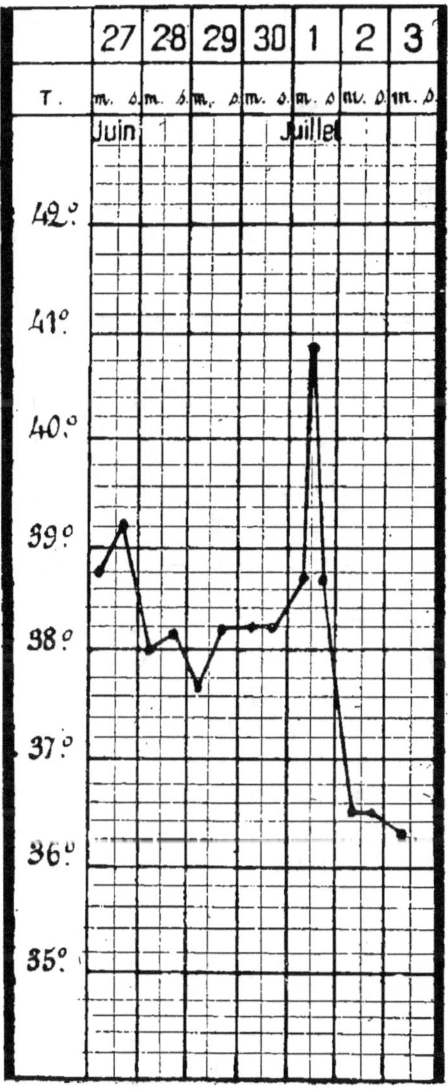

Fig. 18. — Forme compliquée d'une rechute du paludisme.

période se poursuit un second septénaire et la courbe thermique inscrit une série de pics élevés et répétés, avec vallonnements très profonds, à moins que n'intervienne brusquement,
fait assez fréquent, une crise pernicieuse. Dans ce dernier cas,
une mort brusque interrompt brutalement le tableau clinique,
bien qu'il n'eût présenté jusqu'à cette date rien de particulièrement inquiétant.

JOURS	MATIN	SOIR
III..................	»	40,7
IV..................	39,8	39,5
V..................	39,6	39,1
VI..................	40,5	39,7

Entrée le IIIe jour de la maladie à la date où l'ensellure allait s'établir; la température fait, le VIe jour, un saut en l'air imputable au paludisme déjà inscrit la veille dans la courbe, du fait de l'inversion des températures du matin et du soir, et qui se traduit par un véritable accès pernicieux.

A côté de ce cas mortel et à titre de rapprochement, nous tenons à faire figurer une courbe analogue; la maladie se termina par guérison (1).

Au Ve jour, l'ensellure est interrompue par une reprise du paludisme qui s'inscrit nettement le lendemain et se reproduit les jours suivants.

JOURS	MATIN	MIDI	SOIR	
III..................	40	40	39,8	Fièvre climatique
IV..................	38	37,9	38,8	Fièvre climatique
V..................	38,4	»	39	
VI..................	38,8	»	3o,5	
VII..................	39,7	39,3	38,7	Paludisme
VIII..................	36,5	»	37	

L'attention doit être éveillée sur cette intervention du paludisme dès qu'au cours de la 2e période et dans les jours qui suivent les maxima du début se reproduisent; on peut l'affirmer quand les températures de cette 2e période excèdent celles enregistrées les premiers jours de la maladie.

Chaque observateur en a cité des exemples probants, mais respectueux de la théorie uniciste que l'enseignement voudrait ériger en doctrine, il ne s'est pas toujours enquis des causes secondes, au grand détriment du malade.

FORMES TYPHOIDES

Il est une autre association dont il faut tenir compte, c'est celle qui résulte de l'exagération de la virulence des saprophytes intestinaux et qui se traduit par la continuation de la maladie première sous l'influence d'une véritable septicémie intestinale. Celle-ci se manifeste par des états subtyphoïdes et typhoïdes. Cette virulence est un fait normal dans les formes moyennes et nous considérons la seconde période de toutes les fièvres climatiques comme imputable à cette cause.

(1) Nogué. — Notes et observations sur deux épidémies de dengue. — *Arch. Méd. navale*, 1897, t. II, p. 442.

JOURS	6 heures	9 heures	12 heures	15 heures	18 heures	21 heures
III.....................	»	»	»	»	39,2	39,6
IV.....................	38,2	38,4	38,6	38.6	38,5	38.7
V......................	37,6	37,4	38,2	38,5	30	39
VI.....................	38,2	38,1	38,3	38,4	38,6	39,2
VII....................	38,1	38	37,9	37,7	37,6	37,6
VIII...................	37	36,5	36,4	37,4	37	37,1

Mais nous avons ici en vue les circonstances où elle atteint un tel degré et une telle durée que l'état gastrique se transforme en état typhoïde ou plutôt typhoïdiforme ; c'est, si on veut, une association morbide telle que la science médicale actuelle la définit, mais nous tenons à mettre nettement en vedette que la complication seconde dérive de la cause première.

JOURS	6 heures	9 heures	12 heures	15 heures	18 heures	21 heures
III........	»	»	»	»	39,9	39,6
IV........	38,2	»	39	»	»	39,8
V.........	38,7	»	38.9	»	»	39,4
VI........	38,5	»	38,7	»	»	40,1
VII.......	39,2	»	38,6	»	»	39,6
VIII......	39,3	»	40,1	»	»	38,4
IX........	38,8	»	37,7	»	»	38,3
X.........	37,9	»	38,3	»	»	39,8
XI........	39,3	39.2	36.2	?8	39.2	39,5
XII.......	38,9	39,8	38,6	39,5	39,9	38,8
XIII.....	39	36,6	29,2	39,4	38.9	39
XIV......	38,6	39	38,4	38,6	38,1	38
XV......	37,8	38,4	38	38,4	37,6	37.7
XVI......	37,1	37,0	37,6	38,9	38,2	38,2
XVII.....	37,1	37,8	38,2	38	38,3	38,4
XVIII....	37,4	37,1	38	38,5	38,5	37,8
XIX......	36,7	37	37.7	39,5	39,6	39,8
XX.......	38,9	38,1	38,3	39,1	39,8	39,2
XXI......	38	37.3	36,5	36,5	36,7	38
XXII.....	37,3	37,6	36.8	37,8	38.5	38,3
XXIII....	37,5	37,3	37,5	37,8	38.3	37,7
XXIV....	36,5	36,8	36,8	37,3	37.5	37

Climatisme jusqu'au Vᵉ jour ; réinfection palustre évoluant du VIᵉ au XVᵉ jour sous forme de fièvre subcontinue avec accidents typhoïdes. Du XVIᵉ au XXIIIᵉ jour, accès débutant entre 9 heures du matin et midi et se prolongeant parfois jusqu'au lendemain matin ; à partir du XXIᵉ jour, accès incomplets aboutissant à une apyrexie définitive. Les symptômes typhoïdes ébauchés et abortifs dans le cas précédent s'aggravent et se prolongent dans le second cas.

Actuellement, on est tenté d'attribuer ces complications à la genèse sur place de cas isolés ou agglomérés d'éberthisme par suite de la contagion venue d'un porteur de bacilles.

Si nous ne nous rangeons pas à l'opinion que cette bacillose est la condition suffisante et adéquate de cette maladie seconde, c'est que ce typhoïdisme ne constitue qu'un phénomène contingent, très variable d'un cas à l'autre, disparaissant dès que les conditions de surmènement ou de méphitisme cessent d'exister, souvent du jour au lendemain, non seulement pour les cas nouveaux, mais même dans les cas en cours.

La donnée bactériologique est hors de toute contestation :

présence dans le sang du bacille typhoïde ou de bacilles para-typhoïdes ; il se peut, en outre, qu'on obtienne dans ces cas une séro-réaction positive, mais, en clinique, la maladie reste distincte de la dothiénentérie ; la pyrexie climatique s'est simplement continuée et prolongée sous des apparences typhoïdiformes ; c'est un complexus que l'on peut retrouver dans toutes les maladies infectieuses, dans toutes les phlegmasies quel qu'en soit l'agent pathogène.

« Dans ce milieu confiné, une nouvelle complication est survenue chez beaucoup de nos fiévreux : l'état typhoïde ; le 2 février je comptais 13 cas et le 3 février 20 qui offraient cette complication à un degré plus ou moins intense. Mais nous arrivions à ce moment à la relâche et la dissémination des hommes à terre a suffi pour faire disparaître cet état ; à partir de ce moment, les pyrexies observées ont changé d'allures ; la rémittence a fait place à l'intermittence en ce sens que c'étaient des fièvres à retours périodiques, se reproduisant par crises de 2 à 3 jours de durée, espacées de 3 à 5 jours les unes des autres » (Boudet).

Le cas suivant se rattache à cette même association du climatisme et du typho-paludisme.

... On constate à l'entrée une forte céphalalgie occipitale, avec rachialgie, courbature générale, injection des conjonctives, face vultueuse ; la langue est saburrale, blanche au centre et rouge sur les bords, la peau chaude et sèche.

La nuit est mauvaise ; l'agitation très marquée ; les manifestations de météorisme, d'épigastralgie et de dyspnée sont plus accusées que dans la journée.

Au IVe jour, s'observe une détente très marquée des manifestations douloureuses, bien que la fièvre se maintienne aussi élevée les deux jours suivants ; il ne se produit d'abaissement marqué que le VIIe et le VIIIe jour ; à cette date la fièvre devient rémittente, l'infection palustre entre en jeu, elle se traduit par des exacerbations notables de l'après-midi.

JOURS	MATIN	SOIR	JOURS	MATIN	SOIR	JOURS	MATIN	SOIR	JOURS	MATIN	SOIR
I.....	39,8	40,5	XI.....	37,0	38,6	XXI ...	36.8	37,0	XXXI ..	37.4	38,6
II	39,8	40,0	XII	37.0	37,0	XXII...	36,6	37,4	XXXII..	37,2	37,5
III....	39,0	39,0	XIII....	37,8	39 5	XXIII..	38,2	38,0	XXXIII..	38,0	39 2
IV....	39,0	40,0	XIV ...	38,0	39,5	XXIV..	37,0	38,0	XXXIV.	37,8	39,2
V	39,5	40,0	XV	38,4	39.1	XXV...	38 0	39,0	XXXV..	37,2	38,0
VI....	38,2	39,2	XVI....	37,0	37,4	XXVI..	38,6	39,2	XXXVI.	37,0	37,4
VII...	38,2	39,0	XVII...	37,2	37,7	XXVII.	38,5	40,2	XXXVII	Apyrexie	
VIII..	38,0	38,4	XVIII..	37,0	37,6	XXVIII.	38,8	39,2	XXXVIII	définitive	
IX. ..	37,5	38,2	XIX ...	37,0	37,2	XXIX...	38,2	39,0			
X....	36,6	37,4	XX.....	37,0	37,0	XXX...	39,5	37,4			

Le XIIe jour il se produit une apyrexie complète, mais, dès le lendemain, on se trouve en présence d'accès progressivement subintrants qui se répètent du XIIIe au XVIIIe jour et qui s'accompagnent d'un état subtyphoïde.

Apyrexie pendant quatre jours ; nouvelle récidive due à une réinfection survenue dans l'hôpital et qui se prolonge sous forme de fièvre subcontinue du XXIIIe au XXXIIIe jour.

Les jours suivants, les accès sont isolés jusqu'à la guérison durable qui ne survient qu'au XLe jour de la maladie.

Ces différents cas offrent l'évolution et la symptomatologie des fièvres atypiques. Nombreux sont les cas semblables que l'on rencontre dans la pratique des pays exotiques ; ils sont d'une compréhension difficile si on n'y voit qu'une seule affection, mais ces différentes déterminations s'expliquent pour peu qu'on veuille faire la part des facteurs associés : climatisme, auto-typhisation et paludisme, ce dernier subissant de notables rénovations sous l'influence d'inoculations anophéliennes dont le patient n'est aucunement défendu, bien qu'alité, du fait qu'il réside dans un établissement placé au milieu d'une zone notoirement palustre.

ANATOMIE PATHOLOGIQUE

Les lésions sont mal déterminées, elles ne peuvent être étudiées que dans les formes excessives, observées très rarement et le plus souvent dans des circonstances où les nécropsies ne sont pas pratiquées et ne peuvent l'être que très incomplètement (campagnes de guerre, traversées en mer).

Ajoutons qu'en dehors de Sambon, de Manson et de leurs élèves, nous sommes seul à admettre que ces formes extrêmes relèvent de la même pathogénie et rentrent dans le même groupe que les fièvres climatiques proprement dites.

Voici, en résumé, et à titre d'attente, les indications fournies par les divers observateurs :

Dès la mort et malgré l'hyperthermie qui se maintient longuement, souvent pendant 12 à 18 heures, le corps est cyanosé, une écume sanglante souille les lèvres qui sont bleuâtres ainsi que le front et les paupières. Cette cyanose s'étend rapidement à la nuque, aux oreilles, à la partie supérieure du tronc et aux extrémités ; elle s'observe non seulement dans les parties déclives, mais aussi bien dans les régions antérieures, où elle présente les localisations que nous venons d'indiquer ; on est tenté d'écrire qu'elles s'étaient établies avant l'agonie et n'ont fait que se maintenir et s'exagérer.

En dehors de cet habitus extérieur, la lésion la plus caractéristique est celle présentée par l'appareil pulmonaire; le parenchyme apparaît, « transformé en une masse sanguinolente où il est impossible de reconnaître la trace de la constitution anatomique des tissus; les bronches, de leurs ramifications les plus ténues à leur terminaison, sont remplies d'une écume sanguinolente et sont fortement teintées par le sang extravasé.

On signale du côté du cerveau une lésion analogue mais moins accusée : piqueté des méninges avec extravasation d'un liquide trouble, où abondent les mononucléaires et que certains observateurs ont considéré comme séro-purulent.

Du côté des organes de la cavité abdominale, la nécropsie ne décèle rien de bien net, sauf une congestion plus ou moins étendue de tous les parenchymes, plus particulièrement accusée dans la substance corticale des reins.

La pâleur, la mollesse et la flaccidité du cœur ont été signalées par un certain nombre d'observateurs; le cœur s'étale, il est flasque, de couleur jaune paille, sa déchirure est facile. Les altérations histologiques constatées (altération granulo-graisseuse) sont celles que l'on observe dans toutes les pyrexies. Vallin a confirmé par des recherches expérimentales la nature et l'évolution de ces lésions; mais on sait qu'il les a surtout étudiées dans le coup de chaleur provoqué, il en sera traité en parlant de ces accidents.

Du côté des muscles striés, on a noté la dégénérescence granuleuse, granulo-graisseuse et cireuse de la fibre musculaire et plus fréquemment des infarctus hémorragiques.

ÉPIDÉMIOLOGIE

Hors de terroirs très limités qui constituent les zones d'endémicité permanente de la fièvre jaune et de la dengue, la fièvre jaune et la dengue sont des maladies d'importation; elles viennent toujours de l'extérieur soit par bonds dont on retrouve, en ce cas, les étapes, les voies et les moyens de transport, soit par progression continue dont on suit la trace sans qu'il soit possible d'en préciser la marche. Une seule exception à cette règle peut être signalée, c'est celle de leur reviviscence sur place pendant une période multi-annuelle.

Le critérium, dans ces circonstances, doit se rechercher dans ce que nos prédécesseurs appelaient le génie épidémique : aux Antilles et au Sénégal une maladie suspecte, qui épargne totalement les indigènes, qui ne produit chez les immigrés qu'une mortalité nulle, ou presque nulle, n'est pas la fièvre jaune ; dans la Mer Rouge, aux Indes, en Extrême-Orient, une épidémie qui laisse indemnes les populations natives, et n'atteint, parmi les immigrés que les derniers arrivés, n'est pas la dengue.

I. CLIMATISME ET MALADIES AMARYLES. — Nous nous refusons à admettre qu'il puisse exister des épidémies importantes par le nombre des atteintes, se répétant et se multipliant à intervalles durables, observées chez un personnel particulièrement susceptible, dont la caractérisation puisse rester constamment incomplète au point de ne se traduire que par des formes abortives.

Notons bien qu'il ne s'agit pas dans ces conditions d'une atténuation du virus explicable par une immunité acquise ou héréditaire, mais bien d'une transformation de l'espèce morbide, transformation prolongée, étendue à la totalité des faits et à l'ensemble de la région.

Cela reviendrait à dire que, pendant des séries d'années, la maladie tourne toujours court, qu'elle est continûment chez tous les malades d'une bénignité absolue alors qu'il est dans son essence d'être très gravement meurtrière, qu'il existerait des époques durables où la maladie, contrairement aux périodes qui ont précédé et qui vont suivre, perdrait toute capacité d'expansion pour se limiter étroitement à ses foyers d'origine.

Ce sont, il est vrai, caractéristiques que Simond (1) s'est cru autorisé à dénier ; limitant son examen à la période actuelle, il a cru pouvoir établir que les fièvres dites inflammatoires ne présentaient pas de bouffées épidémiques sans manifestations amaryles nettement confirmées, sans mortalité réelle. Cette assertion peut, dans une certaine mesure, trouver sa justification dans une observation limitée aux circonstances présentes.

Les circonstances présentes sont très différentes de celles qui existaient il y a une dizaine d'années. Celles de nos colonies où sévit à intervalles plus ou moins éloignés la fièvre jaune, et que l'on considérait comme des foyers durables de l'endémo-épidémicité climatique, ont cessé de recevoir du personnel susceptible : les troupes qui y tiennent garnison se recrutent soit dans l'élément indigène, soit parmi les soldats vieillis aux colonies ; les équipages des navires de guerre ne séjournent plus que très temporairement dans les ports à la saison fraîche, les bâtiments mouillent au large. Par suite, les bouffées de fièvre inflammatoire n'y sont plus que très occasionnelles ; elles restent habituellement

____

(1) Simond, *Bull. de l'Institut Pasteur* et *Annales de médecine et d'hygiène coloniales*, 1910. *Passim.*

limitées à des cas isolés qui peuvent prêter de ce fait à des interprétations variées.

Mais que l'on veuille bien se reporter en arrière et se documenter par la lecture des très nombreux rapports établis à la date où les séjours des navires dans les ports étaient prolongés, où les effectifs étaient nombreux et constitués, tant à terre qu'à bord, par de jeunes recrues, et on se rendra compte que ce n'est pas par centaines, mais par milliers, que l'on peut dénombrer les cas qui évoluèrent tous sans manifestations de la fièvre jaune confirmée, et qui ne présentèrent d'autre mortalité que celle occasionnée par des tares cardiaques ou rénales. Les garnisons comme les équipages payaient au pseudo-amarylisme une contribution presque générale, mais ces atteintes restaient des maladies de peu d'importance, comme l'a dit d'Ormay en parlant des manifestations analogues qu'il observait en Cochinchine.

Nous savons que Bérenger et ses élèves ont obscurci la question en exagérant cette conception du climatisme et en y incorporant, sous la dénomination de *formes insidieuses*, les réinfections du paludisme primaire et secondaire et même des atteintes confirmées de typhus amaryl.

Nous repoussons cette doctrine; mais, d'autre part, nous n'acceptons que sous les plus expresses réserves la révision que l'on est tenté de faire de diagnostics portés par des confrères, quand il s'agit non pas d'un ensemble de faits dont la conception nosologique s'est modifiée, mais de cas isolés, en quelque sorte aberrants, que, contre l'opinion des médecins traitants, on tient à classer dans l'amarylisme.

Nous avons ici en vue les manifestations dites de la *fièvre jaune des créoles*. Dans les fièvres inflammatoires, l'amarylisme est considéré par les unicistes comme ne se manifestant que dans sa période virulente et réactionnelle; dans le second groupe de faits, il ne se manifesterait, d'après eux, que dans sa période toxhémique.

La confusion se ferait, dans le premier cas, entre le climatisme et l'amarylisme, elle s'établirait dans le second entre le paludisme et l'amarylisme.

En traitant de la malaria nous nous sommes longuement étendu sur ce point controversé; nous nous sommes efforcé de fournir la preuve répétée que des manifestations de cette nature : ictère avec accidents typhoïdes et hémorragies passives de l'estomac, de l'intestin, des téguments, pouvaient s'observer chez des impaludés dans toute la zone tropicale et bien loin du terroir de la fièvre jaune. Il n'y a donc pas de raison valable pour que la même intoxication ne puisse, aux Antilles, au centre Amérique et en

Afrique occidentale, se traduire par la même symptomatologie.

A notre avis, la marche de l'épidémie fournit à elle seule la preuve de la nature de la maladie, quand les fièvres dites inflammatoires s'observent isolément de la fièvre jaune.

La question ne se complique que dans les circonstances où les deux maladies coexistent.

Nous partageons la conviction de Simond, et nous répéterons avec tous les observateurs que nombreux peuvent être les cas relevant de l'amarylisme vrai, où l'atteinte se limite à la période dite inflammatoire, qu'il en est d'autres où cette première période passe inaperçue et qui ne se traduisent que par les manifestations de la période ictéro-hémorragique. On a, par suite, en médecine publique, l'obligation d'incorporer tous les cas douteux dans la maladie dominante.

Nous tenons cependant à faire remarquer que ces formes incomplètes ne peuvent s'observer en série que chez un personnel qui, par hérédité, par une longue habitation dans le pays, par suite de son évacuation opportune sur les altitudes, a acquis une immunité relative. Nous ajouterons que si l'assuétude coloniale, sous quelque latitude qu'elle ait été obtenue, préserve du pseudo-amarylisme, elle ne peut qu'atténuer la susceptibilité à l'amarylisme vrai chez les Européens qui n'ont pas été immunisés par une atteinte de la fièvre jaune.

II. DENGUES ET PSEUDO-DENGUES. — **Apparition**. — Pyrexies climatiques et dengue s'observent habituellement par poussées endémo-épidémiques, et présentent ce trait commun, mais ces poussées, quand il s'agit du climatisme, ne s'enregistrent qu'aux dates et dans les circonstances où s'est fait dans la région un apport récent de personnel susceptible; cette susceptibilité est étroitement limitée aux immigrés soumis très nouvellement à l'influence du milieu colonial et aux enfants du premier ou du second âge. Les pyrexies climatiques sont par essence la maladie de l'acclimatation, et même, dirons-nous, de l'initiation au milieu exotique; les atteintes sont d'autant plus sévères que le sujet est plus récemment débarqué et que sa santé paraît plus entière.

Elles ne sont ni maladies des altitudes, ni maladies des hautes mers; ces affections ont un terroir de prédilection beaucoup plus étroitement limité que la dengue aux terres basses et inondées, à celles où pullulent les moustiques. Les personnels qui en sont frappés sont ceux que les circonstances ou les conditions d'existence empêchent de se protéger de leurs piqûres. C'est pourquoi les marins de la flotte de guerre sont particulièrement exposés aux atteintes du climatisme.

Cette donnée étiologique, que Sambon paraît avoir le premier indiquée, est celle que le professeur Rogers, qu'Ashburn et Craig, que Vassal ont acceptée ; nous la tenons pour exacte.

Très intéressante est à cet égard à analyser et à scruter la relation donnée par Bartet des cas de cette nature qu'il a observés sur l'équipage d'un navire en mouillage au large de Djeddah (1) : seuls ont été atteints les hommes qui ont stationné à terre d'assez longues heures à la tombée de la nuit et dans le voisinage d'eaux stagnantes.

Trois conditions nous paraissent nécessaires pour constituer un foyer de climatisme ; nous venons de parler des deux premières : l'inassuétude aux colonies, la résidence dans une localité où les culicides abondent et dans de telles conditions que la protection contre leurs atteintes est nulle ou presque nulle.

Un dernier facteur doit s'y associer, c'est l'action thermique, le choc *a calore ;* il paraît agir en déterminant une infériorité nécessaire d'où découle la moindre résistance.

Nos maîtres et nos anciens comme nous-même, comme nos confrères Cazamian, Brochet, etc., signalent *comme la cause immédiate de la crise* l'exposition soit à la chaleur des machines, soit aux ardeurs du soleil tropical : service des embarcations, séjour le long de la muraille du navire, exercice prolongé à terre...

« Chaque fois qu'une corvée accomplissait au soleil une besogne quelconque même peu fatigante, la plupart des hommes étaient atteints dans un bref délai ; cette action manifeste de l'insolation est à mettre en relief (2). »

Immunité. — Les affections climatiques épargnent tous les acclimatés, non seulement ceux qui ont acquis cette adaptation par un séjour assez prolongé dans le pays, mais tous ceux qui, sous un climat analogue, ont subi l'imprégnation coloniale, alors même qu'elle ne s'est traduite par aucun malaise. Ces *pseudo-dengues*, même lorsqu'elles sévissent dans des milieux étroitement confinés, où les influences dont dépendent la contagion et l'infection sont à leur summum d'action et s'exercent sur l'ensemble des habitants, n'atteignent jamais les indigènes quelle que soit leur race.

Aussi le nombre des cas reste-t-il limité, sauf dans les circonstances exceptionnelles où des immigrés européens sont jetés en masse dans un pays tropical et y vivent dans des conditions d'hygiène défectueuses.

Nous noterons que, par opposition, la *dengue* chiffre le nombre

---

(1) Bartet, *Annales de médecine navale, loco citato.*
(2) Cazamian.

de ses malades par la moitié, les deux tiers de la population sans distinction de race, d'âge ou de sexe, d'assuétude ou d'inassuétude au climat; l'indigénat, les tares coloniales les plus accusées n'en préservent pas, on peut même dire qu'elles sont une condition d'aggravation de la maladie. « La dengue, a dit Mahé, frappe avec une même mesure toutes les nationalités sans distinction : Européens, Hindous, Chinois, nègres, métis aussi bien que les races pures. »

Une distinction plus importante encore est la suivante : les pyrexies climatiques confèrent l'immunité contre les récidives, et, dans une certaine mesure, contre les affections voisines et plus graves ; « dans la dengue, une première attaque ne met pas à l'abri d'une seconde, ni la seconde à l'abri d'une troisième (1). »

Les exceptions que signalent certains auteurs trouvent leur explication dans la confusion qui s'est établie dans leurs observations entre la pseudo-dengue et la dengue.

Endémicité. — Les zones d'endémo-épidémicité permanente des *pseudo-dengues* sont multiples ; elles se retrouvent sous toutes les latitudes tropicales de l'Asie, de l'Afrique orientale et occidentale, de l'Amérique tropicale et de l'Océanie, avec cette réserve toutefois qu'elles sont cantonnées dans les régions côtières; chaque foyer reste distinct sans rayonnement au delà de son voisinage immédiat ; elles s'y reproduisent annuellement et s'y multiplient pour peu qu'il y ait eu un apport d'immigrants venus de pays non exotiques. Les navires qui en subissent les atteintes (nous avons dit que ce milieu nautique est celui où elles s'observent le plus fréquemment) séjournent ou viennent de séjourner dans les ports ; la maladie disparaît du bord dès que le bâtiment a tenu la mer depuis un certain temps et que la ventilation l'a débarrassé des moustiques. Les commandants des navires de la station d'Indo-Chine ont toujours considéré comme une nécessité de prendre la haute mer dès que l'état sanitaire d'un bâtiment en relâche et surtout en station devenait médiocre.

L'épidémiologie de la *dengue* est différente : la zone d'endémo-épidémicité permanente semble limitée à la Mer Rouge et aux régions limitrophes; elle y subit des répits durables et même d'assez longues intermissions, mais dès qu'elle a reparu et repris virulence, elle présente une diffusion très étendue et progresse par extension continue, constituant des foyers secondaires plus ou moins durables mais transitoires et où elle ne se réveille qu'à la condition d'une nouvelle importation de la maladie. Dans chaque région et même à bord des bâtiments, elle se poursuit longuement et à grande distance tant que les circonstances climatéri-

(1) Mahé.

ques sont favorables à son développement et que les relations entre les diverses localités ne sont pas interrompues.

DIAGNOSTIC DIFFÉRENTIEL

En discutant la pathogénie et l'épidémiologie du climatisme, en définissant ses caractéristiques, nous avons été conduit à fournir les bases du diagnostic différentiel de l'espèce; il ne nous reste qu'à compléter certains détails, particulièrement ceux qui ressortent de l'analyse des symptômes, pour permettre le diagnostic des cas en observation.

Le plus souvent, nous l'avons dit et répété, il s'agit de faits groupés en séries, constituant dans un milieu étroitement limité une poussée endémo-épidémique; la question se pose sous des latitudes toujours chaudes, mais dans des régions qui peuvent être très distantes.

Climatisme et fièvre jaune. — On a indiqué quelques traits distinctifs dans la symptomatologie, mais il faut savoir qu'ils ne sont qu'estompés.

Le début, dit-on, est plus bruyant et surtout plus brutal dans la fièvre inflammatoire; de deux malades qui sont hospitalisés ensemble, c'est celui qui présente la réaction la plus ardente qui a chance de n'avoir que la maladie bénigne. Les bourbouilles commencent ou continuent de fleurir pendant tout le cours des pyrexies climatiques, elles sont brusquement supprimées dès le début de la fièvre jaune. Dans la fièvre jaune, la seconde période est toujours ictérique et il s'agit d'un ictère hémolytique; le plus souvent elle est en outre hémorragique, alors même que la première période a été relativement silencieuse; seules les formes abortives ne présentent pas cette caractéristique, mais elles ne s'observent que très exceptionnellement en dehors d'une immunité acquise ou héréditaire.

Ceci revient à dire que, chez le personnel susceptible, l'atteinte, quand il s'agit de la fièvre jaune, est toujours sévère, que les cas sont à tous égards comparables entre eux, et qu'inversement, quand le climatisme est en cause, la maladie, considérée dans la série des faits, n'a que les apparences de la gravité, que sa durée et sa symptomatologie occasionnelle (phénomènes éruptifs, intolérance gastrique, cardialgie, délire) sont très variables d'un malade à l'autre.

Dans la fièvre climatique, il n'y a jamais d'ictère biliphéique, soit concomitant de la poussée fébrile, soit consécutif. La *constatation d'un ictère biliphéique à la période d'état d'une pyrexie des pays chauds* permet d'affirmer qu'elle relève du paludisme et nous répéterons, parce que cette donnée s'est obscurcie dans les esprits, que les pigments biliaires ne se retrouvent dans l'urine et dans les autres sérosités, quand il s'agit de la fièvre jaune, qu'au cours de la convalescence et qu'ils ne s'observent pas dans les fièvres climatiques franches.

N'oublions pas de rappeler les caractères particuliers des urines sur lesquels ont tant insisté Chapuis, Ballot, Vidaillet ; s'ils se sont trompés partiellement en disant que l'albuminurie, obligée dans la fièvre jaune, ne s'observait pas dans le climatisme, il n'en reste pas moins acquis que, dans les cas de typhus amaryl, elle est notable qu'elle s'établit dès le début et persiste jusqu'à la convalescence, tandis que, dans le second groupe de faits, les caractères qu'elle présente sont opposés.

Nous ne parlons pas de l'oligurie, ni de l'anurie ; ce seul symptôme juge le cas ; il ne s'observe que dans l'amarylisme confirmé et dans certains cas très rares de paludisme massif, mais jamais dans le climatisme.

Enfin, il est une autre constatation dont il est rarement fait état, mais qui pour nous est essentielle : c'est l'association du paludisme et du climatisme ; elle est un fait fréquent dans les formes du climatisme qui prêtent à confusion, tandis que l'amarylisme occupe à lui seul la scène et exclut, peut-on dire, le paludisme. L'hématozoaire ne se rencontre dans la fièvre jaune qu'au cours de la convalescence à une date très éloignée de l'invasion.

Un examen positif du sang (présence de l'hémamibe, mononucléose), pratiqué à la période d'état, permet d'éliminer le diagnostic de fièvre jaune.

Climatisme et dengue. — Le diagnostic différentiel de ces deux affections présente, pourrait-on dire, un moindre intérêt pour le patient et pour le médecin ; l'erreur n'entraîne pas les mêmes inconvénients. Le problème nous paraît, au reste, d'une solution plus facile.

Nous en empruntons les éléments au mémoire du professeur Rogers, considérant comme résolue, pour les motifs longuement exposés précédemment, la question doctrinale et épidémiologique.

La *dengue* est une maladie éruptive, avec déterminations *articulaires* ; l'éruption est un symptôme non seulement habituel mais normal, son absence ne se constate qu'exceptionnellement ; l'affirmation contraire provient de la confusion fréquente des pseudo-dengues et de la dengue. Dans la majorité des cas, cette éruption est double : rash initial, rash terminal ; la plus constante et la mieux caractérisée de ces manifestations est la dernière.

Dans le *climatisme*, il n'y a en aucun cas d'éruption terminale ; c'est à tort que l'on a donné ce nom à la desquamation qu'entraîne le *lichen tropicus* abondant dans les pyrexies climatiques, très effacé au contraire dans la dengue. L'*initial rash* est très inconstant dans le climatisme, très fugace et protéiforme dans les cas où il s'observe; nombreux sont les malades chez qui il est réduit à la vultuosité de la face, du cou, de la partie supérieure du tronc.

Les *douleurs* sont très différentes sinon de localisation, au moins d'apparition, de durée et de caractères. Dans la dengue, elles sont articulaires ou étroitement périarticulaires ; elles sont très aiguës, spontanées, présentent des exaspérations bruyantes ; elles s'observent non seulement comme phénomène initial, mais elles persistent pendant la durée de la maladie et souvent au delà, procédant par véritables reprises de la crise initiale.

Dans les pseudo-dengues, les *douleurs* sont contusives; elles ne sont réellement accusées qu'à l'occasion des mouvements provoqués; elles siègent dans les masses musculaires; elles sont le premier phénomène apparu, mais également le premier disparu; elles cessent avant la fièvre et ne se reproduisent pas au delà de la première période.

Certains observateurs ont noté, à titre exceptionnel, des douleurs rhumatismales chez quelques convalescents de la *fièvre de sept jours ;* il n'y a qu'une conclusion à retenir de cette constatation qui est tardive, c'est que la fièvre des ports ne met pas les rhumatisants à l'abri des manifestations de leur diathèse.

Dans la dengue, la poussée fébrile initiale est de peu de durée, la fièvre secondaire est encore moins prolongée, elle est peu élevée et nettement rémittente. Dans la fièvre des ports, les phénomènes fébriles offrent plus de variabilité, ils sont plus durables à chaque période. Dans les cas moyens et complets, la température de la période intermédiaire aux deux poussées fébriles ne s'abaisse qu'exceptionnellement à la normale, elle se maintient au-dessus de 38°; il y a, dit Rogers, ensellure, mais non abaissement à la normale, comme dans la dengue.

Dans le climatisme, particulièrement chez les nouveaux arrivés, la fièvre est constamment élevée pendant toute la durée de la maladie, qui présente un autre signe sur lequel ont insisté les observateurs des Antilles et les médecins anglais de l'Inde : la dissociation de la température et du pouls; il est peu fréquent, malgré l'élévation thermométrique, et peut tomber au-dessous du chiffre normal à la convalescence; il est surtout lent, écrit Rogers, au moment de l'ascension terminale.

Paludisme et Climatisme. — Quand on a écarté l'amarylisme ou la dengue, une interrogation reste à poser : quelle est dans chaque cas la part à faire au *paludisme,* qu'il s'agisse de cas en série constituant l'endémo-épidémie saisonnière (Jacquot), ou de cas simplement groupés dans un milieu étroit et isolé tel qu'un bâtiment?

Rogers observant à Calcutta a établi une règle qui ne semble pas trouver application intégrale hors de ce terroir, à savoir que chaque maladie aurait ses quartiers dans l'année : du milieu de septembre à janvier, toutes les fièvres de courte durée présentent, dit ce professeur, des parasites de malaria dans le sang ; inversement, de mars à septembre, ces fièvres de courte durée se distinguent par l'absence de ces parasites, et par un type et une symptomatologie qui les éloignent de la malaria.

Nous croyons que cette affirmation n'est que partiellement exacte pour d'autres régions ; on comprend que certaines circonstances soient particulièrement favorables au développement des culex, qu'elles puissent amener la destruction des anophèles plus délicates et plus fragiles ; on peut citer, parmi ces circonstances, les pluies très abondantes qui, à une date périodique, battent le sol et l'inondent ; elles entraînent, avons-nous vu, un répit dans la poussée palustre. Il peut par suite exister des zones et des saisons où culex et anophèles sont alternativement prédominants ; il faut s'en enquérir, et si de la fréquence anormale des anophèles on est autorisé à déclarer que la malaria est en cause, il semble qu'en leur absence on puisse conclure au climatisme.

Ces recrudescences peuvent être distinctes non seulement dans leur évolution saisonnière, mais même dans leur évolution annuelle et multi-annuelle : il y a des années à climatisme et des années à paludisme dans tous les pays où s'observent ces deux catégories d'affections. La diffusion des pyrexies climatiques dans le milieu susceptible est très rapide et massive ; tout le groupe y passe en une ou deux semaines. La malaria, en dehors des expéditions de guerre, n'atteint en quelque sorte qu'individuellement les hommes, sans distinction de race, d'âge, d'assuétude au climat ; l'endémo-épidémie palustre se prolonge par suite beaucoup plus longuement.

Laissant de côté les circonstances intrinsèques, envisageons maintenant la maladie dans l'évolution de ses symptômes et voyons quels peuvent être les éléments d'un diagnostic différentiel.

En doctrine et expérimentalement, il semble devoir être d'une extrême simplicité : on enseigne que l'absence de l'hématozoaire dans la circulation périphérique permet d'éliminer l'intervention *actuelle* de la malaria. En pratique, il n'en est pas ainsi ; les formes primaires du parasitisme tropical sont d'une recherche très difficultueuse, au moins en dehors des laboratoires et d'un personnel spécialisé ; il n'est pas absolument prouvé, d'autre part, qu'elles se déversent, dès le début de la maladie, dans la circulation périphérique, même en dehors de toute intervention thérapeutique.

Combien cette investigation est rendue encore plus hasardeuse quand le malade, spontanément ou sur prescription, absorbe de la quinine soit à titre curatif de la maladie en cours, soit, fait habituel, à titre prophylactique. Nous ne pouvons donc que répéter, en la corroborant, une affirmation que nous avons déjà posée, à savoir que la recherche ne devient fructueuse qu'à la fin de la crise fébrile d'invasion, à la date où se rencontrent les formes résistantes du parasitisme palustre, c'est-à-dire à une période où la clinique a affirmé les mêmes faits en enregistrant les manifestations irrégulièrement intermittentes, qui caractérisent la convalescence des fièvres d'infection et de réinfection du paludisme aigu.

L'action de la médication spécifique ne peut, elle non plus, être invoquée comme preuve pour ou contre la malaria; de l'inefficacité de doses même actives au cours de la première période on n'est pas autorisé à éliminer le diagnostic de paludisme ; la quinine n'a d'action puissante dans ces cas que contre les reprises du début du septénaire ; elle ne peut que diminuer l'usure que détermine la fièvre subcontinue.

C'est donc à d'autres sources de renseignements qu'il faut s'adresser.

Dans le paludisme, les manifestations, qu'il s'agisse d'un cas isolé, ou de la série des cas, sont hésitantes et scandées; ces allures s'accusent surtout au déclin de la maladie et pendant la convalescence.

Dans les formes franches du climatisme, la maladie est d'une seule tenue; le commencement et la fin sont nettement déterminés.

Si à la seconde période la maladie se modifie, si elle se prolonge au delà de la durée habituelle, si la fièvre devient nettement rémittente, c'est que la malaria se surajoute à l'atteinte primitive soit par suite d'une infection récente, soit par reviviscence d'un parasitisme latent. Dans ces conditions, la formule hémoleucocytaire aidée de la recherche de l'hématozoaire fournira les bases d'une affirmation, le traitement quininé lui-même n'empêchant pas la présence dans le sang examiné des formes de résistance.

Nous avons insisté sur l'importance d'une donnée clinique que nous avons appelée : l'inversion journalière de la température, elle se caractérise, on le sait, par ce fait que les maxima de la courbe s'inscrivent dans la matinée et vers la méridienne et nous avons dit que telle constatation permet d'affirmer le paludisme, quand elle se renouvelle plusieurs jours successifs ; nous nous contenterons ici de remémorer cette donnée essentielle du problème clinique.

PROPHYLAXIE

Pour traiter complètement le sujet, il faudrait reprendre, dans tous leurs détails, les règles de l'hygiène des immigrés dans les pays exotiques. Ce serait sortir du cadre tracé; nous ne pouvons que prier le lecteur, pour qui cette question paraîtrait comporter de plus amples développements, de vouloir bien se reporter à notre livre *l'Hygiène appliquée en Indo-Chine*. Nous nous bornerons à en rappeler ici les indications essentielles de la prophylaxie du climatisme.

L'arrivée dans les pays chauds, à moins d'impossibilité matérielle, doit coïncider avec la saison favorable, il convient que l'installation soit achevée et l'adaptation obtenue avant l'hivernage.

C'est une règle dont on ne devrait jamais se départir pour les groupes qui sont plus exposés que les isolés aux *maléfices* du climat, en raison de la solidarité qui existe entre leurs différentes fractions. C'est pour cette même raison que les relèves du personnel doivent s'opérer par petits paquets, pour permettre de ménager les nouveaux venus et pour pouvoir n'exiger d'eux que des efforts progressifs.

Une double précaution s'impose pour les individus comme pour les collectivités ; elle doit être rigoureusement observée, c'est la préservation des piqûres des moustiques et des mouches, c'est la protection contre l'échauffement excessif provenant tant de l'hyperthermie du milieu cosmique que de celle d'un milieu confiné.

1° A bord, comme dans les maisons, il faut éviter le séjour prolongé, en dehors des heures normales du sommeil, dans des pièces closes et obscures, où l'aération n'est pas largement assurée et où les occupants deviennent la proie des insectes qui peuvent y abonder. Il faut attacher la plus grande importance à toute mesure (grillagement, moustiquaires) qui protège les occupants pendant leur sommeil; la ventilation naturelle et artificielle des pièces procure les mêmes avantages. Un exercice modéré, une occupation qui vous maintienne à l'air extérieur pendant la plus grande partie de la journée est un véritable bienfait. Mais si l'exercice modéré est à recommander, il importe d'éviter le surmenement.

2° Il faut éviter aux Européens les travaux qui les exposent à l'action directe du soleil, principalement quand les occupations auxquelles ils s'adonnent les condamnent à une immobilité relative. Certaines régions du corps sont plus particulièrement susceptibles : ce sont les yeux, c'est la tête, il faut les protéger par le port du casque et celui de verres fumés. Le costume doit être allégé et ne pas emmagasiner la chaleur.

Il faut savoir que les Européens sont très exposés aux formes graves de ces pyrexies quand, dans les milieux où elles se produisent, on les désigne pour des besognes qui les maintiennent longuement devant les feux des chaudières. L'hygiéniste ne peut que s'élever contre la revendication formulée de réserver ces emplois aux inscrits maritimes ; les races indigènes seules ont acquis l'immunité suffisante pour ne pas pâtir violemment de ces températures excessives.

TRAITEMENT

On ne connaît pas actuellement le remède spécifique ; l'agent pathogène n'étant pas déterminé, la médication ne peut être que symptomatique.

Les formes graves du climatisme étant, d'autre part, exceptionnelles, il en est résulté l'impression que, dans la grande majorité des cas, le traitement pouvait être peu actif, la vie du malade et même sa santé ultérieure étant rarement menacées par ces atteintes. Pour ces motifs, les auteurs se bornent à des indications très générales et assez vagues.

Notre observation personnelle nous a conduit à une appréciation différente. Dans des conditions de réceptivité dont nous avons indiqué la nature en traitant de l'étiologie, la pyrexie peut être ardente, durable, et il nous semble qu'il y a mieux à faire que de laisser agir la nature, et qu'il faut lui venir en aide pour limiter le dommage.

Encore ne parlons-nous pas des formes extrêmes ; celles-ci entraînent un tel danger de mort prochaine que ce n'est qu'à la condition d'une intervention immédiate et puissamment active que le médecin peut compter sur un arrêt du mal.

Il faut dans cette question du traitement, comme dans l'étude clinique, distinguer entre les formes franches et les formes associées ou compliquées ; il est toujours vrai de répéter avec Dutroulau et d'Ormay que la gravité des cas dérive avant tout d'une association ou d'une complication, et que c'est de cette circonstance surajoutée qu'il faut principalement se préoccuper quand elle entre en cause.

TRAITEMENT DES FORMES FRANCHES. — Quelles peuvent être, en dehors de toute association, les indications du traitement? Quels sont les agents thérapeutiques qui y peuvent satisfaire?

Si nous ne pouvons agir sur l'agent pathogène, nous pouvons au moins pallier ses effets nuisibles en empêchant ou en diminuant l'accumulation des toxines qu'il secrète. Ce résultat est obtenu par l'emploi de la médication évacuante.

C'est dans ces circonstances que triomphe la médication *créole*, empiriquement employée par les colons depuis la découverte de l'Amérique, et fort préconisée dans ces milieux. Elle consiste essentiellement dans l'utilisation de l'huile de ricin additionnée d'une quantité à peu près égale de jus de citron qui l'émulsionne partiellement, l'acidifie et en active les effets purgatifs ; le mélange est brassé dans une fiole [ou dans un verre avant l'administration ; parfois on le verse dans une tasse de café noir très fort au moment de l'offrir au malade.

Cette médication est renouvelée tous les matins, et parfois matin et soir, jusqu'à l'abaissement de la fièvre ; les doses à prescrire n'excèdent pas 10 à 15 gram. d'huile par prise.

Il est habituel de favoriser et de précipiter l'action du purgatif par l'administration journalière d'un lavement chloruré ou sulfaté sodique avec addition de séné (formule du Codex).

Pour notre part, nous avons pris l'habitude de ne prescrire l'huile de ricin que le premier et parfois le second jour, et de prolonger en permanence l'action purgative par l'administration, à titre de tisane, de limonades magnésiennes à 3o ou 4o gram. de citrate, le jus de citron remplaçant l'acide citrique et étant versé en quantité suffisante pour saturer le carbonate de magnésie. C'est un remède que les malades prennent volontiers, d'autant qu'il peut s'administrer sous forme de boisson glacée.

La continuation de cette médication pendant les 4 à 5 premiers jours de la maladie a pour effet de diminuer la durée et la gravité de la deuxième période.

Quand se produit l'ensellure ou l'abaissement thermique, il suffit de maintenir le malade au repos et aux boissons laxatives dont la plus agréable est la limonade cuite au citron. On veille seulement à éviter la constipation. La fièvre tombée et l'apyrexie étant définitive, on prescrit au malade un régime réconfortant et on y associe les toniques habituels : préparations de kina, de kola, etc...

Quand la fièvre est anormalement élevée et durable, il faut la combattre, mais contrairement aux errements en usage nous estimons que les médicaments dits antithermiques ne sont que très rarement indiqués (antipyrine, analgésine, pyramidon, quinine elle-même) ; un seul agent suffit, c'est la balnéation fraîche et répétée. Quant à la cryogénine et aux autres produits analogues, ils sont à proscrire, car ils déterminent souvent des accidents brusques d'asthénie et même des syncopes cardiaques. Lorsque la température excède 41, 41,5, on doit avoir recours aux bains progressivement refroidis.

Il est des circonstances : menace de syncope cardiaque ou de congestion pulmonaire, où le praticien est conduit à utiliser la glace en fragments pour pratiquer des frictions directes sur tout le corps, particulièrement sur la tête et la partie supérieure du tronc.

Texier, Boudet et tous nos camarades de la marine qui ont observé, en cours de traversée, des accidents de cette nature, ont tous noté que de l'eau froide jetée au visage triomphe heureusement de ces malaises qui, à certains jours, dans la Mer Rouge ou dans les régions équatoriales, éprouvent la presque totalité du personnel (gêne de la respiration, faiblesse générale, état de malaise qu'on ne peut définir, soif intolérable) et qui s'observent particulièrement chez ceux qu'ils appellent les « *oisifs du bord* » par opposition aux hommes d'équipage, qui sont contraints, malgré la température, d'assurer une très lourde besogne et sont cependant moins fréquemment impressionnés.

A côté de ces accidents, qui ne sont que l'ébauche des formes graves de la pyrexie, on rencontre des cas extrêmes où le symptôme dominant est l'hyperthermie et pour lesquels il semblerait naturel de recourir à la balnéation froide, et même à la glace, en vue de soustraire au corps l'excès de calorique.

Ce procédé thérapeutique est rarement efficace ; en réalité, c'est aux révulsifs les plus puissamment et les plus rapidement actifs qu'il faut avoir recours : c'est par des bains de pied surchauffés, par des affusions chaudes, très chaudes sur les membres inférieurs et le bassin qu'on doit intervenir, en même temps qu'on pratique avec l'essence de térébenthine, ou le chloroforme, la sinapisation intense du thorax. Concurremment, la glace doit être maintenue en permanence sur la tête ; si on l'utilise pour le tronc et l'abdomen, c'est à titre passager, en frictions renouvelées et appuyées de façon à déterminer, en même temps que la réfrigération, une révulsion assez forte. Il est une médication plus pressante encore dans ces formes, c'est la déplétion de l'intestin par un lavement fortement purgatif.

Si l'on peut intervenir à temps et avant que les phénomènes d'inhibition vaso-motrice aient apparu, une saignée peut être tentée, elle doit être copieuse ; on procède peu après à des injections de sérum physiologique sous la peau de l'abdomen.

Il est une autre médication plus nouvelle qui répond aux mêmes indications et sur laquelle on peut fonder des espérances ;

c'est la ponction lombaire en vue d'obtenir une déplétion relative de la cavité céphalo-rachidienne.

Il est contre-indiqué, dans ces circonstances plus encore que dans les formes moyennes, de recourir aux injections dites anti-thermiques; tous ces agents exercent sur l'organe cardiaque une action dépressive; c'est aux excitants du cœur qu'il faut de préférence avoir recours : caféine, éther et parfois quinine quand on ne peut acquérir certitude complète que le paludisme ne joue aucun rôle dans la genèse des accidents.

TRAITEMENT DES FORMES ASSOCIÉES ET COMPLIQUÉES. — La seule association à laquelle on ait affaire en pratique est celle du climatisme et du paludisme; nous avons signalé sa fréquence et indiqué ses déterminations.

Quant à la complication à craindre et à éviter, elle est représentée par le typhoïdisme; nous en avons indiqué la pathogénie et l'évolution.

Formes associées palustres. — En thérapeutique comme en clinique, il faut distinguer entre les infestations et les reviviscences de la malaria. La base de la médication reste la même dans les deux cas, mais il faut se rappeler que son efficacité se traduit de façon différente suivant qu'il s'agit des manifestations d'infection ou de rechutes au sens strict du mot.

Tandis que, dans ce dernier cas, la quinine, maniée à la dose et sous les formes utiles, coupe court à la détermination fébrile, dans le premier elle ne peut agir qu'en atténuant l'usure de chaque jour et en mettant obstacle aux reprises du septénaire. Nous insistons sur cette donnée pratique; on a si souvent répété, en effet, que toute fièvre qui ne cédait pas à la quinine n'était pas justiciable de cette thérapeutique, qu'il faut proclamer et répéter que cette assertion n'est que partiellement exacte; pour affirmer l'inefficacité de la quinine, il faut attendre par suite au 5e ou 7e jour de son administration quotidienne.

Les détails de la médication à prescrire ont été longuement indiqués dans le premier fascicule; comme les règles à suivre ne sont pas différentes, nous nous contenterons d'y renvoyer le lecteur. Que la fièvre continue palustre soit primitive ou secondaire, le traitement doit être le même. Tout ce que nous voulons faire remarquer, c'est que le traitement de la maladie primitive (climatique) par les purgatifs répétés aura préparé l'intervention de la quinine et ajouté à son efficacité.

L'opportunité de la médication quinique existe, dès que se constatent dans la marche de la maladie ces oscillations, ces reprises et ces *inversions de la température* que nous avons étudiées en parlant de ces formes et du diagnostic différentiel. L'examen hématologique et particulièrement la présence de l'hématozoaire fourniront une indication plus précise, mais un examen temporairement négatif ne permet pas de repousser la médication quinique; pour peu que la température du 5e au 7e jour de la maladie inscrive une ascension anormale, atteignant ou dépassant les maxima des premiers jours, on peut affirmer que la malaria est en jeu.

Cette intervention est encore plus indiquée quand, après une détente nette, on constate non plus les allures de la fièvre gastrique, mais celles d'une fièvre franchement rémittente ou intermittente avec sommets élevés et vallonnements profonds. Toute irrégularité notable dans la marche de la maladie pose la question de l association palustre.

En pathologie exotique, l'habitude de recourir à la médication quinique, quand une fièvre se poursuit sans explications valables, est trop entrée dans les mœurs médicales pour qu'il y ait lieu d'y insister. Mais il n'est pas inutile d'appeler l'attention du praticien sur les reviviscences possibles, sous le coup de fouet de la fièvre climatique, d'un paludisme d'ancienne date et longuement silencieux. Les morts rapides et brusques que l'on enregistre parfois au cours de la 2e période et dans la convalescence n'ont pas d'autre cause.

Aussi, estimons-nous qu'il est prudent, pour peu que l'observateur puisse suspecter chez le malade un paludisme concomitant ou anterieur, de le soumettre au traitement que les Italiens dénomment le traitement prophylactique *des récidives*, et d'administrer la quinine à des doses moyennes et journalières pendant le septénaire qui suit l'atteinte climatique en commençant dès le début de la seconde période.

C'est également la quinine, mais à des doses moindres (o,4o à o,5o *pro die*), prise pendant quatre à cinq jours consécutifs, qui est l'agent le plus efficace du rétablissement dans les convalescences traînantes; il s'agit encore de paludisme, mais sous sa forme fruste.

En cas d'embarras gastrique persistant au delà du 7e ou du 8e jour, l'ipéca, contre-indiqué à la première période, rendra service; c'est, avons-nous vu, le médicament des congestions viscérales que détermine l'hémamibe.

Formes compliquées, typhoïdes· — Cette surcharge du tableau clinique occasionnée par l'exagération de la virulence des microbes commensaux de l'intestin rencontre dans le méphitisme qui résulte de l'encombrement ou dans les fatigues du surmènement une condition occasionnelle.

Il peut sembler indiqué de recourir à l'antisepsie intestinale; pour notre part, nous préférons de beaucoup recourir à l'action détersive d'un agent purgatif administré à doses assez élevées.

Nous ne croyons nullement à l'efficacité du benzonaphtol ou autres produits substitués et encore moins à celle des ferments lactiques ; ces derniers agents ne peuvent trouver utilisation réelle qu'au cours de la convalescence pour combattre l'atonie des glandes digestives. Un médicament est particulièrement efficace dans ces conditions, c'est le calomel à doses purgatives et répétées.

Les lotions froides et la balnéothérapie fraîche trouvent indication pour peu que les températures soient élevées et se maintiennent en plateau.

Une précaution est encore plus essentielle, quand elle est réalisable, c'est de sortir les malades du milieu où ils sont à l'étroit pour leur donner aération et ventilation libérales; il faut que chacun apprenne que, dès la première impression de fatigue, il doit se condamner au repos.

En plus, comme il est toujours difficile, dans les conditions habituelles de l'observation, d'éliminer sans hésitation aucune la possibilité d'une infestation ou d'une reviviscence de la maladie palustre, il est bon de ne pas négliger la quinothérapie à doses moyennes de 0,75 à 0,80 *pro die.*

Il convient de rappeler que les médecins allemands ont, pendant une longue période, obtenu des résultats très favorables de cette médication dans le typhisme et le paratyphisme.

INSOLATION
COUP DE CHALEUR

PAR LE Dr CAMAIL

DÉFINITION ET DÉLIMITATION. — L'organisme peut être appelé, dans les régions tropicales, à subir le contre-coup de l'élévation de la température soit par le fait d'une exposition prolongée aux rayons d'un soleil ardent, soit à la suite d'un séjour de durée dans un milieu surchauffé.

Dans le premier cas, l'influence de la chaleur ne s'exerce d'ordinaire que sur une partie limitée du corps, généralement sur la tête et la nuque, déterminant un ensemble de phénomènes morbides connus sous le nom d'*insolation*.

Dans le second, le calorique porte son action traumatique sur tout l'organisme, qu'il élève à une température incompatible avec la vie, c'est le *coup de chaleur* (1).

Il s'agit, en l'espèce, de deux catégories d'accidents ayant entre eux d'étroites analogies et dépendant d'un facteur étiologique unique.

Dans des circonstances nombreuses, les accidents sont sous la dépendance simultanée de l'insolation directe et du coup de chaleur : tel est le cas souvent réalisé, même dans nos pays, d'une troupe en marche aux heures chaudes de la journée ; les hommes sont influencés à la fois par les rayons du soleil et par l'air surchauffé qu'ils respirent, et c'est à la sommation de cette double action calorique qu'il convient d'attribuer les déchets si nombreux qui ont, pour certaines colonnes, mis hors du rang plus de la moitié de l'effectif et entraîné de nombreux décès.

Ces manifestations inusitées d'insolation et de coup de chaleur sont encore plus fréquentes et plus graves dans les pays tropicaux. Au Sénégal, dans une reconnaissance qui dura 8 heures et qui avait lieu par une température au soleil de 55°, dans une atmosphère calme et par une chaleur humide, 80 hommes dans une compagnie tombèrent accablés par la chaleur. Tous présen-

---

(1) L'influence de la chaleur solaire peut s'exercer encore sur une partie non protégée du corps pour y déterminer des accidents locaux d'érythème et de brûlure qui seront envisagés dans une autre partie de cet ouvrage.

tèrent les mêmes phénomènes, depuis la simple congestion de la face jusqu'à la congestion cérébrale complète et grave ; 14 hommes succombèrent assez promptement ; quelques-uns furent comme foudroyés et ne présentèrent que quelques convulsions. L'un d'eux fut saigné et la veine ne laissa couler que quelques gouttes de sang noir. Chez tous, après la mort, il se produisit des ecchymoses violacées, étendues, à la face, au cuir chevelu, au cou.

On trouve réunies dans ces cas, comme dans toutes les conditions analogues, la forme syncopale, asthénique, la forme sthénique et la forme asphyxique. Les mêmes influences déterminent des effets apparemment opposés, mais toujours mortels.

Nous citerons un autre facteur étiologique qui s'exerce plus particulièrement dans les pays tropicaux, et dont l'action nuisible ne doit pas être perdue de vue, c'est l'excès de lumière. Sous la seule influence d'une marche prolongée, sur un sol sablonneux et ensoleillé, les hommes ne tardent pas à se plaindre de fatigue, de vertiges, de malaise général, de céphalée gravative avec douleurs sus-orbitaires ; il s'agit évidemment de troubles du côté de la rétine, consécutifs à l'excitation prolongée déterminée par une lumière trop intense, et accompagnés de phénomènes réflexes des centres encéphaliques voisins. Il n'y a rien de surprenant qu'en s'exagérant ces troubles puissent reproduire fidèlement le tableau d'un coup de chaleur.

C'est à cette intervention de l'intensité lumineuse que sont attribués les accidents graves et mortels signalés dans le Yen-Thé (Tonkin), où des colonnes opéraient en plein soleil, au milieu de rizières dont la surface réfléchissait les rayons, ainsi qu'en Mauritanie, où les troupes ont été obligées de faire de longues étapes sur un sable d'une blancheur éclatante.

Il convient encore de faire état de la tension électrique dont le rôle est indéniable et se manifeste par un ébranlement très marqué de tout le système nerveux, qui devient ainsi plus aisément impressionnable par d'autres influences climatiques.

GÉOGRAPHIE MÉDICALE. — L'insolation et le coup de chaleur se rencontrent le plus fréquemment dans les régions de la zone tropicale, et parmi ces contrées, l'Inde et la Mer Rouge sont celles où ils affectent la plus haute gravité ; on les retrouve encore dans d'autres régions, notamment au Tonkin, en Cochinchine, à Madagascar, en Afrique Occidentale et surtout en Algérie, et s'ils sont moins communs dans certains pays, c'est qu'une longue expérience a appris aux colons européens à redouter les dangers auxquels pourrait les exposer l'influence prolongée du soleil.

Ces accidents sont loin d'être rares en Europe, non seulement sur le littoral méditerranéen, mais même par des latitudes aussi élevées que celle de Paris et même en Belgique et en Allemagne.

Laveran signale le cas d'un régiment belge qui partit, le 8 juillet 1853, du camp de Beverloo pour se rendre à Henelt; pendant cette étape, les deux tiers des hommes tombèrent comme foudroyés sous le coup de chaleur; 150 soldats seulement purent arriver à destination.

Lacassagne cite comme exemple les Prussiens, qui laissèrent 18 cadavres sur leur route, en juillet 1873, au départ de Charleville. Dans le même mémoire, il rappelle les accidents survenus pendant la revue du 1er juillet 1877, dans la légion de gendarmerie mobile composée d'hommes très vigoureux. Au cours de la revue, huit à dix d'entre eux furent frappés de syncopes asphyxiques avec perte plus ou moins complète de connaissance; après le défilé, d'autres cas se produisirent encore avec syncope et chute brusque; deux hommes succombèrent dans la soirée.

Il est d'autres conditions qui interviennent pour favoriser et précipiter l'apparition des accidents, c'est la saturation hygrométrique de l'air qui empêche l'évaporation dans les régions chaudes et humides du Bengale, de l'Indo-Chine, de la Mer Rouge; ce sont les vents brûlants et très secs des régions sahariennes, de l'Arabie, etc.

1° Dans les pays tropicaux, à l'époque de la saison des pluies, par temps calme, quand l'air est saturé d'humidité, le ciel gris et nuageux, l'exhalation pulmonaire et la perspiration cutanée se ralentissent et ainsi se trouvent réunies les conditions les plus favorables pour l'apparition du coup de chaleur. Peu de pays ont fourni à cet égard une morbidité plus grande que celle qui a été signalée dans l'Inde par les médecins de l'armée anglaise; il est vrai que les troupes européennes y étaient fréquemment sur pied pour des expéditions au cours desquelles les marches prolongées ne leur étaient pas épargnées.

Dans d'autres milieux, notamment dans les chambres des machines des navires, où la température est toujours très haute, l'aération insuffisante et la saturation de l'air très élevée, les accidents ne sont pas rares et reconnaissent la même cause.

Un autre facteur intervient : l'absence de ventilation dont les effets se font sentir aussi bien en plein air que dans des appartements, des salles de spectacle, des cales de navire, etc. Dans ces milieux, lorsque la température est portée à un assez haut degré, le corps se couvre d'une sueur abondante, et s'il ne se produit pas un déplacement d'air assez actif pour en faciliter rapidement l'évaporation, les occupants ne tardent pas à éprouver des malaises qui peuvent s'aggraver et donner l'impression d'un état asphyxique imminent.

2° Dans certaines régions tropicales, règnent, à diverses saisons, des vents chauds, très secs, qui s'accompagnent la plupart du temps d'une élévation de température très marquée, pouvant atteindre jusqu'à 45° et plus : ce sont le *simoun* du Sahara, le *khamsin* de la Mer Rouge et les *vents de terre* (vents d'ouest) du Sud de la péninsule hindoustanique ; on croirait alors respirer dans une atmosphère de feu et il n'est pas rare que cette sensation s'accompagne d'un malaise général, d'une gêne respiratoire très marquée et d'un état nauséeux. L'Européen supporte mal ces températures élevées ; le moindre travail devient pour lui une cause de fatigue et souvent, à l'occasion d'une marche même très courte sous les rayons du soleil, quelquefois même dans ses propres appartements, il ressent à un degré plus ou moins avancé tous les symptômes du coup de chaleur.

Il n'est pas jusqu'à la constitution du sol qui ne doive entrer en ligne de compte dans l'étiologie des accidents qui nous occupent ; l'absence de végétation sur un sol sec et sablonneux longuement insolé augmente sensiblement la température d'une région, rendant ainsi les accidents plus fréquents ; c'est à cette particularité bien connue que les rivages désolés de la Mer Rouge doivent leur fâcheuse réputation.

Si l'hyperthermie des milieux est la condition réellement pathognomonique du coup de chaleur, l'infériorité de résistance est habituellement préparée par d'autres facteurs ; il en est un, dont l'influence est considérée à juste raison comme prédominante, nous voulons parler de la fatigue et du surmenage. Telle est, en grande partie, l'origine des accidents que l'on constate souvent parmi les troupes en marche ou en manœuvres ; à l'action nuisible du soleil viennent s'ajouter les fatigues consécutives aux exercices prolongés ; de même, des vêtements trop chauds, trop ajustés, serrant le cou et entravant la circulation, un paquetage trop lourd, etc., ont été cause de bien des accidents de cette nature. Dans les pays tropicaux, l'uniforme militaire ordinaire a déterminé de nombreuses catastrophes ; l'observation citée par le Dr Mac-Clean est d'une grande valeur : le 98e régiment du corps expéditionnaire de Chine (1848) prit part à l'attaque de Chin-Kiang-Foo ; les hommes étaient entièrement vêtus à l'européenne et la chaleur était excessive. Un grand nombre d'entre eux s'affaissèrent sur eux-mêmes, la face contre terre ; quinze moururent à l'instant même, tandis que les soldats de trois autres régiments, qui prirent part à la même affaire et furent tout aussi exposés aux rayons du soleil, ne perdirent aucun homme par suite de la chaleur. La seule raison de ce fait c'est qu'ils avaient marché à l'ennemi et combattu sans leur fourniment et avec les tuniques entièrement déboutonnées.

A propos de l'équipement, nous ne saurions passer sous silence les dangers que peuvent faire courir certaines coiffures dont l'usage est une cause encore trop fréquente d'insolation. Au mois de juillet, après une promenade d'une heure au soleil, Vallin a trouvé à l'intérieur d'un chapeau de soie ordinaire 42° et 46°, alors que la sensation de chaleur à la tête n'était réellement pas pénible. Cet expérimentateur fait remarquer, en outre, que les cavaliers se brûlent parfois la main en la portant sans précautions à leur casque après être restés plusieurs heures immobiles au soleil, à la suite des revues, par exemple ; la température des parois, dit-il, doit s'élever facilement dans ces cas à 70° ; le renouvellement de l'air intérieur continuellement saturé d'humidité est à peu près nul.

Dans les pays tropicaux, les dangers de certaines coiffures sont encore plus à redouter ; nous avons tous le souvenir d'accidents mortels survenus chez des militaires assez imprudents pour sortir au milieu du jour avec un képi.

Le casque ménageant entre le crâne et l'enveloppe une couche d'air continuellement renouvelée grâce à l'espace libre existant en dehors de la couronne constitue un moyen de protection véritablement efficace contre l'insolation. Il n'en était pas de même du chapeau de paille dont se sont servis pendant longtemps les équipages de la marine ; il ne mettait pas la calotte crânienne à l'abri de l'action directe des rayons solaires, et laissait s'accumuler la chaleur dans l'intérieur, tout en exerçant autour de la tête une constriction pénible.

Les races indigènes ne présentent pas, vis-à-vis des influences thermiques, une susceptibilité aussi grande que les Européens, mais leur force de résistance a cependant une limite au delà de laquelle elles n'échappent plus aux accidents qui nous occupent. Cette immunité relative ne peut s'expliquer que par une longue accoutumance au milieu climatique ; elle est toutefois assez fragile pour disparaître en partie avec un changement de région ou une modification aux habitudes. On a constaté qu'il a suffi, dans les corps de natifs de l'armée des Indes, de vêtir et d'équiper les Cipahes à l'européenne pour observer pendant les marches des accidents presque aussi nombreux que chez les soldats européens. Pendant l'expédition du Tonkin, les turcos, coiffés de la chechia, furent sévèrement éprouvés par des accidents imputables à l'insolation. Corre rappelle cette particularité, qui était bien connue à l'époque de l'esclavage, que le nègre de la côte d'Afrique transplanté aux Antilles ou aux Etats-Unis perdait une grande partie de son immunité ; il est vrai que sa nouvelle condition l'obligeait à se livrer à des travaux pénibles auxquels ne l'avaient pas préparé ses habitudes d'indolence et de paresse.

Les nouveaux venus dans les pays tropicaux sont plus sensibles à l'influence des rayons solaires et aux accidents occasionnés par le surchauffement du corps ; on s'en aperçoit d'autant mieux à notre époque, que, les voyages étant devenus très rapides, l'Européen se trouve transporté brusquement, sans aucune transition, dans un milieu nouveau où il trouve des conditions climatériques tout à fait différentes de celles auxquelles il était habitué ; à la longue, toutefois, il peut y acquérir une immunité assez solide, et nous avons tous vu, surtout à bord des voiliers du commerce, des matelots adonnés depuis leur jeunesse à la navigation dans les régions tropicales affronter en plein midi les rayons du soleil avec un simple chapeau de paille, quelquefois même avec une casquette ou un béret.

L'homme est beaucoup plus exposé que la femme à l'insolation ou au coup de chaleur à cause de ses obligations professionnelles ; les jeunes gens et les adultes montrent plus d'endurance que les vieillards.

Comme pour beaucoup d'autres affections, toutes les tares organiques, toutes les causes de débilitation peuvent intervenir pour favoriser l'apparition des accidents consécutifs au calorique ; les habitudes d'intempérance et l'ivresse en précipitent d'ordinaire l'évolution vers un dénouement souvent funeste.

SYMPTOMATOLOGIE GÉNÉRALE. — Dans la description des symptômes nous n'établirons aucune différence entre les accidents imputables à l'action directe des rayons solaires sur le cerveau (insolation) et ceux qui reconnaissent pour cause l'influence pernicieuse d'une chaleur intense, soit naturelle soit artificielle, portant sur l'organisme entier.

« Pour nous, dit Le Roy de Méricourt, dans toutes ces conditions différentes, dans les climats tempérés comme dans la zone tropicale, sous l'influence et en l'absence de l'action directe des rayons du soleil, aussi bien dans un milieu surchauffé par le calorique naturel que par une source de chaleur artificielle, il est donné d'observer la même progression d'accidents. Dans l'Inde comme à Paris, au milieu des sables de l'Afrique comme dans la chambre de chauffe d'un steamer traversant la Mer Rouge, certains individus offriront des troubles se rattachant spécialement à une lésion des centres nerveux, d'autres tomberont foudroyés en offrant cette hyperthermie générale de l'organisme, et ces lésions cardiaques et pulmonaires qui sont regardées comme caractéristiques du coup de chaleur. Des observations, identiques entre elles, démontrent d'une manière péremptoire qu'il n'y a pas deux entités morbides, mais des accidents variables suivant le degré d'intensité de la cause toujours la même, suivant les prédispositions des sujets et les conditions dans lesquelles ils sont placés (1). »

(1) Le Roy de Méricourt, *Coup de Chaleur*, Dictionnaire encyclopédique des Sciences médicales.

Nous ne nous trouvons donc pas en présence d'une symptomatologie bien définie dont on puisse, en un seul tableau, faire une description assez fidèle ; la date d'apparition des phénomènes morbides, leur intensité, leur mode d'évolution dépendent non seulement des prédispositions du patient, mais aussi d'un grand nombre de circonstances accessoires que nous ne pourrons pas envisager dans tous leurs détails.

Prodromes et formes atténuées. — L'attaque est généralement précédée de symptômes précurseurs qui, quelquefois, peuvent ne pas être accentués et passer inaperçus, mais qui habituellement sont très marqués. Le malade éprouve de la lassitude, de la lourdeur de tête, de la céphalée quelquefois très violente avec photophobie ; il accuse des vertiges, des étouffements, une sensation de défaillance avec assoupissement et tendance au sommeil ; la soif est ardente et on constate assez souvent de la gêne respiratoire, de la dyspnée légère et un état nauséeux. D'après Longmore, il y aurait pendant cette période une irritabilité excessive de la vessie.

Ces accidents sont généralement assez accusés pour éveiller l'attention de l'intéressé, ou celle des personnes de l'entourage, et si le malade est secouru à temps, la crise se borne à ces phénomènes prodromiques qui évoluent comme une simple indisposition passagère, sans gravité, et dont il ne reste, la plupart du temps, plus trace après quelques heures de repos.

« Le jour de notre appareillage d'Obock, vers 9 heures du matin, le cuisinier, qui était allé aux provisions à terre, revient à bord dans l'état suivant : facies rouge, cramoisi, peau brûlante et sèche, conjonctives injectées ; céphalalgie intense, pupilles contractées ; agitation extrême, dyspnée, pouls petit, à 132 pulsations ; température = 40°,8.

« Dans l'après-midi, ces accidents avaient en grande partie disparu et la température était redevenue normale. »

Il est des circonstances où cette période prodromique fait défaut, le début des accidents est brusque, foudroyant pour ainsi dire, le malade frappé tombe à terre tout à coup, parfois au milieu d'une conversation ; la face est pâle, la respiration précipitée, superficielle, le pouls petit et accéléré ; la température du corps atteint toujours un degré très élevé.

La plupart du temps, cet état ne se prolonge pas au delà de quelques heures et les malades reprennent rapidement connaissance.

« Dans la matinée, au départ d'Obock, un jeune ouvrier mécanicien, à son poste près des appareils de circulation, tombe sans connaissance ; le thermomètre marquait 57° dans cette partie de la machine.

« La température axillaire du malade, prise peu de temps après, est de 41°, 4 ; pâleur de la face, peau sèche, très chaude ; contractions de la pupille ; mouvements respiratoires très fréquents, irréguliers, difficiles ; battements du cœur énergiques et rapides ; pouls petit, à 154 pulsations ; tendance à la syncope ; constriction épigastrique, vomissements bilieux. Le lendemain, la température était normale (1). »

« Un peu avant d'arriver à Singapore, un matelot de pont employé temporairement comme soutier dans la machine tombe, après la première heure de son quart, frappé de coup de chaleur ; il est couvert de sueur, la peau est rouge, la respiration très anxieuse, les battements du cœur sont profonds, sourds, difficiles à percevoir, avec douleur intense à la région précordiale ; pouls à 110. Une heure après, tous ces phénomènes avaient disparu (2). »

Le premier cas, cité par Alix, appartient à la forme *syncopale* caractérisée par la paleur des téguments ; Moursou qualifie le sien de forme *cardiaque* en raison des troubles un peu spéciaux observés du côté de cet organe ; quoi qu'il en soit, la symptomatologie et le mode d'évolution ne diffèrent que par quelques traits assez peu accusés.

Dans ces cas à début foudroyant, la terminaison heureuse n'est pas la règle ; trop souvent, les accidents se succèdent avec une rapidité déconcertante et la mort survient au bout d'un temps très court.

Mathis, médecin-major de « la Creuse », cite les faits suivants dans son rapport de traversée de Toulon à Saïgon, au mois de juillet 1877 :

« Le maître calfat tombe tout à coup sans connaissance sur le pont. Transporté à l'hôpital, il présente les symptômes suivants : résolution complète, face congestionnée, perte complète de connaissance, pouls dur et lent, respiration incomplète, peau brûlante ; il meurt une demi-heure après. — Deux jours étaient à peine passés, lorsqu'un matelot fut trouvé en pleine nuit, sans connaissance, dans un logement étroit situé à l'arrière du navire. A l'hôpital il présente les mêmes symptômes que le maître calfat et succombe un quart d'heure après son arrivée. »

Formes massives. — En dehors de ces cas, où les phénomènes prémonitoires sont suivis de très près par un rétablissement complet du malade ou par une issue fatale, il arrive le plus souvent que les accidents ont une marche progressive et ne tardent pas à

<hr>

(1) Alix, Observations relatives à une insolation et à six coups de chaleur (*Archives de médecine navale et coloniale*, 1895, t. II, p. 297).

(2) Moursou, Lésions du cœur par coup de chaleur (*Archives de médecine navale*, 1884, t. II, p. 220).

prendre une gravité tout à fait exceptionnelle : c'est la période aiguë de la maladie. Les symptômes du début s'accentuent, la douleur de tête augmente, le malade éprouve une douleur brûlante à l'intérieur (Taylor), une sensation de pesanteur dans toute la partie postérieure du crâne, ainsi que des battements très pénibles, de véritables coups de marteau aux tempes et à la région occipitale ; les nausées deviennent plus fréquentes et s'accompagnent de vomissements ; la respiration est souvent plus lente, suspirieuse, et il y a de l'anxiété précordiale avec une gêne, une pesanteur très marquée au creux épigastrique.

La face est le plus souvent rouge, vultueuse, tuméfiée même, les yeux brillants, les pupilles contractées ; la peau est chaude et sèche, la température atteint d'ordinaire un degré très élevé, 40°, 41° et jusqu'à 43° ; le pouls est plein, accéléré, la langue blanche, très sale, recouverte d'un enduit épais ; la constipation est habituelle et persistante et le plus souvent les urines sont notablement réduites comme quantité.

C'est au cours de cette période que l'on observe, généralement du côté de l'un des principaux organes, des symptômes prédominants qui impriment un cachet spécial à la scène pathologique et fournissent des traits assez caractéristiques pour la qualifier.

1° Accidents comateux et dyspnéiques. — « Le malade est pris tout à coup de convulsions qui cessent bientôt pour faire place à un coma profond. A ce moment, le facies est fortement congestionné, la peau est sèche, brûlante, la température axillaire atteint 43°. Le pouls est petit, dur ; les paupières sont moitié closes, la pupille est presque insensible à la lumière. Les membres sont en résolution musculaire complète, les téguments se montrent insensibles ; les mâchoires sont fortement contracturées ; la respiration est stertoreuse, peu profonde. Mucosités sanguinolentes aux commissures des lèvres ; les voies respiratoires sont obstruées, l'asphyxie est imminente. Des efforts de vomissements amènent aux commissures des lèvres un flot de mucosités tellement épaisses qu'on est obligé de les extraire de la bouche à l'aide de compresses.

Une heure plus tard, la température tombe à 39°, les téguments sont devenus pâles, macérés, avec des sugillations livides indiquant que l'asphyxie fait des progrès ; la résolution et l'insensibilité sont toujours complètes, l'œil est devenu vitreux, la pupille absolument insensible à la lumière ; le pouls est filiforme, presque imperceptible. On se trouve presque en présence d'un cadavre.

Sous l'influence d'excitations répétées, le pouls ne tarde pas à se relever ; l'œil s'éclaircit peu à peu, la pupille redevient sensible à la lumière ; la titillation de la luette provoque un violent réflexe qui non seulement amène la désobstruction des voies respiratoires, mais encore des vomissements alimentaires. Les mouvements de la respiration deviennent de plus en plus profonds ; bientôt apparaissent quelques mouvements convulsifs des membres ; le malade ouvre les yeux, pousse quelques soupirs ; on assiste à une véritable résurrection. Ce drame émouvant avait duré plus de deux heures (1). »

2° Accidents asphyxiques. — « Le malade est pris de syncope en revenant des cabinets disposés en abord et fortement échauffés par le soleil. Il est étendu dans son lit, le facies cyanosé, la bouche et les yeux entr'ouverts, des matières noires vomies souillent le lit ; la peau, d'une sécheresse absolue, est d'une chaleur mordicante, et le thermomètre placé dans l'aisselle accuse 43°5. Le pouls, dur, plein, régulier, bat à 145 pulsations ; la respiration à type abdominal se compose d'inspirations courtes et incomplètes s'élevant à 40 par minute. Les battements du cœur, quoique faibles, sont sensibles ; les pupilles sont contractées.

« Les mains sont contracturées en flexion, quelques soubresauts de tendons ; l'intelligence, la sensibilité et la motilité sont complètement abolies ; selles involontaires copieuses, mais pas d'excrétion d'urines ; la cyanose s'accentue rapidement ; le pouls devient filiforme, irrégulier, intermittent, par moment introuvable. La température axillaire s'est maintenue à 43° ; les yeux sont ternes, insensibles à toute excitation ; les pupilles, contractées au début, se dilatent. Bientôt survient une chute de la température qui tombe à 42°,5, puis à 42°,2 au moment de la mort. Ce coup de chaleur a évolué en trois heures (2). »

3° Accidents paroxystiques. — « A son arrivée, le malade est dans un état soporeux, en proie à une certaine agitation, respirant avec effort ; la peau est sèche et brûlante ; le thermomètre marque dans l'aisselle 42°,5 ; les yeux sont clos, les pupilles contractées ; un peu d'écume blanche se voit aux lèvres. Les mains sont contracturées en flexion et agitées par instants de mouvements de carphologie. Le pouls est fort, vibrant, régulier, à 140 pulsations. Vers 4 heures il y a une émission involontaire d'urines claires, nerveuses ; un quart d'heure plus tard le malade a repris connaissance, ne se plaignant que d'un violent mal à la tête et d'envie de dormir ; la température est à 38°,7 et le pouls à 110.

« La nuit se passe sans incidents, mais le lendemain les accidents se reproduisent et la température atteint 41°,3 : la crise se termine favorablement comme la première par une émission abondante d'urines. »

<hr>

(1) Vantalon, Un coup de chaleur dans la Mer Rouge (*Archives de médecine navale et coloniale*, 1896, t. I, p. 374).

(2) Couteaud, Des coups de chaleur paroxystiques (*Archives de médecine navale et coloniale*, 1888, t. I, p. 211).

Dans un cas également cité par Couteaud, l'intermission fut plus longue, bien que le dénouement ait été fatal au patient.

« Après une première crise fébrile qui ne dure que 2 heures, de 10 heures du matin à midi, la température redevient normale... le lendemain au réveil, le malade éprouve de la faiblesse ; état nauséeux, vomissements de bile, puis vomissements striés de sang, marc de café ;... facies pâle, peau brûlante et sèche, respiration très gênée ; température = 42°... pouls dur, plein, à 145... subdelirium, hallucinations de l'ouïe, de la vue... Vers 5 heures du soir, le thermomètre donne encore 40°...

Le lendemain matin le malade est repris de vomissements noirs ; le visage est pâle, les yeux sont insensibles à la lumière ; dyspnée extrême, peau sèche et brûlante, le thermomètre arrive à 44° ; pouls misérable, irrégulier, intermittent,... facies cyanosé ; le malade expire en une demi-heure (1). »

De pareils accidents, alors même qu'il s'agit d'un personnel venant de France et n'ayant jamais séjourné aux colonies, posent la question d'un diagnostic différentiel avec le paludisme qui a pu être contracté soit en cours de route, à une relâche, soit même dans certaines garnisons de la métropole.

4° Accidents délirants et convulsifs. — « Le malade maintenu sur son lit a les yeux égarés, grands ouverts, les pupilles contractées ; il crie, jure, chante à tue-tête ; des secousses agitent son corps, ses mains sont crispées et animées de mouvements de carphologie ; la respiration est gênée, incomplète, à type abdominal ; le pouls est vibrant, plein, régulier, à 128 pulsations ; la peau sèche et brûlante ; le thermomètre dans l'aisselle accuse 43°.

Un quart d'heure après une abondante émission d'urines, il se produit un calme relatif, la respiration devient plus fréquente, et aussi plus complète et plus thoracique ; les pupilles sont dilatées et les doigts agités de mouvements convulsifs ; la température tombe à 41°...

Après un quart d'heure de calme, l'agitation et le délire reparaissent, quoique plus modérés ; la sensibilité est conservée et l'intelligence troublée, mais non abolie. Le malade hurle et vocifère... ses doigts sont animés de mouvements choréiques... la respiration est fréquente, le pouls petit à 160 ; la température descend à 39°8 ; le délire diminue, les pupilles redeviennent normales...

Vers quatre heures, les convulsions tétaniques reprennent, alternant avec des convulsions cloniques ; les membres sont raidis... la tétanisation des muscles de la respiration accentue la dyspnée et déjà une raie bleuâtre de cyanose se dessine au cou... L'expression de fureur du visage est horrible à voir..., les conjonctives sont injectées... Vers cinq heures, la température axil-

____

(1) COUTEAUD, *loco citato*.

laire est de 40°8 ; le pouls affolé bat à 180 pulsations. A partir de ce moment la température ne cesse de monter, elle atteint 43°5 au moment de la mort. A diverses reprises, le malade a quelques selles involontaires avec émission d'urines peu copieuses (1)... »

Nous pourrions multiplier ces exemples, mais les observations ne différeraient entre elles que par l'intensité des symptômes, leur durée et leur mode d'évolution, en un mot par des modifications de détail qui ne changent rien à la physionomie générale du tableau que nous avons tracé.

Les symptômes morbides produits par la chaleur des foyers à bord des bâtiments à vapeur ne présentent rien de bien particulier. Leconiat les a groupés de la manière suivante :

A un degré moyen : vertiges, faiblesse générale, hébétude de la face, injection des yeux, stupeur légère, bourdonnements d'oreilles.

A un degré plus avancé : stupeur plus grande, yeux brillants, fortement injectés, souvent convulsions, puis résolution complète, parfois déjections involontaires. Le pouls, d'abord rapide, dur au début, devient dépressible.

Au degré le plus élevé : aggravation des accidents ci-dessus, injection intense des yeux; la sclérotique devient d'une couleur vineuse ou violacée; congestion cérébrale et pulmonaire; parfois expuition de sang en quantité variable; respiration anxieuse, comme tronquée ; convulsions, résolution complète; la mort peut survenir en quelques heures (2).

MARCHE ET ÉVOLUTION DE LA MALADIE. — L'évolution des accidents provoqués par l'insolation ou le coup de chaleur présente, d'ordinaire, une période prodromique d'une durée variable qui peut, dans les formes abortives, constituer à elle seule toute la maladie; dans des circonstances relativement assez rares, ces phénomènes précurseurs font défaut et la maladie débute brutalement et se déroule avec une rapidité qui ne permet quelquefois pas l'intervention thérapeutique; enfin, la phase prémonitoire est suivie, dans la plupart des cas, d'une seconde période ou période aiguë, au cours de laquelle l'observateur constate habituellement, du côté de certains organes, une prédominance assez marquée des phénomènes morbides qui permet de caractériser l'atteinte.

Une particularité mérite d'être signalée à propos de la description des accidents qui nous occupent, c'est l'élévation de température qui persiste un certain temps après la mort. Wood, qui observait dans l'Inde, donne les chiffres suivants : 42°2, 43°6 (2 heures après la mort).

Terminaison. — Dans les cas légers, la guérison complète est

<hr>

(1) Couteaud, *loco citato.*
(2) Le Roy de Méricourt, *loco citato.*

obtenue en un ou deux jours. Dans les formes moyennes, le rétablissement est la règle, mais le malade conserve quelquefois de la faiblesse, des palpitations, un pouls petit, dépressible, une céphalée persistante et quelquefois des troubles de la vision et de l'ouïe; enfin, dans certaines circonstances, il subsiste une irritabilité anormale du caractère, et de la dépression intellectuelle plus ou moins marquée. La durée de ces accidents est extrêmement variable.

Comme suite des atteintes graves, on a signalé l'hémiplégie (Peacock) accompagnée parfois d'aphasie, la paraplégie (Thinn) ainsi que des tremblements choréiques des muscles de la main et de l'avant-bras. Moursou a observé des manifestations péricardiques, indépendantes de toute prédisposition rhumatismale.

PRONOSTIC. — Généralement le pronostic doit être assez réservé; même dans les cas légers en apparence, il convient d'user de circonspection, des accidents imprévus pouvant toujours faire craindre une aggravation de l'état du malade.

L'absence de transpiration, une température élevée, la suppression des urines sont toujours des symptômes d'une haute gravité; au contraire, une diaphorèse abondante, une émission copieuse d'urines accompagnée de selles spontanées ou provoquées, l'abaissement de la température, l'absence de convulsions sont autant d'indices en faveur de la guérison.

Dans beaucoup d'expéditions militaires, la mortalité par la chaleur a été plus forte que celle due au feu de l'ennemi; d'après Taylor, au combat de Judespore, 19 hommes furent tués et 109 furent victimes de la température brûlante à cette époque de l'année. Au cours de l'expédition du Tonkin, on a enregistré un nombre élevé de décès occasionnés par des coups de chaleur.

ANATOMIE PATHOLOGIQUE. — La rigidité cadavérique se produit très rapidement et elle est très marquée; on observe aussi des taches ecchymotiques disséminées sur le tronc et sur les membres; les orifices du nez et de la bouche laissent écouler un liquide spumeux de couleur rosée.

Les ventricules du cœur sont globuleux; le gauche, en particulier, a une dureté ligneuse; sa cavité est entièrement effacée et ne contient aucune trace de sang liquide ni de caillots. L'oreillette droite et parfois aussi le ventricule droit sont plus ou moins remplis d'un sang très noir, liquide, légèrement acide; les épanchements péricardiques ne sont pas rares.

Du côté des organes respiratoires, on a signalé des ecchymoses sous-pleurales et souvent l'existence d'un épanchement pleural constitué par de la sérosité ou par du sang. Les poumons, d'une couleur rouge sombre, lie de vin, sont fortement congestionnés et ressemblent parfois à deux énormes caillots; ils ne crépitent pas à la pression. Les bronches sont encombrées par un liquide spumeux, d'une couleur rouge brun.

Les méninges portent la trace d'une stase veineuse ; on a rencontré parfois des extravasations sanguines entre la dure-mère et la paroi crânienne, ainsi qu'un épanchement séreux opalescent ou rosé dans l'espace sous-arachnoïdien ou dans les ventricules.

PATHOGÉNIE. — D'après le médecin-major Bonnette, qui en a fait une étude remarquable, la pathogénie du coup de chaleur est très complexe et toutes les interprétations qui en ont été données se complètent au lieu de s'exclure.

D'après lui, on peut se représenter de la manière suivante l'enchaînement des phénomènes morbides.

Tant que la fonction régulatrice est à la hauteur de la situation, c'est-à-dire tant qu'il y a équilibre entre la production et l'émission du calorique, l'économie résiste, grâce à la suractivité fonctionnelle qu'elle déploie et qui s'accompagne d'un excédent de chaleur. L'organisme tout entier lutte, la circulation centrale et périphérique devient plus active, les mouvements respiratoires sont plus fréquents et plus profonds, les sécrétions plus abondantes (sueurs profuses, envies fréquentes d'uriner).

Mais le malaise persistant, le calorique et l'intoxication augmentent, le système nerveux se ralentit, s'anesthésie sous l'action prolongée de la chaleur, le cœur se fatigue, les battements sont moins énergiques et plus irréguliers, les poumons s'engorgent, les organes splanchniques se congestionnent et les sinus veineux du cerveau sont remplis de sang noir. Alors paraissent les vertiges, le délire, les convulsions et le coma qui précède le collapsus final.

Pendant ce temps, la peau s'assèche, et, la déperdition de chaleur ne se faisant plus, le surchauffement de l'organisme est rapide et la température centrale s'élève promptement à un degré très marqué. A ce moment, les fibres musculaires du cœur et du diaphragme se paralysent et l'asphyxie clôt la scène (1).

Cette théorie ne fournit pas l'explication des accidents foudroyants qui peuvent entraîner la mort en quelques instants ; dans ces circonstances, il ne paraît pas douteux que l'action directe du calorique sur les centres nerveux soit le point de départ de phénomènes d'inhibition du côté du cerveau et de la moelle.

DIAGNOSTIC. — Les circonstances de lieu, de milieu et de température dans lesquelles s'est trouvé le malade suffisent d'ordinaire au médecin pour porter un diagnostic sûr.

D'ailleurs la sécheresse de la peau, les violentes douleurs de la tête, la photophobie, la petitesse et la fréquence du pouls, la sensation de gêne, de pesanteur au creux épigastrique, sont autant de symptômes caractéristiques qui, par leur groupement, permet-

(1) Bonnette, le Coup de chaleur dans les pays tempérés, 1905.

tent de reconnaître sans hésitation la nature de la maladie.

La perte absolue de la connaissance est rare ; d'ordinaire, en interpellant à plusieurs reprises le patient, on peut le tirer momentanément de l'état de stupeur dans lequel il est plongé, particularité qui établit une distinction bien marquée avec la commotion cérébrale grave.

En dehors de l'âge du malade, qui, quand il s'agit de sujets n'ayant pas dépassé la quarantaine, permet d'exclure l'hémorragie cérébrale, le diagnostic différentiel entre cette affection et les accidents dus à la chaleur repose sur deux autres catégories de symptômes : la température qui reste basse, au moins pendant le premier jour, dans l'hémorragie cérébrale et qui au contraire atteint tout de suite un degré très élevé dans le coup de chaleur ; — le pouls faible, mou et fréquent dans le second cas, plein, tendu et lent quand il s'agit de la première affection.

L'élévation de la température suffit à elle seule pour différencier l'état syncopal dû au coup de chaleur d'une faiblesse passagère, ou d'une syncope chez un soldat fatigué par une marche prolongée et chez un homme convalescent d'une longue maladie.

Dans certaines circonstances, on pourra éprouver quelques difficultés à établir le diagnostic différentiel entre un accès pernicieux palustre et un coup de chaleur, surtout s'il évolue avec les allures paroxystiques décrites par Couteaud. L'erreur sera évitée le plus souvent si on peut pratiquer sur-le-champ un examen microscopique du sang.

TRAITEMENT. — Le traitement des accidents dus au surchauffement de l'organisme doit répondre aux indications suivantes :

Abaisser la température du corps ; débarrasser le sang des substances toxiques ; stimuler le système nerveux.

Pour abaisser la température, on transportera le malade à l'ombre, dans un endroit frais, on le débarrassera de ses vêtements de manière à augmenter le plus possible la surface d'évaporation du corps, et on assurera par tous les moyens possibles une ventilation constante et intense.

En même temps, on pratiquera des aspersions avec de l'eau froide sur la tête, sur la face et sur le thorax tandis que des aides exerceront des frictions vigoureuses sur les membres et sur les flancs ; l'application d'une vessie de glace sur la tête ne peut donner que d'excellents résultats.

Si les ressources dont on dispose le permettent, on utilisera avec succès un bain frais à 30°, mais on évitera avec soin les bains froids à 18° et 20° à cause du retentissement trop brutal qu'ils peuvent avoir sur un organisme déjà profondément prostré.

« Les bains froids de 28° à 30° stimulent doucement le névraxe, abaissent la température, provoquent la diurèse et l'élimination des produits toxiques (1). »

« A cette action éliminatrice, dit Grasset, se joint une action stimulante générale et dans les cas de dépression, d'adynamie, ou d'ataxo-adynamie, l'eau froide fait merveille. »

La réfrigération interne sera obtenue par les boissons froides et abondantes qui relèvent la tension sanguine, abaissent la température centrale et déterminent une diurèse abondante. Des lavements froids et salés provoqueront des effets analogues du côté du gros intestin et seront suivis de selles abondantes.

La respiration du malade doit être facilitée par une aération convenable et par les manœuvres habituelles dans le cas où les mouvements de la cage thoracique ne s'exécuteraient que faiblement ou menaceraient de s'arrêter. Dans ce dernier cas, on aurait recours, si possible, aux inhalations d'oxygène.

La saignée sera pratiquée souvent avec succès pour décongestionner promptement une poitrine gorgée de sang et faciliter ainsi les échanges gazeux dans les alvéoles.

Bonnette préconise concurremment les injections de sérum artificiel qui relèvent la tension sanguine et stimulent les centres nerveux et, d'une manière générale, la régénération du sang et de tous les éléments anatomiques, renforçant ainsi la défense de l'organisme. Cette injection concourt aussi à l'élimination des matières toxiques par les exutoires naturels (salive, sueurs, urine).

« D'après Bosc, cité par Bonnette, le traitement du coup de chaleur par la saignée-transfusion est une thérapeutique extrêmement rationnelle. La saignée agit comme agent de désintoxication, et d'excitation des centres hématopoiétiques, mais son action déprime la tension sanguine et diminue l'hématose ainsi que l'activité des centres nerveux. L'injection d'une solution salée remplace le liquide perdu de sorte que l'excitation vitale due au seul fait de l'activité circulatoire de la masse du sang est accrue, que les phénomènes d'oxydation intra-cellulaires sont augmentés, et que le rein se débloque rapidement. »

Pour stimuler le système nerveux, on aura recours aux révulsifs (sinapismes, marteau de Mayor, rubéfaction au chloroforme ou à l'essence de térébenthine), et enfin à l'éther en injections hypodermiques répétées plus ou moins souvent.

La fibre cardiaque défaillante sera soutenue et tonifiée par des injections de caféine, de spartéine, d'huile camphrée, etc.

Nous n'insisterons pas sur la thérapeutique des séquelles des accidents consécutifs au surchauffement de l'organisme ; cette médication purement symptomatique variera suivant les cas.

(1) BONNETTE, *loco citato*.

TICK-FEVER OU FIÈVRE DES TIQUES

PAR A. THIROUX

On désigne sous le nom de tick-fever une maladie infectieuse, causée par un spirille, *Spirillum Duttoni*, analogue à *Sp. Obermeyeri*. La maladie, qui sévit plus particulièrement dans l'Afrique centrale, affecte la même forme que la fièvre récurrente d'Europe (Russie), d'Asie et d'Amérique : accès de fièvre durant quelques jours et alternant avec des périodes d'apyrexie. Cependant, les périodes fébriles sont plus courtes que dans la récurrente européenne (1), et durant ces périodes les spirilles sont également moins nombreux dans le sang ; on en trouve rarement plusieurs dans le même champ microscopique. Au moment où les parasites disparaissent de la circulation, pendant la période apyrétique ou crise, le sang reste néanmoins infectant pour les animaux sensibles.

La maladie débute brusquement par une fièvre avec température élevée, souvent précédée de frisson et accompagnée de céphalalgie. On observe toujours un embarras gastrique assez notable, la langue est saburrale et il se produit parfois des vomissements. L'ictère est assez fréquent et survient d'ordinaire pendant la première période fébrile. Dans quelques cas, les malades présentent du délire.

Au bout de 3 à 4 jours, la rémission s'annonce par une abondante diaphorèse, la fièvre tombe pour une période assez variable, de 4 à 10 jours en moyenne.

Le 2ᵉ accès est généralement moins violent que le premier et dure moins longtemps. Le plus souvent les malades ne présentent pas d'autres accès, quelquefois même il peut n'y en avoir qu'un.

Dans les cas graves, d'ailleurs relativement rares, la mort survient, soit par syncope cardiaque, par anémie ou par hémorragie intestinale. Chez quelques malades on a aussi observé des symptômes de méningite, dus à la présence de spirilles dans le liquide céphalo-rachidien (cas de Soulié, Alger) (2). Ces localisations de spirilles dans les centres nerveux, encore peu connues, sont d'au-

(1) Breinl et Kingborn, An experimental study of the parasite of the african tick-fever (*Liverpool school of trop. med.*, mém. XXI, 1906, pp. 1-52).

(2) *C. R. Soc. Biologie,* 27 juillet 1907, p. 149.

tant plus intéressantes que, ainsi que nous l'avons démontré, pour le spirille du singe, *Sp. pitheci* (1), les accidents nerveux et la présence des spirilles dans le liquide céphalo-rachidien peuvent ne se produire qu'après que le parasite a disparu du sang et que le malade semble guéri.

L'étude, chez l'homme, de ces accidents tardifs, méningés ou cérébraux, d'origine spirillaire semble donc présenter un intérêt tout particulier.

Le spirille de la tick-fever mesure 10 μ de long; il est donc plus long que le spirille européen qui n'a que 8 μ; de plus, le premier est notablement plus épais. On observe fréquemment dans les deux cas que les spirilles se réunissent bout à bout et il semble alors que les parasites ont des dimensions beaucoup plus grandes. Chaque individu présente deux ou trois tours de spire, mais comme ces tours de spire se répartissent sur une longueur double pour le spirille de la tick-fever, ce dernier paraît beaucoup plus largement ondulé, et c'est à notre avis le caractère différentiel le plus facilement appréciable entre les deux parasites.

Comme, d'autre part, les dimensions et les caractères morphologiques des spirilles en général sont peu stables, en ce sens que ces organismes présentent des variations assez notables d'un individu à l'autre, et cela dans une même préparation, force a été de chercher d'autres caractères de différenciation.

Un des principaux, qui ont été mis en avant, consiste en ce qu'avec *Sp. Obermeyeri* on ne peut infecter directement la souris en partant du sang humain et qu'il faut passer par le singe pour obtenir cette infection, alors qu'avec d'autres spirilles, et en particulier avec *Sp. Duttoni*, on peut infecter directement la souris. La plupart des auteurs pensent, avec raison, que ce seul caractère est insuffisant pour différencier une espèce.

Des preuves plus convaincantes de l'individualité des deux spirilles ont été fournies par l'inoculation de l'un d'eux à des animaux ayant une forte immunité pour l'autre et inversement. C'est ainsi que Breinl a fait des expériences qui lui ont donné des résultats négatifs, sur l'immunité croisée pour *Sp. Obermeyeri* et *Sp. Duttoni*, et que Strong (2), opérant sur des rats immunisés contre la spirillose européenne et américaine, a observé que ces animaux étaient réfractaires à l'inoculation du spirille de Bombay, *Sp. Carteri*, mais non à l'inoculation de *Sp. Duttoni*.

La diagnose des différentes espèces de spirilles peut également être faite par l'emploi de sérums spécifiques, que l'on peut obte-

---

(1) *C. R. Acad. des Sciences*, 10 janvier 1910, p. 132, et *Bull. Soc. path. exotique*, 12 janvier 1910, p. 23.

(2) *Philip. journ. of. med. Sc.*, 3 juin 1909, pp. 187-193.

nir facilement (Uhlenhuth et Hœndel) (1), par plusieurs injections intraveineuses au lapin de sang à spirilles (les lapins ne s'infectent pas). Lorsque les spirilles, que l'on cherche à identifier, sont les mêmes que ceux qui ont servi à préparer le sérum, ils s'agglutinent, puis s'immobilisent et subissent la dégénérescence granuleuse en présence de petites doses de ce sérum (jusqu'à 1/100°). Injectés avec le sérum dans le péritoine des souris, ils subissent la réaction de Pfeiffer.

Ces méthodes ont permis d'établir la probabilité de l'existence de deux races bien distinctes. L'une comprend : le spirille européen (Russie, *Obermeyer*), le spirille américain (New-York, *Novy et Knapp*) et le spirille de Bombay, *Sp. Carteri*. L'autre comprend : *Sp. Duttoni* de la tick-fever. Schilling, dans l'article du livre de Mense consacré à la fièvre récurrente (2), propose de diviser les spirilloses humaines en spirilloses des pays tempérés et spirilloses des pays chauds. Cette division est, à notre sens, assez mal fondée, car on voit la spirillose d'une région comme Bombay, qui appartient nettement aux pays chauds, se rattacher à la spirillose européenne ou américaine.

Une question qui, à notre avis, a beaucoup plus d'importance que la question de latitude, est celle de l'hôte intermédiaire. Ce n'est pas sans raison que, tandis qu'on connaissait depuis longtemps la fièvre récurrente et le spirille d'Obermeyer, on a cependant désigné d'un autre nom : tick-fever, une autre fièvre récurrente due à un spirille morphologiquement peu dissemblable du précédent. Cette différenciation, pour n'avoir pas été peut-être très raisonnée au début, n'en est pas moins très importante. En effet, *Sp. Duttoni* est convoyé par les tiques. Koch et Carter (3) ont retrouvé des spirilles jusque dans les œufs d'*Ornithodorus moubata*. Leishmann (4) a vu que, chez la même espèce de tiques, *Sp. Duttoni* se localisait dans les tubes de Malpighi et subissait une transformation granuleuse. Une chaleur de 30° est nécessaire pour ramener ces granulations à l'état de spirilles. La tique, lorsqu'elle pique, régurgite dans la plaie une partie du contenu de son intestin, sous forme d'un liquide blanchâtre, qui renferme des spirilles, lorsque les ixodes ont été auparavant soumis à une température suffisante. Un fait très intéressant a été rapporté par Schuberg et Manteufel (5) : *Ornithodorus moubata*, une fois débarrassé des spirilles qui le rendent infectieux, ne peut plus être de nouveau infecté et prend lui-même l'immunité (immunité intestinale).

(1) *Arb. a. d. Kaiserl. Gesundheitsamte*, 1907, pp. 1-10.
(2) Handb. der Tropenkrankheiten, t. III, 1906, pp. 668.
(3) *Ann. of. trop. Med. a. Parasit.* fév. 1907, pp. 157-160.
(4) *Trans. of. the soc. of. trop. Méd. et Hyg.*, 3 janvier 1910, pp. 77-95.
(5) *Zeitschr f. Imm. forsch. u. exper. Ther.*, 21 janv. 1910, pp. 512-515.

La transmission de la fièvre récurrente européenne, asiatique ou indienne et le mécanisme des épidémies occasionnées par les spirilles du genre *Obermeyeri* sont moins bien connus. Cependant les expériences de Mackie (1) sur le spirille de Bombay ; celles de Manteufel (2) sur *Sp. Obermeyeri*, de Sergent et Foley (3) sur un spirille algérien de l'homme et les observations de Mathis et Léger (4) sur le mode probable de transmission du spirille du Tonkin semblent bien concorder et rendre le pou de corps ou les punaises responsables de la transmission de la spirillose dans un certain nombre de régions.

Nous pensons en conséquence qu'il est logique de diviser les spirilloses humaines en 2 groupes :

1° Spirilloses transmises par les tiques ;

2° Spirilloses transmises par un autre parasite (probablement le pou de corps ou les punaises).

Le premier groupe comprend : 1° la tick-fever de l'Afrique orientale, virus Koch ; 2° la tick-fever de l'Afrique occidentale, virus Dutton, convoyés par *Ornithodorus moubata* ; 3° la tick-fever de Colombie, convoyée par *Ornithodorus Chinche* (Robledo et Franco) (5).

Le second groupe comprend :

1° La fièvre récurrente à *Sp. Obermeyeri*, virus russe ;

2° La fièvre récurrente américaine, virus de New-York (Novy et Knap) ;

3° La fièvre récurrente de Bombay, *Sp. Carteri* ;

4° La fièvre récurrente d'Algérie (Sergent et Foley) (6) ;

5° La fièvre récurrente du Tonkin (Mathis et Léger).

Il est vraisemblable que les cas observés au Maroc par Miss Gabrielle Ruth Breeze (7) et ceux signalés au Kordofan par Cummins (8) se rapportent au second groupe, tandis que ceux observés à Panama par Darling (9) se rapportent au premier.

L'observation de Sergent et Foley, qui attribuent la contagion du spirille d'Algérie au pou de corps et non aux ixodes, nous montre combien les termes de spirillose africaine et de spirille africain sont impropres pour désigner la tick-fever, et *Sp. Duttoni*.

Nous estimons en conséquence qu'on doit toujours se servir du

(1) *Britisch med. journ.* 14 décembre 1907, pp. 1706-1709.
(2) *Arb. a. d. Kais. Gesundheitsamte,* 1908, pp. 355-371.
(3) *Bull. Soc. Path. exotique,* 11 mars 1908, pp. 174-175.
(4) *Bull. Soc. méd. chirurg. de l'Indo-Chine,* 1910, pp. 49-70.
(5) *Bull. Acad. Méd.,* 30 avril 1907, pp. 511-515, et *Bull. Soc. Path. exotique,* 12 mars 1909, p. 117.
(6) *Bull. Soc. Path. Exot.,* 11 mars 1908, pp. 174, 176.
(7) *Journ. of trop. Med. a. Hyg.,* 1er avril 1909, p. 98.
(8) *Journ. Roy. Army. med. corps,* février 1910, p. 199.
(9) *Arch. of. Int. medic.,* août 1909, pp. 150-185.

terme de fièvre à tiques pour désigner la spirillose humaine transmise par les tiques et réserver celui de fièvre récurrente pour toutes les spirilloses transmises par d'autres insectes.

Au point de vue épidémiologique, il y a d'ailleurs une différence entre les 2 groupes de spirilloses. La fièvre récurrente sévit plutôt épidémiquement sur les populations misérables et dans les agglomérations mal tenues au point de vue de l'hygiène, tandis que la tick-fever a plutôt une allure endémique, correspondant au mode de transport du spirille.

Il ne faudrait pas conclure cependant que le même virus, transporté par les 2 espèces d'ecto-parasites, peut provoquer soit la tick-fever, soit la fièvre récurrente ; il est probable qu'il s'agit de 2 ou plusieurs virus, qui ont chacun un hôte intermédiaire de prédilection ; c'est d'ailleurs ce qui ressort des expériences de Manteuffel, qui n'a réussi à transmettre de rat à rat qu'une fois sur 8 le spirille de la tick-fever au moyen des poux, alors qu'il obtenait des résultats dans la plupart des cas lorsqu'il se servait de *Sp. Obermeyeri*.

FIÈVRE RÉCURRENTE INDO-CHINOISE

PAR LES Drs GAIDE, C. MATHIS ET M. LEGER

BACTÉRIOLOGIE, MORPHOLOGIE DU PARASITE DANS LE SANG DE L'HOMME.

PAR LES Drs C. MATHIS ET M. LEGER

Dans le sang de l'homme, le parasite de la fièvre récurrente mesure d'ordinaire 16 μ de longueur avec 5 ondulations. Certaines formes sont très courtes avec 3 ondulations; d'autres atteignent 20 μ.

Les spires peuvent être régulières ou de dimensions inégales.

Dans son ensemble, le filament peut affecter une direction rectiligne ; d'autres fois, il est en arc de cercle ou prend la forme d'un S, d'un V, ou d'un Y.

On note aussi, principalement dans le sang prélevé un peu avant la crise, des formes, en boucle en anneaux, en points d'interrogation.

Des chaînes composées de 3, 4, 5 ou 6 spirochètes disposés bout à bout ne sont pas rares et peuvent atteindre de 80 à 100.

Le spirochète se colore facilement par les couleurs d'aniline, en particulier la thionine phéniquée et le violet de gentiane et aussi par la solution de Giemsa, qui est, à notre avis, la méthode de choix parce qu'elle facilite en même temps la recherche des différentes formes d'hématozoaires du paludisme.

Nous procédons très simplement de la façon suivante :

Fixation par l'alcool absolu pendant 10 minutes.

Flambage de la lame au sortir du bain d'alcool. Coloration pendant 1/4 d'heure avec :

Eau distillée.............................. 2 cc.
Giemsa.................................. IV gouttes.
Lavage à l'eau courante, etc.

Nous avons remarqué que l'on trouve les spirochètes beaucoup plus nombreux à la partie initiale qu'à l'extrémité terminale du frottis. C'est le contraire qui a lieu pour les autres parasites du sang, microfilaires, hématozoaires du paludisme.

SENSIBILITÉ DES ANIMAUX VIS-A-VIS DU VIRUS DE LA FIÈVRE RÉCURRENTE.

SENSIBILITÉ DES ANIMAUX VIS-A-VIS DU VIRUS DE LA FIÈVRE RÉCURRENTE. — En partant du sang humain, nous avons réussi à infecter les singes et les souris blanches que Yersin, faute d'animaux, n'avait pu inoculer. Les rats sauvages (*Mus decumanus*), les lapins et les cobayes se sont montrés réfractaires, comme le Directeur de l'Institut Pasteur de Nhatrang avant nous l'avait constaté.

A. — **Maladie expérimentale du singe.** — Les singes sont sensibles au spirochète de la fièvre récurrente tonkinoise. Nous avons infecté les 15 singes que nous avons inoculés soit avec du sang humain, soit avec du virus ayant passé par le singe ou par la souris.

Les singes s'infectent facilement par inoculation intra-péritonéale ou sous-cutanée. L'incubation, de même durée quelle que soit la voie d'entrée, a été de 36 heures à 5 jours.

L'infection peut être sévère, mais n'a jamais été mortelle, il est vrai que nous n'avons pas cherché à exalter la virulence du spirochète pour le singe.

La maladie s'accompagne de perte de poids de l'animal pouvant aller à 796 gr. pour des singes de 3 kilogr. 650, de diminution de l'appétit, de faiblesse et d'anémie.

Généralement les animaux n'ont eu qu'une seule période fébrile. Dans 3 cas, chez des singes, nous avons observé des rechutes avec réapparition des spirochètes.

Chez un singe, le second accès a eu lieu après 5 jours d'apyrexie et a duré 1 jour 1/2 ; les parasites se sont montrés sensiblement plus nombreux que la première fois.

Chez un autre singe, la rechute n'est survenue qu'au 6e jour d'apyrexie, la température n'a pas dépassé 38° 5 et les spirochètes ont été rares.

Enfin, un troisième singe a présenté un second accès fébrile, plus sévère que le premier, la température étant montée à 41°,4 et les parasites ayant été très nombreux.

L'infection du singe reproduit en quelque sorte la maladie observée chez l'homme.

Contrairement à ce que Breinl et Kinghorn ont observé avec le virus de la tick-fever, le sang humain, en dehors des périodes de pyrexie, n'infecte plus les singes.

Deux singes sont inoculés avec le sang d'un indigène prélevé le lendemain de la chute de la température. L'examen microscopique n'avait pas décelé de spirochètes ; les animaux restent indemnes. Réinoculés 5 jours après avec du sang riche en parasites, ils s'infectent.

Cette expérience, répétée chez deux autres macaques, a donné les mêmes résultats.

Une première atteinte confère l'immunité pour une durée qui n'est pas inférieure à 64 jours. Trois singes infectés antérieurement sont réinoculés en même temps qu'un singe neuf témoin. Celui-ci contracte une maladie typique, les 3 autres, dont l'infection remontait à 25, 55 et 64 jours, ne présentèrent aucune réaction. La durée maxima de l'immunité n'a pas été précisée.

Le spirochète ayant passé par le singe se montre actif vis-à-vis de la souris, mais n'a pas une virulence plus marquée que le parasite prélevé directement sur l'homme.

Nous avons fait piquer par des sangsues des singes dont le sang contenait de nombreux spirochètes.

Cinq jours après l'ingestion du sang nous avons fait dégorger nos sangsues. Dans le liquide examiné à l'état frais, les spirochètes nous ont paru immobiles. Après fixation et coloration au Giemsa, nous avons pu mettre nettement en évidence les modifications subies par le parasite dans sa morphologie. Il prend mieux la coloration, les spires sont plus serrées, plus régulières et moins larges que chez le parasite observé dans le sang humain.

Dans le sang ingéré depuis 13 jours, nous n'avons plus distingué de formes spirochétiennes.

B. — **Maladie expérimentale de la souris blanche**. — Le spirochète de la fièvre récurrente tonkinoise peut être transmis à la souris blanche. Nous avons inoculé 21 souris avec du virus de singes préalablement infectés. Aucun animal ne s'est montré réfractaire.

La période d'incubation a varié de quelques heures à trois jours. L'infection a toujours été légère ; elle a duré de un à quatre jours, et nous a paru un peu plus longue avec le virus de l'homme qu'avec le virus du singe.

Jamais les spirochètes n'ont été vus nombreux. Ils sont le plus souvent rares ou très rares, et ils passeraient inaperçus si l'on se contentait de l'examen du sang à l'état frais : il est parfois nécessaire, pour les trouver, de chercher plusieurs minutes sur des préparations colorées.

Dans aucun cas, nous n'avons observé de rechutes, bien que les examens fussent faits matin et soir pendant près de deux semaines.

Le passage de souris à souris est possible. Il est indispensable pour réussir presque sûrement de sacrifier l'animal fournissant le virus et d'inoculer avec tout le sang du cœur 3 à 4 autres animaux au maximum.

43 souris ont été inoculées pour nos expériences en série. Nous avons obtenu trois passages en partant du virus homme et 13 passages en partant du virus singe. Comme il est difficile de se pro-

curer en nombre suffisant des souris blanches au Tonkin, nous avons été dans l'obligation de perdre notre virus.

L'infection des animaux des 8 premières séries a été légère. Brusquement, dès le 9ᵉ passage, il s'est produit une exaltation de virulence très marquée : les parasites se sont montrés nombreux dans la circulation périphérique et la maladie expérimentale a entraîné la mort d'un certain nombre de souris. Cependant, même alors, le caractère récurrent de l'infection ne s'est pas manifesté. Le virus tonkinois comme le virus de la fièvre récurrente européenne n'entraîne donc pas de récidives.

On sait, au contraire, que les souris inoculées avec les virus américain ou africain ont des rechutes.

Une première atteinte, même légère, confère une immunité qui n'est pas inférieure à 102 jours. Nous n'avons pu rechercher la durée maxima de l'immunité.

Le spirochète, chez la souris, a présenté quelques particularités dans sa morphologie. Lors des premiers passages, il est manifestement plus court (5 à 10 μ en moyenne) et plus grêle que dans le sang humain et a une grande tendance à s'enrouler sur lui-même, à s'entortiller en boucles et en anneaux. Dans le sang des passages suivants, les parasites affectent des formes moins enroulées et tendent à se rapprocher de celles qu'on observe chez l'homme. Mais, même dans les derniers passages, alors qu'ils peuvent être excessivement nombreux, les spirochètes demeurent toujours plus minces, à spires moins serrées et moins nombreuses, et ont tendance à s'agglutiner et à s'enchevêtrer entre eux.

ROLE DES ECTOPARASITES DANS LA TRANSMISSION DE LA MALADIE. — Si, à l'heure actuelle, le rôle de la tique *ornithodorus moubata* comme agent de transmission de la fièvre récurrente africaine est parfaitement démontré, la part jouée par les ectoparasites dans les autres fièvres récurrentes, européenne américaine, indienne est encore fort discutée.

Parmi les arthropodes vivant en commensaux sur les indigènes du Tonkin ou très abondants dans leurs habitations et qu'il y a lieu d'incriminer dans la propagation de la fièvre récurrente, les punaises et les poux viennent en première ligne. Les puces également ne sont pas rares ; en revanche, on ne rencontre que très exceptionnellement des tiques sur l'homme.

Lors de la colonne du Yen-Thé, à Motrang, il a été recueilli dans les poils du creux axillaire d'un blessé une petite tique femelle adulte gorgée de sang ne mesurant pas plus de 3 millimètres sur 2 millimètres. Cet acarien appartenait à la sous-famille des *Ixodinæ*.

A. — **Essais de transmission de singe à singe par les poux**

(*Pediculus capitis* de Geer, et *Pediculus vestimenti* Nitzch). — Nous avons expérimenté avec les deux espèces du genre *Pediculus*.

Mackie ayant examiné plus d'une centaine de *Pediculi capitis* et n'ayant pas trouvé du sang dans l'estomac, mais toujours une substance grisâtre, croit que cet ectoparasite ne suce pas le sang et ne joue aucun rôle dans la transmission de la fièvre récurrente.

S'il paraît certain que les poux de tête préfèrent les matières sébacées du cuir chevelu, ils sucent également le sang avec avidité pour peu qu'ils soient affamés. A maintes reprises, lors de nos expériences, nous avons pu constater le fait, mais il est exact, comme le dit Mackie, qu'ils sont paresseux et meurent rapidement en captivité. Les poux de corps au contraire peuvent être conservés vivants pendant plusieurs jours et se montrent beaucoup plus actifs.

EXPÉRIENCE I. — Singe (*Macacus rhesus*) du poids de 1 kil. 680..

Le 6 juin matin, il est piqué par 9 poux nourris 24 heures auparavant sur un singe dont le sang renfermait de nombreux spirochètes. Le même jour, dans l'après-midi, il est piqué par 14 nouveaux poux infectés depuis 24 heures sur un singe à très nombreux parasites. Le 8 juin matin, il est piqué une nouvelle fois par 5 des 14 poux précédents.

En résumé, 5 poux ont piqué 2 fois, soit 10 piqûres ; 18 poux ont piqué une fois, soit 18 piqûres. Au total 23 poux ont fait 28 piqûres.

Le singe observé pendant 20 jours n'a présenté ni spirochètes, ni élévation de température.

EXPÉRIENCE 2. — Dans l'expérience précédente, les insectes avaient été placés sur le singe neuf au moins 24 heures après avoir sucé le sang infectant. Une nouvelle expérience fut faite avec le même singe, mais les poux, après avoir fait un demi-repas sur un macaque infecté, étaient retirés et transportés aussitôt sur le macaque neuf où ils achevaient de se gorger de sang. Dans ces conditions, le singe fut piqué, les 28, 29 et 30 juin, par 51, 55, 53 poux préalablement placés pendant quelques instants sur des singes à spirochètes non rares, assez nombreux.

Bien que le macaque ait été piqué par 159 poux, il demeura indemne et ne présenta ni spirochètes, ni élévation de température. Il n'avait acquis aucune immunité, il n'était pas réfractaire : réinoculé le 14 juillet, il eut une maladie expérimentale typique avec des parasites très nombreux, l'élévation thermique ayant atteint 41 degrés.

B. — Essais de transmission de singe à singe par les punaises (*Acanthia Rotundata,* Signoret.) — EXPÉRIENCE I. — Singe (*Ma-*

cacus rhesus) du poids de 2 kg. 300; 12 punaises piquent un singe à spirochètes assez nombreux; 5 d'entre elles sont transportées une première fois 48 heures, une deuxième fois 4 jours après sur le singe sain. Les 7 autres sont mises à piquer après un délai de 4 jours.

23 nouvelles punaises sont nourries sur un singe à parasites très nombreux; 7 piquent le singe en expérience deux fois, successivement 24 heures, puis trois jours après. Les 16 autres sont placées à des intervalles de 1 à 3 jours.

Au total 35 punaises ont fait 47 piqûres. Le singe examiné pendant 20 jours consécutifs n'a rien présenté.

Expérience 2. — Par la suite, ce même singe fut piqué par des punaises n'ayant fait qu'un demi-repas sur un singe à spirochètes, dans le but de savoir si les insectes transmettaient mécaniquement l'infection. Il fut piqué, les 28, 29, 30 juin, par 13, 19, 15 punaises, au total par 47 insectes.

Comme dans l'expérience de transmission avec les poux, il ne réagit en aucune façon. Il n'était pas réfractaire et les piqûres successives ne lui avaient conféré aucune immunité. En effet, quelques jours après, inoculé par la voie péritonéale avec du sang à spirochètes assez nombreux, il contracta la maladie.

Ces insuccès ne prouvent rien contre le rôle que les poux et les punaises peuvent jouer dans la transmission de la maladie. Ils sont dus très vraisemblablement au peu de réceptivité du macaque pour le spirochète de la fièvre récurrente tonkinoise.

Pour que ces expériences de transmission fussent démonstratives, elles auraient dû être faites ou sur l'homme ou avec un spirochète à virulence très exaltée pour le singe.

Dans ces dernières années, on a beaucoup étudié le rôle des ectoparasites et tout particulièrement des poux et des punaises dans la transmission des fièvres récurrentes européenne, américaine et indienne. Les résultats obtenus ne sont contradictoires qu'en apparence, car tous les expérimentateurs ne se sont pas servis des mêmes virus ni des mêmes espèces d'ectoparasites.

Les punaises ont été incriminées depuis longtemps dans la propagation de la fièvre récurrente russe, mais Flugge (1891) est le premier à leur avoir nettement attribué un rôle dans la transmission de la maladie. Tictin (1897) a infecté des singes en leur injectant des punaises qui venaient de sucer le sang de malades.

Karlinski (1902) a constaté que *Spirochæta Obermeieri* se conserve vivant pendant 30 jours dans le corps de la punaise. Schaudinn aurait même observé une persistance plus longue.

Breinl, Kinghorn et Todd (1906), qui ont essayé de transmettre à des singes, par l'intermédiaire de punaises, *Spirochæta*

Obermeieri (origine américaine) n'ont eu que des insuccès. Leurs expériences, au nombre de 10, ont été faites à Liverpool. Elles ont porté sur 10 singes qui ont été piqués par 2.210 punaises préalablement nourries sur des animaux infectés. Nuttall explique ces échecs par le fait que la majorité des punaises furent conservées à 20 ou 21 degrés, température qui amène rapidement la mort des spirochètes contenus dans l'estomac des punaises.

D'autre part, Mackie (1907), qui a réussi à infecter un singe sur six en les exposant aux piqûres de punaises préalablement nourries sur des animaux infectés, dit que les spirochètes ne se multiplient pas dans le corps de la punaise.

Klodnitzsky (1908) examinant le contenu de 30 punaises prélevées lors d'une épidémie dans le gouvernement d'Astrakan, a trouvé des spirochètes jusqu'au 5e jour. Par la suite, il aurait observé une grande multiplication. Mais l'avis de Nuttall est que Klodnitzsky a pris les spermatozoïdes de la punaise pour des spirochètes.

Enfin tout dernièrement, Nuttall (1908), qui a constaté que chez la punaise *Spirochœta Duttoni* reste vivant pendant 6 jours à la température de 12 degrés et 6 heures seulement à la température de 20-24°, a réussi à infecter avec *Spirochœta Obermeieri* une souris en la faisant piquer par 35 punaises ayant fait seulement un demi-repas sur une souris infectée.

Schellack (1909), qui a essayé de transmettre *Spirochœta Obermeieri* au rat, au singe et à l'homme par les punaises, n'a eu que des résultats négatifs. Il est porté à incriminer les poux comme agents de transmission de la récurrente européenne.

C'est la conclusion à laquelle Mackie était arrivé dès 1907. Tout en ne refusant pas un rôle mécanique à la punaise, il est d'avis qu'elle n'a pas une grande part dans la dissémination des épidémies et que le poux de corps est le principal agent de transmission. A ce sujet il signale qu'une épidémie de fièvre récurrente ayant éclaté dans un pensionnat des Indes à Nasik, près de Bombay, les cas de maladie furent très nombreux parmi les garçons qui étaient infestés de poux (137 malades sur 143), tandis que 35 filles seulement sur 114 furent atteintes; celles-ci n'avaient que peu de poux. En revanche, les logements des filles étaient envahis par les punaises, qui n'existaient qu'en petit nombre dans les habitations des garçons.

Mackie disséqua 400 poux (*P. corporis*) recueillis au cours de l'épidémie, il en trouva 44 infectés, soit 11 p. 100.

L'estomac est l'organe principalement envahi et dans les trois premiers jours il s'y produit un accroissement dans le nombre des spirochètes. Mackie indique que les parasites sont plus courts que dans le sang humain, qu'ils se colorent moins facilement et que leurs spires sont plus régulières. Dans l'ovaire, il a vu des formes courtes qui peuvent n'avoir que 2 μ., alors que dans l'estomac du poux les spirochètes ont de 8 à 12 μ., et dans le sang humain de 10 à 16 μ.

Mackie fit 3 expériences sur les singes, 2 pour expérimenter la transmission par les poux et une par les punaises. Les singes, dont la peau avait été rasée au préalable, étaient vêtus d'étroits jerseys. Sous le vêtement, on plaçait les poux provenant de maisons infectées : les mains des singes étaient attachées. Mackie n'eut que des échecs, mais il pense que son insuccès ne prouve rien, car il n'a jamais pu se rendre compte exactement si les ectoparasites avaient piqué les singes.

On a vu que nos expériences, faites pourtant dans de meilleures conditions que celles de Mackie, ont été elles aussi négatives. Il est fort probable que les macaques sont moins sensibles aux fièvres récurrentes indienne et tonkinoise que l'homme.

Enfin, au sujet du rôle de *Pediculus Vestimenti*, mentionnons que Sergent et Foley (1908), à propos d'une épidémie observée dans le Sud-Oranais, ont constaté que les spirochètes disparaissent rapidement du corps des punaises. Par contre, avec le corps broyé d'un seul poux recueilli six jours auparavant sur un malade, ils ont réussi à infecter un macaque.

Ajoutons que Manteufel (1908), qui est parvenu à transmettre la fièvre récurrente d'un rat à un autre par l'intermédiaire de leurs poux (*Hœmatopinus Spinolosus*), émet l'opinion que ces ectoparasites pourraient transmettre l'infection du rat à l'homme, mais qu'ils n'ont aucun rôle épidémiologique.

Il a pu également parasiter un rat sur huit avec des puces de souris (*Ceratophyllus Fasciatus*).

Ce rapide aperçu de nos connaissances sur les relations des poux et des punaises avec les fièvres récurrentes, autres que la *Tick Fever*, montre que de nouvelles recherches sont encore nécessaires pour être fixé sur la part qui revient à chacun d'eux.

S'il ne paraît pas douteux que tous deux jouent un rôle mécanique dans la dissémination des épidémies, il serait du plus haut intérêt de connaître celui qui se comporte comme un second hôte. Schaudinn, dont les travaux faits en Bosnie en 1904 (1) n'ont pas vu le jour, visait les punaises en ce qui concerne le spirochète de la fièvre récurrente russe.

Les spirochètes américain, indien, tonkinois ont-ils le même second hôte ? Il serait prématuré de faire une hypothèse.

Au Tonkin, les faits épidémiologiques s'accordent avec ce que nous savons des mœurs des punaises et de la manière dont les

(1) *Bull. Inst. Pasteur*, 1907, p. 619.

spirochètes se comportent dans leur estomac, pour attribuer tout au moins une très grande part à ces insectes dans la dissémination de la maladie.

En effet, le maximum des cas de fièvre récurrente a lieu vers le mois de mai. Or, à cette époque, la température est en moyenne de 25 à 27 degrés et les punaises sont très voraces. Pour pouvoir les conserver vivantes en captivité, il faut avoir soin de leur donner souvent à sucer du sang, tous les 2 ou 3 jours. Ce besoin de nourriture obligeant les insectes à se déplacer fréquemment, c'est sans doute alors qu'ils transportent mécaniquement les spirochètes des malades aux sujets sains à des intervalles très rapprochés.

D'autre part, l'élévation de température, qui active la digestion du sang ingéré et qui détermine par suite une destruction plus rapide des spirochètes dans l'estomac des punaises, explique le résultat négatif que nous avons eu dans un essai d'infection du singe avec le produit de broyage de 5 punaises ayant piqué 15 jours auparavant un macaque à parasites assez nombreux.

Enfin puisqu'une température basse ralentit la digestion et permet aux spirochètes de rester vivants pendant longtemps, même plusieurs semaines, on comprend que la punaise puisse assurer la conservation du virus pendant les mois d'hiver.

En résumé, une température élevée favorise la dissémination des spirochètes, une température basse leur multiplication.

D'autres questions se posent encore? Pour quelles raisons les épidémies diminuent-elles en juillet et en août alors que les punaises sont encore très nombreuses et très actives? La température élevée, qui règne à cette époque de l'année, détermine-t-elle la mort rapide des spirochètes ingérés avec le sang?

Y a-t-il infection héréditaire de la punaise pendant les mois tempérés alors que les parasites contenus dans le corps de l'insecte se trouvent dans les conditions les plus favorables pour leur développement?

Les poux peuvent-ils jouer un rôle analogue à celui des punaises? Pour notre part, nous avons constaté que, à la prison de Nam-Dinh, où la fièvre récurrente fit des ravages, les punaises ainsi que les poux existaient en nombre considérable.

Y a-t-il des animaux réservoirs de virus? Y a-t-il chez l'homme des cas sporadiques passant inaperçus?

La solution de ces divers problèmes permettra d'expliquer comment le virus se conserve d'une épidémie à l'autre.

L'étude des caractères morphologiques et du pouvoir pathogène du spirochète de la fièvre récurrente du Tonkin nous permet-elle d'en faire une espèce distincte ou de le rapprocher d'un des autres spirochètes connus? Dans l'état actuel de nos connaissances, cela est impossible.

Nous avons vu, en effet, que la longueur du parasite tonkinois varie dans d'assez grandes limites, et que le nombre des spires est également très variable. D'autre part, les dimensions et les caractères assignés aux spirochètes russe, américain, africain, indien, varient beaucoup suivant les auteurs.

Leishmann, qui a étudié comparativement les divers spirochètes (frottis de sang de la tick-fever africaine, de la fièvre récurrente d'Autriche, d'Aden, de divers points de l'Inde, virus de la tick-fever et de la fièvre récurrente américaine, origine Novy et Knapp), dit que pour chaque spirochète les caractères morphologiques sont très inconstants et qu'ils dépendent de plusieurs facteurs, tels que la vitalité du parasite, le stade de la maladie, le mode de fixation, etc.

La possibilité d'infecter directement la souris en partant du sang humain paraît séparer le spirochète tonkinois du spirochète russe. Nous savons, en effet, que Fulleborn et Mater, Uhlenluth et Hoendel, Fraenkel, entre autres, n'ont pu infecter que des singes en partant du virus humain.

Par ailleurs la difficulté d'obtenir les passages en série de souris à souris semble éloigner le spirochète tonkinois de l'africain et de l'américain.

Enfin, le spirochète tonkinois n'est pas identique à celui de Bombay, qui peut être inoculé avec succès aux lapins, aux rats sauvages et aux cobayes.

Toutefois la différence de pouvoir pathogène des divers spirochètes pour les animaux n'autorise pas à leur accorder un caractère spécifique. Ainsi le spirochète de la tick-fever rapporté par Koch de l'Est Africain Allemand n'avait pas la virulence de celui de Dutton et Todd recueilli dans l'Etat indépendant du Congo, mais Levaditi et Manouelian, par plusieurs passages, ont réussi à l'exalter.

De notre côté, nous avons vu qu'après avoir eu beaucoup de difficultés à faire nos passages nous avions obtenu un virus auquel les souris se montraient très sensibles. Nous n'avons pas pu conserver notre virus, qui se serait peut-être montré actif vis-à-vis des animaux sensibles aux spirochètes africain, américain et indien.

Ainsi, les caractères morphologiques et le pouvoir pathogène vis-à-vis des espèces animales de notre spirochète ne peuvent servir à l'identifier. Il eût été intéressant de chercher à le différencier par les réactions d'immunité. L'impossibilité de nous procurer des virus d'autres provenances, et de conserver notre spirochète tonkinois ne nous a pas permis de poursuivre nos expériences dans cette direction.

ÉTUDE CLINIQUE
PAR LE Dʳ GAIDE

DÉFINITION. — On désigne sous le nom de fièvre récurrente ou de typhus récurrent ou de fièvre spirillaire une maladie fébrile, contagieuse, épidémique et inoculable, caractérisée, au point de vue bactériologique, par la présence de spirilles dans le sang et au point de vue clinique, par de véritables accès de fièvre d'une durée moyenne de 5 à 6 jours, accès suivis, après une période d'apyrexie plus ou moins longue, d'un ou de plusieurs autres accès analogues au premier (rechutes).

Longtemps confondue avec d'autres fièvres continues et en particulier avec les fièvres paludéennes, la fièvre jaune, la fièvre typhoïde, cette affection a été pour la première fois bien séparée du typhus exanthématique et, par suite, bien individualisée par les auteurs anglais — par Craigie et Henderson d'abord en 1843 — et plus tard par Jenne et Murchison.

C'est, dit Netter, la première maladie humaine dont on ait connu le parasite ; c'est une de celles dont les particularités sont le mieux expliquées par la pathologie expérimentale (1).

DOMAINE GÉOGRAPHIQUE. — Grâce aux recherches de ces dernières années, l'on peut dire aujourd'hui que la fièvre récurrente existe sur tous les points du globe, où elle possède des foyers endémiques plus ou moins importants (Russie d'Europe, Tunisie, Egypte, Inde, Indo-Chine, Chine du Nord, Colombie, etc.).

De toutes nos colonies françaises, c'est l'Indo-Chine qui est actuellement le siège du foyer le plus intense, et parmi nos possessions indo-chinoises, il convient de signaler tout particulièrement l'Annam et le Tonkin, dont les diverses épidémies ont été relatées dans un rapport spécial (2). C'est donc principalement à l'étude de la *fièvre récurrente indo-chinoise* que cet article est consacré.

HISTORIQUE. — Le premier cas en a été constaté, en mai 1906, par Yersin (3), à Nhatrang, chez un coolie récemment arrivé du haut Tonkin.

(1) NETTER, Typhus récurrent, *in* Nouveau traité de médecine et de thérapeutique, de BROUARDEL, GILBERT, THOINOT.

(2) GAIDE, Rapport sur les épidémies de la fièvre récurrente au Tonkin (*Annales d'Hygiène et de Médecine coloniales*, 1908, n. 1, pp. 123 à 150).

(3) YERSIN. *Société de Biologie,* 16 juin 1906. Note sur un cas de fièvre récurrente observé en Indo-Chine.

Quelques mois plus tard, en février 1907, Séguin et Mouzels, à l'Institut Bactériologique de Hanoï, retrouvèrent le parasite de la fièvre spirillaire dans le sang de plusieurs malades traités pour les affections fébriles les plus diverses.

A partir de cette époque jusqu'au 29 août, des foyers épidémiques furent dépistés dans les principales provinces du Delta (1.300 cas environ et 550 décès, soit 42, 3 o/o).

En 1908, l'épidémie se réveilla dans les provinces où elle avait sévi l'année précédente et, de plus, des spirochètes furent constatés dans des frottis de sang provenant de six nouvelles provinces. La maladie éclata dans les premiers jours de février et s'éteignit en juillet. La morbidité fut plus grande qu'en 1907, mais la mortalité moindre (2.300 cas avec 625 décès, soit 27, 1 o/o).

Enfin, en 1909, la fièvre récurrente a sévi encore, bien que avec moins d'intensité, non seulement dans les mêmes provinces que les années précédentes, mais encore dans quelques provinces de la région moyenne, ainsi que dans le Nord-Annam et en particulier dans la région de Tan-Hoa, où de nombreux cas furent diagnostiqués et traités par le Dr Hermant.

PROVENANCE. — Avant d'aborder l'étude clinique de cette fièvre récurrente indo-chinoise, il y a lieu de se demander si l'affection a été importée dans la colonie ou bien si elle a fait son apparition sous l'influence de certaines causes favorisantes?

L'apparition soudaine et sous une forme très grave d'une épidémie jusque-là non signalée dans notre possession d'Extrême-Orient a pu faire supposer qu'il s'agissait d'une maladie d'importation récente. Les Drs Vallet et Sarrailhié ont pensé, en effet, que la fièvre récurrente avait été importée par les coolies annamites ayant travaillé sur les chantiers du chemin de fer du Yunnam. Le Dr Paucot conclut également que les coolies annamites ont été contaminés par les coolies chinois venus des différents points de la Chine, où cette maladie sévit à l'état endémique. Celle-ci a été transmise aux coolies annamites qui travaillaient à côté d'eux, leurs campements étant souvent voisins (1). Il est possible que les ouvriers chinois infectés aient propagé la fièvre récurrente parmi les Annamites. Mais cette importation par les coolies quittant le Yunnam et regagnant leurs villages ne peut expliquer la multiplicité des foyers qui se sont déclarés presque simultanément dans les nombreuses provinces du Delta et surtout dans des localités très reculées et fort éloignées les unes des autres.

<hr>

(1) LE ROY DES BARRES et MOUZELS, *Considérations cliniques sur la fièvre récurrente à propos des épidémies observées à Hanoï en 1907 et 1908 (Revue médicale de l'Indo-Chine).*

D'autre part, il faut insister sur ce point que les médecins qui ont assuré le service médical du chemin de fer, aussi bien sur le territoire Tonkinois que sur le territoire Chinois, n'ont jamais observé un seul malade atteint de fièvre récurrente, bien que leur attention fût attirée sur ce point par la connaissance qu'ils avaient des épidémies sévissant dans le Delta. Nous sommes donc d'avis que la fièvre récurrente existe depuis longtemps au Tonkin, mais qu'elle a été méconnue parce qu'elle ne se manifestait que par des cas sporadiques ou sous forme de légères épidémies attribuées à l'endémie palustre.

Cette hypothèse du réveil d'un ancien foyer nous paraît être la plus rationnelle et la plus conforme aux faits. C'est celle que nous avons formulée dès le début et qui est aujourd'hui admise par la plupart des auteurs, entre autres par les docteurs Le Roy des Barres et Mouzels dans leur étude sur la fièvre récurrente.

A l'appui de notre opinion nous ajouterons qu'en rassemblant nos souvenirs nous avons la certitude d'avoir soigné antérieurement à 1906, à l'hôpital de Hanoï, des travailleurs atteints de fièvre récurrente. Et, en fouillant dans les archives de la Direction, il nous a été possible de trouver des observations et des courbes de température de fièvre récurrente cliniquement indiscutable.

Enfin, nous rappellerons le fait que Peter (1) a observé la maladie, il y a plus de 20 ans, chez les Annamites, venus à Paris pour l'exposition de 1889. Mais, hâtons-nous de l'ajouter, le savant clinicien fit d'abord une erreur de diagnostic et traita ses malades pour « fièvre de surmenage ». Ce n'est que plus tard qu'il reconnut avoir eu affaire à la fièvre à rechutes, la *relapsing fever de Murchison*. Quoi qu'il en soit, les symptômes présentés par les Annamites de Peter étaient bien ceux de la fièvre récurrente, qu'ils avaient certainement contractée dans leurs pays d'origine. En effet, l'un d'eux mourut en cours de traversée, et 15 autres durent rester en quarantaine à Marseille. Ceux qui vinrent à Paris eurent « 2 ou 3 rechutes de fièvre séparées chacune par 4 ou 5 jours d'apyrexie, du délire, des épistaxis assez abondantes ». Quelques-uns eurent aussi de l'ictère et Peter explique ainsi la dénomination de fièvre rémittente bilieuse donnée quelquefois à la fièvre à rechutes.

L'hypothèse de l'endémicité de la fièvre récurrente au Tonkin ne s'oppose d'ailleurs nullement à la présence de la maladie dans les provinces chinoises limitrophes.

ÉTIOLOGIE PATHOGÉNIQUE. — Nous avons indiqué précédemment que le typhus récurrent indo-chinois n'était pas, à notre

<hr>

(1) Peter, *Semaine Médicale*, 1890, p. 9.

avis, d'importation récente en Annam-Tonkin, et qu'il s'agissait plus vraisemblablement d'un réveil de la maladie sous l'influence de certaines causes adjuvantes, telles que la famine, la misère, la saleté, l'encombrement, etc... Ces dernières ont, en effet, favorisé ou provoqué le développement des nombreux ectoparasites (poux, punaises, moustiques) si fréquents chez les Annamites, et dont le rôle dans la transmission de la maladie a été sans doute important. Seul, le rôle de ces ectoparasites nous paraît expliquer l'éclosion simultanée de foyers épidémiques aussi multiples.

A la prison de Bac-Ninh, après l'évacuation des malades, et lors de la désinfection des locaux, les lits de camp contenaient une telle quantité de punaises que l'on fut dans l'obligation de les démonter tous pour faire disparaître ces parasites.

A l'hôpital provincial de Than-Hoa, le Dr Hermant a remarqué que la maladie a marché lit par lit, que, sur trois salles, deux ont été atteintes, qui renfermaient les indigènes admis tels quels sans un nettoyage préalable du corps et des vêtements, tandis que la troisième salle, qui renfermait les miliciens, gens plus propres et surtout n'ayant aucun contact avec les autres malades, a été complètement indemne.

A Phu-Lang-Thuong, le Dr Imbert a remarqué également que la maladie cheminait de maison à maison, de village à village. Il lui a toujours été facile de retrouver des individus transmetteurs et il lui a semblé que la contagion s'exerçait spécialement dans les cohabitations nocturnes. « J'ai donné mes soins, dit-il, à un indigène de Maï-Dieù, réfugié près de Camly, dans l'habitation de sa fille. Absent pendant toute la journée, cet Annamite avait couché trois nuits dans la demeure de sa fille. Le 4e jour, tous les habitants de cette case furent contaminés et deux succombèrent pendant la semaine. Il était d'ailleurs très fréquent de trouver des familles entières alitées (1). »

Une particularité d'ailleurs digne de remarque, c'est que la fièvre récurrente n'a frappé que les Annamites de la classe pauvre ; exceptionnels ont été les cas survenus parmi les indigènes de la classe aisée, plus propres et mieux installés.

Comme dans les épidémies d'Europe et des autres pays, les preuves de la contagiosité ont été fort nombreuses. C'est ainsi que le personnel hospitalier a été frappé dans une grande proportion. Les religieuses, allant et venant auprès des malades toute la journée, ne changeant pas de vêtements en rentrant chez elles, ont été presque toutes contaminées.

C'est en vain que l'on a recherché les spirochètes dans le corps des moustiques ayant piqué des malades atteints de fièvre récur-

_____

(1) IMBERT, Rapport annuel (1908) sur l'Assistance médicale dans la province de Bac-Giang (extrait).

rente. Cependant l'affection a pris partout une extension considérable en mars et avril, c'est-à-dire en pleine saison des moustiques et des puces; elle a frappé indistinctement tous les éléments de la population : hommes, femmes, enfants et vieillards. Les enfants et les hommes ont été atteints en plus grand nombre, et plus particulièrement ceux des villages pauvres, des maisons pauvres, ainsi que ceux qui étaient très anémiés ou très impaludés.

S'il est hors de doute que la contagion se fait par contact direct avec les malades, reste à savoir si elle ne s'effectue pas également par l'intermédiaire d'objets souillés par eux et par leurs excreta.

La question de la pénétration du spirille à travers les téguments et les muqueuses (1) mérite aussi de retenir l'attention et d'être reprise, car l'on sait quelle est la fréquence, chez les Annamites, des plaies et des excoriations de la peau et des muqueuses.

SYMPTOMATOLOGIE. — Symptomatologie générale. — Le typhus récurrent est caractérisé cliniquement par des accès d'une durée de 5 à 6 jours suivis habituellement d'une période d'apyrexie de même durée.

Entre le moment de l'infection et la première apparition des symptômes morbides, il s'écoule un certain temps. Cette période d'*incubation* dure en moyenne de 5 à 12 jours.

Le début de la maladie est ordinairement brusque, sans prodromes. A noter cependant quelquefois des malaises divers : lassitude générale, anorexie, nausées, douleur plus ou moins vive au creux épigastrique.

Le premier accès débute en général par un frisson intense et prolongé, accompagné de céphalalgie frontale et surtout de courbature. Celle-ci est presque toujours généralisée, le malade se plaignant de douleurs occupant toutes les parties du corps.

Les troubles gastriques sont constants : anorexie, nausées, vomissements, mais, malgré un état saburral prononcé, la langue reste plutôt humide, tout au moins au début.

La peau est sèche, chaude; le visage, légèrement vultueux, témoigne d'un certain état d'excitation au lieu d'exprimer la somnolence habituelle dans la fièvre continue.

La température est toujours élevée et le pouls, qui bat fréquemment, dépasse 120 pulsations.

Il existe maintes fois de la dyspnée ou un peu de congestion pulmonaire.

---

(1) Nattan-Larrier, Pénétration du spirille de la fièvre récurrente à travers les téguments et les muqueuses intacts (*Bulletin de la Société de Pathologie exotique,* n° 5, t. II).

A la palpation de l'abdomen on constate que le ventre est ordinairement souple, mais quelque peu sensible, en particulier au niveau des hypocondres, où la percussion révèle de l'hypertrophie du foie et de la rate. La congestion splénique est quelquefois plus prononcée que celle du foie, et inversement.

Le malade a tantôt de la constipation, tantôt de la diarrhée. Celle-ci existe de préférence dans le cas d'ictère, qui se produit généralement vers le troisième ou quatrième jour. A ce moment-là il n'est point rare d'observer soit de la prostration, soit du délire.

Les urines, rares et foncées, renferment souvent une proportion plus grande d'urée et des traces d'albumine. D'après Le Roy des Barres et Mouzels, on peut y constater la présence de spirilles.

L'exploration des téguments est négative dans la majorité des cas : aucune éruption, pas de taches rosées. A mentionner quelquefois de l'hyperesthésie cutanée.

Tel est dans son ensemble le tableau clinique du premier accès dont les phénomènes persistent, sans modification notable, pendant toute la durée.

La *rémission* a lieu habituellement du 5ᶜ au 7ᵉ jour; elle est marquée par une sudation abondante, suivie aussitôt de la chute brusque de la température, puis de la sédation des divers symptômes. Spontanément, en effet, le malade éprouve un bien-être général au moment où son état semblerait devoir inspirer de l'inquiétude.

La température baisse très rapidement, très souvent même au-dessous de la normale. Le pouls diminue de fréquence. Les fonctions digestives sont moins troublées. Mais cette amélioration est de courte durée; la *rechute* est fréquente. Brusquement éclate un deuxième accès identique au précédent quant à ses manifestations, néanmoins il a une durée moindre que le premier, durée variant entre 2 et 4 jours. Il se produit ordinairement le 7ᵉ ou le 8ᵉ jour après le premier accès. Dans les cas favorables, on note presque toujours une nouvelle crise sudorale ; dans les cas graves, des phénomènes de typhisme ou des symptômes gastro-bilieux dominent la scène.

La guérison ne survient pas toujours après le 2ᵉ accès. De nouvelles rechutes se produisent quelquefois, chacune d'elles étant d'une durée moindre que la précédente. Chez quelques malades on a observé, exceptionnellement il est vrai, jusqu'à 4, 5 et même 7 rechutes.

On peut dire d'une façon générale que les périodes fébriles varient avec la résistance individuelle; elles sont plus nombreuses et plus longues chez les individus débilités.

La convalescence est plutôt longue, caractérisée qu'elle est par un état de fatigue, d'anémie et de courbature plus ou moins marqué.

Les récidives ne sont point rares et sont généralement graves. Plusieurs malades atteints bénignement au début d'une épidémie succombent à une deuxième atteinte après avoir repris leurs occupations pendant plusieurs semaines. La convalescence est alors d'une longueur désespérante, l'asthénie générale persistant, pendant longtemps.

Fièvre. — La *fièvre* est le symptôme prédominant; elle revêt deux types distincts. Le premier, le plus fréquemment observé, est le type classique caractérisé ainsi : élévation brusque de la température avec frisson intense dès le début du premier accès. Le thermomètre, qui est monté très rapidement à 39° ou 40°, s'y maintient ou oscille entre cette température et 40°,5 à 41° pendant toute la durée de l'accès, formant ainsi sur la courbe une sorte de plateau où les oscillations quotidiennes sont peu marquées.

La rémission est indiquée par une chute brusque de la température qui tombe souvent au-dessous de 36°. Deux malades observés par Le Roy des Barres et Mouzels ont présenté une température de 34°5 (température prise dans le rectum).

Les jours suivants la courbe revient peu à peu vers la normale.

La rechute est en général annoncée par une légère élévation de température (entre 37° et 38°) la veille de l'accès.

Dans le cas de rechutes successives la courbe est des plus irrégulières à la période terminale de la maladie.

Le deuxième type fébrile, plus rare, revêt une forme presque continue. La température moins élevée oscille entre 38° et 39°5 ; elle s'installe plus lentement. Quant à la rémission, elle se fait progressivement avec des oscillations quotidiennes plus accentuées.

Il n'est point rare d'observer également, dans le courant de l'accès fébrile, ce que Le Roy des Barres et Mouzels appellent une fausse défervescence. Celle-ci est « caractérisée par une chute brusque de la température, au-dessous de 37°; l'apyrexie dure parfois un jour ou deux, puis la température remonte dans les environs de 39° et 40°. Cette chute de la température se produit aussi bien dans le cours du premier accès qu'au moment d'une rechute, aussi bien dans les cas non traités que chez les malades soumis à une médication ».

Au point de vue de sa *durée*, on peut dire que la maladie évolue en 10, 15 et 20 jours en moyenne, mais, dans les cas de plusieurs rechutes, elle se prolonge quelquefois jusqu'au 40e ou 45e jour.

C'est en moyenne 8 jours après la guérison du premier accès que la rechute se produit. Cette rechute dépasse rarement une durée de 5 jours, et les accès caractérisant les rechutes suivantes ont encore une durée plus courte.

D'après Seyliger (1), chaque cycle comprend la période d'apyrexie précédant le paroxysme en même temps que celui-ci. Il correspond au développement de l'infection par le spirochète et aux manifestations de cette infection. Le premier cycle comprend donc l'incubation et le premier accès. Lorsqu'il y a coexistence du paludisme en évolution et de la fièvre récurrente, la courbe de la température n'est pas modifiée si l'apparition de l'accès palustre se fait pendant la période d'état de la récurrente. Si au contraire l'accès palustre paraît au moment de la rémission de la récurrente, il suit son type fébrile particulier.

Troubles gastro-intestinaux. — Ces troubles existent chez la plupart des malades et consistent, comme nous l'avons dit, en de l'inappétence, des nausées, des vomissements, des douleurs gastriques, de la constipation et de la diarrhée. La constipation est plus fréquente que la diarrhée, surtout au début de la maladie. Elle est alors tenace et ne cède qu'à des purgatifs répétés ou à de grands lavements huileux.

La langue est rouge, sèche et recouverte d'un épais enduit blanchâtre.

Les vomissements sont d'une fréquence extrême. Ils sont alimentaires et bilieux. Ils apparaissent peu après le début des accès et persistent pendant toute leur durée, quelquefois même après, pendant l'apyrexie. Dans certains cas, ils sont nettement incoercibles et constituent alors un des symptômes les plus pénibles de la maladie et qui inquiète le plus les malades, dont l'alimentation est pour ainsi dire impossible. Ils nous ont paru plus intenses et plus rebelles chez les Européens que chez les Indigènes. Ils s'accompagnent ordinairement de douleurs plus ou moins vives au creux épigastrique.

L'*ictère* constitue un symptôme important par l'intensité de ses manifestations comme par son pronostic. Dans les cas légers, il apparaît vers le 3e ou le 5e jour et n'a qu'une courte durée. Dans les cas graves, il est très accusé, débutant par les conjonctives, par la face, pour se généraliser à tout le corps. Les malades présentent alors une coloration jaune safran intense ou jaune olivâtre de tous les téguments.

On constate en même temps de la congestion hépatique et une dilatation très nette de la vésicule biliaire qui est douloureuse à la palpation.

(1) Thèse de Saint-Pétersbourg, 1897, citée par Pororf (*Relapsing fever-Twenteeth Century*, XVI).

Troubles circulatoires. — L'arythmie est rare au cours de la maladie, mais le pouls est généralement rapide et fort, surtout pendant la période fébrile. La discordance du pouls et de la température ne s'observe que dans certains cas d'ictère grave avec hypothermie suivie d'un ralentissement très marqué des pulsations.

Chez plusieurs malades, de préférence chez ceux qui sont atteints d'ictère, on observe de la myocardite et des phénomènes d'asystolie.

La syncope est loin d'être exceptionnelle.

Troubles nerveux. — Contrairement à ce que l'on constate en Europe, les troubles nerveux sont relativement fréquents dans les épidémies de fièvre récurrente indo-chinoise; les malades présentent du délire à formes variées : soit de la confusion mentale avec délire verbal, soit du délire ambulatoire avec agitation furieuse nécessitant une surveillance continue de la part du personnel infirmier.

La céphalalgie et l'insomnie sont la règle.

La perte de connaissance et le coma proprement dit ne sont point exceptionnels, ce dernier est accompagné habituellement d'évacuation involontaire des urines et des matières fécales.

La plupart des malades se plaignent de douleurs myalgiques et arthralgiques — spontanées et à la pression — ainsi que de douleurs osseuses profondes, à la percussion des os longs. On note en outre de l'hyperesthésie cutanée plus ou moins généralisée ainsi qu'un tremblement léger de tout le corps.

Le phénomène le plus constant est la courbature. D'après Imbert, il serait très connu des Annamites, qui désignent la fièvre récurrente sous le nom de « cùm » (courbature).

Terminaison. — Si la guérison se produit dans la grande majorité des cas, il importe toutefois de signaler que la terminaison est moins heureuse que dans les épidémies de fièvre récurrente des autres pays. Comme nous le disons plus loin, la mortalité en Indo-Chine est considérable. La mort survient de préférence par myocardite, asystolie finale, anémie, hémorragies intestinales, cachexie, complications diverses (congestion pulmonaire, dysenterie, etc.).

FORMES. — La fièvre récurrente indo-chinoise se présente en général sous les trois formes suivantes : la forme pyrétique simple, la forme typhoïde simple et la forme typhoïde bilieuse.

La première est celle des cas heureux : elle est caractérisée par une période fébrile de courte durée et par une rémission complète. L'ictère est nul ou très léger. Les excrétions sont abondantes (sueurs profuses, diarrhée, urines abondantes, claires).

L'appétit est exagéré et la guérison est rapide.

Les cas de typhus récurrent à forme typhoïde simple sont un peu moins nombreux que les précédents, et généralement sans ictère. Par contre ils sont tous rattachés par un caractère commun : l'aspect typhique du malade. C'est là le premier symptôme qui saute aux yeux et qui peut en imposer, tout d'abord, pour une typhoïde vraie ou pour une typho-malarienne : fièvre ardente, langue rôtie, délire dans la plupart des cas ; angoisse et agitation considérables pendant les maxima thermiques ; sensation de brisure, d'anéantissement général dans les rémissions. Rechutes fréquentes. Convalescence longue.

Cette forme a été tout particulièrement bien observée à Taï-binh par le docteur Sarrailhié, en 1907.

Quant à la troisième forme, c'est la forme bilieuse typhoïde de Griesinger, qui évolue de préférence chez les individus profondément anémiés et impaludés. Elle débute par une exagération de tous les symptômes : fièvre vive, vomissements, diarrhée bilieuse, agitation, délire, etc..., puis, au bout de 4 à 5 jours, l'ictère apparaît, ictère grave, à caractère pernicieux, avec insuffisance hépatique, accidents cardiaques, troubles nerveux, épistaxis, mélœna, urines denses, verdâtres, renfermant des sels biliaires, des traces d'indican, etc..., et autres troubles morbides témoignant d'une intoxication profonde de tout l'organisme.

Cette forme se produit, en temps d'épidémie, dans un quart des cas ; elle est très souvent mortelle. En effet, le plus souvent vers le 7e ou 8e jour, l'état typhique s'accentue et se complique de phénomènes hémorragiques divers : épistaxis, gastrorragie (vomissements noirs), entérorragie, hématurie, purpura. Le malade ne tarde pas à tomber dans le coma ou succombe de syncope cardiaque ou d'anurie. Aussi est-ce avec raison que Imbert désigne cette forme sous le nom de forme hémorragique à accès unique ou de fièvre jaune du continent asiatique.

COMPLICATIONS. —Les complications observées le plus fréquemment sont les suivantes : le hoquet, la dysenterie, l'albuminurie, la congestion pulmonaire, la bronchopneumonie, l'orchite ; des suppurations diverses (furoncles, abcès, phlegmons, adénite, parotidite simple ou suppurée), de la rétention d'urine, des hémorragies (épistaxis, gastrorragie, hémorragies intestinale, utérine et cérébrale).

Il nous a été donné de constater, à l'hôpital indigène du Protectorat de Hanoï, plusieurs avortements et accouchements prématurés survenus dans le cours d'une fièvre récurrente. La mort de l'enfant a toujours été la règle. Quant à la mortalité maternelle, elle s'est produite dans le tiers des cas.

Pas plus que Le Roy des Barres et Mouzels, nous n'avons eu l'occasion de rencontrer une seule complication oculaire, contrairement à ce qui a été observé par les auteurs anglais Hewson, Mackensie et Douglas.

Chez un tirailleur, en traitement à l'hôpital de Lanessan, nous avons noté une poussée érysipélateuse de la face. Il est vrai que ce malade venait de présenter une parotidite gauche suppurée : toute la région parotido-massétérine avait été le siège d'une tuméfaction luisante, douloureuse et sans fluctuation bien nette. L'incision de cette tumeur avait donné issue à du pus en petite quantité.

La rétention d'urine est rare; elle survient dans les cas graves et presque exclusivement chez les malades souffrant d'une constipation opiniâtre.

Une vieille femme, en traitement à l'hôpital de Nam-Dinh, a présenté de la gangrène d'un pied.

ANATOMIE PATHOLOGIQUE. — Les lésions anatomo-pathologiques trouvées à l'autopsie ne présentent d'ordinaire rien de bien caractéristique; elles consistent en des altérations plus ou moins accusées des différents organes : rate, foie, estomac, reins, poumons, cœur, moelle osseuse, etc.

Comme dans le paludisme, la rate et le foie sont le plus souvent congestionnés et notablement augmentés de volume. L'hypertrophie hépatique est presque toujours supérieure à 2 kilos; le poids de la rate est de 350 à 500 gr.

Contrairement aux constatations faites par certains auteurs en Europe, nous n'avons jamais trouvé d'abcès, d'ecchymoses sous-capsulaires ou d'infarctus hémorragiques de la rate. De même la rupture de ce viscère n'a jamais été observée.

La pulpe splénique est loin d'être toujours diffluente ; elle est assez souvent au contraire plutôt consistante et irrégulièrement hypertrophiée.

Le parenchyme hépatique est ordinairement plus altéré que celui de la rate ; la congestion est plus prononcée. Il n'est point rare de constater de la dégénérescence graisseuse, ainsi que de la dilatation des canaux et canalicules biliaires qui sont souvent farcis de douves (*D. sinense*). Ce fait n'a rien de surprenant, étant donnée la fréquence de la distomatose hépatique chez les Annamites, mais il explique, nous semble-t-il, pourquoi l'ictère et les autres troubles de la fonction hépatique sont relativement fréquents chez les individus atteints de typhus récurrent.

Fréquemment la vésicule biliaire a été trouvée fortement distendue par une bile noirâtre et visqueuse.

Les reins sont généralement congestionnés, surtout dans leur substance médullaire, tandis que la substance corticale est plutôt décolorée et molle.

Le cœur est toujours plus ou moins altéré. Le myocarde offre une teinte feuille morte, brun-jaunâtre; son tissu est plus friable qu'à l'état normal et ses parois très amincies. Ainsi s'expliquent la fréquence et la gravité des troubles cardiaques, chez beaucoup de malades, ainsi que le chiffre élevé des décès des suites de myocardite, en particulier dans les cas de fièvre récurrente bilieuse.

Les poumons participent à la congestion qui frappe tous les organes avec lésions de congestion simple ou d'inflammation pneumonique ou bronchopneumonique. Il en est de même de tout le tube digestif. L'estomac, presque toujours dilaté, est fortement hyperhémié. Cette hyperhémie se rencontre souvent aussi sur tout l'intestin grêle, où l'on voit même quelquefois soit un piqueté hémorragique, soit des hémorragies proprement dites. Le gros intestin est habituellement très distendu par des gaz.

Il ne nous a pas été donné d'examiner la moelle osseuse, mais le Dr Paucot, qui a ouvert des tibias dans toute leur longueur, a trouvé qu'elle était très rouge, très congestionnée et qu'elle présentait en certains points des foyers de ramollissement jaunâtres, puriformes.

Le cerveau et les méninges sont indemnes de toute altération.

La coloration ictérique des téguments est plus accentuée que pendant la vie.

PRONOSTIC, MORTALITÉ. — La fièvre récurrente indo-chinoise a un pronostic beaucoup plus sévère que le typhus des autres pays. Comme nous l'avons indiqué plus haut, dans les diverses épidémies qui ont ravagé les provinces du Delta tonkinois en 1907, 1908 et 1909, la mortalité a été très élevée; elle a varié entre 25, 30, 45 et même 50 p. 100. Cette dernière proportion a été observée par le Dr Sarrailhié, à Taïbinh, en mai 1907. La mortalité a été surtout considérable dans les épidémies de fièvre récurrente à forme bilieuse ou typhoïde, ainsi que dans les épidémies survenues dans les prisons provinciales de Nam-Dinh, Haï-Duong et Bac-Ninh.

Chez les individus hospitalisés, par suite des meilleures conditions d'hygiène dans lesquelles ils sont placés, les décès sont toujours moins nombreux que chez les malades laissés dans leurs villages. Sur les 91 cas traités à l'hôpital indigène de Hanoï, Le Roy des Barres et Mouzels n'ont eu à déplorer que 22 décès. Sur 8 tirailleurs en traitement à l'hôpital de Lanessan au cours du 2e trimestre 1909, nous avons observé 2 décès.

La misère physiologique, le froid, la grossesse, le jeune âge, la vieillesse, le surmenage, etc., sont autant de causes qui aggra-

vent le pronostic. Mais ce dernier est plus particulièrement
influencé défavorablement par le paludisme chronique, par la
distomatose hépatique, et par le polyparasitisme intestinal, dont
sont plus ou moins atteints tous les Annamites. Telle est l'explication de la mortalité très élevée observée dans les épidémies
tonkinoises. Le pronostic est moins grave chez les Européens
que chez les Indigènes. La plupart des religieuses, en service
dans les hôpitaux de l'Assistance en qualité de dames infirmières,
ont été contaminées en soignant les Annamites. Plusieurs d'entre
elles ont été sévèrement atteintes, et la convalescence a toujours
été longue et délicate, mais aucune d'elles n'est décédée des suites
de fièvre récurrente.

DIAGNOSTIC. — Dans la grande majorité des cas, le diagnostic
clinique est fort délicat et pour ainsi dire impossible dans un
pays comme l'Indo-Chine, où la malaria sévit à l'état endémique
et avec autant d'intensité. C'est principalement avec cette dernière maladie que la fièvre récurrente a été maintes fois et pourra
être encore confondue. Cette erreur s'est produite au début, en
1905 et 1906, pour certains foyers épidémiques des provinces de
Haï-Duong, Taïbinh et Bac-Ninh, qui ont été pris pour des épidémies locales de fièvre rémittente bilieuse.

Viennent ensuite la typho-malaria et la fièvre typhoïde, à cause
des épistaxis, des hémorragies intestinales, de la congestion
pulmonaire, du délire, de l'état de stupeur et de prostration de
certains malades; l'embarras gastrique fébrile, à cause de l'état
saburral de la langue, de l'anorexie, des nausées, des vomissements et des douleurs.

La confusion est encore possible avec la fièvre jaune, la fièvre
bilieuse hémoglobinurique et avec l'ictère grave infectieux, à
cause de l'ictère généralisé, des vomissements bilieux, de la céphalalgie, de la courbature, de la congestion du foie et de la rate, de
la mélanurie et quelquefois de l'anurie, du délire et autres phénomènes indiquant une intoxication profonde de l'organisme;
avec l'hépatite aiguë, avec la grippe, et même, dans certains cas,
avec la peste, puisque plusieurs malades observés par Poumayrac
et Paucot ont présenté des adénites inguinales et axillaires.
Mais nous ne pensons pas que celles-ci relèvent de la fièvre
récurrente et soient intimement liées à elle. Il ne faut pas oublier
en effet, que les Annamites présentent de la micropolyadéno-
pathie dans une proportion de 80 o/o. Quant à la douleur, nous
sommes du même avis que Le Roy des Barres et Mouzels, à savoir
qu'elle ne s'applique pas aux ganglions, mais qu'elle est due à
l'hyperesthésie cutanée et musculaire.

Tout à fait à leur début, le typhus récurrent et le typhus exanthématique peuvent également être assez facilement confondus. Cette erreur sera de courte durée. La marche de la température et surtout l'apparition des symptômes cutanés (éruption pétéchiale) ne tarderont pas à lever tous les doutes en faveur de cette dernière affection, qui est d'ailleurs exceptionnelle aux colonies.

Enfin, il ne faut pas perdre de vue la possibilité de la coexistence, chez le même malade, de la fièvre récurrente et du paludisme sous ses diverses manifestations. Aussi est-il toujours indispensable, si l'on veut poser un diagnostic précis dès le début de la maladie, de recourir à l'examen microscopique du sang. Celui-ci, on le sait, est d'une technique très simple, toutes les couleurs d'aniline colorant les spirilles d'Obermeyer, et ces derniers se voyant aussi très nettement dans des préparations de sang frais. Nous ferons simplement remarquer qu'un examen négatif ne doit pas faire rejeter d'emblée le diagnostic; ici comme dans le paludisme, plusieurs préparations et à des dates différentes sont nécessaires.

Divers auteurs disent que les spirochètes ne se trouvent dans le sang périphérique que pendant les accès, qu'ils disparaissent ensuite pour se réfugier dans la rate. Sarrailhié a cependant vu de nombreux spirilles dans le sang de 3 malades atteints d'ictère et en pleine hypothermie depuis deux ou trois jours. Cette constatation a été faite alors que chez de nombreux malades non atteints d'ictère ils n'étaient plus observables. Il a cherché dans le sang de deux malades seulement, atteints de récurrente simple, s'il y avait des spirilles, mais il n'a rien trouvé. On pourrait tirer de ces faits, disait-il, la conclusion suivante : c'est que l'hypothermie de la récurrente sans ictère est un phénomène critique et est produite par la disparition des spirochètes de la circulation générale, tandis que, dans la récurrente avec ictère, c'est la bile qui influence les centres thermiques pour abaisser la température, sans pour cela que les parasites cessent d'infester la grande circulation.

Quant à la recherche de l'agglutination pour faire le diagnostic au moment de l'apyrexie, elle est d'une application un peu trop compliquée pour qu'elle soit utilisée dans la pratique.

TRAITEMENT. — De nombreuses médications ont été expérimentées, toutes ont été plus ou moins suivies d'insuccès. Les voici rapidement énumérées :

La quinine : même administrée à doses massives et en injections hypodermiques ou intra-veineuses, elle n'a eu dans la grande majorité des cas aucune influence sur la marche de la température. Elle a paru cependant abréger quelquefois la durée des périodes fébriles. Elle n'est donc utile que dans l'association des manifestations paludéennes et de la fièvre récurrente.

N'ayant observé aucun cas de typhus récurrent chez les sujets en ayant fait usage d'une façon régulière, Poumayrac attribue à la quinine une certaine efficacité à titre préventif.

Les divers antithermiques ainsi que les sels d'argent (collargol, protargol) et les sels de mercure sont restés sans résultats. Il en a été de même des divers sérums antipesteux, antitétanique, antistreptococcique.

La thallianine, expérimentée par Le Roy des Barres et Mouzels, ne leur a fourni également aucun résultat bien probant.

Seuls, les arsénicaux ont joui de la faveur des praticiens : cacodylate de soude, de fer, arrhénal, atoxyl seul ou associé à l'orpiment. Dans la plupart des cas, une amélioration est survenue : après chaque injection, l'action antithermique ne tardait pas à se produire, la descente du thermomètre se faisant à des intervalles variant de 1 heure à 4 heures et allant de 39°-40° jusqu'à 37 et 36°-5. Ce fait a été surtout bien mis en lumière par Sarrailhié.

Vassal préconise l'emploi du trypanroth et de la « benzidine naphtylène diamine disulfo 2-7-3-6 ». « Données à la souris aux doses thérapeutiques convenables, en injections sous-cutanées, simultanément avec le virus par voie intrapéritonéale, ces couleurs tantôt empêchent complètement l'apparition des spirilles dans le sang, tantôt reculent le premier accès. On a encore une action préventive, si on donne le médicament dans les 48 heures qui précèdent l'inoculation du virus. A titre curatif, si on inocule ces mêmes couleurs de benzidine 24 ou 48 heures après l'infection, c'est-à-dire au moment où les spirilles sont plus ou moins nombreux dans le sang des témoins, on arrive en 24 heures à faire disparaître complètement les parasites, alors qu'ils pullulent chez les témoins (1). »

Enfin, nous signalerons les essais sérothérapiques suivants tentés par Le Roy des Barres et Mouzels : ils ont injecté à des individus en plein accès du sang provenant d'individus convalescents de fièvre récurrente, après s'être assurés par un examen microscopique de l'absence dans ce sang de tout spirille, et cela sans obtenir de résultat bien appréciable. En outre, dans un cas, se basant sur la sensibilité extrême des spirilles vis-à-vis de la glycérine, ils ont eu l'idée de pratiquer une injection intra-veineuse d'une solution composée de 19 cmc. de sérum artificiel additionné de 1 cmc. de glycérine chimiquement pure.

En résumé, en dehors des composés arsénicaux qui paraissent bien avoir une action favorable, en évitant l'apparition de nou-

---

(1) VASSAL, le Traitement de la fièvre récurrente (*Revue médicale de l'Indo-Chine*, nᵒˢ 5 et 6, 1908, et *C. R. Société de Biologie*, séance du 9 mars 1907).

veaux accès, il faut avouer que nous ne possédons pas encore un traitement véritablement efficace de la fièvre récurrente. Il est donc de toute nécessité de recourir encore à la thérapeutique des symptômes, c'est-à-dire chercher à abaisser la température par la balnéation, les enveloppements froids; à soutenir le cœur et les forces du malade par des toniques cardiaques et des toniques généraux ; à diminuer les troubles gastro-hépatiques et gastro-intestinaux par la diète lactée, les purgatifs, l'eau chloroformée, le calomel à petites doses, les grands lavements d'eau bouillie froide, etc.

Les grands bains — tièdes de préférence — rendent de réels services à cause de leur action stimulante sur le cœur et l'état général, tout en abaissant la température, mais ils demandent à être maniés avec prudence, de façon à éviter les syncopes mortelles.

L'alimentation doit être l'objet d'une surveillance très grande, à cause de la tendance qu'ont les indigènes à commettre des imprudences.

PROPHYLAXIE. — Il résulte des considérations précédentes sur le traitement et l'étiologie du typhus récurrent indo-chinois que, en attendant la découverte d'un sérum ou d'un médicament vraiment spécifique, il est de toute nécessité de faire de la prophylaxie. Seules, des mesures sanitaires sérieuses pourront, en effet, s'opposer à l'extension de la maladie et à l'éclosion d'épidémies aussi meurtrières que celles de nos dernières années. Voici celles que nous préconisions en 1907 :

1o Déclaration obligatoire de la fièvre récurrente (1) qui devrait être, avec raison, ajoutée à la liste des affections épidémiques et contagieuses, de façon à permettre aux médecins ainsi qu'aux diverses autorités administratives de prescrire et de pratiquer immédiatement l'isolement des malades et des villages contaminés ainsi que la désinfection des habitations;

2° Etant donnée très vraisemblablement l'importance des ecto-parasites (poux, punaises, puces, tiques) et peut-être aussi des moustiques dans la transmission de la maladie, lutter contre ces parasites et contre ces insectes par le nettoyage à l'eau bouillante, au pétrole, à la chaux, au crésyl, des nattes, lits de camp, murs, sol, etc..., par le comblement des mares, etc. ;

3o Attirer d'une façon toute particulière par des conférences d'hygiène, des affiches, etc..., l'attention des autorités indigènes des villages contaminés ou non, en vue des mesures prophylactiques à prendre immédiatement, dès l'apparition des premiers cas. Suppression des marchés. Cordon sanitaire;

(1) Ce vœu a été exaucé.

4° Surveillance des villages et des régions où des foyers épidémiques ont existé, de façon à éviter leur réveil les années suivantes; mise en pratique des mesures prophylactiques précédentes, chaque année, même en dehors d'épidémie;

5° Amélioration progressive des conditions d'existence des indigènes, trop souvent encore frappés par la famine, la misère, le paludisme, etc. ;

6° Visite sanitaire fréquente dans les régiments de tirailleurs, dans les brigades de miliciens et obligation de faire procéder à un examen bactériologique au premier cas suspect;

7° Visite sanitaire méticuleuse aux postes frontière, ainsi qu'à l'arrivée dans tous les chefs-lieux provinciaux des convois de coolies. Isolement immédiat de tous les individus suspects, etc.

LES KALA-AZARS

PAR LE Dr LEBŒUF

Les kala-azars sont des maladies infectieuses, d'allure généralement chronique, causées par la présence et la multiplication dans l'organisme de protozoaires microscopiques, rangés par Ronald Ross dans un genre nouveau, le genre *Leishmania*.

Ces affections sont au nombre de deux : le kala-azar indien (le premier en date, bien qu'identifié depuis quelques années seulement) et le kala-azar infantile ou tunisien, dont Ch. Nicolle a cru tout récemment pouvoir faire une unité nosologique bien définie. Doit-on considérer comme absolument distinctes ces deux entités morbides qui présentent, comme nous le verrons, de nombreux points communs ? C'est une question à laquelle il serait, croyons-nous, fort imprudent de vouloir, pour le moment, répondre nettement dans un sens ou dans l'autre, et qui sera d'ailleurs développée dans les pages qui suivront. Quoi qu'il en soit, comme un certain nombre de particularités relevées chez l'une n'ont pas encore été signalées chez l'autre, il y a tout intérêt, nous semble-t-il, quand ce ne serait que pour la clarté de l'exposé, à les décrire séparément.

KALA-AZAR INDIEN

SYNONYMIE. — Splénomégalie tropicale. — Splénomégalie fébrile tropicale. — Maladie noire. — Maladie de Sirkari. — Maladie de Sahib. — Kala-dunkh. — Fièvre de Burdwan. — Fièvre Dumdum. — Fièvre cachectique. — Fièvre rémittente non malarienne.

DÉFINITION. — Le kala-azar indien est une maladie infectieuse spécifique, à évolution subaiguë ou chronique, caractérisée par des poussées fébriles irrégulières, de l'hypertrophie considérable de la rate, de l'anémie profonde et souvent par de la pigmentation anormale des téguments. La mortalité est extrêmement élevée dans cette affection généralement endémique, mais qui peut aussi prendre des allures nettement épidémiques. La maladie est causée par les « corpuscules de Leishman », corps de Leishman-Donovan ou *Leishmania donovani*, Ronald Ross. — On ignore de quelle façon le parasite est transmis à l'homme, qui semble constituer le seul réservoir naturel du virus.

HISTORIQUE. — En 1869, après l'occupation du district de
Garo dans la péninsule indienne, les Anglais y reconnurent l'existence d'une grave endémie, sévissant sur les indigènes et nommée
par eux « kala-azar », c'est-à-dire « fièvre noire », en raison de
la pigmentation particulière souvent présentée par les téguments
des malades. Quelques années plus tard, l'affection, procédant
par poussées épidémiques, dépeupla presque complètement certaines régions du district et gagna les contrées voisines (Assam).

La première étude d'ensemble sur la question date de 1882.
Elle est due à Clarke, qui justifia ses conclusions sur 122 observations recueillies par Mac Naught dans les districts infectés. A
cette époque, la majorité des médecins pensait se trouver en présence d'une « forme maligne de la malaria ». Cependant, bien
des faits relevés peu à peu venaient plaider contre cette opinion.
On reconnaissait, en effet, l'inefficacité de la quinine contre les
accès fébriles et l'absence fréquente de l'hématozoaire du paludisme du sang des malades; de plus, l'affection suivait dans sa
marche en avant les grandes voies de communication créées par
les relations commerciales et présentait une symptomatologie
nettement « sui generis ».

En 1889, après la pénétration du kala-azar dans l'Assam, Giles
y fut envoyé en mission pour étudier la question sur place. Ayant
trouvé des œufs d'ankylostomes dans les féces de la plupart des
sujets soumis à son examen, il en tira la conclusion que la maladie n'était « ni plus ni moins que de l'ankylostomiase ». Cette
opinion fut vivement combattue par Dobson, qui fit ressortir avoir
rencontré ce parasite dans 75 o/o des cas sur 116 sujets atteints
de kala-azar, dans 73,20 o/o des cas sur 212 individus souffrant
d'affections les plus diverses, et dans 67,12 o/o des cas sur
146 indigènes bien portants : ces chiffres, entièrement comparables dans les trois catégories, ruinaient l'hypothèse de Giles.

En 1894, Stephens, sans d'ailleurs se montrer affirmatif quant
à la nature exacte de l'affection, la déclarait distincte de la malaria, bien qu'elle s'en rapprochât à certains égards. Néanmoins,
de nouvelles missions, confiées en 1896 à Léonard Rogers et en
1898 à Ronald Ross, ramenèrent la question sur le terrain du
paludisme : mais, alors que le premier de ces auteurs revenait à
la définition « forme maligne de la malaria », le second pensait
à une « infection secondaire » se greffant sur l'élément paludéen.

Bentley, s'appuyant sur des observations cliniques, crut pouvoir affirmer, en 1903, l'identité du kala-azar et de la fièvre de
Malte : celle-ci aurait été introduite par les troupes anglaises dirigées de Malte et de Gilbraltar sur l'Inde, lors de la révolte des

cipayes. Il étayait surtout sa théorie sur la séro-réaction ; mais ses examens avaient porté seulement sur 9 malades et ses résultats étaient des moins nets ; il n'avait pas fait de témoins et n'avait démontré l'existence du *Micrococcus melitensis* chez aucun de ses sujets. D'ailleurs, peu de temps après, Basset-Smith, se plaçant lui aussi au point de vue clinique, faisait très nettement ressortir les différences capitales qui existent entre les deux maladies.

En 1903, P. Manson, qui avait déjà avancé depuis quelques années que l'affection était une entité morbide bien définie, se basant sur certains symptômes communs à la trypanosomiase humaine et au kala-azar, pensa que l'agent pathogène de ce dernier pourrait bien être un trypanosome.

La même année, dans une note intitulée « Sur la possibilité de la présence d'une trypanosomiase dans l'Inde », W.-B. Leishman publia l'observation d'un soldat mort, en 1900, à l'hôpital militaire de Londres, de fièvre Dumdum (fièvre chronique à splénomégalie sévissant à Madras). Sur des frottis de rate, faits 38 heures après la mort, il avait vu de nombreux éléments arrondis de 2 à 3 μ de diamètre, montrant, après coloration au Romanowsky, deux amas de chromatine de dimensions inégales (le plus petit ayant la forme d'un bâtonnet). Il ajoutait que, depuis lors, il avait découvert, dans des frottis de rate d'animaux ayant succombé à des trypanosomiases expérimentales, des éléments assez analogues, dont la nature trypanosomiasique ne faisait dans ces cas aucun doute. Il émettait par suite l'idée que la cachexie de Dumdum était une fièvre à trypanosomes.

Ce travail détermina, en juillet 1903, la publication d'une note de Donovan, médecin de l'hôpital général de Madras ; trois mois auparavant il avait observé dans la rate, à l'autopsie de 3 malades diagnostiqués malariens chroniques, des corpuscules assez semblables à ceux décrits par Leishman, et qu'il avait cru être des formes particulières de l'hématozoaire du paludisme. Mis en éveil par la communication de Leishman, il avait fait, le 17 juin, une ponction de la rate chez un sujet souffrant de fièvre irrégulière et de splénomégalie et trouvé dans la pulpe splénique des corpuscules identiques à ceux qu'il avait précédemment observés. Or, le sang de ce sujet ne renfermait aucun protozoaire. L'hypothèse de Leishman d'une affection à trypanosomes devenait ainsi bien peu vraisemblable.

Vers la fin de 1903, Donovan (qui, sur 28 cas de fièvre Dumdum examinés à Madras, avait toujours trouvé ces corpuscules) et Ross conclurent que cette affection présentait de grandes analogies avec le kala-azar de l'Assam. Manson confirma cette opinion en décembre de la même année ; il eut en effet à soigner un malade provenant de Darjeeling et atteint de kala-azar typique chez lequel la ponction de la rate lui permit de retrouver à deux reprises les « corpuscules de Leishman ».

A peu près à la même époque, Laveran et Mesnil, considérant le parasite comme voisin des *Piroplasma*, l'appelèrent *P. donovani*, tandis que Ross, sans préciser autrement sa place parmi les sporozoaires, créait pour lui le genre *Leishmania* et le nommait *L. donovani*.

Enfin, en mars 1904, Bentley établit définitivement l'unité des fièvres irrégulières à splénomégalie de l'Inde, en publiant sa découverte du parasite de Leishman-Donovan dans la rate de tous les cas de kala-azar qu'il avait observés.

Dès lors, l'élan était donné et le parasite signalé en divers points du globe, en même temps qu'on entreprenait de tous côtés l'étude systématique de la maladie. En 1904, Christophers publiait un remarquable rapport sur la structure du parasite et sa distribution dans l'organisme, Manson et Low annonçaient avoir trouvé des parasites dans les ganglions du mésentère, et Léonard Rogers faisait connaître qu'il avait cultivé le parasite et obtenu des formes allongées et flagellées.

En 1905, Donovan signala la présence des corps de Leishman dans le sang périphérique. Patton, en 1907, confirma cette découverte et annonça qu'il aurait obtenu des formes d'évolution du parasite chez *Cimex macrocephalus*, affirmation contre laquelle Donovan n'a cessé de s'élever depuis lors.

Notons, pour terminer cet aperçu historique, que Wright, de Boston, trouva en 1903 des éléments morphologiquement identiques aux corps de Leishman dans le bouton d'Orient (*Leishmania tropica*), et que Pianese, en 1905, en entrevit de semblables dans certains cas de splénomégalie infantile dans le sud de l'Italie (*Leishmania infantum*, Ch. Nicolle).

DISTRIBUTION GÉOGRAPHIQUE. — Le kala-azar règne à l'état endémique en un certain nombre de points de l'Inde, notamment dans l'Assam, à Madras, à Calcutta et dans l'île de Ceylan.

Marchand et Leedingham l'ont signalé sur un soldat revenant de Chine, où il avait fait la campagne de Pékin ; Martini l'a diagnostiqué sur deux Chinois de la province de Shantung ; enfin Kerr et Aide ont trouvé des Leishmania à la ponction splénique dans un cas de splénomégalie observé à Hankow (Chine centrale), où les cas de cette nature seraient communs.

Les îles de la Sonde paraissent contaminées : de Raadt croit avoir trouvé le parasite dans une rate ponctionnée à Deli de Sumatra ; C. Elders pense avoir vu une forme libre dans la circulation périphérique d'un Cinghalais atteint de fièvre irrégulière et vient de publier l'observation type d'un Javanais de Sumatra n'ayant jamais quitté les Indes néerlandaises ; Neeb signale dans deux cas la présence, dans le sang, d'éléments piriformes qu'il estime être des formes jeunes de Leishmania.

Llewellin Philips a vu des corps de Leishman dans la pulpe de la rate hypertrophiée d'un turc ayant séjourné longtemps dans le Yémen (Arabie), ainsi que chez un autre individu originaire de cette même région.

En Afrique, Neave, à Khartoum, a coloré des parasites du kala-azar dans le liquide de ponction splénique d'un malade provenant du Bahr-el-Ghazal ; Llewellin Philips a reconnu la maladie chez deux indigènes Égyptiens ; Cummins a signalé un foyer de kala-azar dans la vallée du Nil Bleu : tous les cas examinés par lui provenaient de la région montagneuse qui avoisine l'Abyssinie.

Archer a publié, en 1907, l'observation d'un soldat ayant séjourné en Crète de mai 1906 à février 1907 et mort de kala-azar typique.

Telle est l'aire géographique actuelle du kala-azar indien : elle est destinée à être profondément remaniée, car on découvrira sans nul doute l'affection dans des régions où elle n'a pas encore été signalée, et, d'autre part, l'endémie, suivant les convois d'émigrants, se déclarera certainement dans des pays jusqu'ici indemnes.

SYMPTOMATOLOGIE. — *Incubation.* — *Invasion.* — La période d'incubation paraît avoir une durée variable, mais, dans une affection de cette nature, il est bien difficile de préciser la date exacte de l'introduction du parasite dans l'organisme : suivant la plupart des auteurs elle durerait de trois semaines à plusieurs mois. Manson cite le cas d'un Anglais qui contracta une fièvre évoluant par la suite en kala-azar, dix jours après son arrivée dans la zone d'endémicité. Il est problable qu'il peut exister à la suite de l'inoculation du virus une période de latence assez longue : l'observation de Castellani trouvant de nombreux corps de Leishman dans une rate à peine hypertrophiée, à l'autopsie d'un individu mort d'une pneumonie survenue en état apparent de bonne santé, semble bien le prouver.

Nos connaissances sur l'invasion de la maladie sont aussi bien incertaines ; les symptômes les plus divers ont été signalés (asthénie, douleurs rhumatoïdes, troubles gastro-intestinaux, phénomènes pulmonaires, etc.), mais aucun d'eux ne peut être considéré comme ayant une valeur nettement pathognomonique.

Fièvre irrégulière. — Elle constitue, dans la plupart des cas, le symptôme le plus précoce de l'affection (Bentley) en même temps que l'un des plus caractéristiques. Elle possède une allure absolument irrégulière et n'est pas influencée par la quinine.

Généralement élevée, s'accompagnant quelquefois de céphalée, rarement de frissons, elle présente au début de la maladie deux et même quelquefois trois rémissions quotidiennes, que Rogers considère comme absolument pathognomoniques. Au bout de quelques semaines, généralement de deux à six, quelquefois davantage, la température diminue et la fièvre finit par disparaître.

Au lieu d'avoir un type fébrile nettement rémittent, on peut aussi observer une fièvre continue, avec deux maxima dans les 24 heures, et qui, selon Rogers, serait également caractéristique de l'affection ; là aussi, au bout d'un certain temps, il y a chute de la température, le malade sent son état général s'améliorer et l'on voit se dérouler une période généralement apyrétique : dans quelques cas cependant, on peut noter une très légère ascension thermométrique quotidienne.

Les choses restent en l'état pendant quelques semaines, puis brusquement un accès de fièvre se déclare et le stade pyrétique recommence. On assiste ainsi à la succession d'un certain nombre de périodes fébriles et apyrétiques, jusqu'au moment où s'établit de façon permanente une fièvre d'intensité moyenne dépassant bien rarement 38° à 38°, 5 ; à cette phase du kala-azar, la double rémission disparaît.

A la dernière période de l'affection, la fièvre prend souvent un caractère hectique et les rémissions s'accompagnent alors fréquemment de sueurs profuses. Si aucune complication ne vient au moment de la mort fausser les indications du thermomètre, on peut noter de l'hypothermie dans les derniers jours de l'existence.

Hypertrophie de la rate et du foie. — L'hypertrophie de la rate est le caractère capital de la maladie. Elle est presque constante : sur 72 malades examinés par lui, Donovan n'en a trouvé que 5 ne présentant pas de splénomégalie. Cette hypertrophie peut être énorme : à la période d'état, la rate atteint généralement l'ombilic, on la voit même descendre dans le bassin et arriver jusqu'au pubis. On trouve aussi de l'hypertrophie du foie, mais le plus souvent cet organe est normal ou à peu près : l'hépatomégalie n'a été vue que 27 fois par Donovan sur 72 malades.

L'augmentation de volume de la rate, et, le cas échéant, du foie, commence avec les premières poussées fébriles (ces organes sont alors fréquemment douloureux et tendus) et ne cesse, dès ce moment, de s'accroître progressivement : cet accroissement ne se fait pas toutefois d'une façon exactement continue, le volume de ces deux viscères subissant des fluctuations du même ordre que les oscillations thermométriques, augmentant lors des poussées thermiques, diminuant pendant les périodes apyrétiques. Finalement l'abdomen est volumineux, tendu, généralement dou loureux à la pression. Il convient de noter ici que, dans certains cas, l'affection ne comporte pas de début fébrile nettement marqué, mais s'installe insidieusement, à bas bruit, par une hypertrophie progressive de la rate et du foie, s'accompagnant de faiblesse et d'anémie.

Amaigrissement et asthénie. — L'état anémique, qui peut donc quelquefois faire son apparition dès le début de la maladie, ne se montre en général qu'après plusieurs stades successifs de pyrexie et d'apyrexie. Petit à petit, la faiblesse augmente, le malade maigrit, s'émacie de plus en plus ; à la période d'état, l'asthénie est profonde et le patient offre un aspect très caractéristique : les membres sont décharnés, les joues creuses, le nez pincé ; le tronc, privé de ses masses musculaires, laisse voir les saillies des omoplates et des côtes, tandis que, faisant contraste avec toute cette maigreur, l'abdomen, dur et tendu, déformé par l'hypertrophie de la rate et du foie, proémine, volumineux.

Troubles gastro-intestinaux. — On observe dans certains cas, au début de la maladie, des nausées et des vomissements, mais ces phénomènes sont plutôt rares (Castellani). Il est même frappant de constater, ainsi que le fait remarquer Manson, que, pendant tout le cours de l'affection, il n'y a, en général, pour ainsi dire, pas d'état saburral des premières voies digestives et que l'appétit est bien conservé. Néanmoins, Castellani a quelquefois noté de la dyspepsie.

Les selles sont d'abord régulières, mais à la période d'état il y a fréquemment de la diarrhée, assez souvent dysentériforme (sang et mucus dans les selles). Ces états dysentériques peuvent être dus à des affections intestinales surajoutées, mais souvent aussi sont le fait du kala-azar : celui-ci détermine en effet des ulcérations du gros intestin, et l'on a même observé la mort par péritonites consécutives à des perforations.

Ulcérations des muqueuses. — Les lésions chancro-ulcéreuses des muqueuses buccale, palatine et amygdalienne sont fréquentes. D'après Christophers, en pays à kala-azar, on devra toujours, en présence d'ulcérations ainsi localisées, penser à une généralisation du parasite : à Madras, en effet, il a trouvé des corps de Leishman à la ponction de la rate dans tous les cas de noma qu'il a examinés.

Lésions cutanées. — La plupart des auteurs signalent des modifications importantes dans la coloration des téguments qui deviennent distinctement plus sombres qu'ils ne l'étaient auparavant : c'est cet aspect que définit si bien Manson, quand il dit que la peau prend une teinte terreuse impressionnante. Toutefois, chez les Indiens, en raison de leur pigmentation naturelle, cette teinte est parfois assez difficile à apprécier : on la saisit mieux à la paume des mains et à la plante des pieds, ainsi que sur certaines muqueuses (buccale, linguale).

Les téguments sont secs et se desquament avec facilité. On peut observer la chute des poils, qui perdent d'abord leur souplesse, leur éclat, et se décolorent.

Les cuisses et le scrotum sont souvent le siège d'éruptions papuleuses; il n'est pas rare d'observer des ulcérations cutanées siégeant de préférence aux genoux et aux coudes (où elles sont petites), et aux jambes (où elles atteignent de grandes dimensions).

Phénomènes hémorragiques. — Ils éclatent généralement à une période avancée de la maladie et sont d'un fâcheux pronostic. On observe, associés ou isolés, suivant les cas, des épistaxis, des hémorragies gingivales, des hématémèses, du mœlena, des suffusions sanguines sous-cutanées (pétéchies, purpura).

Œdèmes. — On note quelquefois des œdèmes, mais généralement fugaces et transitoires. Ils peuvent se manifester dans les points du corps les plus divers, mais siègent de préférence au membre inférieur (pied et cheville). D'après Rogers, il existe un certain degré d'ascite dans la plupart des cas chroniques.

Appareil circulatoire. — La coagulabilité du sang est diminuée dans de notables proportions, ce qui explique la tendance aux hémorragies et, suivant les auteurs anglais, rend assez délicate la ponction de la rate.

Le pouls, tantôt lent, tantôt rapide, ne paraît pas offrir de caractères spéciaux.

Appareil urinaire. — On a mis en évidence dans quelques cas la présence d'une certaine quantité d'albumine dans les urines.

Evolution. — *Complications.* — La durée de la maladie est des plus variables, suivant les moments et les sujets. Lors des poussées épidémiques l'évolution se fait en général très rapidement, mais normalement; l'affection suit une marche chronique et dure des mois, voire des années.

Les patients peuvent mourir cachectiques, mais, le plus souvent, ils succombent à quelque invasion microbienne. Ces malades se montrent en effet d'une extrême sensibilité aux atteintes de toutes les bactéries pathogènes; il en résulte de nombreuses complications dont les plus fréquentes sont le noma, la pneumonie, la pleurésie, la tuberculose pulmonaire, la dysenterie, la cystite.

On a vu, fort rarement d'ailleurs, l'évolution d'une infection septique grave, suivie de guérison, arrêter complètement et définitivement la marche du kala-azar.

ANATOMIE PATHOLOGIQUE. — *Modifications hématologiques.* — Les réactions sanguines présentent une très grande importance dans l'étude du kala-azar, en raison du sérieux appoint qu'elles fournissent à l'établissement du diagnostic.

Tout d'abord il existe de l'anémie globulaire, généralement variable suivant l'intensité de l'affection, mais moins prononcée que ne pourrait le faire supposer l'habitus extérieur si misérable des sujets à la période d'état. Rogers a trouvé chez 54,2 o/o de ses malades des nombres d'hématies variant de 2.500.000 à 4.000.000 par millimètre cube. Les nombres de 1.000.000 et 1.500.000 sont exceptionnels.

C'est dans la formule leucocytaire que se produisent les modifications les plus caractéristiques. Il y a leucopénie, le plus souvent très accentuée : c'est ainsi que Rogers a compté dans 42 o/o des cas 1.000 leucocytes par millimètre cube, dans 30,3 o/o des cas 1.000 à 2.000 leucocytes, et dans 22, 6 o/o des cas 2.000 à 3.000 ; on a même noté seulement 625 leucocytes par mmc. Le rapport des globules blancs aux globules rouges, qui, dans un sang normal, se tient aux environs de 1/625, baisse considérablement. D'après Rogers, il serait inférieur à 1/1500 dans 67, 9 o/o des cas. On a trouvé des rapports de 1/3000 et 1/4000.

Les proportions des diverses variétés de globules blancs sont profondément modifiées : il semble qu'il y ait mononucléose. Mais, en réalité, il n'y a pas augmentation absolue du nombre des mononucléaires (lymphocytes, mononucléaires grands et moyens), cette mononucléose de façade trouve son explication dans la diminution considérable du nombre des polynucléaires (les chiffres de 20 o/o et au-dessous se rencontrent fréquemment). Cette pauvreté du sang en polynucléaires, éléments actifs de la défense de l'organisme contre les invasions microbiennes, explique facilement pourquoi la terminaison fatale est si souvent le fait d'infections secondaires les plus variées.

Donovan insiste sur la présence fréquente de grands mononucléaires de 20 à 25 mm. de diamètre, avec noyaux découpés et même bilobés du type transitionnel.

Constatations nécropsiques. — Dans l'ensemble, on observe une atrophie générale du tissu musculaire, avec disparition complète des éléments adipeux du tissu conjonctif.

La rate, de coloration rouge foncé, presque toujours hypertrophiée, attire immédiatement les regards en raison de son volume. Il y a de la périsplénite, la capsule et les cloisons fibreuses sont épaissies, et il peut se former des adhérences avec les tissus ou les organes du voisinage. La consistance est dure, mais ce n'est pas la fermeté d'une rate fibreuse : une telle rate est en effet extrêmement friable, se déchire aisément et saigne avec la plus grande facilité.

Le foie, hypertrophié ou non, est, comme la rate, dur et friable, souvent congestionné; il présente parfois à la coupe un aspect tacheté. On note quelquefois de la cirrhose d'un type intralobulaire particulier (sa distribution est uniforme et la surface de l'organe reste lisse): c'est sans doute de cette cirrhose que relève l'ascite notée dans les cas chroniques.

Les capillaires intralobulaires sont dilatés et bourrés de macrophages provenant de leur tunique endothéliale. Les cellules hépatiques, souvent atrophiées, peuvent aussi être atteintes de dégénérescence graisseuse.

La muqueuse intestinale, presque toujours hyperhémiée, est fréquemment creusée d'ulcérations de dimensions variables siégeant surtout sur les parois du gros intestin.

La moelle osseuse, au lieu d'être jaune comme à l'état normal, prend l'aspect de la moelle fœtale : elle est rouge et diffluente.

On peut aussi observer des lésions hémorragiques d'importance variable dans les points les plus divers de l'organisme, mais surtout au niveau des séreuses.

Enfin les diverses complications qui ont amené l'issue fatale produisent, le cas échéant, de nombreuses lésions organiques ayant chacune les caractères particuliers à l'affection qui lui a donné naissance.

LE PARASITE. — *Morphologie*. — Les corps de Leishman-Donovan sont de petits éléments, le plus souvent ovalaires, quelquefois arrondis ou piriformes, présentant en moyenne 2 à 4 μ de long sur 1 μ 1/2 à 3 μ de large : ils sont rigoureusement immobiles. Pour Christophers, la forme ordinaire du corps est celle d'une coquille de mollusque bivalve, qui, suivant l'incidence sous laquelle on l'examine, paraît ronde, ovale ou piriforme.

Coloré par les procédés dérivés de la méthode de Romanowsky (Giemsa, Leishman, Marino, etc.), les parasites semblent posséder une membrane propre très mince, sorte de cuticule extrêmement résistante, dont l'existence est encore rendue plus probable par ce fait qu'ils ne se déforment que très rarement dans les étalements. Le protoplasma, non granuleux, se colore très faiblement en bleu (cette teinte est plus marquée à la périphérie); on y rencontre deux masses chromatiques de dimensions inégales, la plus grande représentant le noyau, la plus petite le centrosome (figure 19).

Le noyau, coloré en violet, arrondi ou ovalaire, est généralement situé à la périphérie, contre la membrane d'enveloppe, à une extrémité du petit diamètre. En face de lui se trouve le centrosome, toujours plus intensément coloré et dans un ton plus rougeâtre. Il se présente quelquefois sous la forme d'un point; le plus souvent c'est un petit bâtonnet très mince, généralement perpendiculaire ou parallèle au grand axe du noyau. Christophers et Donovan, en faisant agir longtemps le Romanowsky, auraient coloré un filament chromatique joignant le centrosome à la périphérie ; parfois aussi l'on verrait un filament de même nature unissant entre elles les deux masses chromatiques.

On n'a jamais observé de flagelle.

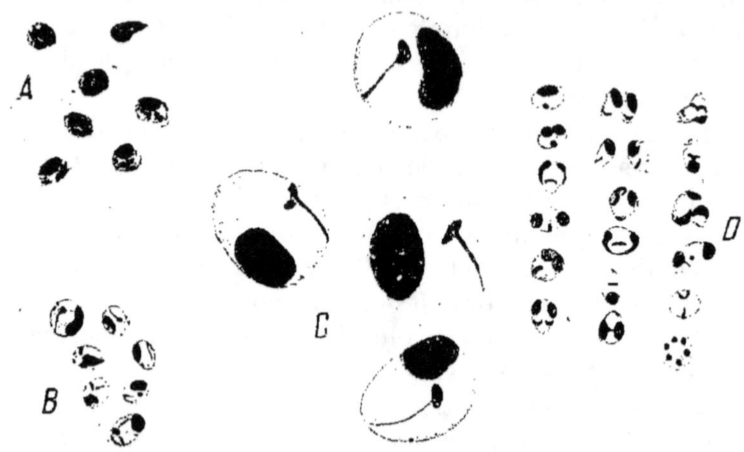

Fig. 19. — *A. Leishmania donovani* isolés (d'après Donovan) : 1200 environ ; *B.* Eléments présentant des filaments chromatiques (d'après Donovan) ; *C.* Eléments présentant des filaments chromatiques (d'après Christophers), considérablement amplifiés. — *D.* Formes de division (d'après Donovan).

Dans la pulpe splénique, il arrive de rencontrer des formes de multiplication du parasite ; cette multiplication se fait par simple scission longitudinale, précédée généralement de la division des deux éléments nucléaires. On voit aussi, rarement il est vrai, le protoplasma commencer sa division avant que le centrosome ait achevé la sienne. La division est parfois multiple : il se forme alors des sortes de rosaces composées de trois à six éléments et dans lesquelles les noyaux occupent la périphérie et les centrosomes le centre.

Distribution dans l'organisme. — On peut poser en principe que, dans l'économie, le parasite est presque toujours intracellulaire : les formes libres proviennent de la désagrégation des cellules parasitées et les corpuscules de Leishman mis ainsi en liberté sont tôt ou tard englobés par les leucocytes.

La technique générale de la recherche des parasites dans l'organisme est très simple : les frottis de sang ou d'organes, après fixation à l'alcool absolu pendant un quart d'heure, seront colorés au Giemsa, étendu de 10 fois son volume d'eau, pendant 15 à 20 minutes. Les deux éléments nucléaires caractéristiques se colorent avec la plus grande facilité.

Dans le sang, les corps de Leishman-Donovan se rencontrent

presque exclusivement à l'intérieur des leucocytes polynucléaires ou mononucléaires. Selon Donovan, qui a fait une étude minutieuse de la question, on trouverait, dans le cas de pyrexie pure, le parasite surtout à l'intérieur des polynucléaires du sang circulant; dans les cas où il existe en outre de la diarrhée, on le verrait de préférence à l'intérieur des mononucléaires : ces résultats ont été confirmés par Patton. Donovan qui, par le simple examen du sang périphérique, arrive à déceler le parasite dans 93,22 o/o des cas, insiste d'une façon toute particulière sur la nécessité d'observer rigoureusement la technique suivánte : les frottis de sang doivent se terminer, non en queue, mais en *ligne droite*, car c'est le long de cette ligne droite que se trouvent surtout les leucocytes et par suite les *Leishmania*; il recommande aussi de presser la pulpe du doigt une demi-minute avant de la piquer, manœuvre qui a pour résultat d'augmenter le nombre des leucocytes dans la goutte de sang ainsi obtenue (figure 20).

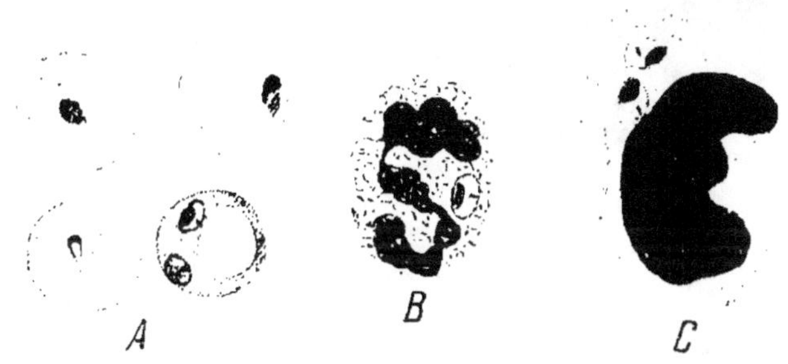

Fig. 20.— *Leishmania donovani* dans le sang (d'après Donovan) gr^t : 1000 à 1200 environ. — *A*. dans les globules rouges ; *B*. dans un polynucléaire ; *C*. dans un grand mononucléaire.

La présence des corpuscules de Leishman dans les hématies a été discutée. L'existence des formes intra-globulaires, mise en doute par Christophers, Rogers et Leishman, a été reconnue de la façon la plus incontestable par Donovan et par Laveran et Mesnil ; toutefois elles présentent certaines particularités. D'abord elles sont toujours très rares dans la circulation périphérique et on ne peut les y trouver que si la température du malade atteint 39°,5 à 40° ; elles sont de plus très petites, n'ont que 1 μ à 1 μ 1/2 de diamètre et ne renferment qu'une seule masse de chromatine. C'est surtout sur l'existence de ces éléments que Laveran et Mesnil s'étaient appuyés pour ranger les corps de Leishman dans le genre *Piroplasma* et en faire le *P. donovani*. Ce sont des formes jeunes et transitoires ; elles ne tardent pas, en effet, à grossir, à acquérir leurs deux masses de chromatine caractéristiques, en même temps que l'on voit s'altérer le globule qui les renferme. Cette altéra-

tion consiste en une modification des réactions colorantes allant
de la périphérie du globule vers son centre.

Les parasites se rencontrent de façon constante dans la pulpe
splénique. Ils s'y présentent intracellulaires ou contenus dans
dans des sortes de « gangues ». Les éléments extracellulaires
observés dans les préparations ont été libérés mécaniquement
par destruction d'un certain nombre de cellules-hôtes, lors de la
confection du frottis. Les cellules parasitées sont toujours des
éléments mononucléaires, de dimensions variables, qui peuvent
être littéralement bourrés de *Leishmania* ; elles appartiennent à
l'endothélium vasculaire (fig. 21).

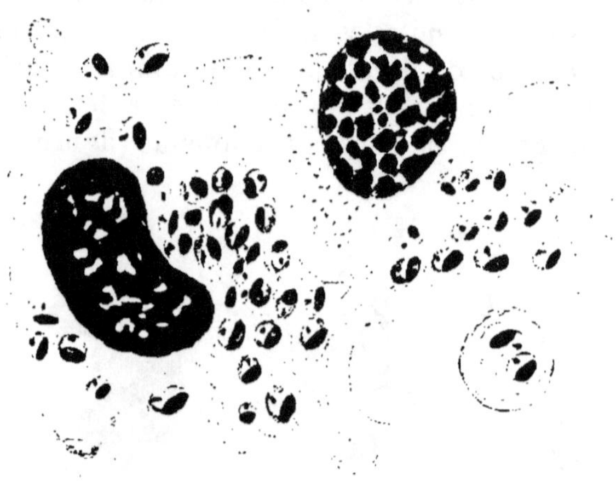

Fig. 21. — Macrophage renfermant de nombreux parasites (d'après Donovan
gr{t}. = 1.200 environ).

On voit aussi des parasites groupés en plus ou moins grand
nombre dans une substance assez mal définie, à laquelle Laveran
et Mesnil ont donné le nom de « gangue » et qui n'est autre
chose que le vestige du protoplasma des cellules qui les renfermaient, cellules dont ils ont déterminé la dégénérescence.

Dans le foie, les corps de Leishman occupent de grandes cellules
mononucléaires, ressemblant à des macrophages et d'origine
endothéliale ; elles obstruent la lumière des capillaires, surtout
au centre du lobule, et leur agglomération produit des amas
blanchâtres qui donnent au foie l'aspect tacheté qu'il présente à
la coupe. Les cellules hépatiques ne renferment jamais de parasites.

Les cellules parasitées sont extrêmement nombreuses dans la
moelle osseuse.

Dans les ulcères intestinaux, et en particulier dans les granu-
lomes de la muqueuse qui précèdent leur formation, le parasite
est très abondant et toujours contenu dans de grosses cellules à
noyau sphérique.

Les *Leishmania* existent aussi dans les petits ulcères de la peau (Donovan), ainsi que dans les papules non ulcérées du revêtement cutané (Christophers), à l'intérieur des cellules endothéliales des très fins capillaires.

On peut enfin les trouver dans les ganglions qui drainent une région de la peau ou de l'intestin présentant des papules ou des ulcères infectés.

Culture. — Le 2 juillet 1904, le *British medical Journal* publiait un télégramme de L. Rogers, daté de Calcutta le 29 juin, et ainsi conçu : « Trypanosomes développés dans les cultures de corps de Leishman. » Il avait obtenu ces cultures en ajoutant au sang recueilli par ponction splénique une faible quantité de citrate de soude pour empêcher la coagulation et en plaçant à 22° ce sang conservé dans de petits tubes. Par la suite, ayant reconnu l'influence bienfaisante d'une faible acidité, il opéra en mélangeant les produits de ponction splénique à du sang de lapin citraté, légèrement additionné d'acide citrique.

Christophers, Leishman, Statham confirmèrent que l'on obtenait réellement un développement pouvant déjà commencer au bout de 48 heures (l'apparition des formes flagellées est précédée d'une division active du parasite donnant des éléments de plus en plus volumineux dont la forme se modifie au cours des générations successives, de manière à présenter tous les intermédiaires) ; mais ces auteurs, et Rogers lui-même, ne tardèrent pas à s'apercevoir que les formes flagellées des tubes de culture n'étaient pas des Trypanosomes : le centrosome et le flagelle qui y prend naissance étaient toujours en avant du noyau et il n'y avait pas de membrane ondulante. Ces caractères les rapprochaient du genre *Herpetomonas* (ou *Leptomonas*) (fig. 22).

Rogers a essayé, mais en vain, de cultiver les corps de Leishman sur le milieu de Novy, qui s'est au contraire, comme nous le verrons plus loin, montré si propice à la culture du parasite du kala-azar infantile, entre les mains de Ch. Nicolle.

L'obtention en culture de formes flagellées du type *Herpetomonas* (ou *Leptomonas*) donne un grand poids aux vues de Ross, qui, avons-nous vu, a cru devoir placer le parasite dans un genre nouveau, le genre Leishmania. Ce genre comprendrait actuellement : *Leishmania donovani*, parasite du kala-azar indien, — *Leishmania infantum* Ch. Nicolle, parasite du kala-azar infantile, — et *Leishmania tropica* Wright, parasite du bouton d'Orient, tous trois à peu près morphologiquement identiques.

Cette identité de forme a permis à Manson de formuler l'intéressante hypothèse qu'entre le kala-azar et le bouton d'Orient il pourrait y avoir les mêmes rapports qu'entre la variole et la vaccine. Il rappelle à ce sujet, que le bouton d'Orient existe dans les pays où l'on utilise le chameau comme bête de somme et suppose que le germe a pu s'atténuer en passant par le chameau (ou un autre animal), comme celui de la petite vérole en passant par la vache ; en conclusion, il pose la question : « Les

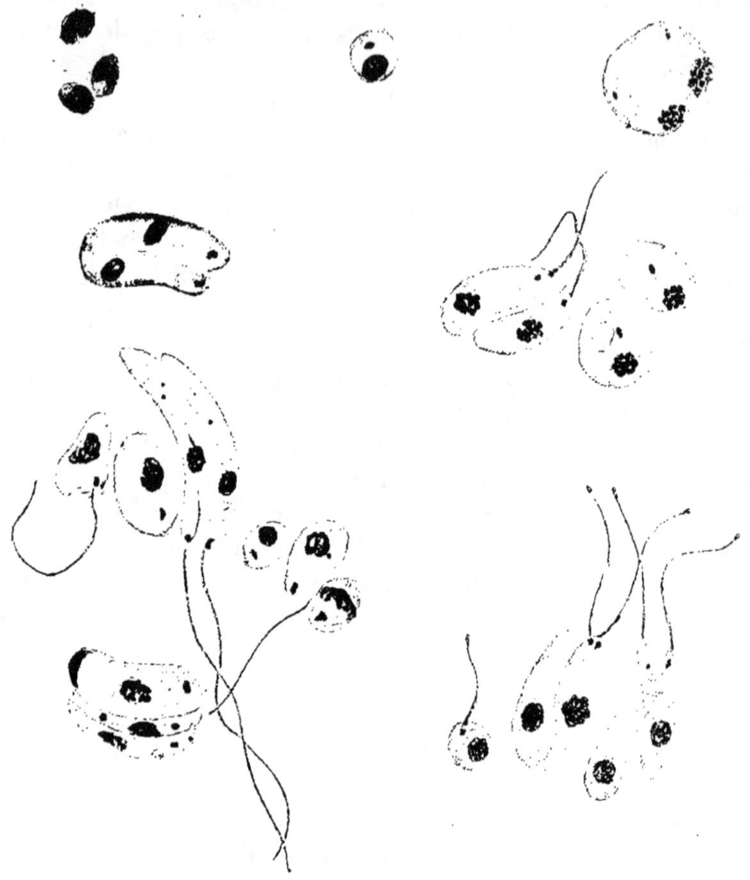

Fig. 22. — Formes de culture de *Leishmania donovani* (d'après Christophers) ; grt 1000 à 1200 environ.

individus qui ont eu le bouton d'Orient sont-ils immunisés contre le kala-azar et vice-versa ? »

ÉPIDÉMIOLOGIE. — ÉTIOLOGIE. — La grande épidémie de l'Assam a permis d'étudier avec précision les règles qui dominent la propagation de la maladie. L'affection suit les voies de communication, atteignant d'abord les grands centres et, de là, rayonnant sur les villages qui les environnent. Jamais elle n'est apparue spontanément dans une localité, son développement y a toujours été précédé de l'arrivée d'un individu contaminé.

Le sexe, l'âge, les saisons paraissent sans influence bien marquée.

Les classes pauvres sont les plus frappées.

Toutes les races sans exception sont réceptives ; cependant, certaines d'entre elles seraient plus sensibles, à en croire un travail de Brahmachari (de Calcutta) d'après lequel les Hindous seraient beaucoup plus atteints que les Mahométans, malgré un genre de vie assez semblable dans les deux cas.

Dans les zones d'endémicité, le kala-azar procède en outre par petites épidémies domestiques, atteignant plusieurs membres d'une même famille, plusieurs individus habitant dans la même maison. Rogers cite des cas où la maladie fut nettement due à la cohabitation, par exemple au fait de dormir dans un même lit.

Une affection progressant de la sorte ne saurait être véhiculée par l'eau de boisson (hypothèse qui avait été un moment formulée) ; tous ces faits laissent plutôt entrevoir la possibilité de la transmission par quelque insecte piqueur ou suceur de sang, ainsi que Statham et Rogers l'ont avancé en 1905. Ce dernier, qui commençait alors à [cultiver le parasite, ayant constaté qu'une légère acidité des milieux en favorisait le développement, avait vu, dans ce fait, un argument pour incriminer les punaises, dont le contenu stomacal est acide, d'être les convoyeurs de la maladie. Toutes ces observations déterminèrent Patton (de Madras) à rechercher le développement des corps de Leishmania chez divers ectoparasites humains ; il n'obtint aucun résultat avec *Pediculus capitis* et *Pediculus corporis*, *Culex fatigans*, *Anopheles stephensi*, *Stegomyia sugens*, *Ornithodoros savignyi* ; mais avec *Cimex macrocephalus* ou *rotundatus*, punaise très commune dans l'Inde, l'Assam et la Birmanie, et différente de celle d'Europe, il dit avoir obtenu des formes d'évolution du parasite, et notamment des éléments flagellés semblables à ceux que l'on observe dans les cultures ; il aurait vu en outre des rosaces, qui seraient caractéristiques du développement dans la punaise, car on ne les a pas retrouvées dans les cultures de *L. donovani* ; enfin, le mâle et la femelle joueraient un rôle égal dans la transmission, car tous deux sucent le sang.

Donovan, par contre, n'a cessé de mettre en doute le rôle de la punaise comme second hôte ; il n'a jamais pu répéter les observations de Patton, dans lesquelles le tube digestif de l'insecte a peut-être joué le rôle d'un simple tube de culture. Il a dirigé ses investigations du côté d'insectes n'ayant pas une distribution géographique aussi étendue que la punaise et est arrivé, mais sans preuves bien précises, à incriminer un autre hémiptère, le *Conorhinus rubrofasciatus*.

A la suite de l'hypothèse émise par Ch. Nicolle, que les chiens pouvaient constituer le réservoir naturel du virus du kala-azar tunisien, on a recherché dans l'Inde la présence des Leishmania chez ces animaux, mais en vain jusqu'à présent. Donovan a ponctionné sans résultat la rate de 1.150 chiens, et cependant 256 d'entre eux provenaient de quartiers infectés de kala-azar.

Tel est l'état actuel de la question. Manson fait en outre remarquer, non sans assez de justesse, que l'agent intermédiaire ne doit pas nécessairement être un insecte hématophage et ce, pour les raisons suivantes : 1° rareté de *L. donovani* dans le sang ; 2° présence de parasite dans les ulcérations de la peau ; 3° existence de formes flagellées (*Herpetomonas* ou *Leptomonas*) semblables à celles que l'on observe dans les cultures, aussi bien dans le tube digestif de mouches non piqueuses que dans celui d'espèces suceuses de sang. Il serait possible, en effet, que des mouches non vulnérantes pussent s'infecter simplement en se posant sur des ulcérations cutanées ; elles iraient ensuite contaminer des éraillures ou des ulcérations des téguments d'individus sains, soit directement, soit après passage et évolution des Leishmania dans leur tractus digestif.

DIAGNOSTIC. — *Clinique.* — Le kala-azar peut être confondu avec les affections les plus diverses et notamment : au début, avec le paludisme, la trypanosomiase, la fièvre typhoïde, la tuberculose (surtout en raison de la fièvre irrégulière), la dysenterie (du fait des phénomènes intestinaux) ; à une période avancée, avec la cachexie palustre et l'ankylostomiase. Mais dans le premier cas, l'inefficacité de la quinine, l'absence des érythèmes annulaires, des troubles hyperthésiques et de la dissociation du pouls et de la température caractéristiques de la trypanosomiase, la double ou triple rémission quotidienne, l'hypertrophie considérable de la rate, la pigmentation des téguments, l'absence de symptômes généraux en rapport avec l'intensité de la fièvre devront attirer l'attention de l'observateur du côté du kala-azar.

Dans le second cas, la non-constatation d'attaques fébriles typiques de fièvre tierce ou sub-tierce et l'absence d'ankylostomes dans les selles viendront utilement éclairer le diagnostic.

Enfin le clinicien, qui ne devra jamais perdre de vue la possibilité d'une association avec l'élément paludéen, pourra, jusqu'à un certain point, se guider sur des considérations géographiques.

Microscopique. — Quoi qu'il en soit, le kala-azar est une de ces affections où l'on ne peut affirmer d'une façon formelle le diagnostic que par la découverte du parasite à l'examen microscopique ; cet examen permettra du même coup d'éliminer la trypanosomiase, le paludisme (à moins d'association), la leucocytémie et la maladie de Banti.

Le procédé le plus simple consiste à rechercher les parasites dans les leucocytes du sang périphérique, en recourant, non pas à la centrifugation, comme on l'avait proposé tout d'abord, mais à des frottis colorés au Giemsa et faits en se conformant à la technique de Donovan, que nous avons exposée plus haut. Cet examen, qui ne devra jamais être négligé et donnera, dans la plupart des cas, s'il est bien fait, la clef du diagnostic, permettra également de rechercher le degré de leucopénie et le rapport des globules blancs aux hématies, rapport qui, s'il tombe au-dessous de 1/1000, est, suivant Brahmachari, absolument pathognomonique.

En cas d'échec on pourrait employer le procédé du major Cummins qui consiste à déterminer une pustule cutanée par l'emploi d'un vésicant quelconque et à examiner, après fixation et coloration, les leucocytes de l'exsudat.

Si l'examen de cet exsudat restait négatif, il conviendrait alors de recourir à la ponction de la rate ou du foie. Quand ce dernier organe est hypertrophié, on devra le choisir de préférence à la rate, en raison des hémorragies toujours à craindre, surtout chez les sujets avancés. Les précautions à prendre dans les deux cas sont les mêmes : immobilisation préalable de l'abdomen par un bandage, stérilisation rigoureuse des téguments, asepsie absolue de l'aiguille et de la seringue qui serviront à la ponction et devront être en outre *parfaitement sèches*. Les prises qui donneront le moins de sang seront les meilleures : le liquide de ponction sera étalé sur les lames parfaitement propres, fixé à l'alcool absolu et coloré au Giemsa. Rogers recommande comme prophylaxie des hémorragies de donner au malade, aussitôt après la ponction, 4 gr. 50 de chlorure de calcium dans 60 gr. d'eau.

Enfin, tout récemment, Donovan a conseillé de rechercher les *Leishmania* dans la moelle osseuse en ponctionnant la tête du tibia ou la partie osseuse des côtes : malheureusement, ce « modus faciendi » nécessite l'emploi du chloroforme.

Les inoculations expérimentales avec du sang de rate ne peuvent être tentées, car, jusqu'à présent, il n'a pas été trouvé d'animal réceptif au kala-azar indien : le chien lui-même s'est montré réfractaire.

PRONOSTIC. — Le pronostic est des plus sévères. D'après Castellani, la mortalité serait de 98 o/o chez les sujets non traités. Il n'y a guère à compter sur les guérisons qui se produisent à la suite d'invasions septiques à issue favorable (on doit toujours, en pratique, considérer les complications microbiennes comme venant encore assombrir le tableau clinique); quant aux guérisons spontanées, elles constituent l'exception.

Quelques signes permettent jusqu'à un certain point de se rendre compte de la gravité de la maladie et du degré de résistance organique du sujet. Bentley et Rogers estiment, en effet, que l'abondance du parasite dans les préparations paraît être en rapport avec l'intensité de l'infection ; d'autre part, d'après Rogers une leucopénie accentuée, avec, comme corollaire, un faible pourcentage des polynucléaires sont les signes précurseurs d'une profonde déchéance, alors que l'augmentation du nombre des polynucléaires constitue, par contre, un excellent indice.

TRAITEMENT. — Il est une indication, commune d'ailleurs à toutes les infections chroniques, et qu'il ne faudra jamais négliger de suivre : c'est d'augmenter autant que possible la résistance de l'organisme par une hygiène bien comprise, une nourriture fortifiante, le transport dans un climat sain, etc. On ne devra pas oublier de procéder à l'expulsion des parasites intestinaux, si fréquents chez les indigènes et qui sont souvent par eux-mêmes la cause d'une débilitation profonde (ankylostomes).

Ces moyens accessoires une fois mis en œuvre, se pose la grosse question de la destruction du parasite. Selon Manson, la quinine donnée pendant de longues périodes, à de très hautes doses, est inefficace, sinon dangereuse. Rogers, au contraire, préconise les fortes doses de ce médicament : il conseille de donner de 3 à 5 grammes par jour jusqu'à ce que la température soit tombée ou ait pris le type intermittent et d'administrer ensuite 1 gr. par jour. T. H. Symons vante également la quinine donnée « larga manu ». C'est aussi l'avis de Castellani, qui recommande l'emploi du médicament à doses massives en injections intra-musculaires, en y adjoignant des injections de cacodylate de quinine ou d'atoxyl.

Selon Manson et Low, ce dernier médicament devrait être essayé en injections intra-musculaires de 0 gr. 15, données tous les trois jours. Ce composé arsenical aurait donné de bons résultats à Manson dans deux cas ; Brahmachari relate que, dans un cas, il semble avoir modifié dans un sens favorable l'état général et la température, mais il a paru rester sans action sur les parasites.

Le traitement à la fuchsine (1 cc. d'une solution à 20 o/o trois fois par jour), expérimenté par Donovan, n'a pas réussi.

Rogers a conseillé un vaccin staphylococcique et recommande l'extrait de moelle osseuse ou la moelle rouge fraîche.

Manson propose l'emploi des préparations stibiées. Il y aurait lieu d'expérimenter toute la série des médicaments et des associations médicamenteuses qui ont donné des résultats intéressants dans le traitement de la trypanosomiase : émétique en injections intra-veineuses, association atoxyl-émétique, orpiment, arséno-phénylglycine, couleurs de benzidine, etc.

PROPHYLAXIE. — Elle ne peut être que très empirique dans l'ignorance où nous sommes et du mode exact de transmission, et de l'existence ou de la non-existence d'un réservoir du virus autre que l'homme ; comme nous l'avons vu, en effet, le chien ne paraît pas, du moins pour le moment, véhiculer le germe.

L'isolement des malades, qui a donné de bons résultats dans la pratique, doit être rigoureusement pratiqué.

Manson conseille de brûler ou de désinfecter, suivant les cas, les habitations des malades, leur literie, leur linge et tous les détritus.

Enfin si les vues de Patton sur l'inoculation du virus par *Cimex macrocephalus* se vérifiaient, il y aurait lieu de s'attacher à détruire les punaises par tous les moyens possibles.

KALA-AZAR INFANTILE

SYNONYMIE. — Anémie splénique infantile fébrile (Fede). — Anémie infantile à Leishmania (Pianese).

HISTORIQUE. — En 1904, le médecin-major Cathoire trouva, à la Goulette, dans des frottis de rate d'un enfant français âgé de 9 mois atteint d'anémie avec splénomégalie, des éléments parasitaires que Laveran identifia aux corps de Leishman-Donovan.

Pianese, en 1905, étudia, dans le Sud de l'Italie, chez de jeunes enfants, une affection caractérisée principalement par de la fièvre irrégulière, de l'anémie progressive, de la splénomégalie et une issue fatale. Il trouva, dans des frottis d'organes et de moelle osseuse, des corpuscules basophiles intracellulaires qu'il rapprocha des corps de Leishman. Il attira également l'attention sur la similitude des symptômes qu'il avait observés avec ceux que Fede avait antérieurement notés dans une affection décrite par lui sous le nom d'anémie splénique infantile fébrile et conclut à leur identification.

En 1907, Ch. Nicolle et Cassuto étudièrent à Tunis un nouveau cas : il s'agissait encore d'un enfant français atteint d'anémie grave et fébrile, avec une très grosse rate, dans laquelle ils trouvèrent des *Leishmania* typiques.

Depuis lors, Ch. Nicolle, qui a eu l'occasion d'observer 16 cas (notamment avec C. Comte, L. Manceaux et A. Cortesi), a fait une étude très complète de la maladie, qu'il a nommée kala-azar infantile, en raison des analogies et des différences qu'elle présente avec le kala-azar indien ; le parasite a été appelé par lui *Leishmania infantum*.

DISTRIBUTION GÉOGRAPHIQUE. — L'affection, venons-nous de voir, est commune dans le Sud de l'Italie et en Tunisie, mais d'autres points du bassin méditerranéen sont contaminés. Elle a été observée à Palerme (Sicile) par Rocco Jemma et à Malte par Critien. Elle existe certainement ailleurs, et Mesnil est persuadé notamment que le *Ponos* des îles de la Grèce, Hydra et Spezzia, lui est identique.

Tout récemment (mars 1910), Dionysio Alvarez a découvert à Lisbonne un cas de leishmaniose sûrement autochtone chez un enfant de 9 ans.

SYMPTOMATOLOGIE. — D'après Ch. Nicolle, la maladie frappe exclusivement les jeunes enfants et surtout les enfants en bas âge ; commençant en général dans le cours de la deuxième année, elle n'atteint que rarement les enfants plus âgés (3, 4 et même 6 ans). Le début insidieux n'est jamais bien précisé, car les premiers signes du mal sont, la plupart du temps, mis sur le compte de troubles divers ; mais, à la période d'état, le tableau clinique sensiblement constant est absolument typique.

L'enfant est d'une pâleur extrême, pâleur spéciale (pathognomonique pour Ch. Nicolle), d'un blanc mat et transparent. Les muqueuses sont exsangues, l'amaigrissement est profond.

Le ventre est volumineux, souvent tendu, avec quelquefois un peu d'ascite. On note fréquemment des œdèmes blancs, non douloureux, prédominant aux parties déclives.

La rate, presque toujours énorme, atteignant 15 à 20 centimètres de hauteur, n'est généralement pas douloureuse à la pression. Le foie augmente plus tardivement de volume que la rate, et son hypertrophie est beaucoup moins marquée : il arrive en moyenne à déborder les fausses côtes de deux à trois travers de doigt.

La fièvre est des plus irrégulières, elle procède d'abord par poussées, puis devient continue et peut présenter plusieurs maxima dans les 24 heures.

Le pouls est toujours très rapide.

Les symptômes que nous venons d'énumérer sont constants ; mais on observe aussi associés ou non des hémorragies (gingivite hémorragique, épistaxis, purpura, mœlena), de l'hémophilie, des éruptions bulleuses, des accès de dyspnée subite excessivement graves, pouvant amener la mort en quelques instants. On n'a pas encore vu de noma.

La maladie, qui peut présenter des rémissions, est toujours très longue ; le pronostic en est extrêmement sévère. Néanmoins, Nicolle croit à des guérisons spontanées : il s'appuie sur le caractère infantile de la maladie (qui prouve, selon lui, qu'à partir d'un certain âge l'organisme lutte victorieusement contre le parasite) et sur les observations de trois enfants convalescents ou guéris d'affections antérieures pour lesquelles il a pu reconstituer le tableau clinique du kala-azar infantile.

La terminaison fatale se produit à la suite de l'anémie croissante, de quelque accident aigu (dyspnée subite), ou d'une affection intercurrente.

ANATOMIE PATHOLOGIQUE. — Le sang, généralement pâle, se

coagule difficilement et présente un degré d'anémie, variable suivant l'intensité et l'âge de la maladie. On note le plus souvent de
la mononucléose avec prédominance des formes lymphocytaires.
Pour A. Tomaselli et Pianese, il y aurait leucopénie, pour S.
Cannata, au contraire, le nombre des leucocytes subirait des
variations considérables, allant de 7.000 à 20.000 par millimètre
cube.

Dans la rate, énorme, mais ayant son aspect, sa couleur et sa
consistance habituels, il y a hyperproduction de tissu lymphoïde;
dans la moëlle osseuse, qui a pris l'aspect de la moëlle fœtale,
on note une hyperproduction de tissu lymphoïde et une hypopro-
duction de tissu myéloïde et érythroblastique.

Ch. Nicolle n'a pas trouvé d'ulcérations intestinales.

LE PARASITE. — Morphologiquement les *Leishmania infantum*
sont aussi voisins que possible des parasites du kala-azar indien.
Dans l'organisme, ils sont rarement libres, quelquefois englobés
dans des « gangues » (débris cellulaires), la plupart du temps
contenus dans de grandes cellules mononucléaires d'origine endothéliale (fig. 24). La rate, le foie et la moelle osseuse sont les

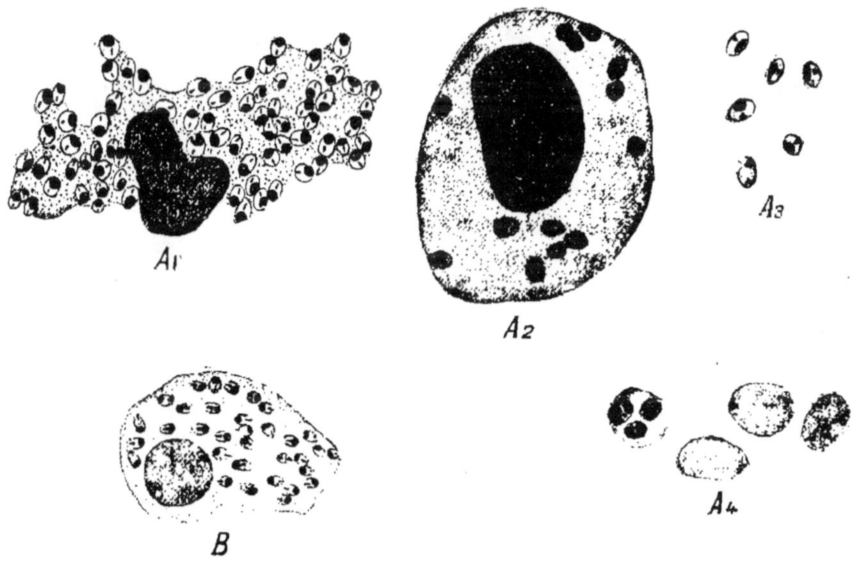

Fig. 23. — A. Parasites dans un frottis de liquide de ponction de rate d'un enfant.
— A1 cellule de la rate; — A2 mononucléaire; — A3 parasites libres; — A4 parasites dans une gangue.
B. — Cellule du foie d'un chien infecté (d'après Ch. Nicolle); gr^t = 1.000 à — 1.200
environ.

organes qui en contiennent le plus grand nombre (fig. 23 et 25).

D'après Nicolle, l'examen des frottis de sang périphérique reste
généralement négatif et ne peut être utilisé [pour le diagnostic;

il n'a jamais rencontré le *Leishmania infantum* dans les globules rouges.

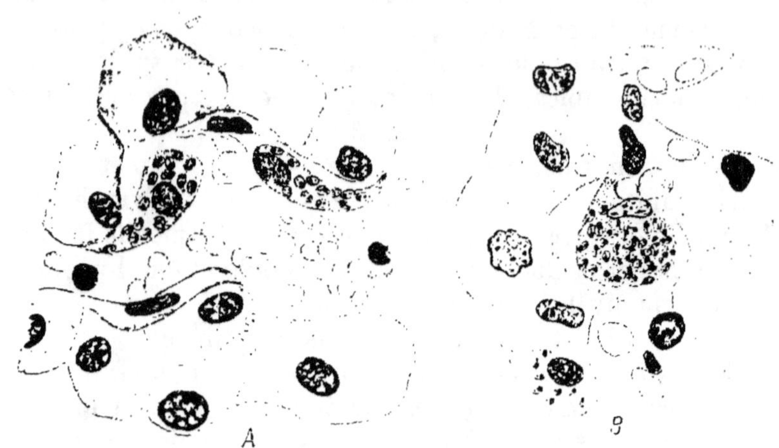

Fig. 24. — Coupe du foie d'un enfant montrant des *Leishmania* dans les cellules endothéliales.
En A. coupe longitudinale d'un vaisseau; en B, coupe transversale (d'après Ch. Nicolle); grᵗ = 1.000 à 1.200 environ.

Le même auteur, après avoir vainement tenté de cultiver le parasite dans le milieu de Rogers (sang de lapin additionné d'acide citrique), a pu y parvenir en ensemençant sur le milieu

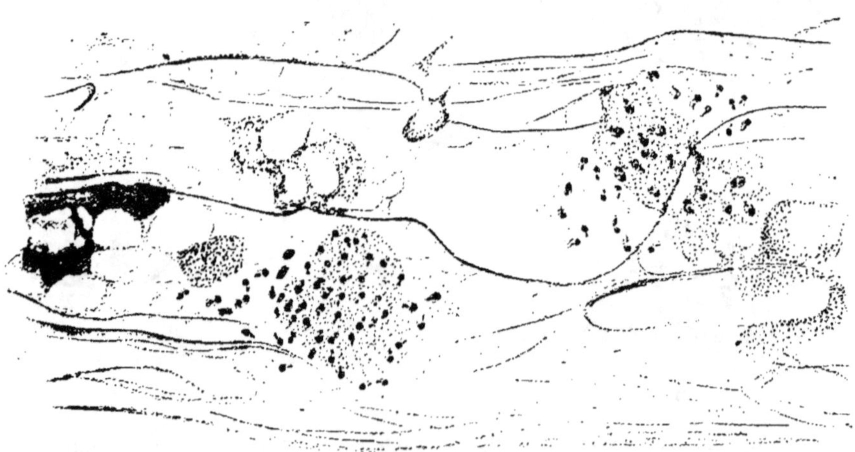

Fig. 25. — Frottis de moëlle osseuse de chien infecté (d'après Ch. Nicolle); grᵗ = 1.000 à 1.200 environ.

de Novy et Mac Neal (eau de condensation des tubes de gélose normale au sang). Par la suite, il simplifia et améliora le procédé en le modifiant de la façon suivante; il prépare une gélose pauvre, de formule :

Gélose. . . . .   14 gr.
Sel marin. . . . .   6 —
Eau. . . . .   900 —

(la gélose employée doit avoir, au préalable, macéré dans l'eau froide pendant 24 heures pour se débarrasser de ses impuretés). On répartit en tubes, que l'on additionne chacun de 1/3 de leur volume de sang de lapin (pris par ponction du cœur); les tubes, inclinés, sont conservés à l'obscurité (fig. 26).

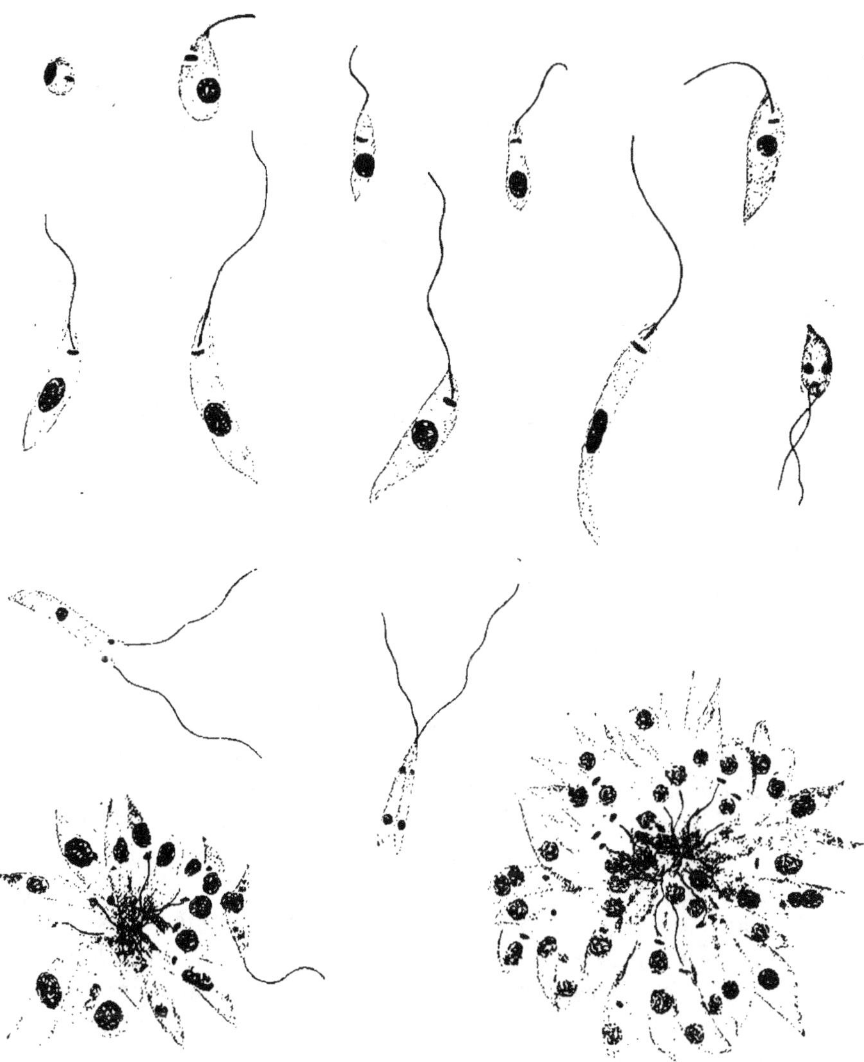

Fig. 26. — Formes de culture de *Leishmania infantum* (d'après Ch. Nicolle); gr^t = 1.000 à 1.909 environ.

Dans l'eau de condensation de ce milieu, il a obtenu de très riches cultures qu'il a pu repiquer indéfiniment. Les éléments flagellés qui s'y développent sont du type *Herpetomonas* (ou *Leptomonas*); dans les vieilles cultures, on observe des rosaces dans lesquelles l'extrémité antérieure des éléments constituants, c'est-à-dire les flagelles, sont dirigés vers le centre.

ETIOLOGIE. — *Inoculation du virus.* — Ch. Nicolle a reproduit expérimentalement la maladie par inoculation au chien et au singe de *Leishmania* extraits de l'organisme : les autres animaux se sont montrés réfractaires. Le passage par le singe semble atténuer le virus (les infections ainsi obtenues guérissent en général assez vite), tandis que, chez le chien, l'activité du germe reste sensiblement constante (infections généralement intenses et toujours durables). Il n'y a pas transmission placentaire du parasite. La ponction hépatique est le procédé de choix pour suivre la marche de la maladie chez les animaux d'expérience.

Il convient de signaler ici que, dans une expérience de Ch. Nicolle, un *Macacus sinicus*, inoculé avec succès du bouton d'Orient, n'a pu être infecté 11 mois après de kala-azar tunisien, alors qu'un *Macacus cynomolgus* témoin (animal de même sensibilité) prenait la maladie.

Inoculation des cultures. — Avec des doses de 1 cc. de culture, Ch. Nicolle n'a eu que des résultats négatifs. Novy, au contraire, a pu donner à un chien une infection typique à *Leishmania*, mais en lui inoculant pendant 5 mois dans le péritoine de grosses quantités de cultures (270 cultures en 15 inoculations); de nouvelles cultures ont pu être obtenues en partant des organes de ce chien.

Réservoir naturel du virus. — La sensibilité du chien à l'inoculation de *L. infantum* suggéra à Ch. Nicolle l'hypothèse de l'origine canine du kala-azar infantile. L'enquête qu'il fit sur les chiens de l'entourage des malades ne lui donna pas de résultats bien probants; mais sur un total de 221 chiens de la fourrière de Tunis, il en trouva 4 atteints de kala-azar spontané (présence dans la rate et la moelle osseuse de *Leishmania* cultivables sur milieu Novy modifié). Par contre, il n'a rien trouvé chez les chats, ainsi que cela était à prévoir d'après les résultats des inoculations expérimentales.

Divers auteurs ont repris la question et ont également observé des infections spontanées chez les chiens dans les régions à kala-azar infantile. Tout récemment, Basile, examinant 60 chiens du dépôt municipal de Rome, où le kala-azar n'a jamais été soupçonné, aurait trouvé des *Leishmania* chez 40 o/o d'entre eux : cette constatation irait à l'encontre de la théorie de l'origine canine du kala-azar tunisien. Mais, comme Basile n'a pu encore cultiver le parasite ainsi isolé, il y a lieu pour le moment de se demander s'il est bien identique au *Leishmania* humain.

Quoi qu'il en soit, en admettant même que le chien fût le réservoir du virus, nous ignorons comment l'infection se transmettrait du chien au chien et du chien à l'enfant; a priori, Ch. Nicolle croit pouvoir incriminer les puces et les moustiques.

DIAGNOSTIC. — Difficile au début, il devient par contre aisé à la période d'état. Pour Nicolle, en pays à kala-azar infantile, toute anémie fébrile s'accompagnant de pâleur précoce et d'hypertrophie de la rate chez un jeune enfant sera tenue comme suspecte; l'inefficacité de la quinine sur la fièvre devra, jusqu'à un certain point, imposer le diagnostic de kala-azar.

Toutefois, seul l'examen microscopique donnera la certitude absolue. A l'inverse de ce qui se passe pour le kala-azar indien, l'examen du sang périphérique semble ne devoir être que d'un bien faible secours. Le meilleur moyen est de ponctionner la rate dans la pulpe de laquelle on trouve constamment le parasite, à condition d'amener autre chose que du sang (la pratique de cette ponction a paru à Nicolle inoffensive). On peut aussi ponctionner le foie, mais le parasite y est plus rare que dans la rate. Quel que soit l'organe choisi, la technique à suivre et les précautions à prendre sont les mêmes que pour le kala-azar indien. Nicolle conseille de stériliser la peau à l'endroit où pénétrera l'aiguille par l'application d'une goutte de teinture d'iode.

Pianese recommande la ponction de l'épiphyse supérieure du tibia : la moelle osseuse ainsi obtenue contiendrait plus de parasites que la rate ou le foie.

TRAITEMENT. — Les indications à remplir sont les mêmes que pour le kala-azar indien et les médicaments identiques (en tenant naturellement compte, pour la posologie, de l'âge des sujets). Les essais tentés jusqu'à présent ont été décevants. L'atoxyl n'a guère réussi entre les mains de Ch. Nicolle, C. Comte et L. Manceaux; l'arsénophénylgcine ne leur a donné aucun résultat appréciable aussi bien sur un enfant que sur deux chiens mis en expérience.

L'extraction de la rate pratiquée à Lisbonne sur la malade de Dionysio Alvarez s'est montrée impuissante à enrayer le cours de l'affection.

PROPHYLAXIE. — A supposer que le virus fût bien d'origine canine, la prophylaxie n'en resterait pas moins fort délicate à réaliser. En effet, le kala-azar spontané paraît durer fort longtemps chez le chien et y affecter les allures les plus bénignes : l'absence presque constante de symptômes cliniques n'attire pas l'attention sur tel ou tel animal. Il deviendrait ainsi fort difficile, sinon impossible, d'éliminer tous les animaux dangereux. De plus on ne pourrait chercher à détruire l'agent de transmission sur lequel nous ne possédons que des données hypothétiques.

RAPPORTS DU KALA-AZAR INDIEN ET DU KALA-AZAR INFANTILE. — Il ressort de toute cette étude que, dans l'état actuel de la question, les principales différences entre les deux états nosologiques sont les suivants : 1° le kala-azar tunisien semble devoir se localiser presque exclusivement aux enfants; 2° les ulcérations intestinales et le noma paraissent être particuliers au kala-azar indien; 3° il n'y a pas de pigmentation de la peau dans la maladie tunisienne; 4° le kala-azar infantile n'a jamais présenté le caractère épidémique ; 5° le parasite presque constant dans le sang des sujets atteints de la maladie indienne paraît faire le plus souvent défaut dans celui des malades méditerranéens ; 6° on a signalé dans le kala-azar infantile de l'hyperleucocytose qui n'a jamais été observée dans le kala-azar indien; 7° le parasite de ce dernier (*L. donovani*) cultive sur le milieu Rogers, l'agent pathogène de l'autre (*L. infantum*) sur le milieu Novy; 8° enfin, jusqu'à présent, *L. donovani* n'a pu infecter la race canine si sensible à *L. infantum*.

Pour Ch. Nicolle, l'âge des malades est la différence capitale qui sépare la maladie hindoue de la maladie méditerranéenne. Or, Gabbi, qui a signalé un cas de kala-azar chez un Sicilien de 18 ans et chez des Calabrais de 11, 13 et 38 ans, voudrait en déduire l'identité du kala-azar infantile et du kala-azar indien. La conclusion est un peu prématurée, croyons-nous. Ce ne sont peut-être là que des exceptions à une règle générale.

Il serait pour l'instant aussi téméraire de vouloir imposer la notion de la spécificité absolue du kala-azar tunisien que celle de son identité complète avec le kala-azar hindou; et, comme le fait très justement remarquer Mesnil, l'exemple des trypanosomiases, avec leurs difficultés de différenciation, est là pour nous engager à une prudente réserve et nous conseiller l'expectative.

FIÈVRE DE MALTE[1]

PAR LE Dr THIBAULT

DÉFINITION. — La fièvre de Malte, maladie fébrile endémo-épidémique, est une infection spécifique commune à l'homme et à plusieurs espèces animales. Elle se caractérise, chez l'homme, par une durée indéfinie et une allure clinique polymorphe d'où se dégage cependant un ensemble symptomatique assez constant : sueurs, douleurs, troubles intestinaux, asthénie et surtout poussées fébriles successives de formes et de durées irrégulières, et rechutes.

SYNONYMIE. — Fièvre méditerranéenne (Burnett, 1819); Fièvre de Malte (Oswald-Wood et Notter, 1876, Bruce, 1880); Fièvre ondulante (Febris undulans, Hughes, 1897); Septicémie de Bruce (auteurs italiens, 1908); Septicémie mélitensienne (Melitensis Septicemia, Eyre, 1908).

HISTORIQUE. — La fièvre de Malte paraît avoir été connue des médecins depuis un très grand nombre d'années, certains auteurs prétendent même reconnaître cette maladie dans quelques formes de fièvres décrites par Hippocrate. Mais elle a été, pendant très longtemps, perdue dans le chaos des fièvres aiguës sans détermination bien apparente désignées sous le nom de fièvres essentielles, et confondue plus tard avec le paludisme et surtout la fièvre typhoïde. Marston (1861-1863), médecin de la marine anglaise, en fait une entité mordide bien définie et en donne le premier une description clinique complète. A la suite de ce travail, paraissent successivement diverses études dues à des médecins de Malte et de Gibraltar et à des médecins de l'Italie méridionale et de la Sicile.

En 1897, Dr Bruce (1) découvre et isole de la rate de malades décédés de fièvre de Malte l'agent pathogène de cette affection, et lui donne le nom de Micrococcus melitensis. En 1893, il établit

---

(1) *Bibliographie générale. Bulletins de l'Institut Pasteur.* Analyses diverses de 1902 à 1910, et EYRE. Melitensis septicemia (Malta or mediterranean fever) Milray Lectures delivered before the Royal college of Physiciens of London. (*Lancet*, 13, 20, 27 juin 1908.)

(1) BRUCE. — Note on the Discovery of a microorganism in Malta fever (*Practitioner*, sept. 1887, page 161). — Sur une nouvelle forme de fièvre rencontrée sur les bords de la Méditerranée. (*Annales de l'Institut Pasteur*, avril 1893, page 289.)

nettement la spécificité de l'organisme isolé par la description de ses inoculations au singe.

En 1897, Hugues (1) confirme les expériences de Bruce et publie une monographie clinique considérée jusqu'à nos jours comme classique.

La même année, Wright, appliquant à la fièvre de Malte les découvertes de Durham, Grüber et Widal, montre que le sérum des malades possède la propriété d'agglutiner le Micrococcus melitensis et institue ainsi le séro-diagnostic de cette affection.

En 1904, en présence de la fréquence de la fièvre méditerranéenne à Malte et à Gibraltar, le Gouvernement anglais fait nommer une commission médicale (Mediterranean fever commission) sous la présidence de D. Bruce, à l'effet d'enquêter sur l'étiologie de la maladie. Après trois années d'études, cette commission dépose ses conclusions sur la source de l'infection, la chèvre avec son lait et son urine, et sur les méthodes prophylactiques à prendre.

Les recherches des médecins anglais furent depuis lors confirmées par de nombreux observateurs de différents pays.

En France, les travaux sur la fièvre de Malte sont de date relativement récente. La maladie a d'abord été étudiée en Tunisie (Brault, Shoull, Hayat, C. Nicolle) et en Algérie (Legrain, Lemaire, Gillot, Gardon, Sergent).

En décembre 1908, Danlos, Wurtz et Tanon signalent les deux premiers cas autochtones observés aux environs de Paris; en mai 1909, Simond, Aubert, Blanchard et Arlo, médecins des troupes coloniales, publient à leur tour une série d'observations recueillies à Marseille. Une épidémie importante qui sévit en 1909 dans la commune de Saint-Martial (Gard) est reconnue cliniquement d'abord, bactériologiquement ensuite par le Dᴿ Cantaloube (de Sumène) et les médecins-majors Aubert et Thibault comme étant due à la fièvre de Malte. Cette affection venait d'ouvrir un vaste champ d'études en France.

DISTRIBUTION GÉOGRAPHIQUE. — L'aire d'endémicité de la fièvre ondulante, qu'on a longtemps considérée comme localisée au bassin mediterranéen, s'étend, comme on l'a reconnu depuis quelques années, sur de nombreux points du globe.

Elle est plus commune dans les régions tropicales et prétropicales, mais elle se rencontre également dans les pays tempérés, et son extension en Europe centrale particulièrement semble même se poursuivre progressivement.

Très commune à Malte, qui paraît être son foyer principal, d'où le nom de fièvre de Malte consacré par l'usage bien qu'aujourd'-

---

(1) Hughes, Mediterranean, Malta, or ondulant fever, London, 1897. (*Journal of tropical medicine*, 1899, traduction in *Archives de médecine navale*, Paris, 1900.)

hui reconnu impropre, elle se rencontre dans toutes les autres îles de la Méditerranée : Baléares, Candie, Chypre, Corse, Sardaigne, Sicile. On la retrouve aussi dans tous les pays méditerranéens, plus particulièrement dans la région bordant le littoral, c'est ainsi qu'on l'a signalée en Italie, Autriche, Grèce, Turquie d'Europe et d'Asie, Egypte, Tunisie, Algérie, Espagne.

La France, qui avait paru longtemps indemne, n'échappe plus à la loi commune et depuis les premiers cas à Paris de Danlos, Wurtz et Tanon ; à Marseille de Simond, Aubert, Blanchard et Arlo ; après les épidémies locales de Saint-Martial (179 cas, Aubert Cantaloube et Thibault) ; de Saint-Bazille de Montmel (25 cas, Lagrifoul, Arnal et Roger), de nombreux cas sporadiques ou épidémiques ont été signalés. Observée à Lyon, Paris, Fontainebleau, dans la Somme, la maladie paraît plus fréquente dans le Midi de la France : Alpes-Maritimes, Aude, Aveyron, Bouches-du-Rhône, Gard, Hérault, Tarn, Var, Vaucluse.

En dehors de l'aire méditerranéenne, la fièvre de Malte a été rencontrée sur les rives de la Mer Rouge, en Arabie, dans l'Inde, l'Assam, en Birmanie, en Chine, aux Philippines, de même dans toute l'Afrique du Sud, les deux Amériques, les Antilles, les Canaries (1).

ETIOLOGIE. — L'étiologie et la pathogénie de la fièvre de Malte sont des plus intéressantes et aussi des mieux connues, malgré quelques imprécisions.

Agent pathogène. — Le Micrococcus melitensis, découvert par Bruce en 1887, est un coccus rond ou légèrement ovale, soit isolé, soit associé en diplocoques, formant rarement de courtes chaînes.

Il n'a ni spores ni capsules. En suspension dans un liquide, il présente des mouvements moléculaires très actifs, mais ne possède pas de cils.

Il se colore bien par les couleurs basiques d'aniline, mais ne prend pas le Gram.

Le Micrococcus melitensis est aérobie ; il se développe bien, mais très lentement, même à 37°-39°, en bouillon qu'il trouble au troisième jour ; sur gélose, plus particulièrement sur gélose glycérinée, donnant de petites colonies discrètes, arrondies, brillantes, blanchâtres au début, puis ambrées. Sur gélose-ascite, il donne de belles colonies. Il pousse mal sur gélatine et sur pomme de terre.

Il ne coagule pas le lait, ne fait pas fermenter les sucres, ne donne pas la réaction de l'indol, et ne réduit pas les nitrates.

La vitalité de ce microorganisme est sujette à de grandes variations suivant les milieux où il se trouve et suivant les conditions de vie auxquelles il est soumis. Mais il semble bien que ce

(1) M. Bourret vient de signaler, dans *la Presse médicale*, deux cas non douteux d'infection de Bruce observés par lui chez un spahis sénégalais et chez une chèvre appartenant à un troupeau de Saint-Louis (Sénégal).

microbe ne soit pas aussi délicat qu'on ne l'avait pensé tout d'abord.

Le Microccus melitensis se retrouve dans différents organes et liquides organiques de malades atteints de fièvre de Malte, avant ou après décès. Toujours dans la rate, le foie et le sang, fréquemment dans les reins, l'urine, la moelle osseuse, les glandes mésentériques. On a pu l'isoler une fois des matières fécales (Eyre); d'un crachat (Fiorentini); du pus (Duran de Cottes). Il n'a jamais été trouvé dans la salive, les poumons, la plèvre, le tube digestif, le cerveau, le liquide cérébro-spinal, l'haleine, les sueurs et les débris épidermiques.

Les sueurs (Horrocks) et les crachats (Lemaire) de malades, inoculés à des singes, provoquèrent l'apparition d'agglutinines spécifiques.

Inoculation expérimentale. — Ce microbe est inoculable à diverses espèces animales, plus particulièrement au singe, à la chèvre et au mouton.

Chez le singe, l'inoculation sous-cutanée, l'inhalation de poussières virulentes, l'ingestion de lait de chèvre infectée, et aussi l'ingestion d'aliments contaminés par cultures ou urines infectées, le contact avec des objets également souillés peuvent provoquer l'éclosion d'une infection présentant des symptômes analogues à ceux observés chez l'homme. Tout au moins ces modes de contamination font développer dans le sang de ces animaux un pouvoir agglutinatif plus ou moins élevé vis-à-vis du Micrococcus melitensis.

Les animaux de laboratoire, lapins, cobayes, rats, souris, sont plus réfractaires. Chez ces animaux, comme chez d'autres animaux domestiques, chèvres, brebis par exemple, l'inoculation est suivie de la production du pouvoir agglutinant du sérum, mais sans symptômes morbides apparents.

Durham, Wright, Semple ont renforcé la virulence du microbe chez ces animaux par injection intra-cérébrale et ont pu les tuer alors par inoculation intra-péritonéale.

Chez les poules, l'inoculation sous-cutanée ou l'ingestion de Micrococcus melitensis provoque une affection grave déterminant de l'amaigrissement, la perte des plumes et la mort (Conor).

Dans d'assez nombreux cas où l'inoculation a été faite chez l'homme intentionnellement ou accidentellement, on a observé l'éclosion des symptômes caractéristiques de la fièvre de Malte. Carbone, Mac Fadyen ont succombé à la fièvre méditerranéenne contractée au laboratoire.

ÉPIDÉMIOLOGIE. — Les modes de contagion de la fièvre de Malte aujourd'hui bien connus ont été plus particulièrement recherchés d'une façon sérieuse et méthodique dans l'île de Malte, et les travaux de la Commission médicale anglaise (1), nommée à cet effet

(1) Reports of the Commission for the investigation of mediterranean fever, under

en 1905, en ont établi de façon indiscutable les règles générales.

On savait, depuis la découverte de Bruce, que le microbe spécifique se trouvait dans l'organisme malade, plus particulièrement dans la rate, le foie et le sang circulant. En recherchant par quelles voies le microbe pouvait sortir de cet organisme pour se répandre dans le milieu extérieur, on trouva tout d'abord que l'agent pathogène était fréquemment éliminé par les urines, souvent même en grandes quantités. Il n'a été décelé qu'une fois dans les matières fécales.

Les observations faites permirent de supposer que les urines des malades étaient susceptibles de transmettre et de propager le germe de la maladie. Celui-ci pouvait pénétrer dans l'organisme sain par l'intermédiaire de toute substance ou objet souillé par des urines infectées. Ce mode de contagion possible, encore admis aujourd'hui, fut reconnu cependant comme n'étant pas le plus important. En effet, les mesures de prophylaxie basées sur les précédentes constatations ne donnèrent pas grande satisfaction malgré toute l'énergie de ceux qui les firent appliquer.

D'autre part, les expériences tendirent à démontrer que ni l'eau potable, ni l'air n'étaient les véhicules probables de l'infection.

Rôle de la chèvre comme agent vecteur. — En 1905, Zammit, expérimentant sur les animaux susceptibles d'être inoculés, donne une orientation toute nouvelle par ses recherches sur les chèvres très nombreuses à Malte.

Après avoir fait à ces animaux des inoculations de cultures de Micrococcus melitensis, il retrouve le microbe dans leur sang, leurs urines et leur lait, en même temps qu'il constate le pouvoir agglutinant de leur sérum. Puis, examinant un jour, avant de les inoculer, un lot de chèvres considérées comme en bonne santé, cet auteur s'aperçoit avec étonnement qu'un certain nombre d'entre elles possèdent un sérum agglutinant pour le microbe de Bruce.

Le sang, les urines et le lait de ces mêmes animaux renfermaient également le microbe tout comme chez les chèvres inoculées expérimentalement. Une enquête sur l'infection naturelle de la chèvre dans l'île de Malte fut prescrite : 40 p. 100 de ces animaux donnèrent une séro-agglutination positive et 10 pour 100 fournirent un lait contenant le Micrococcus melitensis.

L'infection naturelle existait donc chez la chèvre, mais si le lait de chèvre contenait le microbe, il restait à démontrer que ce lait pouvait être une cause de contagion.

On expérimenta sur des singes qui, nourris avec du lait infecté, contractèrent la maladie et donnèrent un sérum agglutinant.

the supervision of an advisory Committee of the Royal Society. — Analyses dans les *Bulletins de l'Institut Pasteur*, 1905, 1906, 1907.

A l'autopsie, on retrouva le microbe dans leurs divers organes. La virulence et le caractère infectant du lait étaient démontrés pour les animaux, mais semblables expériences n'étaient pas possibles en ce qui concerne l'homme. La question restait en suspens, lorsqu'une petite épidémie de fièvre de Malte, survenue à bord d'un cargo-boat anglais, le *Joshua Nicholson*, vint apporter la preuve désirée.

Ce vapeur transportait de Malte aux Etats-Unis, viâ Anvers, un troupeau de chèvres. Le lait de ces animaux fut consommé en route par les officiers et les hommes de l'équipage du navire. Or un certain nombre d'entre eux contractèrent une maladie fébrile, que la séro-réaction, pratiquée plus tard à Anvers, permit de diagnostiquer fièvre de Malte. Ceux qui ne tombèrent pas malades n'aimaient pas le lait de chèvres ou en avaient consommé après ébullition. A l'arrivée à New-York, les chèvres furent mises en quarantaine et l'examen bactériologique pratiqué montra qu'un assez grand nombre de ces animaux était infecté et infectant au point de vue fièvre de Malte.

Telle a été la première preuve de la propagation de la fièvre méditerranéenne chez l'homme par le lait de chèvre, preuve suivie de bien d'autres, à la suite des enquêtes poursuivies.

On vit, en effet, que la maladie n'existait que là où se trouvaient des chèvres, et qu'elle était d'autant plus fréquente dans une région que cette région contenait une population caprine plus élevée. On observa aussi que la plus grande fréquence de la fièvre en été, qui paraissait être en relation avec l'élévation de la température, coïncidait simplement avec une plus grande consommation de lait, par suite d'une plus grande production consécutive à la mise bas des chèvres dans les premiers mois de l'année.

Réciproquement, la suppression du lait de chèvre devait être suivie d'une diminution dans le nombre des cas. L'usage de ce lait fut prohibé à Malte dans les milieux militaires et maritimes pour être remplacé par du lait de conserve ; et, pendant que la population civile de l'île continuait à boire du lait de chèvre et à souffrir des ravages de la maladie, celle-ci disparut progressivement de l'armée et de la marine anglaise.

De même à Gibraltar, la maladie a diminué de fréquence depuis que l'importation des chèvres de Malte a été interdite et que la consommation de lait cru a cessé.

Les observations anglaises ont été confirmées depuis lors dans tous les pays où sévit la fièvre méditerranéenne.

En France, dans la majorité des cas, il a été facile de retrouver l'origine caprine de l'infection. Danlos, Wurtz et Tanon obtiennent une séro-réaction positive chez des chèvres récemment importées et soupçonnées d'être la cause de l'infection dans les deux cas observés par eux à Paris. Aubert constate qu'un certain nombre de chèvres provenant de troupeaux de Nîmes et de Marseille présentent un sérum agglutinant pour le Micrococcus melitensis. Conor et Huon font des recherches analogues (34, 25 p. 100) sur les chèvres amenées aux abattoirs de Marseille (ce pourcentage élevé doit être dû à ce qu'on n'amène guère que des chèvres malades pour l'abatage).

Thibault et Huon obtiennent également des séro-réactions positives, 2 à 4 p. 100 suivant les régions, sur les troupeaux des environs de Marseille.

Mais entre toutes les observations faites, l'épidémie de Saint-Martial a confirmé si pleinement et si clairement les conclusions de la Commission anglaise qu'on pourrait la considérer comme une épidémie expérimentale (1).

L'étude de cette épidémie est édifiante sur le rôle des chèvres : une épizootie, qui ne s'est manifestée que par de nombreux avortements inaccoutumés (38 p. 100), ayant sévi sur ces animaux immédiatement avant l'éclosion de l'épidémie humaine, est reconnue par l'épreuve du séro-diagnostic comme relevant de l'infection par le Micrococcus melitensis (31,9 p. 100 séro-positifs sur 213 examens). Les relations existant entre l'épizootie caprine et l'épidémie humaine sont ensuite démontrées par les proportions respectives d'animaux infectés dans les maisons contaminées et les maisons saines d'une même agglomération. L'exemple de Sanissac est typique à ce point de vue. On compte dans ce hameau 17 familles, dont 11 contaminées et 6 saines. Dans le groupe contaminé, sur 36 chèvres examinées, 13 sont reconnues malades, soit 36 p. 100 ; dans le groupe sain, on ne trouve aucune chèvre malade sur 41. D'autre part existe, géographiquement englobée dans la région contaminée, une zone assez étendue de terres contenant de nombreuses fermes où il n'a pas été constaté de cas de maladie identiques à ceux du reste de la région, bien que les habitants de cette zone saine aient de fréquentes relations avec la zone contaminée. Parmi tous les animaux examinés dans cette zone, on n'a trouvé qu'une seule chèvre infectée, encore cette chèvre venait-elle d'être achetée récemment à un fermier de la zone contaminée.

Le lait cru de chèvre infectée, absorbé seul ou mélangé à d'autres aliments, a joué le principal rôle dans l'extension de cette épidémie, et les dérivés de ce lait, caillé et fromages particulièrement, semblent bien avoir été aussi un facteur assez important de contamination.

(1) Une épidémie de fièvre de Malte dans le département du Gard, par AUBERT, CANTALOUBE et THIBAULT. (Société de Biologie, 20 novembre 1909, 17 janvier 1910. — Annales de l'Institut Pasteur, mai 1910.)

Le lait contaminé n'est pas seulement dangereux par son ingestion, mais sa simple manipulation peut causer l'infestation par la voie sous-cutanée. L'expérimentation a démontré que c'est ainsi que se produit souvent l'infection chez les chevriers qui préfèrent vendre leur lait que le boire.

Les chèvres infectées sont encore dangereuses par leurs urines par où s'élimine fréquemment le Micrococcus melitensis, et par leur sang qui le renferme toujours. La voie digestive peut être, dans ce cas, la porte d'entrée du microbe : Gouget, Agasse-Lafont, Weill et Braun citent des observations de bouchers qui ont contracté la maladie en utilisant, pour découper leurs aliments, le même couteau qui leur servait à saigner les animaux et qu'ils placent souvent entre leurs dents au moment du dépeçage. Cantaloube émet la supposition logique d'une infection par absorption de légumes consommés crus, pollués par le fumier sur lequel l'urine des chèvres infectées a semé le Micrococcus melitensis. L'infection peut être due aussi à une infection sous-cutanée par manipulation des animaux, de leur fumier, de leur viande chez les chevriers, bouchers, équarrisseurs.

Le danger causé par la chèvre contaminée est d'autant plus grand que, chez elle, l'infection évolue de manière silencieuse sans symptômes caractéristiques : on a signalé une certaine anémie, la diminution de la sécrétion lactée, la fréquence des avortements, mais seule l'épreuve de la séro-réaction peut donner une certitude. Chez deux chèvres mortes à la suite d'inoculations de Micrococcus melitensis, Carraciolo décrit des lésions analogues à celles observées chez l'homme.

Les auteurs anglais ont trouvé que les agglutinines spécifiques passaient du sang de la mère dans le sang du chevreau, mais que les microbes eux-mêmes ne passaient pas à travers le filtre placentaire. Conor a communiqué récemment sur le même sujet à la Société de Biologie des observations contraires faites sur la brebis qui, vu leur importance au point de vue prophylactique, demandent confirmation.

La race des chèvres de Malte semble bien être la principale atteinte et il paraît certain que c'est l'importation de ces chèvres, recherchées comme excellentes laitières et préconisées pour l'amélioration des races indigènes, qui a introduit la fièvre méditerranéenne en divers pays. Mais d'autres races sont également susceptibles d'être contaminées. Les exemples en sont encore dans l'épidémie de Saint-Martial, où toutes les chèvres examinées (849) appartenaient à la race cévenole, dans les cas des Alpes-Maritimes, des Bouches-du-Rhône, où les chèvres incriminées sont en majeure partie de race alpine, dans le cas de Paris de Cantaloube, où les chèvres productrices de lait provenaient de Levallois-

Perret et allaient chaque année passer quelques mois dans les Pyrénées.

La chèvre est-elle le seul agent vecteur? — L'infection naturelle a été également signalée à Malte, en Sicile, en Algérie, en France chez les brebis, mulets, vaches, chiens, chats, lapins, cobayes, poules, mais en plus faible proportion que chez les chèvres, et presque toujours ces animaux étaient ou avaient été en contact avec des chèvres.

Une mention spéciale doit être faite pour les brebis qui sont certainement responsables de plusieurs cas de contagion en France. A la suite de la première observation d'infection de ces animaux faite dans l'épidémie de Saint-Martial par Aubert, Cantaloube et Thibault, la contagion par les brebis a été également observée par Lagrifoul, Arnal et Roger dans l'épidémie de Saint-Bazille-de-Montmel, par Crès (de Quissac) (1), qui signale que la plupart de ses méditerranéens ne boivent pas de lait de chèvres, mais usent de fromages et de lait de brebis. De même les malades du Dr Mazuré (Combles, Somme) doivent probablement leur mal à un troupeau de brebis qu'une épizootie a décimé au point de faire périr deux ou trois bêtes dans la même journée. Les Drs Laugier (de Saint-Vallier, Alpes-Maritimes), Darbois (de Laur-Camarès, Aveyron) signalent également des cas de fièvre de Malte dus à des troupeaux de brebis parmi lesquelles un certain nombre donnèrent une séro-agglutination de Wright positive.

La fréquence des avortements est également signalée par ces auteurs comme chez les chèvres contaminées.

Les urines des brebis infectées sont contaminatrices comme celles des chèvres.

Quant aux lapins qui, à Saint-Martial, se sont montrés sensibles à l'infection dans une proportion assez élevée (20,8 o/o), ils peuvent, par leur rapidité de reproduction, créer, dans les zones d'endémicité, des foyers latents d'infection et aider à la dispersion du germe. De même les poules qui, d'après les observations de Fiorentini, de Lagrifoul et Roger, les expériences de Conor, sont susceptibles d'être infectées par le microbe de Bruce.

Autres modes de contagion. — Il est des cas où la transmission par le lait ou les urines de chèvres ou de brebis ne peut être retrouvée et où le mode de contagion reste problématique. Dans certains de ces cas, la possibilité de contagion par le lait de vache serait à envisager, car cet animal est réceptif vis-à-vis du Micrococcus melitensis, et peut présenter une infection naturelle, ainsi qu'il résulte des recherches faites à ce sujet (Shaw, Horrocks, Spagnolio, Signer, Fiorentini).

Pour d'autres cas, il faudra songer à la contagion par les urines

(1) CANTALOUBE, la Fièvre de Malte en France. Paris, 1911.

des divers animaux domestiques infectés, dangereuses au même
titre que les urines de chèvres et de brebis.

La contagion inter-humaine est également possible : les malades atteints de fièvre de Malte, éliminant aussi le microbe par les
urines, peuvent répandre celui-ci dans leur entourage ; de même
les personnes atteintes de formes frustes, les ambulatoires de
Shaw, Vaccaro, Cantaloube, qui sont de véritables porteurs et
disséminateurs de microbes.

Les médecins anglais de Malte ont retrouvé le Micrococcus melitensis dans le mucus vaginal de prostituées et ont émis l'hypothèse de contagion par les rapports sexuels. Expérimentalement
les muqueuses génitales se montrent perméables : des singes
purent être infectés par le dépôt sur leur gland intact ou excorié
d'urine naturellement infectée. Sergent, à Alger, constate, en
1906, dans des expériences comparatives, que la mise en contact
du microbe avec les muqueuses, sans abrasion aucune de celles-
ci, est le mode le plus facile d'infection, après l'inoculation sous-
cutanée (muqueuses conjonctivale, nasale, génitale, rectale).

Signalons encore la transmission possible de la maladie au
nourrisson par le lait de la mère et un cas d'infection in utero,
observé par Williams ; l'enfant, séparé de la mère dès la naissance, mourut quelques jours après de fièvre de Malte. Il convient
de rapprocher ce cas des observations sur le passage du microbe
à travers le placenta de la brebis faites par Conor.

Enfin les membres de la Mediterranean Fever Commission ont
également recherché si la fièvre de Malte ne pouvait pas être
transmise par un insecte piqueur ou suceur de sang. Diverses
expériences ont été faites avec des moustiques (Stegomya fasciata,
Culex pipiens, Culex fatigans, Acartomya Zammiti), des mouches
(Stomoxys calcitrans), des puces, des punaises. Mais si quelques
résultats ont été nettement positifs, beaucoup sont restés négatifs,
et le rôle des insectes, s'il est possible, ne paraît pas important.

Contagion interanimale. — La transmission de la maladie
de chèvre à chèvre ou à un autre animal peut se faire par le simple contact direct d'animaux infectés et d'animaux sains réunis
dans un même troupeau, mais elle a lieu, le plus souvent, par
l'intermédiaire du fumier contenant le microbe éliminé par les
urines. Ce fumier transmet le germe pathogène, soit en souillant les aliments déposés sur le sol des étables, soit en souillant
les mamelles ou autres régions du corps des animaux sur lesquelles peuvent se trouver des érosions cutanées par où pénétrera le microbe. L'infection peut encore se faire par l'intermédiaire du chevrier lui-même qui, venant de traire une chèvre
infectée, va traire un autre animal d'une main encore souillée
par le lait de la précédente chèvre.

On a encore considéré comme possible la contagion par le coït entre mâles et femelles.

Enfin, on a supposé, sans pouvoir le démontrer, qu'un insecte encore à trouver (mouche, tique, moustique, etc.) pouvait jouer un rôle dans cette transmission.

De tous ces faits d'observation, on peut tirer les conclusions suivantes sur les modes de propagation de la fièvre de Malte :

1° Plusieurs espèces animales domestiques sont susceptibles d'être infectées par le Micrococcus melitensis et de le transmettre à l'homme, mais très particulièrement l'espèce caprine ;

2° Le mode de contamination le plus fréquent est l'ingestion d'aliments infectés, surtout du lait et ses dérivés ;

3° Vient ensuite l'infection par inoculation sous-cutanée, due au maniement de substances infectées, le lait et les urines ;

4° Plus rarement l'infection peut résulter de la contagion directe ou, peut-être, être propagée par les insectes suceurs de sang.

Causes favorisantes. — *Influence saisonnière.* — Dans la majorité des pays d'endémicité, la fièvre de Malte est plus fréquente l'été, on en observe cependant des cas toute l'année. Mais les influences climatiques ne sont pas la véritable cause d'augmentation des cas à cette période ; il n'y a que coïncidence avec une plus grande production et consommation de lait pendant les mois chauds.

L'épidémie de Saint-Martial a débuté en plein hiver (janvier 1909), parce que c'est à cette époque que les chèvres de la région commencent à mettre bas et à fournir du lait.

Influence de l'âge et du sexe. — La maladie frappe à peu près indifféremment les deux sexes, à tous les âges, surtout entre 10 et 30 ans, disent les Anglais, entre 20 et 60, dit Cantaloube, qui fait remarquer que les études anglaises visent à Malte l'élément militaire plus particulièrement, ce qui fausse les résultats.

Influence des conditions sociales. — Comme le climat, les conditions sociales n'ont qu'une influence de surface. A Malte, les classes riches, les officiers achetant volontiers du lait de chèvre paraissaient plus atteints que les classes pauvres. Dans d'autres régions, les paysans consommant le lait de leurs chèvres sont atteints d'égale manière. Dans certains milieux, le défaut d'hygiène individuelle ou collective est un facteur important de contagion.

Influence des professions. — Les professions où l'on manipule des animaux vivants ou des viandes (chevriers, bouchers, charcutiers, équarrisseurs), celles qui entraînent le contact des malades (médecins, infirmiers), ou la manipulation de matériel contaminé (cuisiniers, garçons de mess), sont les plus exposées à la contagion.

SYMPTOMATOLOGIE. — La période d'incubation de l'infection acquise est difficile à fixer. P. Manson dit qu'on a vu des cas se produire six jours seulement après l'arrivée à Malte, et encore 14 à 17 jours après le départ de Malte. Cantaloube publie deux observations qui donnent pour l'incubation une durée minima de 2-3 jours et une durée maxima de 9 jours. Certains auteurs, dont Eyre, croient que cette affection peut rester latente pendant des mois.

Description clinique. — La fièvre de Malte a un début généralement insidieux, lequel passe souvent inaperçu du malade lui-même. Malaise général, lassitude, courbatures vagues, perte d'appétit : tels sont les premiers signes vulgaires d'invasion assez analogues à ceux d'une dothiénentérie, par exemple.

Le début est rarement brusque, avec frisson, hyperthermie et localisation viscérale d'emblée (poumon, testicule).

Puis, une fois déclarée, la maladie évolue sous des aspects divers et mobiles qui en font une affection-protée.

Voici en effet un médecin appelé auprès d'un malade. Celui-ci, homme robuste, sans passé pathologique, se plaint depuis quelques jours de malaises vagues, de céphalalgie. Il a de l'inappétence, mange mais sans goût. Puis il ressent des douleurs dans la continuité des membres, en même temps que la fièvre, augmentant sensiblement chaque jour, atteint son fastigium le soir, pour diminuer vers le matin. Il se plaint de ne pas dormir, est anxieux et déprimé.

A ce moment, le médecin pense à un embarras gastrique fébrile, début d'une fièvre typhoïde. La température atteint en effet 39° à 40°, le visage est rouge, congestionné, la langue est sale, couverte d'un enduit blanc jaunâtre, humide, tuméfiée, portant sur les bords des empreintes dentaires. Il existe une constipation opiniâtre, quelquefois de la diarrhée dans les cas graves. Le foie et la rate sont sensibles et augmentés de volume.

Cependant, certains autres signes de typhoïde font défaut : les taches rosées n'apparaissent point, le malade garde toute sa lucidité malgré l'hyperthermie et une céphalée quelquefois intense.

Puis, au bout d'un nombre de jours variable, sous l'influence de la médication, du régime, du repos au lit, la température s'abaisse progressivement, redevient normale ou presque normale le matin, en même temps que se produisent des sueurs profuses. Les symptômes signalés s'amendent à un point tel que le malade, se sentant beaucoup mieux, reprenant de l'appétit, se croit souvent définitivement guéri et, après une atteinte de 1 à 5 semaines, se dispose à reprendre ses occupations momentanément interrompues.

Quelquefois, en effet, la guérison s'ensuit ; mais, le plus souvent, après ce mieux trompeur, de courte durée en général, la fièvre réapparaît et il se produit une rechute analogue à la première attaque, bien que généralement moins prolongée et moins grave. Celle-ci ne prend fin que pour être suivie de nouvelles rechutes, le tout donnant lieu à cette courbe ondulante si caractéristique de la fièvre méditerranéenne.

A tous les stades de l'affection, en plus des symptômes déjà énumérés, viennent s'en ajouter d'autres qui contribuent à inquiéter le malade, à dérouter le diagnostic du médecin non averti et à assombrir le pronostic.

Ce sont des manifestations congestives du côté des poumons, du foie, de la rate, des organes génitaux, qui font songer à de la grippe, de la tuberculose, etc. Ce sont des hémorragies diverses, nasales, utérines, intestinales ; des douleurs ou même des épanchements articulaires isolés ou multiples, qui peuvent en imposer pour du rhumatisme. Ou bien encore des symptômes de névrites, très pénibles et très tenaces, principalement des névralgies intercostale, sciatique, occipitale.

Au cours de cette longue période, la température dessine un certain nombre de vagues, d'ondes fébriles séparées entre elles par de courts intervalles d'apyrexie. C'est cette forme particulière de la courbe thermométrique qui a fait donner par Hughes à la maladie le nom de *fièvre ondulante*.

Le malade sort de chaque rechute plus amaigri, plus affaibli. Il a perdu considérablement de son poids, son air est misérable, son teint terreux, sa peau desquame, ses cheveux sont tombés ou ont blanchi. Il a l'air plus vieux que son âge, et rappelle involontairement l'aspect d'un phtisique arrivé à la dernière période de cachexie. Il est apathique, déprimé, indifférent, songe à sa mort prochaine. Il a perdu depuis longtemps toute confiance en son médecin, dont la science et le dévouement lui semblent impropres à le guérir, voire même à le soulager.

Le médecin, de son côté, serait tenté d'en vouloir à ce malade singulier qui ne veut pas guérir et dont l'affection est rebelle à l'action de toute la pharmacopée moderne. Suivant une expression imagée d'un auteur anglais : « Malade et médecin s'envoient réciproquement à tous les diables. »

Enfin la fièvre a diminué de plus en plus, elle n'apparaît plus qu'irrégulièrement, la dernière onde s'éteint et la convalescence commence.

L'ensemble symptomatique que nous venons d'énumérer rapidement n'est varié qu'en apparence. « Le polymorphisme de la fièvre de Malte, plus anatomique que fonctionnel, s'applique surtout aux lésions, et beaucoup moins aux symptômes » (Cantaloube).

En effet, les auteurs signalent un certain nombre de symptômes se manifestant dans la grande majorité des cas.

Isolés, ces symptômes n'ont aucune valeur diagnostique ; associés, ils acquièrent une valeur telle qu'on peut dire qu'ils équivalent à une signature. Cantaloube (1) a dénommé *bloc symptomatique* ce groupement formé par : les ondulations de la fièvre, les sueurs, les troubles intestinaux, les douleurs, l'asthénie et les rechutes.

Fièvre. — La fièvre est regardée comme le symptôme le plus caractéristique. On ne peut cependant pas lui reconnaître une allure régulière typique et comme tous les autres symptômes elle est essentiellement variable. Schoull l'a fort bien baptisée : « fièvre folle ».

L'élévation de la température peut atteindre et dépasser 40°, mais en général elle oscille entre 38° et 39°, quelquefois moins. Le fastigium de l'accès pyrétique journalier se produit ordinairement le soir, suivi d'une rémission matinale plus ou moins forte. Parfois, au contraire, il y a inversion ; les rémissions sont vespérales, le fastigium se produisant aux environs de midi (clocher de midi de Cantaloube).

Le principal caractère du tracé thermique consiste en des ondulations assez habituelles dues à ce que des périodes fébriles successives sont séparées les unes des autres par des intervalles d'apyrexie.

La durée de ces vagues thermiques est très variable, de quelques jours à plusieurs semaines, en moyenne de 8 à 15 jours.

L'ondulation initiale est, en général, la plus longue, les suivantes diminuant en durée et en intensité. Mais là aussi il y a des exceptions.

La longueur de l'intervalle apyrétique, pendant lequel la température oscille autour de la normale, est également susceptible de variations. Elle est en moyenne de 2, 3, 4 jours, mais elle peut aller jusqu'à 10 jours (Hughes), 22 jours (Cantaloube).

Enfin certains auteurs distinguent, suivant le type de la fièvre, des formes rémittentes, intermittentes, continues. A la vérité tous les types se rencontrent et se confondent souvent chez le même malade (Voir les figures 27 à 29.)

Sueurs. — Les sueurs sont très fréquentes dans la fièvre de Malte (fièvre sudorale), (80 o/o, Cantaloube). Elles surviennent à chaque rémission thermique un peu accentuée, de préférence la nuit entre 1 et 4 heures du matin. Variables d'intensité, elles sont en général profuses, obligeant le malade à changer plusieurs fois de linge, pouvant même traverser toute la literie. Elles sont parfois continues avec exacerbation matinale. Cantaloube a observé des sécrétions sudorales limitées à un segment du corps (tête, membres).

Ces sueurs ont, dans certains cas, une odeur spéciale (paille putréfiée).

(1) CANTALOUBE, la Fièvre de Malte en France. Paris, 1911.

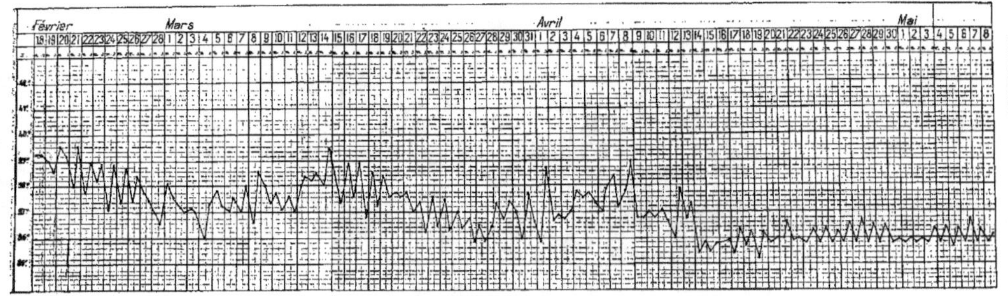

Fig. 27. — Courbe de forme ondulatoire type. — Guérison. [Mart. Nˣˣ. — Observation du Dʳ Mazel (Nîmes).]

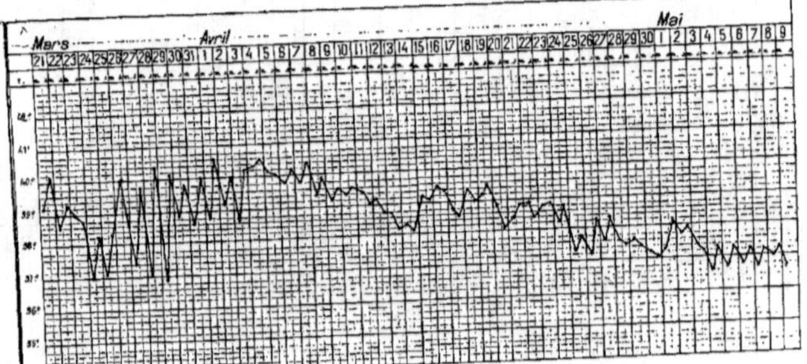

Fig. 28. — Courbe de type intermittent au début, après avortement, suivi du type rémittent et du type ondulatoire. — Guérison. (Femme G. — Observation des Drs Simond, Aubert, Blanchard et Arlo.)

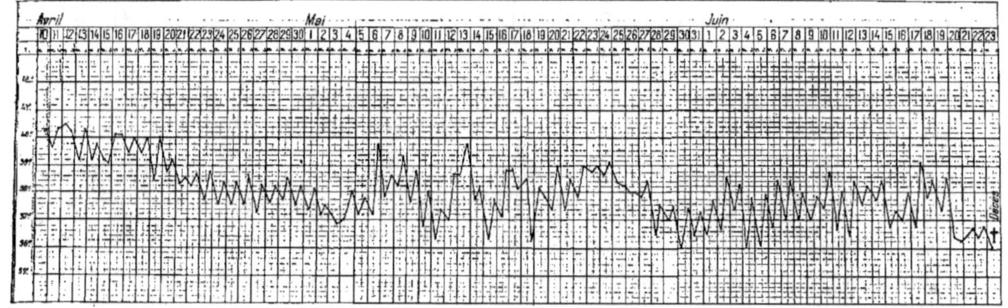

Fig. 29. — Courbe ondulatoire. — Grandes oscillations irrégulières. Fièvre de Malte compliquée de septicémie streptococcique (isolement du Micrococcus melitensis et d'un streptocoque). — (Femme R. J. — Observation des D⟨rs⟩ Simond, Aubert, Blanchard et Arlo.)

Troubles intestinaux. — La constipation est pour ainsi dire la règle (80 o/o, Hughes; 69 o/o, Cantaloube); elle est quelquefois excessive. Les constipés peuvent présenter le syndrome de l'entéro-colite muco-membraneuse.

On rencontre moins souvent la diarrhée (4 o/o, Hughes; 10 o/o, Cantaloube), d'emblée ou consécutive à la constipation. Très souvent la diarrhée est un symptôme de forme grave ou prolongée.

Enfin dans quelques cas (12 o/o, Hughes), on n'observe aucun trouble.

Douleurs. — Nous réunirons, sous cette appellation générale, diverses manifestations : arthralgies, arthrites, névralgies, névrites, myalgies, ostéalgies. Leurs localisations seront étudiées plus loin dans l'étude symptomatologique par appareils.

Ces douleurs se rencontrent en forte proportion, de 67 à 83 o/o. Elles offrent toutes les variétés de localisation, d'intensité, de durée, et sont remarquables surtout par leur caractère erratique.

Asthénie. — La fièvre de Malte asthénie toutes ses victimes, mais avec des variations d'intensité et de durée. Tels malades, peu atteints en apparence, sont incapables pendant des mois d'aucun effort, s'essoufflent au moindre mouvement, sont impressionnés par la plus petite émotion. Déprimés, indifférents, découragés, ils offrent le tableau d'une démoralisation complète. D'autres, après une atteinte bruyante, avec localisation grave, peuvent reprendre leurs occupations dans un laps de temps relativement court. Cantaloube signale que l'asthénie se cache parfois sous une apparence extérieure de santé, due à la bouffissure généralisée ou limitée à la face.

Enfin ce symptôme est quelquefois le seul constaté, c'est le cas dans certaines formes frustes et ambulatoires.

Rechutes. — Cette allure si importante de la fièvre méditerranéenne, signalée par tous les auteurs, a été bien caractérisée par Cantaloube dans l'étude de l'épidémie de Saint-Martial. Cet auteur estime qu'on ne peut considérer la rechute comme fonction de la seule température. Un tracé thermique, même détaillé, laisse encore assez souvent de l'incertitude ; tel malade offre une rechute dans sa courbe et déclare ne pas avoir rechuté parce qu'il n'a ressenti aucune modification autre que celle qui est signalée par le thermomètre.

L'état général est une meilleure base de détermination.

C'est le cas du méditerranéen qui marche à grands pas vers la guérison, reprend de l'appétit et des forces, s'apprête à retourner à ses occupations et qui, brusquement, est de nouveau frappé de douleurs, avec arrêt ou rétrogradation souvent rapide de l'amélioration acquise.

La cause occasionnelle des rechutes échappe plus d'une fois à l'observation, mais souvent le malade signale une fatigue, un refroidissement, un écart de régime.

Le nombre des rechutes varie de 1 à 7, il est de 3 en moyenne.

Analyse symptomatique par appareils. — L'infection de Bruce frappe quelquefois plus particulièrement tel ou tel appareil, tel ou tel organe. On ne peut encore affirmer qu'il y ait là localisation réelle de l'agent pathogène. Cependant, la rencontre du Micrococcus melitensis dans presque tous les organes atteints et liquides organiques, dans des crachats (Fiorentini), du pus (Duran de Cottes), autorise cette supposition et certaines manifestations cliniques initiales ne paraissent pouvoir s'expliquer autrement. Nous nous demandons, d'autre part, si ces localisations de début ne sont pas en rapport avec la voie d'introduction du microbe dans l'organisme, c'est là une question intéressante à élucider.

Appareil digestif. — Au début de l'invasion, l'appétit est capricieux, plutôt mauvais ; puis il réapparaît peu à peu et on observe de nombreux cas de malades supportant une nourriture solide et même abondante pendant des périodes fébriles. L'aspect de la langue est variable : sèche et rôtie dans les formes graves, elle est le plus souvent saburrale, humide, rose à la pointe et sur les bords, lesquels portent des empreintes dentaires. Elle est parfois en bon état, même chez les malades fortement touchés.

L'haleine est désagréable, fétide.

Les amygdales et le voile du palais sont plus ou moins congestionnés ; cette pharyngite peut être accompagnée d'une légère adénite sous-maxillaire et cervicale.

Il existe de la douleur épigastrique, spontanée ou provoquée, et concurremment des vomissements, surtout matutinaux.

Nous avons déjà signalé la fréquence de la constipation. L'entéralgie plus ou moins violente, avec spasme et douleurs du côlon, se rencontre parfois, suivie d'expulsion de muco-membranes.

On peut trouver des gargouillements localisés à la fosse iliaque.

Foie. — Le foie est presque toujours hypertrophié. Lagrifoul et Roger ont étudié une forme hépatique de la fièvre de Malte, pouvant égarer le diagnostic ; Brun (de Beyrouth) a signalé un cas de fièvre méditerranéenne simulant un abcès du foie.

Rate. — La rate est augmentée de volume et sensible, excepté dans de rares cas. Cette hypertrophie, quelquefois considérable, est le plus souvent suffisante pour permettre la palpation de l'organe. L'hypersplénie et les douleurs sont plus marquées pendant les poussées fébriles.

Appareil respiratoire. — On observe par ordre de fréquence décroissante : congestion, trachéo-bronchite, broncho-pneumonie ou pneumonie, pleurésie sèche, rarement pleurésie avec épanchement. Ces localisations n'offrent pas de symptomatologie spéciale ;

la durée, les modifications rapides survenant dans ces symptômes, leur caractère erratique sont une excellente indication en
faveur de l'infection de Bruce.

Divers cas de congestion, surtout du sommet, rappellent à s'y
méprendre des cas de tuberculose pulmonaire. Pommettes rouges,
yeux brillants, toux incessante, sueurs profuses, dyspnée, teinte
violacée des lèvres dans les formes aiguës ; de plus, amaigrissement, allure hectique de la fièvre dans les formes chroniques sont
des signes assez souvent rencontrés pour qu'on ait appliqué l'expression de « phtisie méditerranéenne » à ces formes particulières de fièvre de Malte. Mais celles-ci se différencient de la tuberculose vraie par ce fait remarquable que, brusquement, tous les
signes physiques s'amendent avec rapidité et l'on assiste alors à
la guérison d'un tuberculeux qu'on considérait comme perdu.

Appareil circulatoire. — La fièvre ondulante frappe rarement l'appareil cardiaque. Il existe dans certains cas des palpitations (irritation du centre nerveux vaso-moteur ou du muscle
cardiaque lui-même par les toxines du Micrococcus melitensis,
Eyre), de l'angoisse précordiale, de la tachycardie (par lésion bénigne des capsules surrénales ? Naamé, de Tunis) ; (par faiblesse
du myocarde ou vaso-dilatation périphérique due à une paralysie
des artérioles, Cantaloube), parfois des intermittences.

Exceptionnellement on constate une véritable myocardite
(Souleyre, Sarradon, Lagrifoul et Roger), de la péricardite
(Hughes).

On a signalé aussi la dissociation du pouls et de la température, mais elle n'existe pas toujours. (Voir fig. 30.)

Les hémorragies, considérées comme rares par tous les auteurs,
se sont montrées fréquentes dans l'épidémie de Saint-Martial
(42 p. 100). Cantaloube cite de nombreux épistaxis simples, à
répétition, à tamponnement, des entérrorragies, purpura, flux
hémorroïdaires, hémoptysies, un cas d'otorragie abondante et
un cas curieux de spermatorragie survenue à une dizaine de reprises chez un homme de 40 ans à l'occasion de coïts sans aucune
lésion de l'appareil génital. Le même auteur fait ressortir le caractère familial des hémorragies observées dans cette épidémie.

Enfin, on rencontre, dans un assez grand nombre de cas, un
œdème dépressible, souple, parfois généralisé.

Appareil nerveux. — Comme troubles fonctionnels du système nerveux on observe de la céphalée, de l'insomnie, assez
souvent du délire et même des hallucinations.

L'état psychique du méditerranéen offre également des modifications frappantes : l'irritabilité, alternant au début avec la
prostration, fait bientôt place à cette dernière seule. Extrêmement impressionnable et d'une émotivité exagérée, le malade,

effondré physiquement et moralement, offre le type du « démoralisé ».

Motilité. — Quelques rares cas d'ictus, avec hémiplégie, survenus chez des vieillards atteints de fièvre de Malte, ne sont probablement pas dus à cette infection même, mais favorisés simplement par elle. A signaler un cas de paralysie des extenseurs de la jambe droite et un cas de paralysie du voile du palais (Cantaloube) ayant rapidement disparu, la dernière spontanément (1).

Sont encore observés des soubresauts musculaires, des crampes et surtout du tremblement, très fréquent chez les convalescents, habituellement limité aux membres (mains et doigts).

Il y a parfois troubles des réflexes : abolition et plutôt exagération, trépidation épileptoïde, etc.

Sensibilité. — Des troubles sensitifs nerveux s'observent en grand nombre, névralgies et névrites ont été signalées dans 75 p. 100 des cas (Hayat). Les nerfs sciatique, intercostaux, occipital, facial, sont le plus souvent atteints. Ces accidents, rares au début de la maladie, apparaissent ordinairement à l'occasion de rechutes et compliquent souvent la convalescence.

Les malades peuvent encore accuser des fourmillements, des impressions thermiques, de l'hyperesthésie et de l'endolorissement cutané. Nous ajouterons à cette liste d'accidents nerveux le hoquet, quelquefois rebelle et très persistant (8 jours à 3 mois), se produisant très souvent pendant la digestion gastrique.

Organes des sens. — Mentionnons une diminution plus ou moins marquée, mais passagère, de l'acuité visuelle, de l'hypoacousie, de rares cas de surdité et quelques perversions du goût et de l'odorat.

Appareil urinaire. — Le rein ne paraît guère atteint par la fièvre de Malte. L'urine renferme rarement de l'albumine et seulement par traces, elle offre les caractères des urines fébriles. On y retrouve fréquemment le micrococcus melitensis, souvent en fortes quantités.

Appareil génital. — Certains auteurs considèrent l'orchite comme une localisation rare (4 ou 5 p. 100, Rousseau-Langwelt, 10 p. 100, Gardon). Cependant Eyre la regarde comme une des suites communes de la fièvre méditerranéenne, et la proportion des cas a atteint 20 p. 100 dans l'épidémie de Saint-Martial. Contrairement aux observations précédentes, Cantaloube a constaté que l'orchite et plus souvent l'orchi-épididymite, avec parfois lésion du canal déférent, est une manifestation initiale ou précoce aussi souvent que tardive. Elle est presque aussi fréquemment bilatérale, simultanée ou successive, qu'unilatérale ; s'ac-

---

(1) Sculeyre vient de publier une observation de Fièvre de Malte avec hémorragie sous-arachnoïdienne et myélite tardive (*Gazette des Hôpitaux*, 25 octobre 1910).

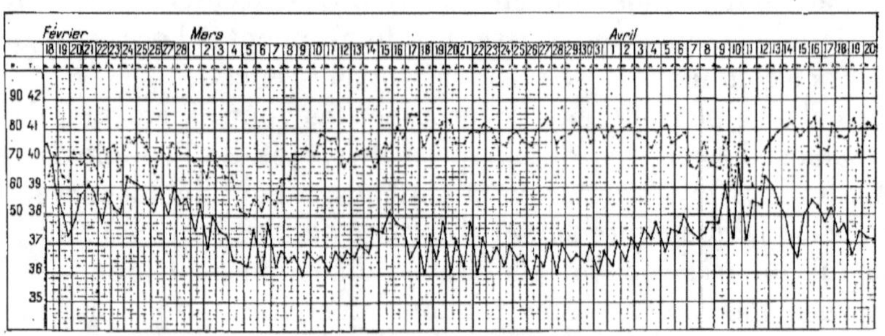

Fig. 3o. — Courbe montrant la dissociation du pouls.... et de la température (d'après Cantaloube).

compagnant parfois d'atrophie. Elle peut être récidivante ou encore se terminer par suppuration. Son caractère douloureux est également très variable.

Chez la femme, on note de l'ovaralgie soit spontanée, soit provoquée par la palpation. Il existe de la dysménorrhée et plus souvent de l'aménorrhée, non seulement pendant la pyrexie, mais aussi en période apyrétique. Encore, bien que plus rare, on trouve de la ménorrhagie ou de la métrorrhagie.

Bien que Eyre et d'autres auteurs considèrent que la grossesse, possible pendant une atteinte de fièvre de Malte, évolue normalement, Cantaloube a observé un avortement au troisième mois chez un sujet qui présenta immédiatement après tous les signes de fièvre ondulante (1) ; le Dr Malzac (de Lasalle) a constaté quatre avortements ou accouchements prématurés chez des Méditerranéennes de sa clientèle (séro-positifs).

La lactation serait troublée, d'après Scherb. La perte de la virilité a quelquefois suivi des cas prolongés (Schoull), mais la majorité des observations s'accordent à reconnaître qu'il n'y a ni impuissance ni stérilité chez l'un ou l'autre sexe pendant ou après une atteinte de fièvre de Malte.

Appareil locomoteur. — Les lésions sont osseuses et plus souvent articulaires.

Les arthropathies, d'après les auteurs anglais, frappent surtout les articulations des membres ; les arthrites vertébrales ou sacro-iliaques, très douloureuses, seraient rares, contrairement à ce qui s'est passé dans l'épidémie de Saint-Martial, où Cantaloube note comme touchés par ordre décroissant de fréquence : l'interligne sacro-iliaque (33 p. 100), les genoux (24 p. 100), les articulations vertébrales lombaires (11 p. 100), puis, les poignets, les mains et les doigts, les chevilles, les articulations des vertèbres dorsales, les coudes, les articulations cervicales.

La lésion, mono- ou polyarticulaire, est le plus fréquemment une arthralgie simple, d'acuité plus ou moins vive. On observe aussi des arthrites sèches, séreuses, plastiques ou suppurées.

Gillot et Cantaloube relatent chacun un cas de pseudo-coxalgie méditerranéenne, ce dernier y ajoute un cas de pseudo-tumeur blanche du cou-de-pied.

Gilmour et Kennedy ont isolé le microbe spécifique du liquide d'épanchement ; ce microbe a également été retrouvé dans le pus d'arthrites suppurées.

Les lésions osseuses sont des ostéalgies, des ostéites, ou périostites, des chondrites ou des périchondrites. Cantaloube rapporte de curieuses lésions du fémur, de la clavicule, des côtes ou carti-

---

(1) Même observation chez une malade observée à Marseille par Simond, Aubert, Cantaloube et Thibault.

lages costaux et de nombreux cas de talalgie. Brault a publié récemment une observation de fièvre de Malte suivie de mort, avec ostéite du fémur et du tibia gauches et vaste ostéite des os du crâne, exo- et endo-crânienne. Cet auteur malheureusement n'a pu faire d'ensemencements avec les collections purulentes trouvées à l'autopsie.

Des myalgies, sans localisations bien précises, ont été également signalées ; elles sont parfois suivies d'atrophie habituellement tardive. Enfin certains malades présentent des hygromas divers et des synovites séreuses ou suppurées.

Système tégumentaire. — La peau est chaude, sèche pendant l'accès pyrétique, elle se couvre de sueurs profuses au moment de la chute de la température. A la longue, elle devient squameuse, parfois ichtyosique et desquame, plus particulièrement au moment de la convalescence. Cette desquamation, parfois généralisée, quelquefois localisée aux mains, aux pieds, se fait soit en larges placards, comme dans la scarlatine, soit en petites squames furfuracées.

Ce phénomène est important, car il se produit dans 5o p. 100 des cas.

La chute des cheveux est également fréquente, plutôt chez la femme que chez l'homme ; elle se produit quelquefois en masse. Les cheveux, devenus secs et cassants, blanchissent assez souvent.

Dans les formes sévères ou prolongées, les ongles deviennent fragiles, cassants, incurvés, s'éliminant parfois sans douleur. Ils présentent des sillons transverses correspondant plus ou moins aux attaques fébriles.

Enfin, on peut observer des hémorragies sous-cutanées du type purpurique plutôt que pétéchial, comportant ordinairement un pronostic grave.

Formes cliniques. — Par son polymorphisme, la fièvre de Malte rend difficile sinon impossible toute classification en types nettement définis. Divers auteurs s'y sont essayés, et chacun d'eux a proposé une classification de types basée sur les aspects que la maladie a paru plus particulièrement affectionner dans les cas qu'ils ont observés.

En réalité, types malin, ondulatoire, intermittent, types respiratoire, infectieux, pseudo-rhumatismal se rencontrent souvent chez le même malade, sucessivement ou simultanément, à tel point qu'il est difficile de ranger tel méditerranéen donné dans une classe déterminée.

Un de ces types, peut-être le mieux défini, mérite notre attention, c'est le type ambulatoire bien étudié par Cantaloube.

Celui-ci fait rentrer dans cette forme une série de cas d'allures très diverses : les uns présentent au complet l'ensemble clinique de la fièvre de Malte, mais avec atténuation des lésions ; les autres ont une allure fruste avec absence de plusieurs symptômes. Certaines de ces malades ambulatoires, dont la température s'élève en général peu au-dessus de la normale, présentent une fièvre assez forte le soir, sans en être incommodés.

Shaw, à Malte, et Vaccaro, en Italie, avaient déjà signalé l'existence de formes spéciales d'infection atténuée de Bruce chez des personnes de différentes professions (dockers, étudiants, infirmiers, ouvriers). Ces individus n'interrompaient point leur travail, ignoraient être ou avoir été malades, et présentaient cependant une séro-réaction de Wright positive; certains même, de la bactérihémie et de la bactériurie. Chez quelques-uns seulement la température dépassait un peu la normale.

Nous assimilerions volontiers ces Méditerranéens ambulants aux « porteurs de germes » du choléra et de la fièvre typhoïde ; ils sont intéressants surtout pour l'hygiéniste.

Convalescence. — Lorsque la défervescence de la température se produit, que les symptômes locaux s'amendent, le médecin ne doit pas se hâter d'assurer à son malade qu'il est au bout de ses peines. Il lui arrivera souvent d'être déçu dans ses prévisions.

« On ne sait le moment où commence la convalescence que quand elle est terminée. » Ce paradoxe de Cantaloube dépeint bien cette bizarre évolution de la maladie. Souvent, en effet, rien ne ressemble plus à la convalescence vraie que certaines périodes d'apyrexie consécutives à une ondulation fébrile.

Hughes prétend cependant qu'une température au-dessous de la normale durant quelques jours, accompagnée d'une langue propre et du retour de l'appétit, constitue le signe le plus certain d'une convalescence prochaine.

Mais le retour à la santé est toujours lent à se produire et la guérison ne peut être affirmée que bien longtemps après, lorsque l'anémie a disparu.

ANATOMIE PATHOLOGIQUE. — Les cas mortels de fièvre de Malte sont rares, aussi connaît-on assez mal les lésions produites par cette maladie. Les autopsies dont les résultats ont été publiés à l'étranger s'élèvent à une centaine, il n'en a été pratiqué que trois en France (1).

Les altérations signalées n'ont rien de caractéristique; une constatation à peu près générale est la congestion de presque tous les viscères.

L'intestin présente des zones d'hyperémie limitées à la mu-

---

(1) SIMOND, AUBERT, BLANCHARD et ARLO, la Fièvre de Malte à Marseille (*Bull. de la Soc. de Path. exotique*, 21 juillet 1909). — CARRIEN, LAGRIFOUL et BOUSQUET, les Lésions anatomo-pathologiques dans la fièvre de Malte (*Soc. de Biologie*, mars 1910). — J. BRAULT. Fièvre de Malte, Ostéite du fémur et tibia gauches, ostéite des os du crâne exo-et endo-crânienne (*Gazette des Hôpitaux*, 25 août 1910).

queuse et à la sous-muqueuse ; les plaques de Peyer sont normales ; il n'existe pas d'ulcérations, cependant, dans les cas graves avec diarrhée, on a constaté de petites zones de nécrose épithéliale superficielle.

Les ganglions mésentériques sont hypertrophiés.

Le foie est augmenté de volume, un peu graisseux, ressemblant au foie cardiaque.

La rate est grosse, molle, friable, diffluente.

Les poumons présentent des foyers de congestion, et quelquefois des noyaux de broncho-pneumonie. Il existe parfois un épanchement pleural.

Le cœur, le plus souvent indemne, peut être exceptionnellement décoloré, flaccide, avec légère dégénérescence graisseuse.

Les reins, quelquefois congestionnés, ont ordinairement l'apparence normale; ils peuvent, occasionnellement, offrir l'aspect du gros rein blanc brightique.

Carbone et Carracciolo ont signalé, sur les parois des vaisseaux sanguins de la rate, du foie et des reins, la présence de grandes cellules endothéliales farcies de globules rouges (15 à 20 par cellule), qu'ils nomment cellules globulifères.

Eyre constate, de son côté, l'augmentation du tissu lymphoïde de la rate et de la moelle osseuse, avec diminution des myélocytes.

Enfin le Micrococcus melitensis a pu être isolé de presque tous les organes et les liquides organiques des malades décédés de fièvre de Malte.

PRONOSTIC. —Le taux de la mortalité par fièvre de Malte est peu élevé, la moyenne ne dépasse pas 2 o/o à Malte, pour l'élément militaire plus robuste, plus choisi et plus protégé (statistique portant seulement sur les morts survenues à l'hôpital), elle monte à 10 o/o pour la population civile. Elle a été de 6 o/o dans l'épidémie de Saint-Martial.

Les vieillards, les surmenés, les tarés (tuberculose, alcoolisme, syphilis, etc.) sont plus prédisposés à succomber.

Si le pronostic de la fièvre de Malte en elle-même est relativement bénin, il ne s'ensuit pas que cette maladie soit négligeable. Par sa longue durée, son action asthéniante et démoralisante, elle ouvre la porte à toutes les infections intercurrentes. Elle entraîne de plus un pronostic économique alarmant : une épidémie de fièvre de Malte peut être un désastre social et économique pour les régions où elle sévit.

La durée de la maladie est très variable. Eyre estime que 10 o/o au plus des cas ne durent qu'un mois ou moins, 50 o/o durent plus de 2 mois, 25 o/o plus de 3 mois, et dans au moins 15 o/o la durée de 3 mois est dépassée. La courbe publiée par Cantaloube pour l'épidémie de Saint-Martial donne une moyenne de près de 6 mois.

Peut-on prévoir la durée d'un cas ? Cliniquement, il n'existe aucune indication réellement valable. Cantaloube a remarqué que les formes pseudo-rhumatismales, névralgiques, les formes à infection généralisée, sans localisation manifeste, duraient plus longtemps que les formes pulmonaires, bien que celles-ci soient plus bruyantes dans leur symptomatologie.

D'après certains auteurs, une tachycardie persistante serait de mauvais augure.

Birt et Lamb (1899), Gardon (1906) accordent une réelle valeur au séro-pronostic. De façon générale, plus le pouvoir agglutinant est et reste élevé, ou croît de manière progressive, plus on a de chances d'avoir affaire à une forme bénigne. Inversement, plus le pouvoir agglutinant est faible, ou encore lorsque ce pouvoir d'abord élevé tombe brusquement à un taux inférieur, plus la forme paraît devoir être sérieuse.

Une première atteinte confère, d'après la plupart des auteurs (Bruce, Hughes), une immunité de plus ou moins longue durée. Cette immunité acquise peut ne pas exister, tel l'exemple de Eyre contaminé une première fois au laboratoire de Londres et réinfecté, deux ans après, à Malte et de façon sévère.

DIAGNOSTIC. — Diagnostic clinique. — La fièvre de Malte se manifeste sous des aspects tellement multiples qu'il faudrait, pour établir les bases d'un diagnostic différentiel complet, passer en revue les caractères cliniques d'une longue liste d'affections médicales et chirurgicales. Suivant la localisation plus ou moins marquée de l'infection, la maladie affecte des formes cliniques très diverses : typhoïde, intestinale, hépatique, splénique, pulmonaire, pleurale, nerveuse, articulaire, musculaire, etc. Le polymorphisme de la fièvre méditerranéenne est tel que nombreux sont les diagnostics erronés auxquels elle a donné lieu. On a même pu la confondre avec la scarlatine et la maladie bronzée d'Addison, etc.

Dans les premiers stades, le diagnostic clinique est pour ainsi dire impossible sans le secours de la séro-réaction. Au fur et à mesure qu'elle s'avance, la maladie se laisse mieux deviner et encore faut-il bien la connaître et y penser. Cantaloube dépeint bien cette particularité quand il dit « qu'on la reconnaît plus facilement quand elle est terminée que pendant son évolution ».

A ce moment, l'ensemble du tableau clinique suffit presque toujours pour permettre de poser un diagnostic malheureusement tardif.

Cependant, à défaut de preuve bactériologique, le clinicien pourra, au début ou tout au moins en période d'état, établir un diagnostic de probabilité lorsqu'il observera l'ensemble symptomatologique dont nous avons parlé : sueurs, constipation, algies diverses, irrégularités de la fièvre. D'autres manifestations concomitantes sont également importantes : l'absence de tuphos, la splénomégalie et surtout l'orchite, que Cantaloube estime avoir autant de valeur que la séro-réaction.

Séparés, ces signes ne signifieraient rien; associés, ils serviront à établir une présomption qui s'accroîtra encore si d'autres données : notions d'endémicité ou d'épidémicité ; circonstances étiologiques spéciales, viennent s'ajouter au faisceau déjà formé.

Dans les premiers jours de l'infection, c'est avec la fièvre typhoïde que la fièvre de Malte pourra être confondue. Cette confusion a dû être faite déjà bien souvent, même à des périodes avancées de la maladie, et plus d'une fièvre cataloguée fièvre typhoïde anormale, prolongée, à forme sudorale (Jaccoud), plus d'une fièvre paratyphoïde n'était probablement qu'une fièvre méditerranéenne.

A vrai dire, il existe entre ces diverses infections beaucoup de symptômes communs et l'on sait, d'autre part, que les signes réputés typiques de la dothiénentérie ne sont pas toujours constants. L'existence simultanée des deux infections chez le même malade, qui paraît être relativement fréquente, n'est pas faite pour faciliter le diagnostic.

A une période avancée, l'absence de tuphos, l'existence du bloc symptomatique rendent le diagnostic plus facile. Là encore faut-il se méfier. Schneider, du Val-de-Grâce, a publié trois courbes de température nettement ondulante appartenant cependant, l'une à une fièvre de Malte, la seconde à une fièvre typhoïde à rechutes, la troisième à une fièvre paratyphoïde (avec séro-diagnostics à l'appui).

La séro-réaction de Wright peut seule trancher la question, ainsi que les autres méthodes de laboratoire.

Dans d'autres cas, formes pulmonaires et pleurales plus particulièrement, la fièvre de Malte pourra être prise pour une autre affection protée, mal définie, la grippe. En général, celle-ci a un début brusque, avec catarrhe des muqueuses, fièvre élevée d'emblée, ce qui ne se produit pas dans l'infection mélitensienne; de même l'habitus grippal diffère de l'habitus méditerranéen. Enfin une complication fréquente dans la fièvre ondulante, l'orchite, est plus rare dans la grippe et a tendance à la suppuration.

La fièvre de Malte peut quelquefois en imposer pour du rhumatisme articulaire aigu. La disproportion des phénomènes inflammatoires locaux avec l'intensité de la douleur, l'absence de complications endo-péricardiques, l'inefficacité du traitement salicylé permettront d'entrevoir le diagnostic que le laboratoire viendra confirmer.

La différenciation de la fièvre de Malte d'avec la tuberculose est souvent aussi délicate. Des poussées thermiques répétées avec rémissions matinales, accompagnées de sueurs nocturnes, de toux plus ou moins fréquente, de signes de congestion pulmonaire, quelquefois localisés aux sommets, pourront induire le clinicien en erreur. L'examen des crachats, la cuti ou intra-dermo-réaction, l'ophtalmo-réaction, la séro-réaction d'Arloing, accompagnée de la séro-réaction de Wright, apporteront les éléments du diagnostic de cette phtisie méditerranéenne dont l'évolution est par ailleurs habituellement heureuse.

Dans les régions palustres, il faudra distinguer la fièvre de Malte de la fièvre rémittente paludéenne, et de la fièvre intermittente quotidienne ou double-tierce. Mais les trois stades types de la fièvre, quand ils existent, le fastigium de la température en général matinal dans le paludisme, l'inefficacité de la quinine, enfin et surtout l'examen hématologique, fourniront la solution du problème.

L'examen du sang, toujours accompagné de la séro-réaction de Wright, permettra également, dans certaines régions, de différencier la fièvre de Malte du typhus récurrent, de la trypanosomiase, des leishmanioses (Spotted-fever, Kala-azar) par la recherche du spirille d'Obermeier, du trypanosoma gambiense, du piroplasma hominis et du leishmania Donovani.

Enfin il ne faudra pas confondre une hépatite suppurée ou non avec la fièvre ondulante, laquelle se présente quelquefois avec des symptômes hépatiques prédominants (Brun (1), Lagrifoul et Roger, Cantaloube).

La richesse séméiotique de la fièvre de Malte lui permet encore de simuler diverses autres affections des appareils respiratoire, digestif, urinaire, génital (orchite méditerranéenne initiale), locomoteur, du système nerveux.

En somme, dans les régions d'endémie, il faudra toujours songer à la fièvre de Malte ; rechercher, quand on soupçonnera celle-ci, les éléments qui formeront l'ensemble symptomatologique grâce auquel on pourra élaborer le diagnostic, lequel devra toujours être confirmé par le laboratoire.

Diagnostic bactériologique. — Le diagnostic clinique de la fièvre de Malte étant très souvent hésitant, surtout au début de la maladie, les méthodes bactériologiques peuvent seules apporter une certitude.

Examen du sang. — L'examen du sang à l'état frais ou après coloration donne un résultat négatif dans la fièvre ondulante et permet d'éliminer le paludisme, la trypanosomiase, les leishmanioses, le typhus récurrent.

(1) BRUN (de Beyrouth), Fièvre de Malte simulant un abcès du foie. (*Soc. de Path. exotique,* avril 1909.)

Il y a diminution du nombre de globules rouges (2 à 3.000.000), de la quantité d'hémoglobine et de la valeur globulaire.

La formule leucocytaire révèle une augmentation marquée des grands mononucléaires (jusqu'à 80 o/o) avec leucopénie et assez fréquemment éosinophilie (8 à 15 o/o) (Nicolle, Cathoire, Bensis).

Hémoculture. — L'isolement du Micrococcus melitensis de l'organisme malade par hémoculture permet d'éliminer toutes les autres septicémies.

Cet isolement est positif dans 65 à 80 o/o (Shaw, Gilmour) des cas. Il a pu être fait à partir du 2e jusqu'au 158e jour (Shaw); dans un cas il n'a été positif qu'au 300e jour (Eyre).

L'isolement du microbe est plus assuré lorsque la prise de sang est faite le soir, aux heures voisines du fastigium de l'accès pyrétique et que la température atteint au moins 39o. On n'a jamais pu l'isoler au-dessous de 38o.

5 cmc. de sang, prélevés d'une manière rigoureusement aseptique, serviront à ensemencer un ballon de 50 à 250 cmc. de bouillon qu'on placera à l'étuve à 37o. Au bout de 3 à 5 jours, s'il y a trouble, on fera un premier examen, puis on ensemencera, avec une goutte de ce bouillon, de nouveaux tubes de bouillon et des tubes de gélose, que l'on placera également à l'étuve de 3 à 5 jours avant de les examiner.

La prise de sang se fait suivant la technique habituelle par ponction d'une des veines du pli du coude (Zammit, Shaw) ou d'une des veines du dos de la main (Duran de Cottes). Elle peut encore se faire suivant une technique élégante due à Zammit : stériliser, dans un tube bouché au coton, de minces effilures de verre de quelques centimètres de long; savonner, puis stériliser à l'alcool le lobule de l'oreille ; faire sourdre par piqûre d'épingle flambée une goutte de sang qui monte par capillarité dans une des effilures tenue à l'aide d'une pince flambée. Immerger aussitôt cette effilure dans un tube de bouillon et porter à l'étuve.

Ponction de la rate. — L'isolement du Micrococcus melitensis par cette ponction est une excellente méthode de diagnostic. Elle a donné de très nombreux succès à plusieurs auteurs, mais elle peut ne pas être sans danger et ne saurait être conseillée comme méthode réellement pratique.

Cette ponction demande à être faite aseptiquement avec une aiguille neuve de 2 mm. de calibre environ. Il faut recommander au malade de suspendre sa respiration pendant l'opération ; de rester couché immobile pendant quelques heures consécutivement à la ponction, après lui avoir appliqué un bandage de corps compressif.

L'ensemencement du produit aspiré se fera comme pour l'hémoculture.

Urines. — Le Micrococcus melitensis peut être également recherché dans les urines, mais son isolement est plus délicat et le succès plus aléatoire à cause de l'irrégularité de son élimination par ce liquide organique.

On peut augmenter les chances d'isolement en centrifugeant l'urine pour ensemencer le culot, qui aura ainsi plus de chances de contenir les microbes, surtout si on prend la précaution d'y ajouter, avant centrifugation, un peu de sérum agglutinant.

Identification du Micrococcus melitensis. — Le microcoque isolé dans les cultures sera identifié par la série d'examens suivants :

On procédera à une première épreuve de séro-réaction avec un sérum de malade ou d'animal à un taux assez élevé, à 1/100 par exemple. Les cocci qui montreront une réaction positive seront repiqués sur gélose ordinaire et la culture seconde sera soumise à un examen portant sur :

1° Dimension, forme et mouvement brownien;

2° Rapidité et homogénéité de l'émulsion;

3° Gram négatif;

Correspondant à ceux montrés par des cultures types.

4° Production d'alcalinité, dans le lait tournesolé, sans que la consistance soit modifiée;

5° Agglutination complète par un sérum très dilué (au 1/1000 environ).

On pourra procéder également à des inoculations sur des animaux, des singes de préférence. Ceux qui seront mis en expérience devront être soigneusement placés en observation avant leur emploi, examinés, isolés et protégés contre la piqûre des moustiques.

Séro-diagnostic (1). — Le pouvoir agglutinant du sérum de malades atteints de fièvre de Malte, démontré par Wright, est spécifique de cette affection, ainsi que le prouvent de très nombreuses recherches (Birt et Lamb, Wright et Smith, C. Nicolle, Gardon, Basset-Smith, Spagnolio et Signer, Simond, Aubert, Blanchard et Arlo).

Quelques résultats contradictoires ont été rapportés par Konrich qui, sur des personnes saines, en Allemagne, a obtenu des séro-réactions positives vis-à-vis du Micrococcus melitensis. De même, Bentley, dans des cas de kala-zar indien, et C. Nicolle et Comte, dans des cas de typhus exanthématique. C. Nicolle émet l'hypothèse que la nécrose des polynucléaires pourrait bien être la cause de l'apparition de cette singulière propriété agglutinante. Ces auteurs ayant opéré dans des régions où la fièvre de Malte

(1) GARDON, Étude de la séro-réaction dans la fièvre méditerranéenne. Thèse de Montpellier, juin 1906.

est endémique, on peut également supposer leurs résultats entachés de causes d'erreurs, car il a pu y avoir infection concomitante ou antérieure.

Le pouvoir agglutinant apparaît généralement à partir du 5e jour, rarement plus tôt, quelquefois plus tard.

Il existe pendant l'apyrexie comme pendant la période fébrile, mais il est sujet à des variations d'intensité et peut même disparaître momentanément. Il peut présenter également le phénomène de réaction dite paradoxale.

A cause de la possibilité de cette disparition momentanée, il est nécessaire de pratiquer la séro-réaction pendant un certain nombre de jours, avant d'écarter l'hypothèse de fièvre méditerranéenne. De même il est utile, pour éviter la réaction paradoxale, d'observer parallèlement des séries de dilutions à des taux différents pour un même séro-diagnostic.

Enfin, pour éviter toute cause d'erreur, il est bon de savoir que le pouvoir agglutinant du sérum peut se conserver longtemps après la guérison (Neusser).

Lagrifoul, Arnal et Roger (1), Rauzier (2) dans l'Hérault ; des médecins italiens (3), dans une épidémie près de Lucques (Italie) ; Fouquet et Boinet à Marseille (4) ont également signalé la coexistence, chez les mêmes malades, de la fièvre de Malte et de la fièvre typhoïde. Il faut donc pratiquer concurremment la séro-réaction de Wright et celle de Widal. Pour apprécier sainement les résultats, il sera nécessaire, tout d'abord, de rechercher l'existence antérieure possible d'une infection de Bruce ou d'une diothiénentérie.

Certains auteurs, Critien, Duran de Cottes, estiment que la réaction positive à 1/10 a une valeur absolue. D'autres, Wright, Eyre, Gardon, indiquent le taux de 1/30 comme seul réellement valable. C. Nicolle, Sergent ne retiennent que les séro-réactions positives au moins à 1/50. Cependant Aubert, Cantaloube et Thibault, dans l'épidémie de Saint-Martial, déclarent suffisant le taux de 1/20 dans certaines conditions données de technique et d'examen.

Technique du séro-diagnostic. — 1° Après piqûre du doigt ou de l'oreille, recueillir 1 cmc. de sang environ dans un pipette ou un petit tube de verre, et laisser le sérum se séparer du caillot. La prise de sang n'a pas besoin d'être aseptique.

(1) LAGRIFOUL, ARNAL et ROGER, Fièvre de Malte et dothiénenterie (*Soc. biologie*, 5 février 1910).

(2) G. RAUZIER, 2 cas de Fièvre de Malte, dont un compliqué de fièvre typhoïde (*Province médicale*, 12 mars 1910).

(3) Mediterranean fever in a village near Lucca (*The Lancet*, 30 juillet 1910). Tiré des Comptes-rendus de l'université de Toscane, 1910.

(4) FOUQUET, Contribution à l'étude clinique de la Fièvre de Malte, Thèse de Montpellier, juin 1910. — BOINET, Quelques cas de Fièvre de Malte à Marseille (*Comité médical des Bouches-du-Rhône*, 4 mars 1910).

2° Prendre une culture de Micrococcus melitensis de préférence sur gélose (C. Nicolle) de 3 à 5 jours. Vérifier son homogénéité. A défaut, on peut utiliser des cultures un peu plus âgées ou des cultures jeunes tuées par le formol. Préparer une émulsion microbienne par le procédé de Nicolle en agitant simplement le tube de culture après adjonction de quelques cmc. de sérum physiologique ou de bouillon.

3° Verser cette émulsion en quantités données dans de petits tubes en verre à agglutination de 5 à 7 cmc. de haut sur 4 à 5 mm. de diamètre. Ces tubes doivent être parfaitement propres et transparents. Ajouter le sérum à étudier.

Pour assurer un volume égal à toutes les gouttes, la même pipette devra servir au décompte de l'émulsion et du sérum. On la rincera entre chaque opération, à l'eau distillée et à l'alcool.

Les proportions réciproques de sérum et d'émulsion varient suivant les auteurs.

Pour les besoins ordinaires du diagnostic, nous recommandons la technique suivante. Une goutte de sérum est mélangée à 3 gouttes d'eau physiologique. Ce mélange est ajouté par moitié 2 gouttes, respectivement à 8 et 23 gouttes d'émulsion de melitensis (taux de 1/20 et 1/50). Un tube contenant l'émulsion microbienne seule ou mélangée de sérum normal sert de témoin.

Pour des recherches plus complètes, on peut avoir recours à d'autres techniques.

C. Nicolle ajoute une goutte de sérum à 1, 5, 10, 20, 50, 100 gouttes d'émulsion. Le décompte d'un aussi grand nombre de gouttes allonge le procédé et nécessite une grande quantité de sérum.

La technique de Gardon est préférable pour les épreuves de séro-réaction en séries. Cet auteur fait une dilution de sérum au dixième, en mélangeant une goutte de celui-ci à 9 gouttes de bouillon ou d'eau distillée. Puis il verse une goutte de cette dilution dans une série de tubes renfermant 2, 9, 19, 29 gouttes, etc., d'émulsion microbienne, et obtient ainsi des taux de 1/30, 1/100, 1/200, 1/300, etc. On peut, par des combinaisons analogues, préparer des taux intermédiaires.

4° Contrôler l'agglutination microscopiquement ou macroscopiquement.

Les résultats peuvent être contrôlés microscopiquement. Cette vérification a l'avantage d'être plus rapide (l'agglutination microscopique est complète au bout d'une demi-heure à une heure), mais elle entraîne une perte de temps par les manipulations nouvelles qu'elle demande. Elle se fait par examen du mélange entre lame et lamelle.

Le contrôle macroscopique est plus simple, il exige seulement un certain nombre d'heures. Le résultat ne peut être affirmé, pour les taux élevés, qu'au bout de 24 heures.

Aubert, Cantaloube et Thibault examinent leur séro-réaction à 1/20 après un laps de temps de 1 à 4 heures, et ne considèrent comme résultats positifs que les tubes où le sérum étudié a déterminé une clarification complète de la colonne liquide, les cocci s'étant précipités en gros amas au fond du tube. Le tube témoin, resté trouble et opalescent, permet un contrôle facile.

Ces auteurs pensent qu'une agglutination macroscopique, s'effectuant dans un temps peu prolongé (1 à 4 heures), indique que le pouvoir agglutinant du sérum étudié vis-à-vis du *Micrococcus melitensis* n'est pas limité à ce taux de 1/20. Il y a, d'après eux, une relation assez étroite entre l'intensité du pouvoir agglutinant d'un sérum et la rapidité avec laquelle ce sérum clarifie complètement l'émulsion microbienne.

Lacto, urino, vésico et salivo-réaction. Le lait renferme aussi des agglutinines, l'urine très rarement. Zammit, pour rechercher l'infection des chèvres, dilue une goutte de lait dans 9 gouttes d'eau distillée et mélange à parties égales avec une dilution de microcoques. Le contrôle de cette lacto-réaction au 1/20 se fait microscopiquement.

Signalons enfin que Pollaci et Ceraulo ont obtenu des résultats positifs avec la sérosité des vésicatoires et la salive.

TRAITEMENT. — **Traitement sérothérapique.** — Il n'existe pas encore de sérothérapie de la fièvre de Malte. En 1895, Wright prépara un sérum par immunisation de chèvres et d'un cheval. Utilisé par Wright, Alridge, Fitzgerald, Ewart, sur une cinquantaine de malades, ce sérum n'a pas paru présenter une réelle valeur. Eyre, Duran de Cottes n'ont pas été plus heureux. Seuls, Trambusti et Donzello, par vaccination d'un chevreau avec des nucléo-protéides préparées suivant le procédé de Lustig et Galeotti, ont obtenu un sérum qui leur a donné des résultats encourageants chez des singes et deux malades.

Eyre, Mc. Naught, Kennedy, Zammit, Basset-Smith ont également essayé la bactériothérapie. L'inoculation de vaccins préparés avec des émulsions dosées de cultures chauffées pendant une demi-heure à 50° fut suivie de résultats incertains. A titre préventif, ces vaccins ont paru jouir d'un pouvoir réel, mais de courte durée (3 mois) ; à titre thérapeutique, ils auraient diminué dans certains cas la durée et la gravité des atteintes, mais auraient fâcheusement influencé la marche des formes suraiguës.

Cantaloube dit avoir obtenu quelques succès par l'emploi du sérum antidiphtérique.

Traitement médicamenteux. — Jusqu'à maintenant, aucun

médicament n'a montré une action spécifique, et le traitement reste surtout symptomatique.

Fièvre. — Les divers antipyrétiques paraissent inutiles sinon nocifs, provoquant parfois des troubles digestifs, des sueurs profuses suivies de lipothymies. Cependant Naamé (de Tunis), après Schoull et Echmuller, vante l'effet de la cryogénine à la dose de 1 gr. 5o à 2 gr. par jour, en 3 prises.

Les colloïdaux ont paru avoir une certaine action sur la marche de la température (collargol en injection intra-veineuse. Sicard et Lucas, Souleyre).

Il est préférable d'avoir recours à l'hydrothérapie, bain ou enveloppement froid, qui sera utilisée dans la plupart des cas. Mais son maniement est délicat, à cause des sudations, des arthralgies et arthrites, et demande la surveillance du médecin. La chute de la température ne doit pas dépasser deux degrés.

Sueurs. — Les antisudoraux n'ont aucune action. Ne serait-il pas d'ailleurs dangereux de supprimer ces sueurs? De simples lotions vinaigrées froides sont suffisantes pour soulager les malades.

Constipation. — Tous les laxatifs seront utiles, ainsi que les lavements et surtout les grands lavages intestinaux. La belladone est un excellent antispasmodique dans les cas d'entéro-colite.

Douleurs. — Les analgésiques, les topiques, les liniments divers restent inactifs. Seul l'opium conserve une certaine action sédative.

Asthénie. Anémie. — L'arsenic, les glycérophosphates, la strychnine, la kola, etc., ne donnent pas grands résultats. Le fer paraît plus utile. A recommander une formule de Huchard et Fiessinger :

Teinture de Bestuchef....................	20	gr.
Hydrolat de cannelle...................	200	—
Sirop d'écorces d'oranges amères......	4o	—

Une cuillère à soupe avant chaque repas.

Cantaloube dit s'être bien trouvé d'injections de nucléinate de soude.

Localisations. — Cataplasmes chauds contre la douleur de l'orchite, laquelle guérit en général seule.

Les phénomènes pulmonaires, les hémorragies, etc., ne nécessitent pas de thérapeutique spéciale.

Les suppurations se terminant souvent par résorption, il ne faut pas se hâter d'y porter le bistouri.

Diététique. — Au début, en période de fièvre, prescrire la diète lactée ou des bouillons gras ou maigres, suivant la susceptibilité gastrique du malade. Lorsque la température s'élève peu au-dessus de la normale, profiter des rémissions pour faire absorber une nourriture plus riche, bien qu'encore légère : œufs, bouillons à la reine, laits de poule et surtout jus de viande. Ce dernier est un excellent tonique et un reconstituant très appréciable, il est mieux toléré associé à la belladone.

Peu à peu cette alimentation sera augmentée, mais avec circonspection, car il faut éviter tout excès de nourriture. L'examen quotidien de la courbe thermique, l'aspect de la langue, la sensation d'appétit, l'état du foie seront d'excellents guides.

En plus de ces prescriptions diététiques, le repos prolongé au lit, le port de la flanelle contre les refroidissements, l'abstention de toute fatigue seront nécessaires pour éviter les rechutes ou pour les rendre moins violentes. Le changement de climat, une cure d'air à une altitude moyenne, de température égale et douce, achèvera la convalescence.

PROPHYLAXIE. — La prophylaxie de la fièvre de Malte peut être collective ou individuelle.

La prophylaxie collective est un problème qui apparaît tous les jours plus complexe par suite de l'extension de l'infection de Bruce à l'homme et à plusieurs espèces animales.

A la suite des propositions faites par la « Mediterranen Fever Commission », le Gouverneur de l'île de Malte a édicté, dans une réglementation sévère, entrée en vigueur le 1er juillet 1909, des mesures radicales concernant la surveillance des chèvres et des étables.

C'est sur les données de ces propositions que sont basées les mesures demandées par C. Nicolle, Wurtz et tous les auteurs qui ont étudié la fièvre de Malte en France.

Certaines de ces mesures sont discutables, comme nous allons le montrer.

La déclaration obligatoire ne peut être utile que si l'administration dispose de moyens réellement efficaces pour enrayer la propagation de la maladie. Or, si le malade n'est pas isolé, à quoi servira une désinfection officielle, si minutieuse qu'elle soit, au domicile de ce malade ? Celui-ci, pendant sa convalescence et même après, continuera à éliminer l'agent pathogène par les urines et, pendant un temps plus ou moins long, il restera un danger de contagion pour tout son entourage.

Nous reconnaissons par ailleurs que cette déclaration aurait l'avantage de permettre la connaissance de l'extension géographique de l'infection.

L'interdiction de l'importation de chèvres de Malte en France n'est plus à faire, elle existe. Un arrêté du ministre de l'Agriculture, en date du 31 décembre 1887, prohibe en effet l'importation et le transit en France des *ruminants* de toutes les espèces, ainsi

que de leurs viandes fraîches et de leurs débris, provenant de
l'île de Malte. Cette interdiction est également un fait accompli en
Algérie par arrêté du Gouverneur général en date du 4 mars 1908
et en Tunisie par décret du Bey de la Régence en date du 22 septembre 1909.

Comme d'autres espèces animales sont susceptibles d'apporter l'infection en France, que fera-t-on contre elles ?

On pourrait demander une application plus sévère des règlements sur la police sanitaire des animaux aux frontières. Ces
règlements prévoient une visite sanitaire au moment de l'entrée
de ces animaux en France, soit par terre, soit par mer. Mais comment reconnaître le bétail infecté ? Cliniquement, on n'observe
rien ou presque rien, et bactériologiquement, après constatation
d'une séro-réaction positive, sera-t-on en droit de conclure à une
infection actuelle ou passée ? Ne sait-on pas aussi que, chez un
animal infecté comme chez l'homme, le pouvoir agglutinant peut
disparaître momentanément ?

Il faudrait donc prescrire une quarantaine assez longue avec
nombreux examens bactériologiques qui ne pourraient être effec-
tués qu'à l'aide de procédés de laboratoire longs et délicats.

D'autre part les chèvres indigènes de France et d'autres animaux ont été reconnus infectés en de nombreux points du territoire et ne paraissent plus avoir grand'chose à envier aux chèvres
maltaises.

Pourra-t-on essayer, dès lors, d'enrayer le fléau par l'inspec-
tion des étables et des troupeaux avec toutes les mesures qui s'y
rattacheraient (isolement ou abatage des animaux reconnus contaminés, crémation des fumiers, désinfection des étables, etc.) ?
Nous croyons que ces mesures seraient difficiles à appliquer. D'un
côté, on se heurterait souvent à l'ignorance et aux préjugés des
intéressés, d'autre part se présenteraient les mêmes difficultés
de recherches et d'examens que nous signalons plus haut.

Restent les mesures préconisant l'éducation populaire. Celles-
ci sont à encourager. Il faut faire appel pour cela à la Presse, non
seulement à la presse médicale et scientifique, mais encore et surtout à la grande presse quotidienne, qui remplira ainsi une de
ses fonctions les plus utiles de son rôle de vulgarisation. Seraient
également utiles, dans les zones contaminées, des circulaires ou
affiches officielles faisant connaître aux populations intéressées
la cause du mal et leur donnant les prescriptions à suivre pour
l'éviter.

Ces prescriptions forment la prophylaxie individuelle, qui seule
donnera des résultats immédiats.

Puisque le mode de contamination le plus fréquent est l'ingestion d'aliments infectés, évitons ces aliments. Pour cela, en pays

suspect tout au moins, le lait de chèvre ne devra être consommé qu'après ébullition et il sera bon de s'abstenir de lait caillé, de fromages frais. De même pour le lait de brebis. A ce sujet, on n'est pas très fixé sur la vitalité du micrococcus melitensis dans le fromage ; ce produit à réaction acide, au moins au début, et à flore microbienne riche, ne paraît pas présenter pour ce microcoque de bonnes conditions de développement, mais celui-ci ne peut-il pas tout de même persister plus de 48 heures, comme cela a déjà été signalé ? La question mériterait d'être étudiée. En tout cas, il semble que les industriels et même les simples propriétaires, qui préparent des fromages avec du lait de chèvres ou de brebis, pourraient fournir aux consommateurs des produits inoffensifs quant au microbe de Bruce, en pasteurisant préalablement le lait à 65°-68°, cette température étant suffisante pour tuer le germe pathogène. Ils rendraient ensuite à ce lait toutes ses propriétés de bonne caséification et toutes ses propriétés gustatives en lui fournissant, par une manipulation simple à l'aide de levains choisis, les ferments lactiques que la pasteurisation lui aura fait perdre. Le très instructif mémoire que P. Mazé (1) a publié sur la technique fromagère rationnelle, dans les *Annales de l'Institut Pasteur*, fournit toutes explications utiles à ce sujet.

Après le lait et ses dérivés, peut-être y a-t-il lieu aussi de se méfier des légumes consommés crus, quand le terrain où ils ont poussé a reçu du fumier de chèvre ; le rinçage soigné à plusieurs eaux, à l'aide d'eau bouillie, sera une bonne précaution.

Pour éviter l'infection par inoculation sous-cutanée, les propriétaires de chèvres et de brebis devront observer, à l'égard de leurs animaux, les précautions de propreté élémentaire : le savonnage des mains après la traite, après manipulation de fumier, est une excellente mesure prophylactique.

Les personnes qui seront appelées à donner leurs soins à des malades atteints de fièvre de Malte devront éviter de se souiller les mains avec les urines de ces malades, elles se les laveront et se les désinfecteront après toute manipulation. Les urines et les récipients qui les auront contenues, de même que le linge, la literie, devront être désinfectés.

Enfin les personnes désireuses d'acheter une chèvre, pour l'alimentation d'un enfant ou d'un malade feront bien, au préalable, de faire pratiquer par un laboratoire compétent, à l'aide de la séro-réaction de Wright ou de la lacto-réaction de Zammit, l'examen de l'animal qu'elles voudraient acquérir. Cette précaution, d'application pratique et facile, se trouve être aussi dans l'inté-

---

(1) P. Mazé, Technique fromagère théorique et pratique (*Annales de l'Institut Pasteur*, mai-juin-juillet 1910).

rêt du vendeur, qui se mettra ainsi à l'abri de réclamations ulté-
rieures possibles.

Telles sont les principales règles de la prophylaxie. Sans doute
ainsi comprises, elles ne mettront pas entièrement à l'abri de la
fièvre de Malte, tout comme les mesures prophylactiques prises
à l'égard des autres maladies infectieuses, mais elles permettront
de l'éviter dans de nombreux cas et limiteront grandement son
extension.

TABLE DES MATIÈRES

—

FIÈVRE BILIEUSE HÉMOGLOBINURIQUE, par le Dr PAUL GOUZIEN . .   1

    Synonymie. Définition   1
    Historique   1
    Distribution géographique   3

Etude clinique   4
    Description générale   4

    Hémoglobinurie.   7
    Vomissements   10
    Fièvre   11
    Examen du sang   18
    Examen de l'urine.   21
    Symptômes associés   26
        Appareil digestif et annexes   26
        Appareil circulatoire   28
        Appareil pulmonaire   29
        Appareil urinaire   30
        Système nerveux   30
        Appareil cutané   31

    Formes compliquées et anormales   32
    Forme sidérante ou foudroyante.   32
    Forme urémique   35
    Forme hémorragique.   37
    Forme typhique   37
    Forme septicémique   42

    Pseudo-épidémies   42

    Rechutes et récidives.   43

Etiologie   44
    I. — **Causes préparantes et prédisposantes**   45

    II. — **Causes occasionnelles**   51

Pathogénie   54
    Théorie spécifique.   55

    Théorie palustre et théorie quinique.   56

    Hémolyse. — Hémoglobinurie. — Anurie. — Genèse et relations causales   65

Anatomie pathologique   70

Diagnostic   73

Pronostic... 76

Prophylaxie.. 82

Traitement... 84

FIÈVRE A VOMISSEMENTS NOIRS DES ENFANTS, par le Dʳ Hébrard.   116

    Historique..................................... 116
    Définition..................................... 117
    Symptomatologie générale....................... 118
    Marche. Durée. Rechutes........................ 122
    Diagnostic..................................... 124
    Pronostic...................................... 125
    Différenciation nosologique.................... 126
    Etiologie...................................... 128
    Traitement..................................... 129

**TROUBLES NERVEUX DU PALUDISME ET DU PARAPALUDISME.
— POLYNÉVRITES PALUSTRES**, par le Dʳ Grall............ 131

    Etiologie et pathogénie........................ 132
    Symptomatologie générale....................... 133
    Classification................................. 136

**I. — Troubles vaso-moteurs et trophiques. — Troubles
sensitifs**..................................... 137

  a. — **Asphyxie locale des extrémités**....... 137
  b. — **Brûlure des extrémités. — Burning of the Feet**..... 140
    Symptomatologie................................ 142
  c. — **Gangrène symétrique**.................. 145
  d. — **Ulcères et pseudo-panaris analgésiques**....... 149

II. — Viscéralgies.................................. 150
  a. — **Coliques nerveuses. — Névralgie du grand sympathique.** 150
    Symptomatologie................................ 154
    Marche de la maladie........................... 156
  b. — **Viscéralgies autres que la colique nerveuse**....... 157

III. — Paralysies palustres........................ 158
  Prodromes et formes abortives.............. 159
    Motricité...................................... 159
    Troubles sensoriels et psychiques.............. 160
    Troubles vaso-moteurs et sensitifs............. 161
    Troubles digestifs............................. 161
  Paralysie confirmée........................ 161
    Troubles de la motilité........................ 161
  **Réflexes cutanés et musculaires, anesthésies, hypoesthésies,
troubles trophiques**.......................... 168
  Troubles de la vision...................... 170
  Marche de la maladie....................... 171
  Diagnostic différentiel.................... 173
  Pronostic.................................. 178
  Prophylaxie................................ 179
  Anatomie pathologique...................... 180
    Lésions hyperémiques........................... 180
    Lésions phlegmasiques.......................... 181
  Thérapeutique.............................. 184

FIÈVRES CLIMATIQUES, par le Dr Grall..........................   187
    Classification   193

**Fièvres climatiques des Antilles et des deux rives de
l'Atlantique**   195
    Symptomatologie générale.............................   196
    Analyse des symptômes................................   202

Fièvres de la mer Rouge et de la mer des Indes.........   207
  Formes atténuées des fièvres climatiques.............   213
    Fièvres endémiques de Massaouah.....................   213

Pseudo-Dengue de Cochinchine...........................   215
    Détermination clinique et étiologie générale..............   218
  Etude clinique.......................................   220
    Formes moyennes..................................   220
    Symptomatologie....................................   220
    Durée de la maladie................................   228

Fièvre des Ports de l'Inde..............................   228

Formes compliquées.....................................   230
    Climatisme et paludisme d'infection ou de réinfection......   232
    Climatisme associé à des rechutes du paludisme.........   237
    Formes typhoïdes.................................   239

Anatomie pathologique..................................   242

Epidémiologie..   243
    I. — Climatisme et maladies amaryles..................   244
    II. — Dengues et pseudo-dengues......................   246

Diagnostic différentiel.................................   249

Prophylaxie..   254

Traitement...   255
    Traitement des formes franches........................   255
    Traitement des formes associées et compliquées...........   258

INSOLATION. COUP DE CHALEUR, par le Dr Camail..............   261
    Définition et délimitation.............................   261
    Géographie médicale................................   262
    Symptomatologie générale............................   266
    Marche et évolution de la maladie.....................   272
    Pronostic   273
    Anatomie pathologique..............................   273
    Pathogénie...   274
    Diagnostic   274
    Traitement...   275

TICK-FEVER OU FIÈVRE DES TIQUES, par le Dr A. Thiroux.........   277

FIÈVRE RÉCURRENTE INDO-CHINOISE, par les Drs Gaide, C. Mathis
et M. Leger...   282
  **Bactériologie. — Morphologie du parasite dans le sang
de l'homme,** par les Drs Mathis et Leger....................   282
    Sensibilité des animaux vis-à-vis de la fièvre récurrente.....   283
    Rôle des ectoparasites dans la transmission de la maladie...   285

  Etude clinique, par le Dr Gaide.........................   292

Définition 292
Domaine géographique 292
Historique 292
Provenance 293
Etiologie pathogénique 294
Symptomatologie 296
Formes 300
Complications 301
Anatomie pathologique 302
Pronostic. Mortalité 303
Diagnostic 304
Traitement 306
Prophylaxie 307

LES KALA-AZAR, par le Dr LEBŒUF 309

Kala-azar indien 309
Synonymie 309
Définition 309
Historique 310
Distribution géographique 312
Symptomatologie 313
Anatomie pathologique 316
Le parasite 318
Epidémiologie. Etiologie 323
Diagnostic 325
Pronostic 326
Traitement 327
Prophylaxie 327

Kala-azar infantile 328
Synonymie 328
Historique 328
Distribution géographique 328
Symptomatologie 329
Anatomie pathologique 329
Le parasite 330
Etiologie 333
Diagnostic 334
Traitement 334
Prophylaxie 334
Rapports du Kala-azar indien et du Kala-azar infantile 335

FIÈVRE DE MALTE, par le Dr THIBAULT 336
Définition. Synonymie. Historique 336
Distribution géographique 337
Etiologie 338
Epidémiologie 339
Symptomatologie 346
Anatomie pathologique 360
Pronostic 361
Diagnostic 362
Traitement 369
Prophylaxie 371

1. — *Atmosphère et climats*, par les Drs Courmont et Lesieur, 124 p. avec 27 figures et 2 planches coloriées..................... 3 fr. »

2. — *Le sol et l'eau*, par M. de Launay, E. Martel, Ogier et Bonjean. 400 pages, avec 80 figures et 2 planches coloriées.............. 10 fr.

3. — *Hygiène individuelle*, par Anthony, Brouardel, Dupré, Ribierre, Boulay, Morax et Lafeuille, 300 pages avec 38 figures........ 6 fr. »

4. — *Hygiène alimentaire*, par les Drs Rouget et Dopter, 320 pages 6 fr. »

5. — *Hygiène de l'habitation*.

6. — *Hygiène scolaire*.

7. — *Hygiène industrielle*, par Leclerc de Pulligny, Boullin, Courtois-Suffit, Levy-Sirugue et Courmont..................... 12 fr. »

8. — *Hygiène hospitalière*, par le Dr L. Martin, 255 pages avec 44 fig. 6 fr. »

9. — *Hygiène militaire*, par les Drs Rouget et Dopter, 348 p. avec 69 figures..................... 7 fr. 50

10. — *Hygiène navale*, par les Drs Duchateau, Jan et Plante, 356 p. avec 38 figures et 3 planches coloriées.............. 7 fr. 50

11. — *Hygiène coloniale*, par Wurtz, Sergent, Fontoynont, Clarac, Marchoux, Simond, Kermorgant, Noc, Alliot, 510 pages avec figures et planches coloriées..................... 12 fr. »

12. — *Hygiène générale des villes et des collectivités communales*, p^r Mace, Imbeaux, Bluzet, Adam..................... 12 fr. »

13. — *Hygiène rurale*, par Imbeaux et Rolants..................... 6 fr. »

14. — *Approvisionnement communal*, Eaux potables, Abattoirs, Marchés, par E. et F. Putzeys et Piettre. 463 pages, 129 figures.... 10 fr. »

15. — *Enlèvement et destruction des matières usées*, par Calmette, Imbeaux, Poittevin.

16. — *Etiologie et Prophylaxie générales*.

17. — *Etiologie et Prophylaxie des maladies transmissibles par la peau et les muqueuses externes*, par les Drs Achalme, Ed. et Et. Sergent, Simond, Marchoux, Levaditi, Thoinot, Ribierre, Morax, Jeanselme, Mouchotte, 1 vol. in-8..................... 16 fr. »

18. — *Etiologie et prophylaxie spéciales*.

19. — *Administration sanitaire*.

20. — *Hygiène sociale*.

Les fascicules parus sont soulignés d'un trait noir.

LES ACTUALITÉS MÉDICALES

Collection de volumes in-16 de 96 pages et figures, cartonné à 1 fr. 50

L'Artériosclérose, par le Dr Gouget. 1 vol. in-16.................. 1 fr. 50
Moustiques et Fièvre jaune, par Chantemessé et Borel. 1 vol....... 1 fr. 50
Mouches et Choléra, par Chantemessé et Borel. 1 vol. in-16.......... 1 fr. 50
La Déchloruration, par le Dr F. Widal et Javal. 1 vol. in-16......... 1 fr. 50
Trachéobronchoscopie, par le Dr Guisez. 1 vol. in-16.............. 1 fr. 50
Les traitements des maladies nerveuses, par Lannois. 1 vol........ 1 fr. 50
Exploration du Tube digestif, par le Dr Gaultier. 1 vol. in-16...... 1 fr. 50
Les Dilatations de l'Estomac, par le Dr Gaultier. 1 vol. in-16........ 1 fr. 50
Les Traitements des Entérites, par le Dr Jouaust. 1 vol. in-16....... 1 fr. 50
Les Myélites syphilitiques, par le Dr Gilles de la Tourette. 1 vol.... 1 fr. 50
La Syphilis de la Moelle, par Gilbert et Lion. 1 vol. in-16............ 1 fr. 50
Traitement de la Syphilis, par le Dr Emery. 1 vol. in-16.............. 1 fr. 50
La Diphtérie, par H. Barbier et G. Ulmann. 1 vol. in-16.............. 1 fr. 50
Cancer et Tuberculose, par le Dr Claude. 1 vol. in-16.................. 1 fr. 50
Les Rayons de Röntgen, par le Dr Béclère. 3 vol. in-16.............. 1 fr. 50
Les Accidents du Travail, par le Dr G. Brouardel. 1 vol. in-16...... 1 fr. 50
Diagnostic des Maladies de la Moelle, par le Dr Grasset. 1 vol....... 1 fr. 50
Diagnostic des Maladies de l'Encéphale, par le Dr Grasset. 1 vol.... 1 fr. 50
Calculs biliaires et pancréatites, par le Dr R. Gaultier. 1 vol. in-16.. 1 fr. 50
Les Médications nouvelles en obstétrique, par le Dr Kenn. 1 vol.... 1 fr. 50
La Mécanothérapie, par le Dr Régnier. 1 vol. in-16.................. 1 fr. 50
Le Diabète et ses complications, par le Dr R. Lépine. 2 vol. in-16, chaque. 1 fr. 50
Les Albuminuries curables, par le Dr J. Teissier, 1 vol. in-16........ 1 fr. 50
Le Tétanos, par les Drs J. Courmont et M. Doyon. 1 vol. in-16........... 1 fr. 50
Le Rhumatisme articulaire aigu, par les Drs Triboulet et Coyon. 1 vol. 1 fr. 50
Les Régénérations d'organes, par le Dr P. Carnot. 1 vol. in-16...... 1 fr. 50
La Fatigue oculaire, par le Dr Dor. 1 vol. in-16..................... 1 fr. 50
Thérapeutique oculaire, par le Dr Terrien. 1 vol. in-16.............. 1 fr. 50
Diagnostic de l'Appendicite, par le Dr Auvray. 1 vol. in-16.......... 1 fr. 50
Les Auto-Intoxications de la grossesse, par B. de Saint-Blaise. 1 vol. 1 fr. 50
Traitement des névralgies, par les Drs Lévy et Baudoin............. 1 fr. 50
Radiothérapie et Photothérapie, par le Dr Régnier. 1 vol. in-16...... 1 fr. 50
Les Enfants retardataires, par le Dr Apert. 1 vol. in-16.............. 1 fr. 50
La Goutte, par le Dr Apert. 1 vol. in-16........................... 1 fr. 50
Les Oxydations de l'organisme, par Enriquez et Sicard. 1 vol........ 1 fr. 50
Les Maladies du Cuir chevelu, par le Dr Gastou. 1 vol. in-16.......... 1 fr. 50
L'Ultra-Microscope, par le Dr Gastou. 1 vol. in-16................... 1 fr. 50
Les Folies intermittentes, par Deny et Camus. 1 vol. in-16.............. 1 fr. 50
Chirurgie intestinale d'urgence, par le Dr Mouchet. 1 vol. in-16....... 1 fr. 50
L'Odorat et ses troubles, par le Dr Collet. 1 vol. in-16.............. 1 fr. 50
La Protection de la santé publique, par le Dr Mosny. 1 vol. in-16..... 1 fr. 50
La Médication phosphorée, par H. Labbé. 1 vol. in-16.............. 1 fr. 50
La Médication surrénale, par Oppenheim et Lœper. 1 vol. in-16........ 1 fr. 50
Les Médications préventives, par le Dr Nattan-Larrier. 1 vol. in-16.. 1 fr. 50
Les Rayons N et les Rayons N', par le Dr Bordier. 1 vol. in-16...... 1 fr. 50
Le Traitement de la Surdité, par le Dr Chavanne. 1 vol. in-16....... 1 fr. 50
Le Rein mobile, par le Dr Legueu. 1 vol. in-16..................... 1 fr. 50
La Technique histo-bactériologique moderne, par le Dr Lefas...... 1 fr. 50
L'Obésité, par le D^r Le Noir. 1 vol. in-16......................... 1 fr. 50
L'Ionothérapie électrique, par Delherm et Laquerrière.............. 1 fr. 50
Syphilis et Cancer, par le Dr Horand. 1 vol. in-16.................. 1 fr. 50
La Radioscopie de l'Estomac, par Cerné et Delaforge................. 1 fr. 50
L'Alimentation des Enfants, par Péhu. 1 vol. in-16................... 1 fr. 50
La Diathèse urique, par H. Labbé. 1 vol. in-16...................... 1 fr. 50
Les Etats neurasthéniques, par A. Riche. 1 vol. in-16............... 1 fr. 50
Le Goitre exophtalmique, par Sainton et Delherm.................. 1 fr. 50
Hygiène du visage, par le Dr Gastou. 1 vol. in-16................... 1 fr. 50
Empoisonnements alimentaires, par le Dr Sacquépée. 1 vol. in-16.... 1 fr. 50
Diagnostic de la Syphilis, par les Drs Gastou et Girauld. 1 vol. in-16.. 1 fr. 50
Courants de haute fréquence et d'Arsonvalisation, par les Drs Zimmern et Turchini. 1 vol. in-16........................... 1 fr. 50
Le Rachitisme, par le Pr Marfan. 1 vol. in-16.................... 1 fr. 50